全国高等医药院校临床实习指南系列教材

全国高等医药院校规划教材

案例版™

编写委员会主任委员　张晓杰

编写委员会副主任委员　毕红霞　罗庆东　宁景志　李晓华

眼科学、耳鼻咽喉-头颈外科学临床实习指南

总主编　邢立臣　范丽霞

第一部分　眼科学

主　编　邢立臣

副主编　吴　競　张淑红　张振军

编　委　（以姓氏汉语拼音为序）

崔　哲　丰亚丽　*吴　競　邢立臣　张雷鸣

**张淑红　***张振军

（齐齐哈尔医学院第三附属医院

*齐齐哈尔医学院第二附属医院

**齐齐哈尔医学院第一附属医院

***齐齐哈尔北钢医院）

第二部分　耳鼻咽喉-头颈外科学

主　编　范丽霞

副主编　张　艳　仝庆忠　赵治明

编　委　（以姓氏汉语拼音为序）

范丽霞　*姜胤辉　*仝庆忠　王　鑫　**王　云

温海涛　*张　艳　**赵治明

（齐齐哈尔医学院第三附属医院

*齐齐哈尔医学院第一附属医院

**齐齐哈尔医学院第二附属医院）

科学出版社

北　京

内 容 简 介

本书以眼科、耳鼻咽喉-头颈外科学教学大纲为基础,以强化"三基"原则,目的是为了帮助医学生更好地掌握本学科的基本理论及临床技能。本书分为两部分:眼科学、耳鼻咽喉-头颈外科学。内容包括相关学科常见疾病诊断方法及治疗,以典型的案例进行分析,培养医学生的临床思维能力,同时每个章节附有复习思考题,以巩固所学的知识。

本书适合临床专业相关学科的本科、研究生及住院医生阅读参考。

图书在版编目(CIP)数据

眼科学、耳鼻咽喉-头颈外科学临床实习指南 / 邢立臣,范丽霞主编.—北京:科学出版社,2013.1

全国高等医药院校临床实习指南系列教材

ISBN 978-7-03-036228-5

Ⅰ.眼… Ⅱ.①邢… ②范… Ⅲ.①眼科学-医学院校-教材 ②耳鼻咽喉科学-医学院校-教材 ③头-外科学-医学院校-教材 ④颈-外科学-医学院校-教材 Ⅳ.①R77 ②R762 ③R65

中国版本图书馆 CIP 数据核字(2012)第 303877 号

责任编辑:周万灏 李 植 / 责任校对:林青梅

责任印制:肖 兴 / 封面设计:范璧合

科学出版社 出版

北京东黄城根北街 16 号

邮政编码:100717

http://www.sciencep.com

北京市文林印务有限公司 印刷

科学出版社发行 各地新华书店经销

*

2013 年 1 月第 一 版 开本:787×1092 1/16

2013 年 1 月第一次印刷 印张:23 3/4 插页:4

字数:560 000

定价:54.80 元

(如有印装质量问题,我社负责调换)

《全国高等医药院校临床实习指南系列教材》编写委员会

序

医学是复杂的实践科学，医学实践教学在整个医学教育中占有极为重要的地位，提高医学实践教学质量将有助于提高医学教育的整体水平。临床实习是培养医学生综合运用所学的基础理论、专业知识、基本技能等处理临床实际问题的重要环节，对医学生临床综合思维能力的培养起着关键作用。近年来，由于诸多原因，致使部分住院医师不注重临床技能的提高，分析问题、解决问题的能力得不到有效提升，严重影响未来医疗事业的发展和为广大群众服务的质量。国内很多院校对传统的实践教学进行积极改革和有益的尝试，积累了非常宝贵的经验。目前虽有诸多高等医药院校临床实习教材，但适用于医学生临床实习的案例版实习指南系列教材却较为少见。2011年国家教育部下发的《关于全面提高高等教育质量的若干意见》，对教育教学改革和提高教学质量提出了更高的要求。

在上述背景下，齐齐哈尔医学院成立了以附属第三医院为主的《全国高等医药院校临床实习指南系列教材》编写委员会，组织具有丰富临床和教学经验的专家、教授共同编写了这套教材。全套教材吸收了临床教学专家多年医学教学的改革经验，在总结临床实习教学经验，不断积累典型案例的基础上编写而成，涵盖了内科学，外科学，妇产科学、儿科学，眼科学、耳鼻咽喉-头颈外科学，医学影像学，神经与精神病学等六册十个学科。其内容除包括丰富的临床典型案例及分析外，还配备了大量灵活多变的临床综合思考题。

本套临床实习指南系列教材具有创新性，其特点是构思新颖、视角独特。以临床思维为抓手，激发学生积极参与临床实习的兴趣，培养学生自主学习的能力；以典型案例为切入点，深入浅出，立足多角度、多视野、多途径锻炼医学生的临床综合分析能力；以国家执业医师考试为准绳，培养学生理论与实践相结合的能力。本套教材不仅适用于各专业医学生的临床实习，也是住院医师规范化培训不可多得的教材。

本套教材的编写与应用已经被批准为黑龙江省新世纪教改工程项目，部分成果已经应用于临床实习并取得较好的成果。

本套教材的编写出版，得到了齐齐哈尔医学院有关部门领导、专家的支持和指导，同时出版社给予了总体策划、严格审校，更凝聚了众多临床一线教师的心血与智慧。谨在此一并表示衷心地感谢。

虽然编写组在编写过程中不断总结、修改并反复完善，但仍难免存在缺陷和不足，衷心希望使用本套教材的广大教师、学生及临床医生提出宝贵的意见，以便我们进一步修订完善，亦敬请同行不吝赐教。

《全国高等医药院校临床实习指南系列教材》编写委员会

2012年7月

前　言

临床实习是医学生从教室走向病房，进入临床工作前的一个重要学习阶段，是临床理论教学向实践转换的延续，是理论联系实际的关键阶段。眼、耳鼻咽喉-头颈外科临床专业性很强，我们本着对广大读者负责，为我国眼科学、耳鼻咽喉-头颈外科学的发展与提高有所裨益的使命感，以五年制本科教材和大纲为基础，结合研究生考试和执业医师考试的特点，组织了经验丰富的专家教授编写了这本《眼科学、耳鼻咽喉-头颈外科学临床实习指南》，希望能够对课间见习、临床实习的同学以及住院医师有所帮助。

本书引入案例式的编写模式，旨在加深医学生对疾病的认识和对临床知识学习的兴趣，通过病史、体格检查、辅助检查，得出疾病的确定诊断，从而提高了学生对疾病的认知，并通过病例引出该病的病因、临床表现、诊断要点、鉴别诊断及治疗原则，启发学生的临床思维，为提高临床实践水平打下良好的基础。本书每章节后面附有复习题，其中仍以案例为主，涵盖了主要的知识点，以进一步加深学生对疾病的认识。

由于水平所限，本实习指南难免有许多不妥，甚至是错误之处，恳请各位老师、同学及广大同仁在使用中予以纠正，并将这些问题及时转告编者，以便改正和修订。

编　委

2011年3月17日

目　录

第一部分　眼　科　学

第二部分　耳鼻咽喉-头颈外科学

第一部分

眼　科　学

第一篇 眼科学临床实习指南

第一章 眼 睑 病

第一节 睑 腺 炎

案例 1-1-1

患者,男性,24 岁,发现右下睑红肿痛、包块 4 天来诊。患者 4 天前熬夜后出现右眼下睑红肿、疼痛,未引起重视,随即下睑形成一隆起包块,疼痛无缓解,无发热、头痛。患者既往健康,无眼病史。全身检查无特殊。眼科检查:右眼视力 1.0,左眼视力 1.0。右眼下睑中部局部皮肤红肿,包块如黄豆大小,触痛明显,无波动感,结膜无充血,角膜透明,瞳孔 4mm×4mm,对光反射阳性,晶状体无混浊。左眼未见明显异常。

问题:

1. 该患者最可能诊断是什么?
2. 该患者的诊断依据是什么?
3. 该病例治疗方法是什么?

参考答案和提示:

1. 最可能的诊断 右下睑外睑腺炎。
2. 诊断依据

(1) 病史特点:右眼下睑红肿痛、包块 4 天。

(2) 临床特点:右眼下睑中部局部皮肤红肿,包块如黄豆大小,触痛明显,无波动感。

3. 治疗方法

(1) 局部热敷每天 3～4 次,每次 10～15 分钟,促进炎症消散。

(2) 滴用妥布霉素抗生素眼液,每日 4 次。睡前结膜囊内涂红霉素抗生素眼膏,控制感染。

(3) 如已形成脓肿,需切开排脓。

案例 1-1-2

患者,女性,19 岁,主诉“右眼上睑红肿痛 2 天”就诊。患者述 2 天前无明显诱因出现左眼上睑皮肤红肿,触痛明显,无发热、寒战、头痛。患者既往健康,无眼病史。全身检查无特殊。眼科检查:右眼视力 1.0;左眼视力 1.0。右眼上睑弥漫性红肿,上睑中外 1/3 交界处触痛阳性,无波动感,上睑结膜轻度充血,左眼未见明显异常。

问题:

1. 该患者最可能诊断是什么?
2. 该患者的诊断依据是什么?
3. 该病例治疗方法是什么?

参考答案和提示：

1. 最可能的诊断　右上睑外睑腺炎。

2. 诊断依据

(1) 病史特点：右眼上睑红肿痛 2 天。

(2) 临床特点：右眼上睑弥漫红肿，上睑中外 1/3 交界处触痛(＋)，无波动感。

3. 治疗方法

(1) 局部热敷每天 3～4 次，每次 10～15 分钟。

(2) 滴用抗生素眼液，每日 4 次。睡前结膜囊内涂抗生素眼膏。

(3) 如已形成脓肿，需切开排脓。

案例 1-1-3

患者，女性，29 岁，主诉"左眼下睑红肿痛 3 天"来笔者所在医院就诊。患者 3 天前出现左眼下睑皮肤红肿，触之疼痛，并逐渐加重，睁眼受限，无发热、寒战、头痛。近期有涂睫毛膏史。体格检查：全身检查未见异常。眼科检查：右眼视力 1.0，左眼视力 1.0。左眼下睑内侧红肿弥散，近内眦部触及一硬结，有压痛，皮肤表面见脓点，并有波动感。内侧球结膜轻度水肿，角膜透明，前房清亮，瞳孔 3mm×3mm，对光反射灵敏。左侧耳前淋巴结肿大压痛。右眼未见异常。

问题：

1. 该患者诊断是什么？

2. 该患者的诊断依据是什么？

3. 该病例最佳的治疗方法是什么？

参考答案和提示：

1. 诊断　左下睑外睑腺炎(图 1-1-1，彩图 1)。

2. 诊断依据

(1) 病史特点：右眼上睑红痛 3 天，进行性加重。无发热、寒战、头痛，有涂睫毛膏史。

(2) 临床特点：左下睑内侧红肿，睑腺处触及有硬结，有压痛，皮肤面有脓点，有波动感。内侧球结膜轻度水肿，左侧耳前淋巴结肿大、压痛。

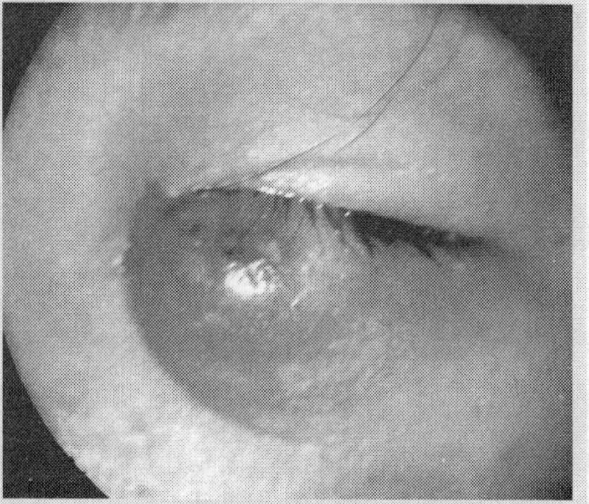

图 1-1-1　左下睑外睑腺炎

3. 治疗方法　该患已形成脓肿，需切开排脓，切口应在皮肤面，平行睑缘切开，放置引流条，每日换药，直至脓液引流完毕。

临床思维：睑腺炎

【病因】　化脓性细菌感染眼睑睑板腺、皮脂腺(Zeis 腺)或汗腺(Moll 腺)而引起的一种急性炎症。前者称内睑腺炎，后两者称外睑腺炎。大多数睑腺炎由葡萄球菌感染引起，最常见是金黄色葡萄球菌。

【临床表现】

(1) 患部有红、肿、热、痛等典型的急性炎症表现。

(2) 外睑腺炎的炎症反应主要位于睫毛根部的睑缘处，初起眼睑红肿范围较弥散，触诊时，可发现明显压痛的硬结，患者疼痛剧烈，同侧耳前淋巴结肿大和压痛。还可以引起反应性球结膜水肿。

(3) 内睑腺炎一般范围较小，被局限于睑板腺内，肿胀比较局限，患者疼痛明显，病变处有硬结，触之压痛；睑结膜面局限性充血、肿胀。2～3 日后其中心形成黄色脓点，多可自行穿破睑结膜而痊愈。

(4) 若致病菌毒性强烈或患者抵抗力低下时，可发展成为眼睑脓肿甚至败血症，或海绵窦血栓形成。此时整个眼睑红肿，并波及同侧颜面部。眼睑不能睁开，触之坚硬，压痛明显，球结膜反应性水肿剧烈，可脱露在睑裂之外。往往伴有体温升高、寒战、头痛等全身中毒症状。

【诊断】

(1) 眼睑局部红、肿、痛，触及硬结和触痛，可诊断为睑腺炎。

(2) 红肿主要位于皮肤面，或脓肿穿破皮肤为外睑腺炎。

(3) 红肿主要位于结膜面，或脓肿穿破结膜为内睑腺炎。

(4) 细菌培养和药物敏感试验可协助病因诊断和选择敏感药物。

【治疗】

(1) 在睑腺炎尚未化脓以前，可进行热敷和其他物理治疗，热敷 3～4 次/日，10～15 分钟/次。

(2) 局部滴抗生素眼液及眼膏，控制炎症。

(3) 反复发作及伴有全身反应时可口服或静脉应用抗菌药物。

(4) 形成脓点(肿)时应及时切开排脓，脓肿较大者放置引流条。外睑腺炎切口需与睑缘平行；内睑腺炎切口与睑缘垂直。应注意在脓肿尚未充分形成时不应切开，更不可挤压，否则可使感染扩散，引起眼睑蜂窝织炎，甚至败血症或海绵窦血栓。

第二节　睑板腺囊肿

案例 1-2-1

患者，女性，32 岁，因左眼长一硬结数月，红痛 3 天就诊。检查全身情况(一)；双眼视力 1.0，左眼上睑皮肤红肿，近睑缘处有一硬结，压痛(+)，相应睑结膜面呈紫红色，未见脓点，余检查(一)。

问题：

1. 该患者最可能的诊断是什么?
2. 该患者诊断的依据是什么?
3. 该病例最佳的治疗方法是什么?
4. 该病例应与何病相鉴别?

参考答案和提示：

1. 最可能的诊断　左上睑睑板腺囊肿继发感染。

2. 诊断依据

(1) 病史特点：患者，女性，32 岁，发现左眼上睑长硬块数个月，红痛 3 天。

(2) 临床特点：双眼视力 1.0，左眼上睑皮肤红肿，近睑缘处有一硬结，压痛(+)，相应睑结膜面呈紫红色，未见脓点。

3. 治疗方法　局部热敷；局部使用抗生素，待炎症消退后行睑板腺囊肿切刮术。如出现脓点，也可先切开排脓，炎症消退后再行睑板腺囊肿刮除术。

4. 鉴别　应与睑腺炎相鉴别。后者为急性化脓性炎症，无局部结节的病史；而睑板腺囊肿合并感染则有局部结节病史，然后继发感染。

案例 1-2-2

患者，男性，23 岁，左眼长一硬结 2 个月就诊。患者于 2 个月前无意间被家人发现左上睑隆起，触及左上睑皮下有一硬结，不红、不痛。硬结未见增长，仅上眼皮稍有沉重感。全身未检出异常。眼科检查：右眼视力 1.0，左眼视力 1.0。左上睑内侧可见皮肤隆起，无红肿，皮下触及一硬块，如黄豆大小，边界清楚，与皮肤无粘连，质地中等，无压痛，对应处的睑结膜局限性暗红色充血。眼前节及眼底未见异常。右眼未见异常。

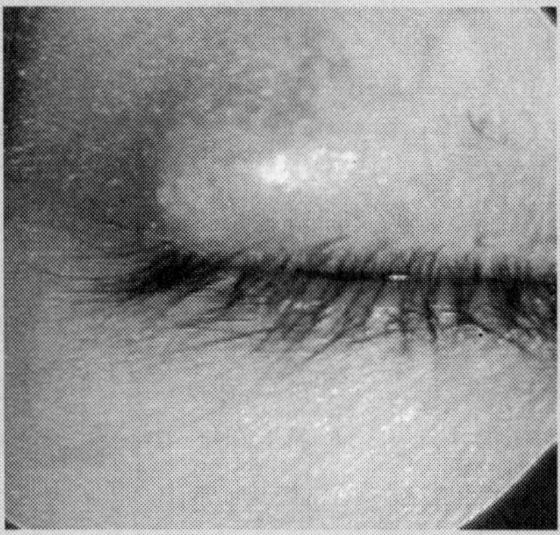

图 1-2-1 左上睑睑板腺囊肿

问题：

1. 该患者最可能的诊断是什么？
2. 该患者诊断的依据是什么？
3. 该病例最佳的治疗方法是什么？

参考答案和提示：

1. 最可能的诊断 左上睑睑板腺囊肿(图 1-2-1，彩图 2)。

2. 诊断依据

(1) 病史特点：患者，男性，23 岁，无意间发现左眼上睑长硬块 2 个月，硬块无明显增大，无红肿热痛，仅上眼皮稍有沉重感。

(2) 临床特点：左眼视力 1.0，左上睑皮下触及黄豆大小硬块，无压痛，边界清楚，与皮肤无粘连，质地中等，对应睑结膜暗红色充血。

3. 治疗方法

(1) 囊肿小而无症状时无需治疗。

(2) 囊肿较大时在局麻下行囊肿刮除术，在睑结膜面做与睑缘垂直的切口，完整摘除囊肿，以防复发。

(3) 术后结膜囊内点抗生素眼药水 2～3 天，每天 2～3 次。

案例 1-2-3

患者，女性，50 岁，发现右上睑硬结 2 周。眼科检查：右眼视力 1.0，右眼上睑皮下可扪及一黄豆大小圆形包块，边界清，与皮肤无粘连，无压痛，相应的睑结膜面局部呈紫红色，余无异常发现。

问题：

1. 该患者最可能的诊断是什么？
2. 该患者诊断的依据是什么？
3. 该病例最佳的治疗方法是什么？
4. 本病最需要与哪种疾病鉴别？

参考答案和提示：

1. 最可能的诊断 右上睑睑板腺囊肿。

2. 诊断依据

(1) 病史特点：患者女性 50 岁，发现右上睑硬结 2 周。

(2) 临床特点：右眼视力 1.0，右眼上睑皮下可扪及一黄豆大小圆形包块，边界清，与皮肤无粘连，无压痛，相应的睑结膜面局部呈紫红色。

3. 治疗方法　手术刮除。

4. 鉴别　与睑板腺腺癌相鉴别，其为坚实肿块，患者年龄多在40岁以上，女性多见，必要时应取样做病理检查。

临床思维：睑板腺囊肿

【病因】　睑板腺囊肿又称霰粒肿，是睑板腺无菌性慢性肉芽肿性炎症。病因可能由于慢性结膜炎或睑缘炎而致睑板腺分泌物阻滞所引起，也可能与新陈代谢障碍、皮脂腺和汗腺分泌功能旺盛或因维生素A缺乏等造成腺体上皮组织过度角化，从而使睑板腺分泌管道阻塞。

【临床表现】　多见于青少年或中壮年，病程缓慢，上睑较为多见。

(1) 自觉无疼痛不适，或仅有沉重感，严重者可引起上睑下垂。

(2) 眼睑皮下圆形的质块，边界清楚，通常与皮肤无粘连，大小不等，无压痛。较大的睑板腺囊肿可使局部皮肤隆起；突出于睑结膜面时，患部睑结膜呈暗紫色。

(3) 自行破溃后可在睑结膜面形成蘑菇样肉芽肿块，肉芽亦可经睑板腺排除管，到达睑缘开口处，形成乳头状增殖。

(4) 当有继发感染时，即形成急性内睑腺炎。

【诊断】

(1) 需与睑板腺腺癌相鉴别，后者为坚实肿块，患者年龄多在40岁以上，女性多见，必要时应取样做病理检查。

(2) 当睑板腺囊肿继发感染时临床表现与急性内睑腺炎完全一样。本病在发生急性内睑腺炎以前已存在无痛性包块，为睑板腺囊肿继发感染。

【治疗】　一般均需手术切除，手术切口与睑缘垂直，将囊肿内容物与囊壁一起清除干净。早期肿块较小时可作热敷和涂用氧化氨基汞(白降汞)或黄降汞眼膏等。对40岁以上患者的眼睑无痛性肿块，特别是复发者应注意除外睑板腺癌，刮出物需送病理检查。

第三节　接触性睑皮炎

案例 1-3-1

患者，女性，32岁，双眼痒、烧灼感2天。发病前1天曾使用过新买的眼霜。眼科检查：双眼视力1.2，双眼睑红肿，皮肤可见小水泡，部分溃破，伴少许渗液。双眼睑结膜充血，角膜清，晶状体透明，眼底未见明显异常。

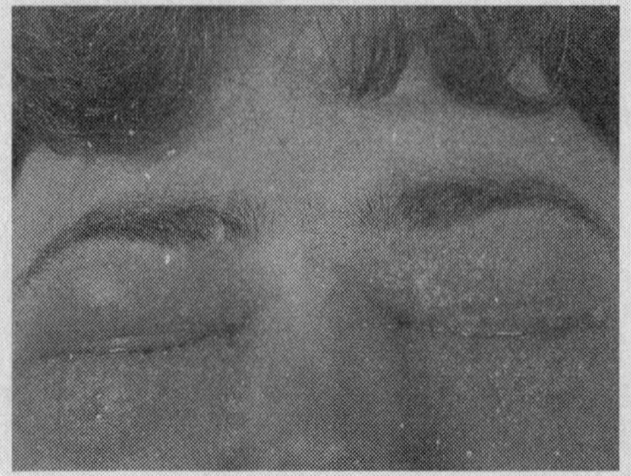

图 1-3-1　双眼睑红肿

问题：

1. 该患者最可能的诊断是什么？
2. 该患者诊断的依据是什么？
3. 该病例首先应采取的措施是什么？
4. 局部合理的治疗是什么？

参考答案和提示：

1. 最可能的诊断　双眼接触性睑皮炎(图1-3-1，彩图3)。

2. 诊断依据

(1) 病史特点:患者,女性,32岁,双眼痒、烧灼感2天。发病前1天曾使用过新买的眼霜。

(2) 临床特点:双眼睑红肿,皮肤可见小水泡,部分溃破,伴少许渗液。双眼睑结膜充血,角膜清,晶状体透明,眼底未见明显异常。

3. 首要措施 避免再次使用新买的眼霜。

4. 局部合理的治疗 3%硼酸溶液作冷湿敷。

临床思维:接触性睑皮炎

【病因】 接触性睑皮炎是眼睑皮肤对某种致敏原或化学物质所产生的过敏反应或刺激反应。常见的致敏原有:

(1) 药物:如抗生素溶液、抗病毒溶液、表面麻醉剂、β肾上腺素能阻断药、阿托品、汞制剂、磺胺药物等。

(2) 也可能是与眼睑接触的许多化学物质包括塑料制品,如眼镜架、化妆品、清洁液、染发剂、眼影粉、气雾剂和接触镜溶液等。

【临床表现】

(1) 自觉痒及烧灼感。

(2) 急性期眼睑红肿,皮肤起疱,伴有渗液,色微黄,质黏稠。

(3) 急性期过后,渗液减少,红肿减轻,但皮肤表面变得粗糙,有痂皮及脱屑。

【诊断】

(1) 眼睑皮肤呈湿疹样皮损。

(2) 眼睑充血、水肿虽然明显,但没有急剧疼痛和压痛。

(3) 常可追问到局部用药或接触某种化学物品的病史。

【治疗】 立即中断与致敏原或刺激原的接触。局部和(或)全身应用糖皮质激素,口服抗组胺药等。急性期可用生理盐水或3%硼酸溶液作冷湿敷。

第四节 倒 睫

案例 1-4-1

患者,男性,21岁,左眼异物感,流泪2个月。无手术及外伤史。眼科检查:右眼视力1.0,左眼视力0.8,左眼上睑可见部分睫毛向后生长摩擦角膜,角膜上皮脱落,余无异常发现。

问题:

1. 该患者最可能的诊断是什么?

2. 该患者诊断的依据是什么?

3. 该病例最佳的治疗方法是什么?

参考答案和提示:

1. 最可能的诊断 左眼上睑倒睫(图1-4-1)。

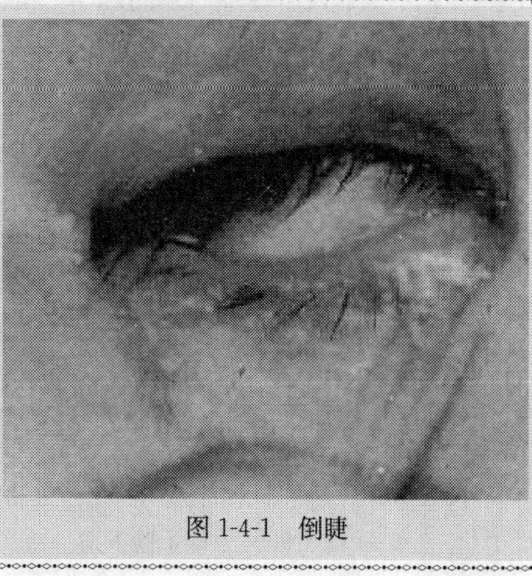

图 1-4-1 倒睫

2. 诊断依据

(1) 病史特点：患者，男性，21 岁，左眼异物感，流泪 2 个月。无手术及外伤史。

(2) 临床特点：左眼上睑可见部分睫毛向后生长摩擦角膜，角膜上皮脱落。

3. 治疗方法　睫毛电解法破坏倒睫的毛囊。

临床思维：倒睫

倒睫是指睫毛向后生长，睫毛触及眼球。

【病因】 能引起睑内翻的各种原因，均能造成倒睫，其中以沙眼最为常见。其他如睑缘炎、睑腺炎、睑外伤或睑烧伤，由于睑缘部或眼睑的瘢痕形成，睫毛倒向眼球。

【临床表现】 倒睫多少不一，有时仅 1～2 根，有时一部分或全部睫毛向后摩擦角膜。患者常有眼痛、流泪和异物感。由于睫毛长期摩擦眼球，导致结膜充血、角膜浅层混浊、血管新生、角膜上皮角化、角膜溃疡。

【诊断】 肉眼下检查即可发现倒睫。检查下睑时，应嘱患者向下视，方能发现睫毛是否触及角膜。

【治疗】

(1) 如仅有 1～2 根倒睫，可用拔睫镊拔除，重新生长时可予再拔。

(2) 较彻底的方法可在显微镜下切开倒睫部位除去毛囊，或行电解法破坏倒睫的毛囊。

(3) 如倒睫较多，应手术矫正。

第五节　先天性上睑下垂

案例 1-5-1

患者，男性，6 岁，自出生时即发现左眼比右眼小，不伴晨轻暮重，否认外伤史。患儿足月顺产，母乳喂养。父母身体健康，无孕期患病史。其母亲有类似病史。右眼视力 1.0，左眼视力 0.5。双眼结膜无充血，角膜清亮，前房深浅正常，虹膜正常，双眼瞳孔圆，直径 3mm，对光反射灵敏，双眼晶状体透明，双眼眼底检查无异常，眼压正常，双眼球位置正常，运动正常，无震颤，Bell 现象存在。睑裂高度：右眼 9mm，左眼 3mm。眼球运动正常。咀嚼下颌运动试验：阴性。提上睑肌肌力：右眼 12mm，左眼 2mm；额肌肌力：右眼 10mm，左眼 10mm。

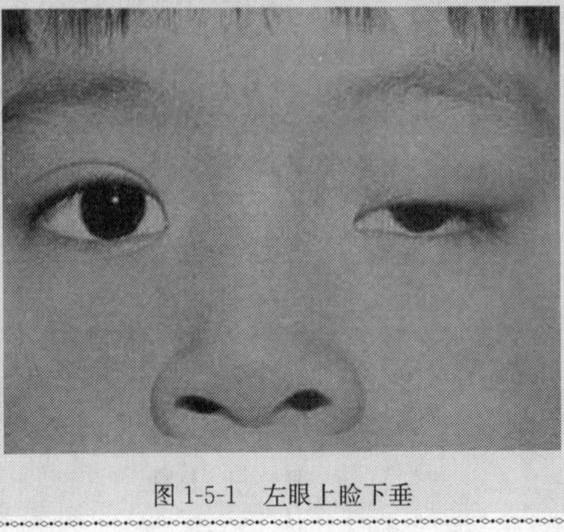

图 1-5-1　左眼上睑下垂

问题：

1. 该患者最可能的诊断是什么？
2. 该患者诊断的依据是什么？
3. 该患儿还需做哪些检查？
4. 该病例最佳的治疗方法是什么？

参考答案和提示：

1. 最可能的诊断　左眼先天性上睑下垂(图 1-5-1)。

2. 诊断依据

(1) 病史特点：患者，男性，6 岁，自出生时即发现左眼比右眼小，不伴晨轻暮重，否认外伤史。

（2）临床特点：右眼视力 1.0，左眼视力 0.5，不能矫正。睑裂高度：右眼 9mm，左眼 3mm。眼球运动正常。咀嚼下颌运动试验：阴性。提上睑肌肌力：右眼 12mm，左眼 2mm；额肌肌力：右眼 10mm，左眼 10mm。

3. 检查：该患儿左眼视力不正常，还需做阿托品散瞳验光，了解屈光性质及屈光程度。阿托品散瞳验光结果：左眼＋3.50DS/1.00DC×180°＝0.6。故该患者还需补充诊断：左眼屈光不正、弱视。

4. 治疗方法

（1）手术治疗。

（2）该患儿提上睑肌肌力为 2mm，考虑行左眼额肌提吊术。

（3）术后配戴眼镜，并行弱视治疗。

案例 1-5-2

患儿，男性，5 岁，因为"双眼睁不大"就诊。患儿自出生后家长即发现其双眼睁不大，随年龄的增长无明显改善。常常皱额抬眉，仰首视物。无外伤史。患儿足月顺产，母乳喂养。父母身体健康，无孕期患病史。其父亲和叔叔有类似病史。父母非近亲婚配。眼科检查：右眼视力 0.2，左眼视力 0.3，双眼上睑缘均遮挡瞳孔 1/2。提上睑肌肌力右眼为 5mm，左眼为 7mm。双眼结膜无充血，角膜清亮，前房深浅正常，虹膜正常，双眼瞳孔圆，直径 3mm，对光反射灵敏，双眼晶状体透明，双眼眼底检查无异常，眼压正常，双眼球位置正常，运动正常，无震颤，Bell 现象存在。

问题：

1. 该患儿诊断是什么？

2. 诊断依据是什么？

3. 该患儿还需做哪些检查？

4. 最佳治疗方法是什么？

参考答案和提示：

1. 诊断　双眼先天性上睑下垂。

2. 诊断依据

（1）病史特点：患儿自出生后家长就发现双眼睁不大，父亲和叔叔有类似病史，提示与遗传有关。足月儿，无外伤史。

（2）临床特点：双眼上睑缘均遮挡瞳孔 1/2。提上睑肌肌力：右眼 5mm，左眼 7mm。双眼结膜无充血，角膜清亮，前房深浅正常，虹膜正常。双眼瞳孔圆，直径 3mm，对光反射灵敏。双眼晶状体透明，双眼眼底检查无异常，眼压正常，双眼球位置正常，运动正常，无震颤，Bell 现象存在。

3. 检查　该患儿视力不正常，还需做阿托品散瞳验光，了解屈光性质及屈光程度。阿托品散瞳验光结果：右眼＋5.00 D/1.00D×180°＝0.4；左眼＋4.50D/1.00 D×180°＝0.5。故该患者还需补充诊断：双眼屈光不正，双眼弱视。

4. 治疗方法

（1）手术治疗。

（2）该患儿提上睑肌肌力≥5mm，考虑行双眼提上睑肌缩短术。

（3）术后配戴眼镜，并行弱视治疗。

临床思维:先天性上睑下垂

上睑下垂系指上睑部分或全部不能提起所造成的下垂状态,即在向前方注视时上睑缘遮盖角膜上部超过角膜的1/5。

【病因】 先天性上睑下垂是一种常染色体显性或隐性遗传病,主要由于动眼神经核发育不全或提上睑肌发育不良所致。

【临床表现】 先天性上睑下垂者常将头部后仰,并努力使用额肌的力量企图抬高上睑,致使额部皮肤形成许多皱纹。患儿在出生时就不能将睑裂睁开到正常程度,睑裂变窄,多为双侧。

【诊断】 为了估测提上睑肌的功能,可在用大拇指按住眉部抵消了额肌收缩力量的前提下,分别测定眼球极度向上、向下注视时的上睑睑缘位置。正常人应相差8mm以上。如前后相差不足4mm者,表示提上睑肌功能严重不全。在早期上睑下垂,首先应排除重症肌无力。

【治疗】 先天性上睑下垂以手术治疗为主,单侧性矫治宜早,以防形成弱视。如提上睑肌功能尚未完全丧失,肌力≥5mm时,适合选择提上睑肌缩短术;肌力＜3mm应选择做额肌提吊术。

复 习 题

一、名词解释

1. 睑腺炎　2. 睑板腺囊肿　3. 双行睫

二、简答题

1. 简述睑腺炎与睑板腺囊肿的鉴别诊断。
2. 试述先天性上睑下垂的病因。
3. 简述溃疡性睑缘炎的临床表现。

三、问答题

1. 患者,女性,26岁。双眼痒、异物感2天。2天前有染发史。检查:双眼视力正常,眼睑红肿,皮肤可见小水泡,已有破溃,伴少许渗液,质黏稠,双眼睑结膜充血,余无异常。此患者最可能的诊断是什么?首先应采取的措施是什么?局部合理的治疗应为什么?
2. 患者,男性,50岁。左眼睑皮下硬结半月余,无明显不适。检查:左眼视力正常,眼睑皮肤稍隆起,眼睑皮下可触及一黄豆大小圆形肿块,边界清楚,与皮肤无粘连,无明显压痛,局部睑结膜暗红色充血,余无异常。针对此病人可能性最大的诊断是什么?该病最好的治疗方法是什么?如果手术,最好取样做病理检查以除外什么病?

参考答案

一、名词解释

1. 睑腺炎是化脓性细菌感染眼睑睑板腺、皮脂腺(Zeis腺)或汗腺(Moll腺)而引起的一种急性炎症。前者称内睑腺炎,后两者称外睑腺炎。
2. 睑板腺囊肿又称霰粒肿,是睑板腺无菌性慢性肉芽肿性炎症。
3. 双行睫为正常睫毛根部后方相当于睑板腺开口处生长另一排多余的睫毛,也称副睫毛。为先天性睫毛发育异常,可能为显性遗传。

二、简答题　略。

三、问答题　略。

第二章 泪 器 病

第一节 慢性泪囊炎

案例 2-1-1

患者,女性,33岁,主诉:右眼溢泪、流脓5年,左眼溢泪1年。无眼红、痛及畏光史,自购抗生素眼液点眼无好转。否认全身有其他疾病史。眼科检查:右眼视力1.2,左眼视力1.5,双眼睑结膜无充血,双眼泪囊区皮肤无红肿,双眼角膜清,双眼前房清,双瞳孔圆,直径3mm,对光反射灵敏,双眼眼底检查未见异常。

问题:

1. 该患者诊断是什么?

2. 详细说明需做哪些检查以明确具体诊断?

3. 治疗方法有哪些?

参考答案和提示:

1. 诊断 双眼泪道阻塞。

2. 明确诊断所需检查

(1) 挤压泪囊区有无脓液反流:如有,即因鼻泪管阻塞致泪液滞留于泪囊内,伴发细菌感染。诊断为慢性泪囊炎。

(2) 泪道冲洗

1) 从下泪点注水,从下泪点反流→泪小管阻塞。

2) 从下泪点注水,从上泪小点反流→有脓液→鼻泪管阻塞→慢性泪囊炎;无脓液→泪总管阻塞或鼻泪管阻塞。

(3) 泪道造影:明确阻塞部位。

3. 治疗方法

(1) 慢性泪囊炎:①鼻腔泪囊吻合术;②鼻内镜鼻腔泪囊吻合术;③泪道置管术;④泪囊摘除术。

(2) 泪小管阻塞、泪总管阻塞:泪总管、泪小管探通置管术。

案例 2-1-2

患者,女性,52岁,主诉:右眼流泪1年余。患者于1年前开始右眼流泪,近1个月来拭泪时有脓性分泌物流出。眼红不痛,视物无障碍,无畏寒、发热史。无外伤史。体格检查:一般情况良好。全身体检未见明显异常。眼科检查:双眼视力1.0。右下睑内眦部皮肤潮红、粗糙、挤压泪囊区有黄色脓性分泌物自下泪小点流出。右睑结膜充血明显,角膜清,前房深浅正常,虹膜无异常,瞳孔圆、对光反射灵敏。晶状体透明。左眼未检及异常。双眼泪道冲洗:左泪道通畅;右眼冲洗自上、下泪点反流,伴有黄色黏脓性分泌物。

问题：

1. 该患者诊断是什么？
2. 诊断依据是什么？
3. 最佳的治疗方案是什么？

参考答案和提示：

1. 诊断　右眼慢性泪囊炎。
2. 诊断依据

(1) 患者，女性，52 岁，右眼泪溢 1 年余，伴脓性分泌物 1 个月。

(2) 临床特点：挤压泪囊区可见黄色黏液脓性分泌物自下泪小点流出。

(3) 泪道冲洗：右眼冲洗自上、下泪点反流，伴有黄色黏脓性分泌物。

3. 治疗方法

(1) 手术治疗：为最有效的方法。对该患者最佳手术方法：泪囊鼻腔吻合术。

(2) 如暂不能手术，滴抗生素眼液控制炎症，并告知患者尽快手术治疗。

临床思维：慢性泪囊炎

慢性泪囊炎多见于中老年女性，单侧发病较多。

【病因】 鼻泪管狭窄并阻塞，使泪液滞留于泪囊内伴发细菌感染。

【临床表现】 症状为泪溢。

检查：挤压泪囊区有黄色脓性分泌物流出，即可确诊；如挤压未见脓液流出，可行泪道冲洗，冲洗有脓液自泪点反流，即可确诊。

【治疗】 治疗以手术治疗为主，有泪囊鼻腔吻合术、泪囊摘除术等。药物治疗仅能暂时减轻症状。

【注意事项】 特别要注意：慢性泪囊炎可成为眼部潜在的感染灶，眼外伤或内眼手术时可造成角膜溃疡或细菌性眼内炎，因此需引起高度重视，在内眼手术前必须做泪道冲洗检查，如有慢性泪囊炎必须先予以治疗。

第二节　急性泪囊炎

案例 2-2-1

患者，女性，64 岁，农民，主诉：流泪 2 年，左下睑内眦部肿胀、红痛 1 周。患者于 2 年前开始左眼流泪，伴拭泪时有脓性分泌物流出，未予治疗；近 1 周开始左下睑内眦部肿胀红痛，无视力障碍，无外伤史。绝经 14 年。体格检查：T 38.9℃。咽部不红，左颌下淋巴结肿大有压痛。眼科检查：双眼视力 0.8，左泪囊区皮肤红肿，局限性隆起，触痛明显。左眼球结膜充血明显，结膜囊内可见脓性分泌物。角膜明，前房深浅正常，瞳孔圆，对光反射灵敏，晶状体明。眼底检查：视盘色正常，边界清，中心窝反光不清。右眼未见异常。

问题：

1. 患者最可能诊断是什么？
2. 诊断的依据是什么？
3. 最佳的治疗方案是什么？

参考答案和提示：

1. 最可能诊断　左眼急性泪囊炎。

2. 诊断依据

(1) 患者，女性，64岁，左眼泪溢2年，拭泪时有脓性分泌物流出，左下睑内眦部肿胀红痛1周。

(2) 临床特点：左泪囊区皮肤红肿，局限性隆起，触痛明显。左眼球结膜充血明显，结膜囊内可见脓性分泌物。

3. 治疗方法

(1) 抗感染治疗：局部热敷，局部点抗生素眼药，严重者全身给予抗生素。

(2) 当脓肿形成后切开排脓，放置引流条。

(3) 伤口愈合、炎症完全消退后按慢性泪囊炎处理。

临床思维：急性泪囊炎

【病因】　急性泪囊炎多数是在慢性泪囊炎的基础上突然发生，与侵入细菌毒力强或机体抵抗力下降有关。最常见致病菌为金黄色葡萄球菌或溶血性链球菌或溶血性链球菌。

【临床表现】　发作突然，初期泪囊区皮肤红肿，疼痛不止，结膜囊内有大量脓性分泌物，颌下淋巴结肿大，最后脓肿局限、破溃、脓液流出，炎症减轻，如慢性泪囊炎不予处理，可造成急性泪囊炎反复发作，有时形成瘘管。

【治疗】　治疗是以局部及全身抗感染治疗为主，伴局部理疗热敷，待形成脓肿后切开放置引流条，3个月后按慢性泪囊炎处理，做泪囊鼻腔吻合术或泪囊摘除术。

复　习　题

一、名词解释

1. 泪溢　2. 流泪

二、简答题

1. 流眼泪的原因有哪些？

2. 慢性泪囊炎有什么危害？

三、问答题

患者，女性，50岁。右眼溢泪2月余。检查：右眼视力1.0，右眼泪道冲洗时，冲洗液由泪小点溢出，伴黏性分泌物。余无异常。考虑诊断是什么？常用术式是什么？

参　考　答　案

一、名词解释

1. 泪溢：是排出受阻，泪液不能流入鼻腔而溢出眼睑之外，称为泪溢。

2. 流泪：泪液分泌增多，排出系统来不及排走而流出眼睑外，称为流泪。

二、简答题　略。

三、问答题　略。

第三章　结　膜　病

第一节　细菌性结膜炎

案例 3-1-1

患者，男性，26 岁，诉双眼红伴晨起分泌物增多 3 天。患者于 3 天前无明显诱因双眼发红、流泪、畏光、烧灼感，早晨起床时上下睑睫毛被分泌物黏合在一起，视物不受影响。2 天前其妻子也出现类似症状，他曾为她滴过眼药水。眼科检查：双眼视力 1.0，结膜充血，下方穹隆部见较多黏脓性分泌物，双眼角膜透明；双眼前房清亮；双眼瞳孔等大等圆，对光反射灵敏。分泌物涂片见大量多形核白细胞。

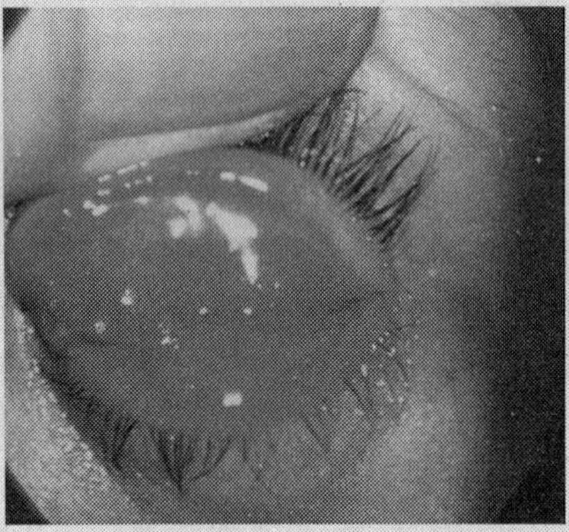

图 3-1-1　细菌性结膜炎

问题：

1. 最有可能的诊断是什么？

2. 治疗方法有哪些？

参考答案和提示：

1. 最可能的诊断　双眼急性细菌性结膜炎（图 3-1-1，彩图 4）。

2. 治疗方法

（1）结膜囊冲洗：应用生理盐水溶液冲洗结膜囊。

（2）局部应用妥布霉素滴眼液和红霉素眼膏。

案例 3-1-2

患者，男性，16 岁。因“双眼发红、畏光、烧灼感伴分泌物增多 2 天”而就诊。自诉 2 天前无明显诱因双眼发红、流泪、畏光、烧灼感，晨起后有大量分泌物将上下睑睫毛黏合在一起，视物不受影响。近几日，同班级个别同学也出现类似症状。眼科检查：右眼视力 1.0，左眼视力 1.0。双眼上下睑结膜可见明显充血，结膜囊内见条状黄白色脓性分泌物，双眼球结膜浅充血；双眼角膜透明；双眼前房清亮；双眼瞳孔等大等圆，对光反射灵敏。

问题：

1. 最有可能的诊断是什么？

2. 治疗方法有哪些？

参考答案和提示：

1. 最可能的诊断　双眼急性细菌性结膜炎。

2. 治疗方法

（1）结膜囊冲洗应用 3% 硼酸溶液或生理盐水溶液冲洗结膜囊。

（2）局部应用抗生素眼液和眼膏

1）抗生素眼液：点眼每 1～2 小时 1 次。

2）眼膏：晚睡前涂抗生素眼膏。

案例 3-1-3

男性新生儿，经产道分娩后 3 天，双眼睑红肿，畏光明显，结膜高度充血，有大量黄白色分泌物将上下眼睑睫毛黏住，拭去后很快又有很多分泌物流出。患儿为足月顺产儿，自然分娩。眼科检查：双眼睑高度水肿，双眼睑球结膜明显充血水肿，将眼睑启开后有大量黄色脓性分泌物自眼部流出，呈“脓漏眼”。双眼角膜透明。全身检查：耳前淋巴结肿大。

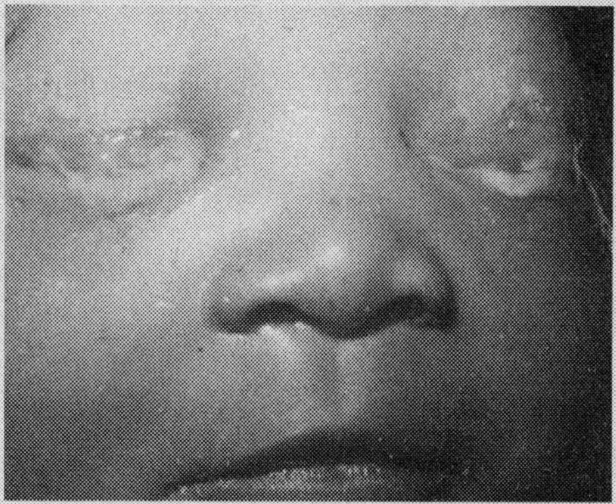
图 3-1-2 双眼淋球菌性结膜炎

问题：

1. 最有可能的诊断是什么？
2. 还应进行哪些辅助检查？
3. 治疗方法有哪些？

参考答案和提示：

1. 最有可能的诊断 双眼淋球菌性结膜炎（图 3-1-2，彩图 5）。
2. 辅助检查 应该将患儿眼部分泌物及其母亲阴道分泌物一起进行涂片和培养。
3. 治疗方法

(1) 全身用药：首选青霉素。用法：青霉素 10 万 U/(kg·d)，静脉滴注或分 4 次肌内注射，共 7 天。

(2) 局部用药 5000～10 000U/ml 青霉素眼液点双眼，每 10～15 分钟点眼 1 次。抗生素眼膏涂双眼，每晚 1 次。

(3) 其母同时进行治疗，菌必治（头孢曲松）1g/d，肌内注射，即可，连续 7 天。

临床思维：细菌性结膜炎

【分类】 按发病快慢可分为超急性（24 小时内）、急性或亚急性（几小时至几天）、慢性（数天至数周）。按病情的严重情况可分为轻、中、重度。

【病因】 常见致病菌包括金黄色葡萄球菌、肺炎链球菌、莫-阿双杆菌、流感嗜血杆菌、假单胞菌属、淋病奈瑟菌及脑膜炎萘瑟球菌、变形杆菌、大肠杆菌等，其他较少见的细菌有结核分支杆菌、白喉杆菌等。急性结膜炎给予敏感性抗生素治疗后，可缩短病程。

慢性结膜炎可由急性结膜炎治疗不当演变而来，也可能为 Mrax-Axcnfeld 双杆菌、链球菌或其他毒力不强的菌类感染。还可由不良环境刺激，如粉尘和化学烟雾等、眼部长期应用有刺激性的药物、屈光不正、烟酒过度、睡眠不足等引起。很多患者同时存在睑内翻、倒睫以及慢性泪囊炎、慢性鼻炎等周围组织炎症。

【临床表现】 开始单眼发病，通过手接触传播后波及双眼。患者眼部刺激感和充血，晨间醒来睑缘有分泌物，起初分泌物呈较稀的浆液性，随病情进展变成黏液性及脓性。偶有眼睑水肿，视力一般不受影响，角膜受累后形成斑点状上皮混浊可引起视力下降。

1. 超急性细菌性结膜炎 由奈瑟氏菌属细菌（淋球菌或脑膜炎球菌）引起。其特征：潜伏期短（10 小时至 2～3 天不等），病情进展迅速，结膜充血水肿伴有大量脓性分泌物。有 15%～40% 患者可迅速引起角膜混浊、浸润、周边或中央角膜溃疡，治疗不及时，几天后可发生角膜穿孔，严重威胁视力。其他并发症包括前房积脓性虹膜炎、泪腺炎和眼睑脓肿。淋球菌性结膜炎成人主要是通过生殖器-眼接触传播而感染，新生儿主要是分娩时经患有淋球菌性阴道炎的母体产道感染，发病率大约为0.04%。奈瑟脑膜炎球菌性结膜炎最常见患病途径是血源性播散感染，也可通过呼吸道分泌物传播。成人淋球菌性结膜炎较脑膜炎球菌性结膜炎更为常见，而脑膜炎球菌性结膜炎多见于儿童，通常为双眼性，潜伏期仅为数小时至1天，表现类似淋球菌性结膜炎，严重者可发展成化脓性脑膜炎，危及患者的生命。

新生儿淋球菌性结膜炎潜伏期2～5天者多为产道感染，出生后7天发病者为产后感染。双眼常同时受累。有畏光、流泪，眼睑高度水肿，重者突出于睑裂之外，可有假膜形成。分泌物由病初的浆液性很快转变为脓性，脓液量多，不断从睑裂流出，故又有“脓漏眼”之称。常有耳前淋巴结肿大和压痛。严重病例可并发角膜溃疡甚至眼内炎。感染的婴儿可能还有并发其他部位的化脓性炎症，如关节炎、脑膜炎、肺炎、败血症等。

2. 急性或亚急性细菌性结膜炎 又称“急性卡他性结膜炎”，俗称“红眼病”，传染性强多见于春秋季节，可散发感染，也可流行于学校、工厂等集体生活场所。发病急，潜伏期1～3天，两眼同时或相隔1～2天发病。发病3～4天时病情达到高潮，以后逐渐减轻，病程多少于3周。最常见的致病菌是肺炎双球菌、金黄色葡萄球菌和流感嗜血杆菌。

3. 慢性细菌性结膜炎 可由急性结膜炎演变而来，或毒力较弱的病原菌感染所致。多见于鼻泪管阻塞或慢性泪囊炎病人，或慢性睑缘炎或睑板腺功能异常者。金黄色葡萄球菌和摩拉克菌是慢性细菌性结膜炎最常见的两种病原体。

慢性结膜炎进展缓慢，持续时间长，可单侧或双侧发病。症状多种多样，主要表现为眼痒、烧灼感、干涩感、眼刺痛及视力疲劳。结膜轻度充血，可有睑结膜增厚、乳头增生，分泌物为黏液性或白色泡沫样。摩拉克菌可引起眦部结膜炎，伴外眦角皮肤结痂、溃疡形成及睑结膜乳头和滤泡增生。金黄色葡萄球菌引起者常伴有溃疡性睑缘炎或角膜周边点状浸润。

【诊断】 根据临床表现、分泌物涂片或结膜刮片等检查，可以诊断。结膜刮片和分泌物涂片通过Gram和Giemsa染色可在显微镜下发现大量多形核白细胞和细菌。为明确病因和指导治疗，对于伴有大量脓性分泌物者、结膜炎严重的儿童和婴儿，以及治疗无效者应进行细菌培养和药物敏感试验，有全身症状的还应进行血培养。

【治疗】 去除病因，抗感染治疗，在等待实验室结果时，医生应开始局部使用广谱抗生素，确定致病菌属后给予敏感抗生素。根据病情的轻重可选择结膜囊冲洗、局部用药、全身用药或联合用药。切勿包扎患眼，但可配戴太阳镜以减少光线的刺激。超急性细菌性结膜炎治疗应在诊断性标本收集后立即进行，以减少潜在的角膜及全身感染的发生，局部治疗和全身用药并重。成人急性或亚急性细菌性结膜炎一般选择滴眼液。儿童则选择眼膏，避免哭泣时滴眼液随眼泪排除，使其作用时间更长。慢性细菌性结膜炎治疗基本原则与急性结膜炎相似，需长期治疗，疗效取决于患者对治疗方案的依从性。各类型结膜炎波及角膜时应按角膜炎治疗原则处理。

1. 局部治疗

(1) 当患眼分泌物多时，可用无刺激性的冲洗剂如3%硼酸溶液或生理盐水冲洗结膜囊。冲洗时要小心操作，避免损伤角膜上皮，冲洗液勿流入健眼，以免造成交叉传染。

(2) 局部充分滴用有效的抗生素眼药水和眼药膏。急性阶段每1～2小时1次。目前常使用广谱氨基苷类或喹诺酮类药物，如0.3%庆大霉素、0.3%妥布霉素、0.3%环丙沙星、0.3%氧氟沙星、0.3%～0.5%左氧氟沙星眼药水或眼药膏。在特殊情况下，可使用合成抗生素滴眼液。如甲氧苯青霉素耐药性葡萄球菌性结膜炎可使用5mg/ml万古霉素滴眼液。慢性葡萄球菌性结膜炎对杆菌肽和红霉素反应良好，还可适当应用收敛剂如0.25%硫酸锌眼药水。

2. 全身治疗

(1) 奈瑟菌性结膜炎应全身及时使用足量的抗生素，肌内注射或静脉给药。

(2) 流感嗜血杆菌感染而致的急性细菌性结膜炎，或伴有咽炎、急性化脓性中耳炎的患者局部用药的同时应口服头孢类抗生素或利福平。

(3) 慢性结膜炎的难治性病例和伴有酒糟鼻患者需口服强力霉素 100mg，1～2 次/日，持续数月。

第二节 沙 眼

案例 3-2-1

患者，女性，56 岁，因双眼异物感、烧灼感十余年就诊。患者十余年前双眼先后出现双眼红、异物感、烧灼感，时有分泌物，曾按细菌性结膜炎间断治疗，无明显疗效。眼科体检见上睑内翻伴倒睫，睑结膜乳头及滤泡增生，以上睑结膜显着，睑板下沟处见白色线状瘢痕，角膜上方见垂帘状血管翳，角膜缘见滤泡瘢痕样改变。

问题：

1. 最有可能的诊断是什么？
2. 诊断依据是什么？
3. 治疗方法有哪些？
4. 该病的并发症有什么？

参考答案和提示：

1. 诊断 双眼沙眼。
2. 诊断依据

(1) 病史特点：患者女性，因双眼异物感、烧灼感十余年就诊。患者十余年前双眼先后出现双眼红、异物感、烧灼感，时有分泌物，曾按细菌性结膜炎间断治疗，无明显疗效。

(2) 临床特点：上睑内翻伴倒睫，睑结膜乳头及滤泡增生，以上睑结膜显着，睑板下沟处见白色线状瘢痕，角膜上方见垂帘状血管翳，角膜缘见滤泡瘢痕样改变。

3. 治疗方法

(1) 局部用 0.1%酞丁胺眼药水点眼。夜间使用红霉素眼膏。

(2) 手术矫正睑内翻、倒睫。

4. 并发症 睑内翻倒睫、上睑下垂、睑球粘连、角膜混浊、干眼、慢性泪囊炎。

案例 3-2-2

患者，女性，28 岁，以“反复双眼红，异物感，分泌物增多 2 年余”求诊。患者 2 年前开始双眼红、流泪、异物感、烧灼感、分泌物增多，外院求诊，诊断“急性结膜炎”，局部点“托百士眼药水，红霉素眼膏”，用药好转，但反复发作，后间断用药。眼科检查：右眼视力 0.5，左眼视力 0.6；双眼矫正视力皆为 1.0，双上睑结膜充血，血管轮廓模糊，可见乳头、滤泡，占上睑结膜面积 2/3，并见有线状瘢痕；双眼球结膜浅充血，双眼角膜上方见血管翳，占角膜面积 1/4；双眼前房清亮，双眼瞳孔等大等圆 3mm×3mm；双眼晶状体透明；双眼视盘色正常，边界清，生理凹陷无扩大，双眼黄斑中心凹反光存在。

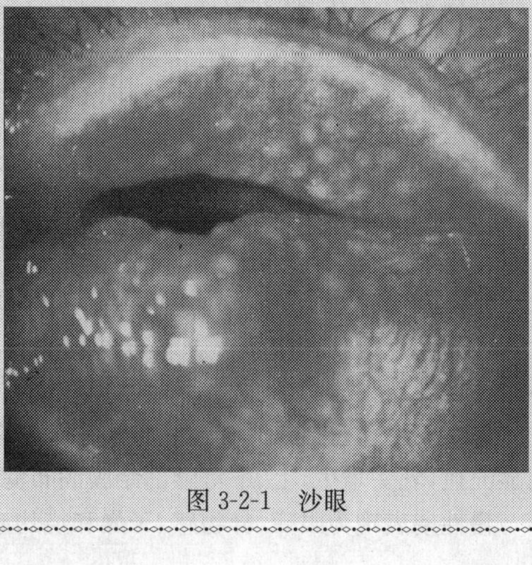

图 3-2-1 沙眼

问题：

1. 最有可能的诊断是什么？

2. 诊断依据是什么？

3. 需与哪些疾病鉴别诊断？

4. 如何治疗？

参考答案和提示：

1. 最有可能的诊断　双眼沙眼(图 3-2-1)，双眼屈光不正。

2. 诊断依据

(1) 反复双眼红，异物感，分泌物增多 2 年余，局部点“托百士眼药水，红霉素眼膏”，间断用药后，用药好转，但反复发作。

(2) 右眼视力 0.5，左眼视力 0.6，双眼矫正视力皆为 1.0。双上睑结膜充血，血管轮廓模糊，可见乳头、滤泡占上睑结膜面积 2/3，并见有线状瘢痕，双眼球结膜浅充血。

(3) 双眼角膜上方见血管翳，占角膜面积 1/4 。

3. 鉴别诊断　需与急性卡他性结膜炎、病毒性结膜炎、慢性结膜炎等鉴别。它们与沙眼的区别：沙眼充血血管轮廓模糊，上睑结膜瘢痕形成，并有沙眼性角膜血管翳，而其他类型结膜炎没有角膜血管翳，上睑结膜也不会形成瘢痕。另外还可通过病原学检查予以鉴别。

4. 治疗方法

(1) 结膜囊冲洗应用 3%硼酸溶液或生理盐水溶液冲洗结膜囊。

(2) 局部应用抗生素眼液和眼膏。抗生素眼液：点眼每 1～2 小时 1 次。眼膏：晚睡前涂抗生素眼膏。必须坚持用药 3 个月以上；该患者反复发作是因为用药不规范。

案例 3-2-3

患者，女性，65 岁。主述“双眼异物感，视物不清 3 年余”。眼科检查：右眼视力 0.5，左眼视力 0.6。双上睑结膜可见黄白色瘢痕形成，睑缘肥厚内卷，睫毛内翻触及角膜，角膜浅层可见灰白色浑浊，以右眼为重，双眼上方角膜有新生血管长入，占角膜面积 1/4，双眼前房清亮，虹膜纹理清，瞳孔等大等圆。

问题：

1. 该患者的诊断是什么？

2. 治疗方法有哪些？

参考答案和提示：

1. 诊断　双眼沙眼；双眼上睑瘢痕性内翻倒睫；双眼角膜云翳。

2. 治疗方法　应选择手术治疗，即行双上睑内翻倒睫矫正术。

临床思维：沙眼

【病因】 流行性沙眼多由 A、B、C 或 Ba 抗原型沙眼衣原体所致。

【临床表现】 急性沙眼感染主要发生在学前和低年学龄儿童，起病缓慢，多为双眼发病。沙眼初期表现为滤泡性慢性结膜炎，以后逐渐进展到结膜瘢痕形成。

急性期症状包括畏光、流泪、异物感，较多黏液或黏液脓性分泌物。可出现眼睑红肿，结膜明显充血，乳头增生，上、下穹隆部结膜满布滤泡，可合并弥漫性角膜上皮炎及耳前淋巴结肿大。

慢性期表现为眼痒、异物感、干燥和烧灼感。结膜充血减轻，结膜污秽肥厚，同时有乳头、滤泡增生，病变以上穹隆及睑板上缘结膜显着，并可出现垂帘状的角膜血管翳。在病变过程中，结膜的病变逐渐为结缔组织所取代，形成瘢痕。最早在上睑结膜的睑板下沟处，称为 Arlt 线，渐成网状，以后全部变成白色平滑的瘢痕。角膜缘滤泡发生瘢痕化改变，临床上称为 Herbert 小凹。沙眼性角膜血管翳及睑结膜瘢痕为沙眼的特有体征。

并发症晚期发生睑内翻倒睫、上睑下垂、睑球粘连、角膜混浊、实质性结膜干燥症、慢性泪囊炎等并发症。

【诊断】

(1) 临床体征中至少符合下述标准中的 2 条：①上睑结膜 5 个以上滤泡；②典型的睑结膜瘢痕；③角膜缘滤泡或 Herbert 小凹；④广泛的角膜血管翳。

(2) 实验室检查可以确定诊断：结膜刮片后行 Giemsa 染色可显示位于核周围的蓝色或红色细胞质内的包涵体。荧光标记的单克隆抗体试剂盒检测细胞刮片衣原体抗原，酶联免疫测定、聚合酶链反应都有高度敏感和高特异性。

【沙眼的分期】

1. 国际常用 MacCallan 分期法

Ⅰ期：早期沙眼。上睑结膜出现未成熟滤泡，轻微上皮下角膜混浊、弥漫点状角膜炎和上方细小角膜血管翳。

Ⅱ期：明确的沙眼。

Ⅱa 期：滤泡增生。角膜混浊、上皮下浸润和明显的上方浅层角膜血管翳。

Ⅱb 期：乳头增生。滤泡模糊。可以见到滤泡坏死和出现上方表浅角膜血管翳和上皮浸润。瘢痕不明显。

Ⅲ期：瘢痕形成。同我国Ⅱ期。

Ⅳ期：非活动性沙眼。同我国Ⅲ期。

2. 我国 1979 年沙眼分期法

Ⅰ期(进行活动期)：上睑结膜乳头与滤泡并存，上穹隆结膜模糊不清，有角膜血管翳。

Ⅱ期(退行期)：上睑结膜自瘢痕开始出现至大部分变为瘢痕，仅留少许活动病变。

Ⅲ期(完全瘢痕期)：上睑结膜活动性病变完全消失，代之以瘢痕，无传染性。

【鉴别诊断】

1. 慢性滤泡性结膜炎　常见于儿童及青少年，皆为双侧。下穹隆及下睑结膜见大小均匀、排列整齐的滤泡，无融合倾向。结膜充血并有分泌物，但不肥厚，数年后不留痕迹而自愈，无角膜血管翳。无分泌物和结膜充血等炎症症状者称之为结膜滤泡症。

2. 春季结膜炎　本病睑结膜增生的乳头大而扁平，上穹隆部无病变，也无角膜血管翳。结膜分泌物涂片中可见大量嗜酸粒细胞。

3. 包涵体性结膜炎　本病与沙眼的主要不同之处在于滤泡以下穹隆部和下睑结膜显著，没有角膜血管翳。实验室可通过针对不同衣原体抗原的单克隆抗体进行免疫荧光检测来鉴别其抗原血清型，从而与之鉴别。

4. 巨乳头性结膜炎　本病所致的结膜乳头可与沙眼性滤泡相混淆，但有明确的角膜接触镜配戴史。

【治疗】　包括全身和眼局部药物治疗及对并发症的治疗。

(1) 局部用 0.1%利福平眼药水、0.1%酞丁胺眼药水或 0.5%新霉素眼药水等点眼。夜间使用红霉素类、四环素类眼膏，疗程最少 10～12 周。

(2) 急性期或严重的沙眼应全身应用抗生素治疗，一般疗程为 3～4 周。可口服四环素、多西环素或者红霉素。7 岁以下儿童和孕期妇女忌用四环素，避免产生牙齿和骨骼损害。

(3) 矫正倒睫及睑内翻，是防止晚期沙眼瘢痕形成致盲的关键措施。

第三节 泡性结膜炎

案例 3-3-1

患者，女性，19 岁，右眼异物感、流泪 5 天就诊。患者于 5 天前无明显诱因出现右眼异物感、流泪，伴右眼颞侧充血。眼科检查：双眼视力 1.0，颞侧结膜灰红色结节状隆起，周围结膜局限性充血。角膜透明，虹膜纹理清，瞳孔 4mm×4mm，对光反射灵敏。晶状体透明，眼底检查无异常。

问题：

1. 最可能的诊断是什么？
2. 诊断依据是什么？
3. 治疗方法有哪些？

参考答案和提示：

1. 最可能的诊断　右眼泡性结膜炎。
2. 诊断依据

(1) 病史特点：患者，女性，19 岁，5 天前无明显诱因出现右眼异物感、流泪，伴右眼颞侧充血。

(2) 临床特点：双眼视力 1.0，颞侧结膜灰红色结节状隆起，周围结膜局限性充血。角膜透明，虹膜纹理清，瞳孔 4mm×4mm，对光反射灵敏。晶状体透明，眼底检查无异常。

3. 治疗方法　局部糖皮质激素滴眼剂滴眼，可在 24 小时内缓解症状。补充各种维生素，并注意营养，增强体质。

案例 3-3-2

患者，女性，35 岁，因右眼异物感、颞侧充血 1 周就诊。患者于 1 周前劳累后出现右眼异物感、颞侧眼红，自用“氯霉素眼药水”无明显好转，为明确诊断而来笔者所在医院求治。眼科检查：双眼视力 1.0，眼睑无肿胀，颞侧角膜缘旁结膜见灰白色小结节，周围充血，顶部形成小溃疡，荧光素染色阳性。双眼角膜透明，前房清亮，虹膜纹理清，瞳孔等大等圆。晶状体透明，眼底未见明显异常。

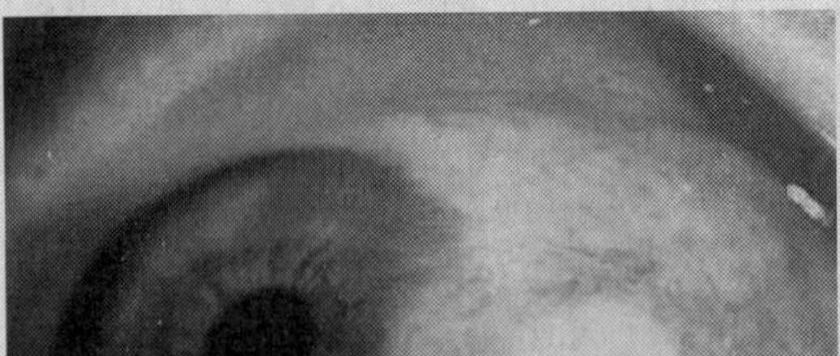

图 3-3-1　泡性结膜炎

问题：

1. 最可能的诊断是什么？
2. 诊断依据是什么？
3. 治疗方法有哪些？

参考答案和提示：

1. 最可能的诊断　右眼泡性结膜炎（图 3-3-1）。
2. 诊断依据

(1) 病史特点：女性患者，右眼异物感、颞侧充血 1 周。

(2) 临床特点：双眼视力 1.0，眼睑无肿胀，颞侧角膜缘旁结膜见灰白色小结节，周围充血，顶部形成小溃疡，荧光素染色阳性。

3. 治疗方法　0.1%地塞米松眼药水滴眼，注意营养，增强体质。

临床思维:泡性结膜炎

【病因】 泡性结膜炎是由微生物蛋白质引起的迟发型免疫反应性疾病。常见致病微生物包括结核杆、金黄色葡萄球菌、白色念珠菌、球孢子菌属,以及 L_1、L_2、L_3 血清型沙眼衣原体等。

【临床表现】

(1) 多见于女性、青少年及儿童。有轻微的异物感,如果累及角膜则症状加重。

(2) 泡性结膜炎初起为实性,隆起的红色小病灶(直径 1～3mm)周围有充血区。角膜缘病灶尖端指向角膜,顶端易溃烂形成溃疡,多在 10～12 天愈合,不留瘢痕。

(3) 病变发生在角膜缘时,有单发或多发的灰白色小结节,病变处局部充血,病变愈合后留有浅淡的瘢痕。

(4) 反复发作后疱疹可向角膜中央进犯,新生血管也随之长入,称为束状角膜炎,痊愈后留一带状薄翳,血管则逐渐萎缩。

【治疗】

(1) 治疗诱发此病的潜在性疾病。

(2) 局部糖皮质激素眼药水滴眼效果明显,可在 24 小时内缓解症状。

(3) 伴有相邻组织的细菌感染要给予抗生素治疗。

(4) 补充各种维生素,并注意营养,增强体质。

(5) 束状角膜炎引起角膜瘢痕导致视力严重下降的患者,可以考虑行角膜移植进行治疗。

第四节 翼状胬肉

案例 3-4-1

患者,男性,50 岁,因右眼异物感、鼻侧充血 7 年就诊。患者于 7 年前无明显诱因出现右眼异物感、鼻侧眼红、隆起,反复自用“氯霉素眼药水”无明显好转,近来自觉影响视力而来笔者所在医院求治。眼科检查:右眼视力 0.6,左眼视力 1.0,眼睑无肿胀,鼻侧结膜充血、隆起,睑裂区肥厚的球结膜及其下纤维血管组织呈三角形向角膜侵入,波及瞳孔区。双眼前房清亮,虹膜纹理清,瞳孔等大等圆。晶状体透明,眼底未见明显异常。

问题:

1. 该患者的诊断是什么?
2. 治疗方法是什么?

参考答案和提示:

1. 诊断 右眼翼状胬肉。
2. 治疗 行翼状胬肉切除术。

案例 3-4-2

患者,男性,45 岁,农民。自诉双眼异物感 3 年。患者一直务农。眼科检查:右眼视力 0.8,左眼视力 0.6。双眼鼻侧球结膜充血,呈三角形增厚,肥厚的球结膜及其下纤维血管组织向角膜侵入,尖端指向角膜,右眼达角膜缘内约 2mm,左眼约 3mm,其余角膜透明。双眼前房清亮,虹膜纹理清,瞳孔等大等圆。晶状体透明,眼底未见明显异常。

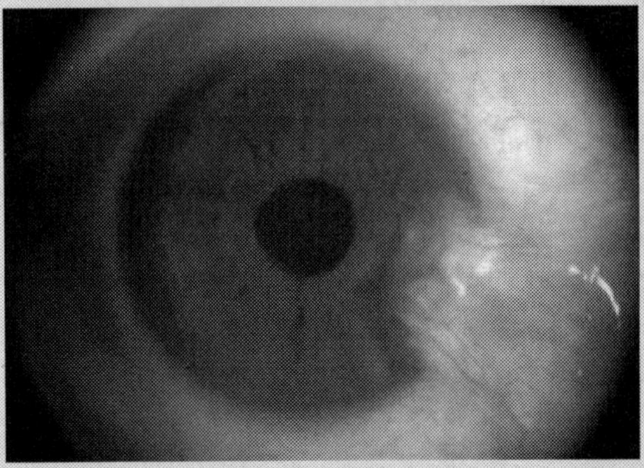

图 3-4-1　翼状胬肉

问题：

1. 该患者的诊断是什么？

2. 鉴别诊断有哪些？

参考答案和提示：

1. 诊断　双眼翼状胬肉(图 3-4-1)。

2. 鉴别

(1) 睑裂斑：通常不充血，形态与胬肉不同，底部方向相反，且不向角膜方向发展。

(2) 假性胬肉：通常有角膜溃疡或创伤病史，与附近结膜组织粘连，可在任何方位形成。

(3) 泡性角结膜炎：角膜缘或球结膜处出现实性结节样小疱，其周围充血。

临床思维：翼状胬肉

翼状胬肉是一种慢性炎症性病变，因形状像昆虫翅膀而得名。

【病因】 具体病因不明。多双眼发病，以鼻侧多见。可能与紫外线照射、烟尘等有一定关系。局部角膜缘干细胞受损，失去屏障作用可能是发病基础，也可能是结膜组织的增殖变性弹力纤维发育异常而产生的弹力纤维变性所致。

【临床表现】

(1) 多在睑裂斑的基础上发展而来，以鼻侧多见。

(2) 一般无明显自觉症状，或仅有轻度异物感，当病变接近角膜瞳孔区时，因引起角膜散光或直接遮挡瞳孔区而引起视力下降。

(3) 睑裂区肥厚的球结膜及其下纤维血管组织呈三角形向角膜侵入，当胬肉较大时，可妨碍眼球运动。

(4) 进行性翼状胬肉头部隆起，其前端有浸润，有时见色素性铁线(Stocker 线)，体部充血、肥厚，向角膜内逐渐生长。

(5) 静止性翼状胬肉头部平坦，体部菲薄，静止不发展。

【诊断】 检查见睑裂区呈翼状的纤维血管组织浸入角膜即可诊断。

【需要鉴别的眼病】

1. 睑裂斑　通常不充血，形态与胬肉不同，底部方向相反，且不向角膜方向发展。

2. 假性胬肉　通常有角膜溃疡或创伤病史，与附近结膜组织粘连，可在任何方位形成。

3. 泡性角结膜炎　角膜缘或球结膜处出现实性结节样小泡，其周围充血等。

【治疗】

(1) 胬肉小而静止时一般不需治疗。

(2) 胬肉进行性发展，浸及瞳孔区，可以手术治疗，但有一定的复发率。资料显示复发率在20%～30%。手术方式有单纯胬肉切除或结膜瓣转移术、胬肉切除＋自体球结膜移植、胬肉切除＋羊膜移植术或联合角膜干细胞移植、β 射线照射等，均可以减少胬肉复发率。

(3) 复发性胬肉角膜厚度变薄时，需行胬肉切除联合部分板层角膜移植术。

复 习 题

一、名词解释

1. 翼状胬肉 2. 真膜与假膜

二、简答题

1. 沙眼的分期以及晚期并发症是什么？

2. 结膜炎的常见体征是什么？

3. 流行性角结膜炎的临床特点是什么？

三、问答题

新生儿，双眼睑结膜高度充血，耳前淋巴结肿大，结膜分泌物涂片见白细胞内大量革兰染色阴性双球菌。请问该患儿最可能诊断为什么病？患儿发病最可能的传播途径是什么？

参 考 答 案

一、名词解释

1. 翼状胬肉是一种向角膜表面生长的与结膜相连的纤维血管样组织，常发生于鼻侧的睑裂区。

2. 真膜是严重炎症反应渗出物在结膜表面凝结而成，累及整个上皮，强行剥除后创面粗糙，易出血。假膜是上皮表面的凝固物，去除后上皮仍保持完整。

二、简答题 略。

三、问答题 略。

第四章　角　膜　病

第一节　细菌性角膜炎

案例 4-1-1

患者，女性，18 岁，学生，主诉“右眼红，异物感，流泪 2 天，加重 1 天”。患者述 2 天前取出角膜接触镜后开始感右眼异物感，轻微发红，流泪，既往也偶有双眼发红不适感，自行缓解，故未予注意，但未再戴角膜接触镜。今晨起床后右眼症状加重，伴疼痛，畏光及眼红明显，并视物感模糊，急诊就诊。眼科检查：右眼视力 0.1，左眼视力 0.2；矫正视力，右眼视力 0.5，左眼视力 1.0；右眼结膜充血，右眼角膜中央淡灰色混浊，上皮剥脱约 2mm×2mm，周围角膜略显水肿，KP 阴性，前房清，瞳孔圆，直径 3mm，对光反射略迟钝。左眼检查未见明显阳性体征。

问题：

1. 最可能的诊断是什么？

2. 治疗方法是什么？

参考答案和提示：

1. 诊断　右眼细菌性角膜炎，双眼屈光不正。

2. 治疗方法　停止佩戴角膜接触镜，局部使用抗生素眼液和眼膏、密切随访观察病情变化。用药前可做分泌物涂片或溃疡组织刮片，进行细菌培养及药物敏感试验，为诊断及治疗提供基础。

案例 4-1-2

患者，男性，31 岁，工人，主诉“左眼异物取出术后 1 日，剧烈疼痛，畏光流泪伴视物不清半日”。患者 1 日前早晨磨砂轮时，异物碎屑溅入左眼，感左眼磨，流泪，到附近诊所取出异物后包眼，晚睡前感左眼疼痛明显，畏光流泪，自用红霉素眼膏点眼，半夜疼痛加重，分泌物增多，左眼睑水肿明显，睁眼困难，并感左眼视物不清今日早晨来笔者所在科就诊。

眼科检查：右眼视力 1.0，左眼视力 0.1；左眼睑水肿明显，左眼球结膜混合充血水肿，结膜囊内黄绿色脓性分泌物，角膜中下方 5mm×5mm 灰白色浸润，边界不清，中央溃疡，溃疡表浅，有黄绿色黏液性物附着，周围角膜及角膜基质弥漫浸润水肿，角膜后灰白色尘状，KP(+++)，房水闪光(+++)，左眼瞳孔直径 2mm，左眼底结构窥不清。右眼检查未见阳性体征。

问题：

1. 最可能的诊断是什么以及最终诊断依据是什么？

2. 治疗方法是什么？

参考答案和提示：

1. 最可能的诊断　左眼铜绿假单胞菌性角膜溃疡（或铜绿假单胞菌性细菌性角膜溃疡）。真正的病原学诊断要做细菌培养。

2. 治疗方法　由于铜绿假单胞菌性细菌性角膜炎起病迅速，发展迅猛，因此，需要局部及全身应用抗生素，可使用广谱抗生素局部频繁点眼，结膜下注射及静脉用药。在药物治疗前，从浸润灶刮取坏死组织，进行细菌培养及药敏试验，在治疗过程中根据细菌学检查及药敏试验结果，及时调整应用有效抗生素。

案例 4-1-3

患者，男性，30 岁，建筑工人，主诉“左眼溅入异物红痛，畏光伴视力下降 3 天”。患者述 3 天前工作时异物溅入左眼，自行就诊于小门诊，给予冲洗左眼，次日下午出现左眼红、疼痛、畏光、流泪、视力下降，自用眼药(不详)无好转，今日症状加重来笔者所在科室就诊。眼科检查：左眼视力 0.3，右眼视力 1.0；左眼球结膜混合充血，左眼角膜中央偏下可见圆形灰白色混浊病灶，约 4mm×4mm，边界不清，中央可见溃疡面，周围角膜组织浸润水肿，前房下方见积脓，约 2mm，瞳孔直径 2mm，后部结构视不清。右眼查体未见阳性体征。

问题：

1. 最可能的诊断是什么？
2. 诊断依据是什么？
3. 需与哪些疾病鉴别诊断？
4. 该病例最有效的治疗方法是什么？
5. 该病例如治疗不及时可能会出现何种严重后果？

参考答案和提示：

1. 最可能的诊断　左眼前房积脓性角膜溃疡。

2. 诊断依据

(1) 患者有左眼外伤史。

(2) 外伤后很快出现左眼红痛，畏光，流泪伴视力下降。

(3) 眼部体征：左眼视力 0.3，左眼球结膜混合性充血，左眼角膜中央偏下可见圆形灰白色浑浊病灶，约 4mm×4mm，边界不清，中央可见溃疡面，周围角膜组织漫润水肿，前房下方见积脓，约 2mm，瞳孔直径 2mm。

3. 鉴别诊断

(1) 铜绿假单胞菌性角膜溃疡：也多发生在角膜异物伤后或配戴角膜接触镜的患者，但该病起病急，进展迅速，24～48 小时整个角膜都被破坏，很快发生角膜穿孔。

(2) 真菌性角膜溃疡：多为植物外伤史，或长期使用抗生素及激素类眼药，症状较轻，病程长，角膜痛灶大都不规则，表面粗糙，干性似“舌苔”或“牙膏”状，浓淡不一，有“卫星”病灶。

4. 最有效的治疗方法

(1) 局部使用抗生素是治疗细菌性角膜炎的最有效方法，最常用的是滴眼液和眼膏。急性期用强化的局部抗生素给药模式：抗生素滴眼液 15～30 分钟 1 次，严重时 5 分钟滴 1 次。晚上睡觉及休息时可涂抗生素眼药膏。

(2) 病情严重时，可结膜下注射抗生素及静脉注射或口服抗生素。该患者病情严重。除局部点眼药外，还需立即结膜下注射庆大霉素 2 万 U，次日根据病情决定是否继续结膜下注射；根据病情发展情况可酌情全身给予抗生素。

(3) 还应使用 1%阿托品散瞳及其他支持疗法。

5. 如治疗不及时的后果　该患者会发生角膜溃疡穿孔、眼内炎、全眼球炎、眼球萎缩等。

临床思维：细菌性角膜炎

【病因】　由细菌感染引起的化脓性角膜炎，病情多较急重。常见致病菌有葡萄球菌、肺炎链球菌、表皮葡萄球菌、铜绿假单胞菌等。

【临床表现】 患者多有角膜外伤史或配戴角膜接触镜史。起病急，24～48小时即开始出现眼红、疼痛、视力下降、流泪、畏光、脓性分泌物等症状，铜绿假单胞菌感染者起病更快，发展更为迅速。眼部检查：眼睑水肿，睫状或混合充血，角膜灰白色浸润，水肿，溃疡形成，如伴有虹膜睫状体的炎性反应，可见KP、房水闪光阳性、前房积脓等。

如在角膜穿孔以前病情得到控制，形成不同程度的角膜斑痕，如角膜云翳、角膜斑翳、角膜白斑；角膜穿孔后，经过治疗，病情控制，可发生粘连性角膜白斑、角膜葡萄肿、并发白内障、继发性青光眼等合并症及并发症。如不及时控制，数天内可导致角膜穿孔、眼球内容物脱出，眼内炎或全眼球炎，最终眼球萎缩。

【治疗】 治疗选择适当的广谱抗生素，控制感染。如用氯霉素、新霉素、庆大霉素、先锋霉素、杆菌肽、妥布霉素、多黏菌素B等配制的眼药水点眼，每15分钟或1～2小时点眼1次，必要时结膜下注射。充分散瞳，用1%～3%阿托品液或眼膏点眼，每日1～3次；必要时结膜下注射散瞳合剂0.2～0.3ml，每日或隔日1次。其他方法如去除病灶、支持疗法等。

第二节　真菌性角膜炎

案例 4-2-1

患者，男性，49岁，农民，主诉“左眼被树枝划伤后红痛，畏光伴视力下降2个月”。患者述2个月前下地干活时左眼不慎被树枝划伤，自行就诊于当地卫生所，给予激素和抗生素眼液滴眼2月余，但眼红、畏光不适等症状逐渐加重，并伴视力下降。眼科检查：右眼视力0.8，左眼视力0.3；左眼球结膜混合充血，左眼角膜表面灰白色，致密，牙膏状浸润及溃疡灶，溃疡周围有卫星样浸润灶，前房积脓呈糊状。瞳孔直径2mm，眼底窥不清。右眼检查未见明显阳性体征。

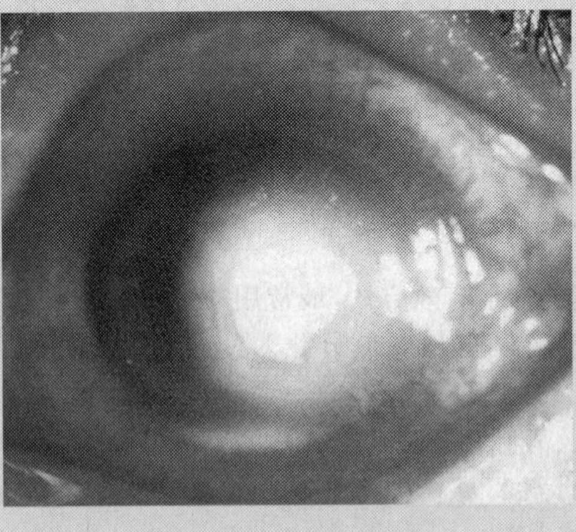

图 4-2-1　真菌性角膜炎

问题：

1. 初步诊断及诊断依据是什么？
2. 治疗方法是什么？

参考答案和提示：

1. 初步诊断及诊断依据　临床上根据植物性角膜损伤后的感染史，结合角膜病灶的特征可做出初步诊断（图4-2-1，彩图6）。确诊依据：实验室检查找到真菌及菌丝可确诊为真菌性角膜炎，如角膜刮片染色、真菌培养、角膜组织活检等。近年来，免疫荧光染色、电子显微镜、PCR技术及角膜共焦显微镜也用于真菌性角膜炎的诊断。

2. 治疗方法　根据需要局部及全身使用抗真菌药物治疗。现在，0.15%两性霉素B和5%那他霉素是抗真菌性角膜炎的一线用药。近年来研究表明，免疫抑制剂环胞霉素A和FK506对真菌有抑制作用。真菌性角膜炎不宜使用糖皮质激素，药物治疗无效时考虑手术，包括清创术、结膜瓣遮盖术和角膜移植术。

临床思维:真菌性角膜炎

【病因】 为真菌直接侵犯角膜所致,常见的真菌为曲霉菌和镰刀菌属。常有农业外伤史或长期使用抗生素或糖皮质类固醇滴眼的病史。起病及经过较缓慢,充血及溃疡明显而眼部刺激症状相对轻微。

【临床特点】 溃疡边缘多不规则,与健康区角膜分界清楚,表面粗糙不平,常附有黄白色或淡黄色的菌丝苔被或溃疡面较干燥,呈豆渣或苔垢样外观的菌丝灶。还有的在病灶周围出现散在浸润的卫星灶或呈水肿状的免疫环,该环与病灶间有时还有分界沟。前房积脓,脓液黄白色且黏稠,呈块状而无液平面,角膜内皮面可见斑块及浆糊状沉着物。

【诊断】 进一步确诊可行病变组织涂片:直接镜检到菌丝或孢子物,即可确诊。还可行真菌培养:培养法可观察真菌菌落的形态、色泽,在显微镜下检查菌丝、孢子等,以便鉴别菌种和做药物敏感试验。真菌性角膜炎同时混合细菌性感染者并不少见,故应同时做细菌学检查,有条件可做角膜共焦显微镜检查,在图像上可以直接看到菌丝或孢子,阳性率可高达 95%以上。该诊断方法快速而便捷。如果行穿透性角膜移植,可以行常规的病理组织学染色检查,可以在切片上发现菌丝和孢子。

【治疗】 抗真菌药物局部使用,包括多烯类(如 0.25%两性霉素 B 滴眼剂、5%那他霉素滴眼剂)、咪唑类(如 0.5%咪康唑滴眼剂)或嘧啶类(如 1%氟胞嘧啶滴眼剂)对病情较重、小儿或不宜滴眼者,可以用氟康唑 2mg/ml 结膜下注射,每日 1 次,可取得较佳疗效。对重症患者,可口服酮康唑 200mg,每日 1 次,或静脉滴注咪康唑 10mg/kg。应用这些药物是仅限于肝功能正常者,用药期间也应检查肝功能,一旦有异常应立即停药。有条件者可根据其真菌菌种,鉴定选用敏感的抗真菌药。

其他治疗基本同细菌性角膜溃疡。对药物治疗无效、溃疡已波及角膜深层者应行角膜移植治疗。对行穿透性角膜移植治疗的患者,术后仍需应用抗真菌药,注意术后禁用糖皮质类固醇,1～2 周后,确认感染已得到控制未再复发时,再考虑应用。

第三节 病毒性角膜炎

案例 4-3-1

患者,男性,28 岁,主诉“右眼红、痛、异物感、流泪 1 周”。患者述发病前,经常加夜班,感身体疲乏。既往体健。眼科检查:右眼视力 0.9,左眼视力 1.0;右眼球结膜轻度混合性充血,角膜浅层混浊,荧光素钠染色角膜病灶呈树枝状,前房清,瞳孔圆,直径 3mm,眼底未查。触诊右耳前淋巴结肿大。右眼角膜知觉反射减退。左眼检查未见阳性体征。

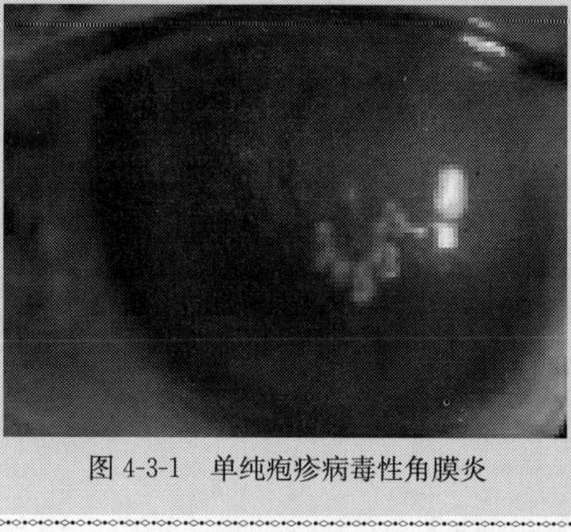

图 4-3-1 单纯疱疹病毒性角膜炎

问题:

1. 初步诊断是什么?
2. 诊断依据是什么?
3. 治疗方案是什么。

参考答案和提示：

1. 初步诊断　右眼单纯疱疹病毒性角膜炎(图 4-3-1,彩图 7)。

2. 诊断依据

(1) 患者发病前有加夜班工作劳累等诱因。

(2) 右眼红、痛、异物感、流泪。

(3) 角膜病损的特殊形态：荧光素钠染色角膜溃疡呈树枝状混浊。

(4) 右眼角膜知觉反射减退。

(5) 右耳前淋巴结肿大。

3. 治疗方案

(1) 局部抗病毒治疗,必要时联合全身抗病毒治疗。

(2) 选用增强机体免疫功能和抗复发的药物。

(3) 禁用激素。

案例 4-3-2

患者,男性,42 岁,主述“左眼红、异物感伴视物略感模糊 3 天”。眼科检查：右眼视力 1.0,左眼视力 0.8;左侧眼睑及额部皮肤可见多个小水泡,病变不超过中线,左眼球结膜混合充血,左眼角膜上皮数十个点状浸润混浊,左眼角膜后灰色尘状 KP 阳性,左眼前房闪辉,双眼瞳孔等大等圆,对光反射灵敏。眼底未查。

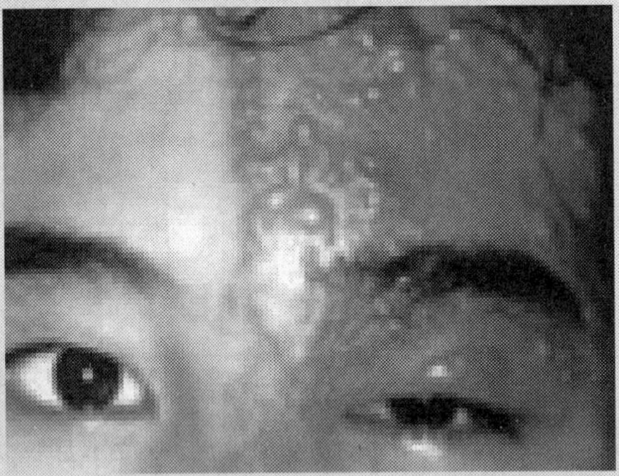

图 4-3-2　左眼睑带状疱疹病毒感染

问题：

1. 初步诊断是什么？

2. 诊断依据是什么？

3. 治疗方法是什么？

参考答案和提示：

1. 初步诊断　左眼睑带状疱疹病毒感染(图 4-3-2);左眼带状疱疹病毒性角膜炎;左眼继发性虹膜睫状体炎。

2. 诊断依据

(1) 三叉神经分布区的皮肤损害。

(2) 左眼球结膜混合充血,左眼角膜上皮点状浸润混浊。

(3) 左眼角膜后灰色尘状 KP(+),左眼前房闪辉。

(4) 必要时取疱疹内液体分离病毒或涂片查核内嗜伊红包涵体及检测血清抗体,以明确诊断。

3. 治疗方法　本病缺乏敏感的抗病毒药物,综合治疗是主要的。

(1) 抗病毒治疗同单纯疱疹病毒性角膜炎。

(2) 选用细胞免疫增强剂、左旋咪唑和转移因子等。

(3) 合并葡萄膜炎或有盘状角膜炎者,可酌情局部应用糖皮质类固醇滴眼。

临床思维:病毒性角膜炎

(一) 单纯疱疹病毒性角膜炎

单纯疱疹病毒性角膜炎(HSK)为典型的三叉神经节和(或)角膜内潜伏单纯疱疹病毒感染疾病。

【病因】 机体细胞免疫功能降低或缺损与本病的发生密切相关。上呼吸道感染、热病、精神刺激等常为发病诱因。有多次复发的病史;病程迁徙,抗生素治疗无效;应用糖皮质类固醇可使病情恶化;常有特定的复发诱因,如上呼吸道感染、热病等。

【临床表现】 角膜刺激症状一般较细菌性角膜溃疡为轻。角膜病灶有特殊形态,如树枝状、地图状或盘状等。病损多靠近角膜中央区,角膜知觉减退。复发病灶可见新生血管与其相连。

【诊断】 反复发作的病史,角膜病损的特殊形态,血液T淋巴细胞及其亚群检测与正常人相比有明显降低,病灶标本病毒分离和免疫组织化学检查有一定阳性率等,可做出该病病因学诊断。近年来使用的快速病因诊断方法,如抗HSV的单克隆抗体和使用PCR(多聚酶链反应技术),对分泌物和泪液或病灶刮片行快速实验室诊断,有较高阳性率。

【治疗】 滴用抗病毒眼药水,如0.15%更昔洛韦滴眼液(GCV)和眼膏。0.1%阿昔洛韦(ACV)滴眼液、0.05%环胞苷(安西他滨)眼液等;选用增强机体免疫功能和抗复发的药物,如左旋咪唑、转移因子、干扰素诱导剂、胸腺素、卡介苗等。对重症患者或反复发作者,静脉滴注抗病毒药物;对上皮修复慢者,可以考虑应用自家血清滴眼,每日4~6次。糖皮质类固醇能激活病毒、诱发混合感染、提高胶原酶活性、抑制角膜基质纤维细胞再生及抑制胶原纤维和黏多糖合成,故在上皮型及基质层型有溃疡者禁用。对非溃疡型基质病灶,过强的免疫反应性水肿浸润者,可与抗病毒药并用。

穿透性角膜移植术:对反复发作的稳定期病变并视力低于0.1者,有助于增视及降低复发率;对久治不愈的活动期病变和穿孔者,可保存眼球和恢复视功能。

(二) 带状疱疹病毒性角膜炎

本病为潜伏性病毒感染性疾病,静止期带状疱疹病毒潜伏于三叉神经节中,在机体细胞免疫力下降及外界刺激激发下而复发,但一般一次感染获得终身稳定的免疫,很少再发。

【临床表现】

(1) 沿三叉神经末梢分布区域的皮肤上,出现串珠状的疱疹,皮肤损害不超过身体中线。全身可有发热或头痛。疱疹出现前常有神经痛,疱疹干枯后结瘢。

(2) 角膜炎可表现为点状、线状、树枝状及基质层角膜炎或盘状角膜炎,角膜知觉减退或完全消失。

(3) 常伴发葡萄膜炎。

【治疗】 本病缺乏敏感的抗病毒药物,综合治疗是主要的。抗病毒药物用法同单纯疱疹病毒性角膜炎。目前,多选用0.1%阿昔洛韦眼药水滴眼;全身应用细胞免疫增强剂,左旋咪唑和转移因子等;全身支持疗法及对症治疗;合并葡萄膜炎或有盘状角膜炎者,可酌情局部应用糖皮质类固醇滴眼、散瞳、热敷、口服消炎痛(吲哚美辛)等。

第四节 暴露性角膜炎

案例 4-4-1

患者，女性，24 岁，主诉“车祸伤昏迷 1 个月，双眼红，眼分泌物多 1 周”入院。外科请求眼科会诊。眼科检查：双眼视力无法检查，双眼睑闭合不全，暴露下方 1/3 角膜，双眼球结膜睫状充血，双眼下方角膜片状灰白色混浊，双眼前房清，双眼瞳孔圆，直径 3mm，对光反射消失。

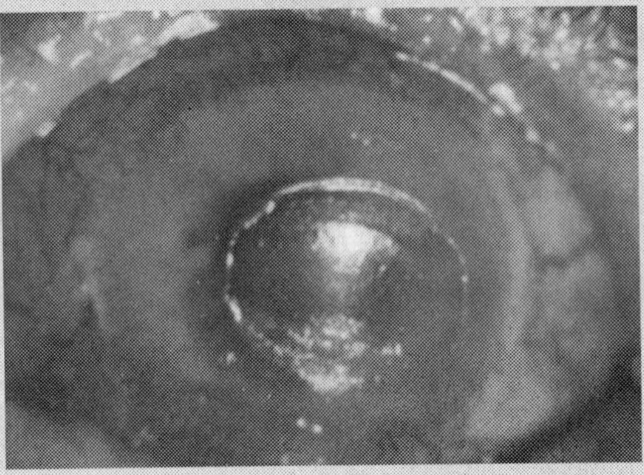

图 4-4-1 暴露性角膜炎

问题：

1. 该患者初步诊断是什么？
2. 该患者诊断依据是什么？
3. 该病例治疗方案是什么？

参考答案和提示：

1. 初步诊断 双眼暴露性角膜炎（图 4-4-1，彩图 8）；双眼睑闭合不全。

2. 诊断依据

（1）患者有昏迷病史。

（2）双眼睑闭合不全。

（3）暴露下方 1/3 角膜，双眼球结膜睫状充血，双眼下方角膜片状灰白色混浊。

3. 治疗

（1）针对病因治疗，尽早使患者恢复知觉。

（2）局部应用抗生素眼药水或眼膏，以防继发感染。

（3）双眼可制作湿房，或在结膜囊内涂用眼膏，保护角膜。

（4）如患者暂时不能苏醒，可缝合睑裂，保护角膜。

临床思维：暴露性角膜炎

暴露性角膜炎指上、下睑不能闭合或闭合不全，使眼球暴露在外的一种体征，俗称“兔眼”。常见于严重睑外翻，面神经麻痹，先天性眼睑缺损，眼球增大或眶内容增加（如先天性青光眼、角膜葡萄肿、眶内肿瘤及甲状腺功能亢进等），全身麻醉、昏迷或衰竭的患者（因角膜失去知觉，瞬目反射消失）。

【临床表现】 病变多位于下 1/3 的角膜。初期角膜、结膜上皮干燥、粗糙，暴露部位的结膜充血、肥厚，角膜上皮逐渐由点状糜烂融合成大片的上皮缺损，新生血管形成。继发感染时则出现化脓性角膜溃疡症状及体征。

【治疗】 治疗目的是去除暴露因素、保护和维持角膜的湿润状态。根据角膜暴露原因做眼睑缺损修补术、睑植皮术等；上睑下垂矫正术所造成的严重睑闭合不全，应立即手术处理恢复闭睑功能。夜间使用眼膏预防感染，或形成人工湿房保护角膜。药物治疗无效可行睑缘缝合术或用肉毒杆菌 A 造成暂时性上睑下垂保护角膜、减少泪液蒸发、防止眼表干燥。

复 习 题

一、名词解释

1. 角膜云翳 2. Thygeson 浅层点状角膜炎 3. 角膜老年环

二、简答题

1. 试述角膜炎的病理改变及其临床表现。
2. 试述疱疹性角膜炎的临床表现及治疗原则。
3. 叙述真菌性和细菌性角膜溃疡的鉴别诊断。

三、问答题

1. 患者，男性，34 岁，右眼疼痛、畏光、流泪及视力下降 20 余天。角膜周边部见环形 溃疡，病灶区与角膜缘之间无正常角膜组织分隔。溃疡沿角膜缘环形发展，浸润缘呈潜掘状。首先要考虑的诊断是什么？
2. 患者，男性，右眼“单纯疱疹病毒性角膜炎”多次发作后视力下降至 0.1，1 周前感冒后再次出现眼红痛，右眼睫状充血（++），角膜中央有 4mm×4mm 灰白，全层混浊区，荧光素染色(+)，2 点及 9 点时钟位有基质深层新生血管形成。目前治疗措施是什么？

参 考 答 案

一、名词解释

1. 角膜云翳浅层的瘢痕性混浊薄如云雾状，通过混浊部分仍能看清后面虹膜纹理者称角膜云翳。
2. Thygeson 浅层点状角膜炎是一种原因不明的 SPK，可能和病毒感染有关。病情时轻时重，可迁延数月和数年之久，恢复后不遗留任何痕迹。
3. 角膜老年环是角膜周边部基质内的类脂质沉着。病理组织学上，类脂质主要沉积于靠近前、后弹力层的部位。

二、简答题 略。

三、问答题 略。

第五章　白　内　障

第一节　年龄相关性白内障

案例 5-1-1

患者，女性，84 岁，因双眼渐进性视力下降 2 年余来诊，患者 2 年前出现双眼视物模糊，不伴眼痛畏光及流泪，不伴头痛头晕，未就医，近 2 年双眼视物不清逐渐加重，以致影响正常生活。既往史：平素身体健康，否认眼病、外伤史。婚育史：18 岁月经初潮，经期正常，约 47 岁绝经。已婚，23 岁结婚，育有 1 子 2 女，配偶及子女健康。家族史：家族中无传染性疾病、遗传性疾病及类似病史。眼科检查：右眼视力 0.03；左眼视力 0.04；双眼结膜无充血，角膜清，前房常深，闪辉阴性，瞳孔约 3.0mm，直接、间接光反射存在，双晶状体皮质完全白色混浊。玻璃体，眼底窥不入，双眼光定位正常，红绿色觉正常。眼压：右眼 18mmHg，左眼 15mmHg。

问题：

1. 该患者可能诊断是什么？
2. 该患者的诊断依据是什么？
3. 该病例治疗方案是什么？
4. 需做哪些辅助检查？

参考答案和提示：

1. 可能的诊断　年龄相关性皮质性白内障。

2. 诊断依据

（1）病史特点：本病例患者 84 岁，双眼渐进性视力下降 2 年余。

（2）临床特点：右眼视力 0.03；左眼视力 0.04；双眼晶状体皮质完全白色混浊。玻璃体，眼底窥不入。

3. 手术治疗　白内障摘除＋人工晶状体植入术。

4. 检查　角膜内皮细胞数，眼科 A/B 超检查，测量角膜曲率和眼轴长度。了解全身情况，除外影响手术的严重疾病：① 血压；②血糖；③进行心电图、胸部 X 线和肝功能等检查；④血、尿常规及出、凝血时间检查；⑤冲洗泪道。

案例 5-1-2

患者，男性，64 岁，双眼渐进性视力下降 3 年。既往史：平素身体健康，否认眼病、外伤史。家族史：家族中无传染性疾病、遗传性疾病及类似病史。眼科检查：右眼视力 0.2；左眼视力 0.1；双眼结膜无充血，角膜清，前房常深，闪辉阴性，瞳孔约 3.0mm，直接、间接光反射存在，双眼晶状体中央呈棕红色盘状混浊。玻璃体，眼底朦胧不清，散瞳后，周边网膜可见大致正常，双眼光定位正常，红绿色觉正常。眼压：右眼 16mmHg，左眼 19mmHg。

问题：

1. 该患者可能诊断是什么？
2. 该患者的诊断依据是什么？
3. 该病例治疗方案是什么？

参考答案和提示：

1. 可能的诊断 年龄相关性皮质性白内障。

2. 诊断依据

(1) 病史特点：本病例患者 64 岁，双眼渐进性视力下降 3 年余。

(2) 临床特点：右眼视力 0.2；左眼视力 0.1；双眼晶状体中央呈棕红色盘状混浊。玻璃体，眼底朦胧不清，散瞳后，周边网膜可见大致正常。

3. 手术治疗 白内障摘除＋人工晶状体植入术。

案例 5-1-3

患者，女性，72 岁，双眼渐进性视力下降 2 年，右眼胀痛 1 日来诊。既往史：平素身体健康，否认眼病、外伤史。家族史：家族中无传染性疾病、遗传性疾病及类似病史。眼科检查：右眼视力光感(＋)；左眼视力 0.12；右眼结膜混合充血，角膜水肿，前房浅，闪辉阴性，瞳孔约 8.0mm，光反射(－)，虹膜膨隆，晶状体皮质白色混浊，玻璃体，眼底窥不入。左眼结膜无充血，角膜清，前房常深，闪辉阴性，瞳孔约 3.0mm，直接、间接光反射存在，左眼晶状体皮质白色混浊，玻璃体，眼底朦胧不清，双眼光定位正常，红绿色觉正常。眼压：右眼 56mmHg，左眼 20mmHg。

问题：

1. 该患者可能诊断是什么？

2. 该患者的诊断依据是什么？

3. 该病例治疗方案是什么？

参考答案和提示：

1. 可能的诊断 双眼年龄相关性皮质性白内障，右眼继发青光眼。

2. 诊断依据

(1) 病史特点：本病例患者 72 岁，双眼渐进性视力下降 2 年，右眼胀痛 1 日。

(2) 临床特点：右眼视力光感(＋)；左眼视力 0.12；右眼结膜混合充血，角膜水肿，前房浅，瞳孔约 8.0mm，光反射(－)，虹膜膨隆，晶状体皮质白色混浊，左眼晶状体皮质白色混浊。眼压：右眼 56mmHg，左眼 20mmHg。

3. 治疗方案

(1) 局部及全身药物降眼压治疗。

(2) 手术治疗：白内障摘除＋人工晶状体植入术。

临床思维：年龄相关性白内障

年龄相关性白内障是最常见的白内障。多见于 50 岁以后，发病率随年龄增大而增加，又称为老年性白内障。

【病因】 在全身老化，晶状体代谢功能减退基础上加上多种因素形成的晶状体疾患。研究证明，遗传、紫外线、全身疾患、营养状况等因素与白内障形成有关。

【临床表现】 双侧性，但两眼发病可有先后。视力进行性减退，有时在光亮的背景下可以看到固定的黑点。由于晶状体不同部位屈光力变化，可有多视、单眼复视、近视度增加。临床上将老年性白内障分为皮质性、核性和后囊下三种类型：

1. 皮质性白内障 以晶状体皮质灰白色混浊为主要特征，其发展过程可分为四期。

(1) 初发期:混浊首先出现在晶状体周边部,皮质,呈楔形,其尖端指向中心,散瞳后可见到眼底红反光中有黑色楔形暗影,瞳孔区仍透明,视力无影响(图 5-1-1)。

(2) 未成熟期或称膨胀期:混浊的皮质吸收水分肿胀,混浊加重并向周围扩展,体积渐增大,虹膜被推向前方,前房变浅,有发生青光眼的可能。在未成熟期晶状体前囊下皮质尚未完全混浊,用斜照法检查时,可在光源同侧瞳孔区看到新月形投影,这是此期的特征(图 5-1-2)。

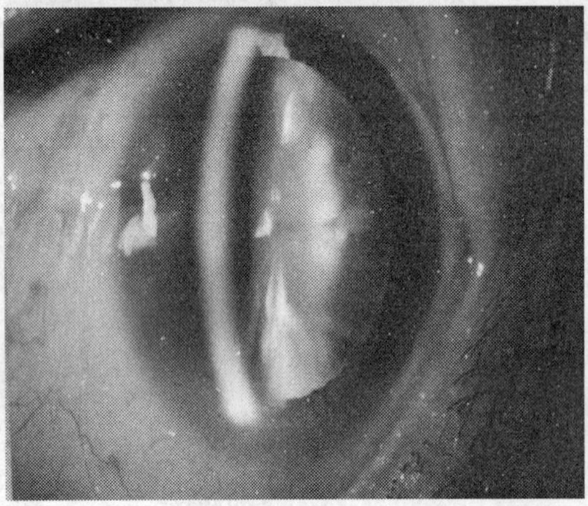

图 5-1-1　初发期

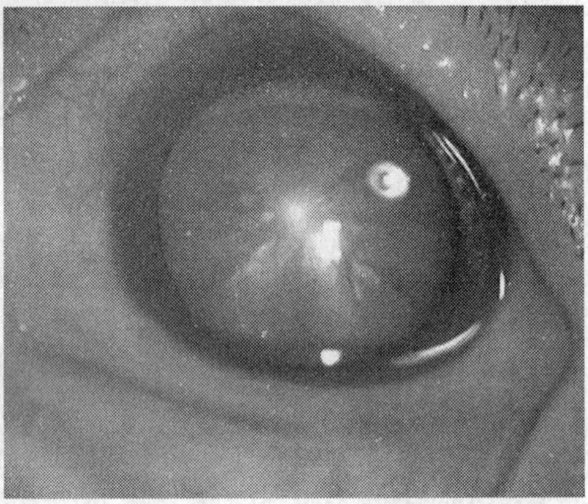

图 5-1-2　膨胀期

(3) 成熟期:混浊扩展到整个晶状体,皮质水肿减退,晶状体呈灰白色或乳白色。视力降至眼前指数或手动以下,此时晶状体囊腔内的张力降低,晶状体囊与皮质易分离,是白内障手术最理想的时期(图 5-1-3)。

(4) 过熟期:成熟期白内障经过数年后,皮质纤维分解变成乳汁状,晶状体核下沉,晶状体体积缩小,对虹膜的支持力减弱,可见虹膜震颤现象,乳化状的晶状体皮质进入前房,可刺激产生晶状体源性葡萄膜炎;若皮质被巨噬细胞吞噬,堵塞房角可产生晶状体溶解性青光眼(图 5-1-4)。

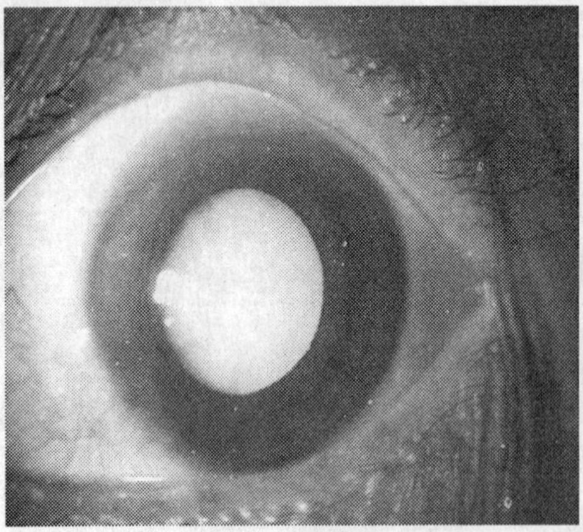

图 5-1-3　成熟期

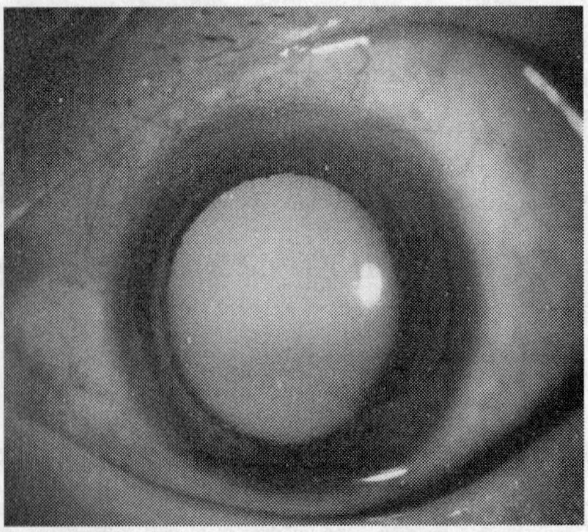

图 5-1-4　过熟期

2. 核性白内障　晶状体混浊多从胚胎核开始,逐渐扩展至成人核,早期呈黄色,随着混浊加重,色泽渐加深如深黄色,深棕黄色。核的密度增大,屈光指数增加,病人常诉说老视减轻或增加。早期周边部皮质仍为透明,因此,在黑暗处瞳孔散大视力增进,而在强光下瞳孔缩小视力反而减退。故一般不等待皮质完全混浊即行手术(图 5-1-5,彩图 9)。

3. 后囊下白内障　在晶状体后极部囊下的皮质浅层出现金黄色或白色颗粒，其中夹杂着小空泡，整个晶状体混浊区呈盘状，常与皮质及核混浊同时存在，因混浊位于视轴区，早期即影响视力（图 5-1-6，彩图 10）。

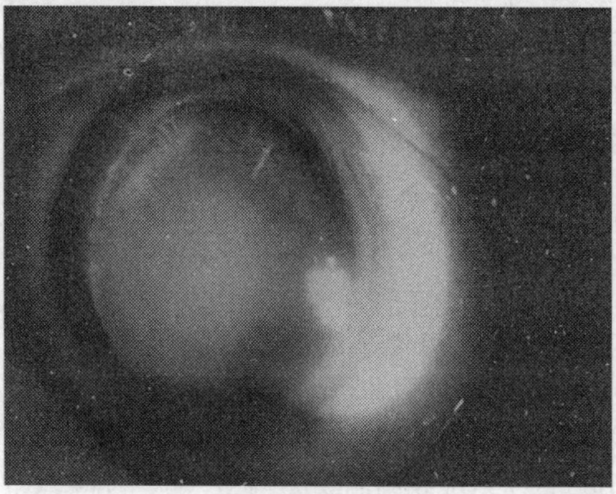

图 5-1-5　核性白内障

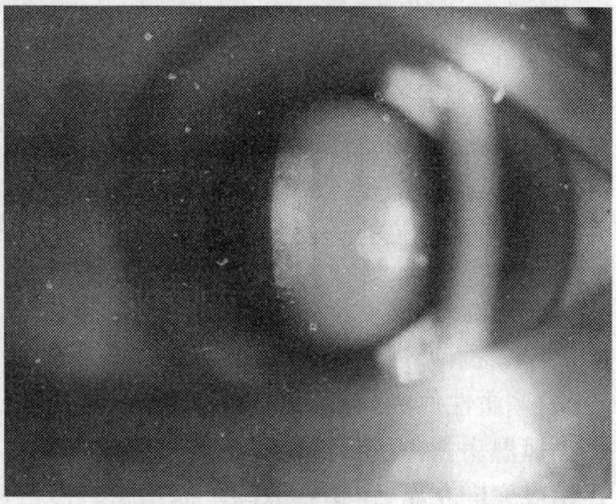

图 5-1-6　后囊下白内障

【治疗】　成熟期或近成熟期行手术治疗。

【分析】　虽然多年来寻找有效药物预防和延缓年龄相关性白内障的发生和发展，但直至目前尚无疗效肯定的药物。当白内障的发展影响到工作和日常生活时，应当考虑手术治疗，通常采用在手术显微镜下施行的白内障囊外摘除术或白内障超声乳化术联合人工晶状体植入术，可以获得满意的效果。由于不同的患者对视力有明显不同的需求，因此很难确定一个视力标准作为白内障手术的适应证。由于矫正视力低于 0.3 时，该眼就属于低视力眼，因此进行手术是有理由的。无论何时决定施行白内障手术时，应当充分考虑到患者的利益和技术条件。核性白内障：较皮质性白内障少见，发病年龄较早，进展缓慢。晶状体混浊多从胚胎核开始，逐渐扩展至成人核，早期呈黄色，随着混浊加重，色泽渐加深如深黄色，深棕黄色。核的密度增大，屈光指数增加，病人常诉说老视减轻或增加。早期周边部皮质仍为透明，因此，在黑暗处瞳孔散大视力增进，而在强光下瞳孔缩小视力反而减退。故一般不等待皮质完全混浊即行手术。

第二节　并发性白内障

案例 5-2-1

患者，女性，58 岁，左眼抗青光眼术后 5 年，视力逐渐下降 2 年来诊。既往史：平素身体健康。家族史：家族中无传染性疾病、遗传性疾病及类似病史。眼科检查：右眼视力 0.05；左眼视力 0.4；右眼结膜无充血，上方滤过弥散，角膜透明，前房清，闪辉阴性，瞳孔约 4.0mm，光反射（+），虹膜节段性萎缩，周切口清晰，晶状体皮质白色混浊，玻璃体清，眼底窥不入。左眼结膜无充血，角膜清，前房常深，闪辉阴性，瞳孔约 3.0mm，直接、间接光反射存在，左眼晶状体皮质轻度混浊，玻璃体清，眼底视盘边界清，网膜平伏，双眼光定位正常，红绿色觉正常。眼压：右眼 18mmHg，左眼 20mmHg。

问题：

1. 该患者可能诊断是什么？
2. 该患者的诊断依据是什么？
3. 该病例治疗方案是什么？

参考答案和提示：

1. 可能的诊断　右眼青光眼术后并发性白内障。

2. 诊断依据

(1) 病史特点：本病例患者 58 岁，左眼抗青光眼术后 5 年 视力逐渐下降 2 年。

(2) 临床特点：右眼视力 0.05；结膜上方滤过弥散瞳孔约 4.0mm，光反射(＋)，虹膜节段性萎缩，周切口清晰，晶状体皮质白色混浊，玻璃体，眼底窥不入。

3. 治疗方案　手术治疗，白内障摘除＋人工晶状体植入术。

案例 5-2-2

患者，男性，42 岁，右眼反复红痛并视力下降 3 年来诊，患者近 3 年来右眼反复发红，畏光，刺激性疼痛，经散瞳，滴妥布霉素地塞米松滴眼液，以及口服非甾体类药物后症状缓解，类风湿病史 15 年，长期口服非甾体类药物。眼科检查：右眼视力 0.04；左眼视力 0.6；右眼结膜轻度充血，角膜后 KP(＋)，房水轻度混浊，闪辉(＋)，瞳孔约 4.0mm，光反射(＋)，4 点位虹膜后粘连，瞳孔缘见少量纤维素样渗出，晶状体前囊见色素黏附，晶状体皮质白色混浊，玻璃体清，眼底窥不入。左眼结膜无充血，角膜清，前房常深，闪辉阴性，瞳孔约 3.0mm，直接、间接光反射存在，左眼晶状体透明，玻璃体清，眼底大致正常，双眼光定位正常，红绿色觉正常。眼压双眼正常。

问题：

1. 该患者可能诊断是什么？

2. 该患者的诊断依据是什么？

3. 该病例治疗方案是什么？

参考答案和提示：

1. 可能的诊断　右眼葡萄膜炎并发性白内障。

2. 诊断依据

(1) 病史特点：本病例患者男性 42 岁，右眼反复红痛并视力下降 3 年，类风湿病史 15 年。

(2) 临床特点：右眼视力 0.04；右眼结膜轻度充血，角膜后 KP(＋)，房水轻度混浊，闪辉(＋)，瞳孔约 4.0mm，光反射(＋)，4 点位虹膜后粘连，瞳孔缘见少量纤维素样渗出，晶状体前囊见色素黏附，晶状体皮质白色混浊，玻璃体清，眼底窥不入。

3. 治疗方案

(1) 散瞳。

(2) 皮质类固醇：可抑制炎症，减少渗出。

(3) 由免疫因素引起的炎症主要使用免疫抑制剂治疗。

(4) 手术治疗：待葡萄膜炎不再反复发作病情稳定 6～12 个月后行白内障摘除＋人工晶状体植入术。

临床思维：并发性白内障

并发性白内障是由于眼部其他疾病如葡萄膜炎、青光眼、视网膜脱离、视网膜色素变性、眼内肿瘤和高度近视等影响晶状体的营养和代谢而引起的晶状体混浊(图 5-2-1、图 5-2-2，彩图 11、彩图 12)。

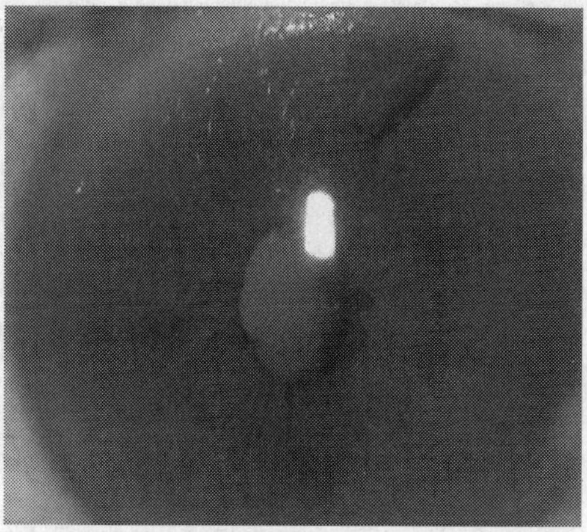
图 5-2-1 青光眼术后并发性白内障

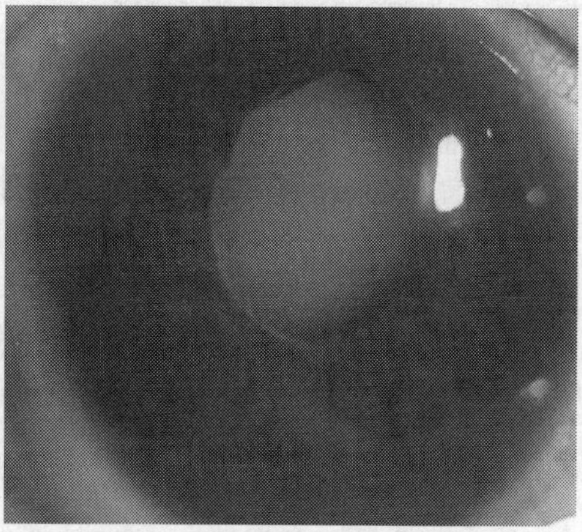
图 5-2-2 葡萄膜炎并发性白内障

【临床表现】 典型的混浊最早发生在晶状体囊膜下。由眼前节炎症形成的虹膜后粘连附近可出现局限性的晶状体前囊下混浊;由眼后节炎症或营养障碍可出现后囊下混浊。囊膜下出现灰黄色颗粒混浊,逐渐加深并向四周扩展,形成如同玫瑰花形状,其间有许多红、蓝、绿彩色点状结晶,囊下也有空泡形成或钙化,病程较长,早期影响视力。

【治疗】

(1) 治疗原发病。

(2) 对于已影响工作和生活的并发性白内障,如果患眼光定位准确,红、绿色觉正常,可进行手术摘除白内障。对白内障摘除后是否植入人工晶状体应根据原发病的状况慎重考虑。

(3) 各种炎症引起的并发性白内障对手术的反应不同,有的可引起严重的并发症,应根据原发病的种类,在眼部炎症很好控制以后,再考虑手术。术后局部或全身应用糖皮质激素的剂量比一般白内障术后大一些,使用的时间长一些。

(4) 由免疫因素引起的炎症术后局部或全身应用主要使用免疫抑制剂治疗。

第三节 先天性白内障

案例 5-3-1

患儿,男性,8 个月,主因其父母发现其左眼瞳孔区发白 1 个月。眼部检查:不配合,左眼逐光,遮挡右眼患儿烦躁哭闹。左眼角膜清,前房深浅正常,瞳孔大小正常;对光反射存在,晶状体成灰白色混浊,眼底不能窥清。右眼前节未见明显异常,晶状体未见明显混浊,眼压 Tn。

问题:

1. 该患者可能诊断是什么?
2. 该患者的诊断依据是什么?
3. 最应做哪些检查?
4. 该病例治疗方案是什么?

参考答案和提示：

1. 可能的诊断　左眼先天性白内障。

2. 诊断依据

(1) 病史特点：本病例患儿，8个月，父母发现其瞳孔区发白1个月。

(2) 临床特点：左眼晶状体成灰白色混浊，眼底不能窥清。

3. 最应做检查　眼部超声。

4. 治疗方案　尽早行左眼晶状体摘除术，术后积极治疗弱视，2岁后可考虑植入人工晶状体。

案例 5-3-2

患儿，2岁，主因其父母发现其不能准确拿起玩具1年来诊。眼部检查：不配合，左眼喜看光亮，患儿拒遮挡右眼，左眼角膜清，前房深浅正常，瞳孔大小正常；对光反射存在，晶状体成灰白色混浊，眼底不能窥清。右眼前节未见明显异常，晶状体未见明显混浊，眼压Tn。

问题：

1. 该患者可能诊断是什么？

2. 该患者的诊断依据是什么？

3. 该病例治疗方案是什么？

参考答案和提示：

1. 可能的诊断　左眼先天性白内障。

2. 诊断依据

(1) 病史特点：本病例患儿，2岁，父母发现其不能准确拿起玩具1年。

(2) 临床特点：左眼喜看光亮，患儿拒遮挡右眼，左眼晶状体成灰白色混浊，眼底不能窥清。

3. 治疗方案　行左眼晶状体摘除＋人工晶状体植入术，术后积极治疗弱视。

临床思维：先天性白内障

先天性白内障是在胎儿发育过程中晶状体发育障碍的结果(图5-3-1)。表现为各种形态的混浊。其病因有二类：一是由遗传因素决定的，多属常染色体显性遗传。二是孕期母体或胚胎的病变对胚胎晶状体的损害，常合并有眼及全身其他先天畸形。

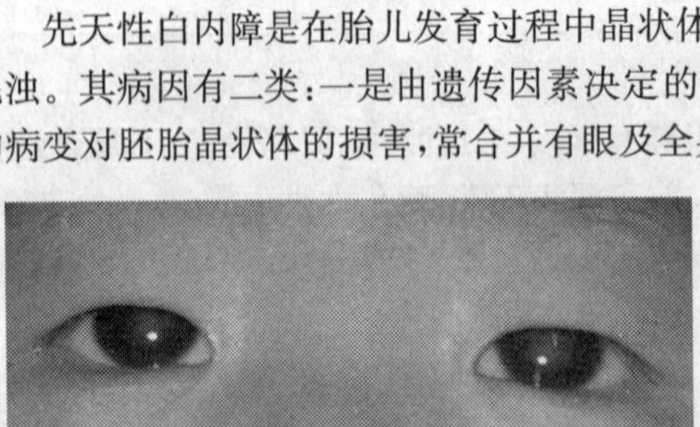

图5-3-1　先天性白内障

【临床表现】

1. 前极白内障　为晶状体前囊膜中央局限性混浊。

2. 后极白内障　为晶状体后囊膜中央局限性混浊。

3. 冠状白内障　晶状体皮质深层周边部有圆形、椭圆形、短棒状、哑铃状混浊，呈花冠状排列。

4. 点状白内障　晶状体皮质有白色、蓝色或淡色细小点状混浊。

5. 绕核性白内障　是儿童期最常见的白内障。混浊位于透明晶状体核周围的层间，因此又称为板层白内障。有时在此层混浊之外，又有一层或数层混浊，各层之间仍有透明皮质间隔。最外层常有“V”字形混浊骑跨在混浊带的前后。

6. 核性白内障 呈致密的白色混浊，但皮质完全透明。

7. 全白内障 晶状体全部或近于全部混浊，有时囊膜增厚、钙化，皮质浓缩。

8. 膜性白内障 前、后囊膜接触机化粘连，呈厚薄不匀的混浊。

【治疗】 对于已影响视力的先天性白内障应尽早手术切除白内障，术后防治 。

分析：先天性白内障是儿童常见眼病，可以为家族性的或散发的；可以伴发或不伴发其他眼部异常或遗传性和系统性疾病。先天性白内障是造成儿童失明和弱视的重要原因。可为单眼或双眼发生，多数为静止性的。少数出生后继续发展，也有直至儿童期才影响视力。治疗先天性白内障的目标是恢复视力，减少盲目的发生。

(1) 对视力影响不大者，如前极白内障、冠状白内障和点状白内障，一般不需治疗，宜定期随诊观察。

(2) 明显影响视力者，应选择白内障手术。手术愈早，患儿获得良好视力的机会愈大。

(3) 无晶状体眼需进行屈光矫正和视力训练，治疗弱视，促进融合功能的发育。

第四节 外伤性白内障

案例 5-4-1

患者，男性，26 岁，因左眼被拳击伤后疼痛伴视物不清 6 小时来诊。既往身体健康，双眼近视戴眼镜 10 年。眼科检查：右眼视力 0.2；左眼，手动/15cm；左眼结膜混合充血，角膜从 3 点位处有一横行长约 5mm 的伤口。角膜伤口处见眼镜碎片嵌顿，前房浅闪辉阴性，瞳孔约 3.0mm，直接、间接光反射存在，3 点位晶状体前囊见破口，晶状体白色混浊。玻璃体清，眼底看不清。

问题：

1. 该患者可能诊断是什么？
2. 该患者的诊断依据是什么？
3. 还应完善哪些检查？
4. 该病例治疗方案是什么？

参考答案和提示：

1. 可能的诊断 左眼角膜穿通伤，外伤性白内障。

2. 诊断依据

(1) 病史特点：本病例男性 26 岁，因左眼被拳击伤后疼痛伴视物不清 6 小时。双眼近视戴镜 10 年。

(2) 临床特点：右眼视力 0.2；左眼，手动/15cm，左眼喜看光亮，结膜混合充血，角膜从 3 点位处有一横行长约 5mm 的伤口。角膜伤口处见眼镜碎片嵌顿，3 点位晶状体前囊见破口，晶状体白色混浊。玻璃体清，眼底看不清。

3. 检查 还应检查眼眶 CT，眼科 A/B 超检查。

4. 治疗方案 急诊行角膜穿通伤清创缝合＋白内障摘除＋人工晶状体植入术。

案例 5-4-2

患者，男性，56 岁，放射科医生，因双眼渐进性视力下降 3 年余来诊。既往史：平素健康，否认眼病、外伤史。眼科检查：右眼视力 0.1；左眼视力 0.8；双眼结膜无充血，角膜清，前房常深，瞳孔约 3.0mm，直接、间接光反射存在，右眼晶状体皮质大部分白色混浊，左眼晶状体、皮质轻度浑浊。右眼眼底朦胧见大致正常，左眼眼底正常，双眼光定位正常，红绿色觉正常。眼压：右眼 13mmHg，左眼 15mmHg。

问题：

1. 该患者可能诊断是什么？
2. 该患者的诊断依据是什么？
3. 该病例治疗方案是什么？

参考答案和提示：

1. 最可能诊断　双眼放射性白内障。
2. 诊断依据

(1) 病史特点：本病例男性 56 岁，放射科医生，因双眼渐进性视力下降 3 年。

(2) 临床特点：右眼视力 0.1；左眼视力 0.8；右眼晶状体皮质大部分白色混浊，左眼晶状体、皮质轻度浑浊。右眼眼底朦胧见大致正常，左眼眼底正常。

3. 治疗方案

(1) 做好工作时防护。

(2) 行右眼白内障摘除＋人工晶状体植入术。

临床思维：外伤性白内障

眼的机械性损伤(挫伤、穿孔伤)、化学伤、电击伤和辐射均可引起晶状体混浊，统称外伤性白内障(图 5-4-1)。

1. 钝挫伤性白内障　挫伤后，虹膜瞳孔缘色素印在晶状体表面，相应部位的晶状体囊下出现环形混浊 Vossius 环，损伤前囊下晶状体上皮时可引起局限性花斑样混浊，可静止不再发展或向纵深发展(图 5-4-2)。

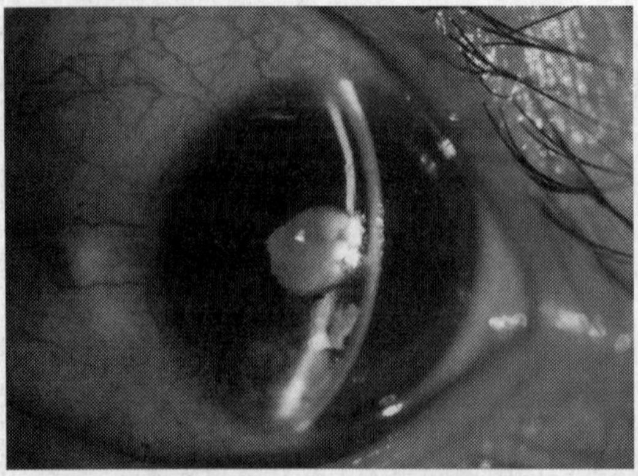

图 5-4-1　外伤性白内障

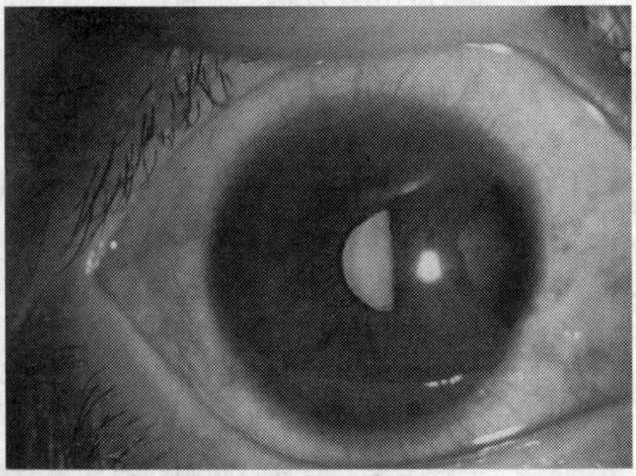

图 5-4-2　钝挫伤性白内障

2. 穿通性外伤性白内障　眼球穿孔同时伴有晶状体囊破裂，房水进入囊内，晶状体纤维肿胀，变性、导致混浊。微小的囊破裂可自行闭合，混浊局限在破口处。但多数破裂过多者晶状体纤维肿胀，皮质进入前房和房角，引起继发性青光眼，需要及时手术(图 5-4-3)。

3. 辐射性白内障 因放射线所致的晶状体混浊称为放射性白内障。

4. 电击性白内障 发生于雷击、触电后。雷击白内障多为双侧性，触电白内障多为单侧性，与触电部位同侧。混浊位于囊下皮质，逐渐发展为完全混浊。常伴有电弧光黄灼伤，中心视力较差。

【治疗】 由伤情而定。一般在有合并症影响眼的结构和功能时，或成熟后手术。

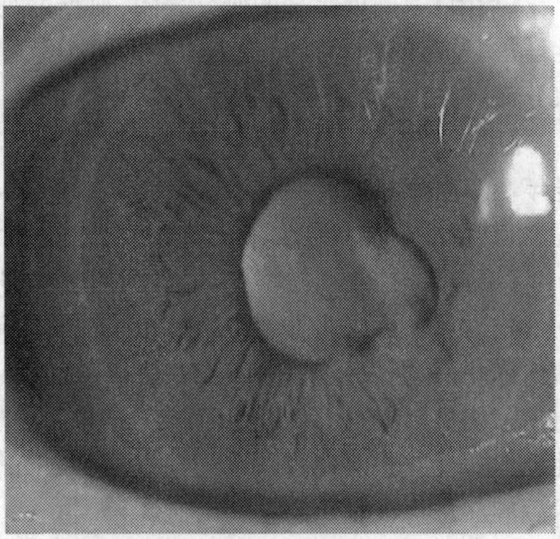

图 5-4-3 穿通性外伤性白内障

分析：眼球穿通伤所致白内障穿通伤时，可使晶状体囊膜破裂，房水进入皮质，晶状体很快混浊。如破口小而浅，破口可很快闭合，形成局限混浊。如破口大而深，晶状体全部混浊，皮质进入前房，可继发葡萄膜炎或青光眼。应当及时摘除白内障，由于外伤性白内障多为单眼，白内障摘除术中应尽可能同时植入人工晶状体。

第五节 代谢性白内障

案例 5-5-1

患者，女性，64 岁，因双眼渐进性视力下降 2 年余来诊。既往史：糖尿病史 8 年，否认眼病、外伤史。眼科检查：右眼视力 0.1；左眼视力 0.06；双眼结膜无充血，角膜清，前房常深，瞳孔约 3.0mm，直接、间接光反射存在，双眼晶状体皮质大部分白色混浊。右眼眼底朦胧见视网膜散在出血、硬渗及棉絮斑，左眼眼底看不清，双眼光定位正常，红绿色觉正常。眼压：右眼 12mmHg，左眼 14mmHg。

问题：

1. 该患者可能诊断是什么？如何分型分期？
2. 该患者的诊断依据是什么？
3. 该病例治疗方案是什么？

参考答案和提示：

1. 诊断及分期 双眼糖尿病性白内障，糖尿病视网膜病变右眼Ⅲ期。
2. 诊断依据

(1) 病史特点：64 岁，因双眼渐进性视力下降 2 年，糖尿病史 8 年。

(2) 临床特点：右眼视力 0.1；左眼视力 0.06。双晶状体皮质大部分白色混浊。右眼眼底朦胧见视网膜散在出血、硬渗及棉絮斑，左眼眼底看不清。

3. 治疗方案 手术治疗白内障摘除＋人工晶状体植入术，术后检查眼底情况，必要时行眼底荧光血管造影及视网膜激光光凝术。

临床思维：代谢性白内障

机体内物质代谢异常引起的晶状体混浊称为代谢性白内障。最多见为糖尿病性白内障。

【病因】 据近年来的研究表明，血糖增高，晶状体葡萄糖含量增加，晶状体内醛糖还原酶活性增加，过多的葡萄糖转化为山梨醇。山梨醇蓄积在晶状体内，使渗透压增大，晶状体吸收过多水分而肿胀、变性，最终混浊。

【临床表现】 非胰岛素依赖性糖尿病人，白内障发生时间较正常的人为早，但症状、体征与老年性白内障相似。胰岛素依赖性糖尿病人，若血糖控制不好，晶状体可在数周或数月内完全混浊，其特征是晶状体囊下皮质点状或雪片状混浊。

【治疗】 控制糖尿病；应用醛糖还原酶抑制剂防止山梨醇蓄积；手术摘除。

【分析】 糖尿病患者中年龄相关性白内障较为多见，其临床表现与无糖尿病的年龄相关性白内障相似，但发生较早，进展较快，容易成熟。在糖尿病白内障的早期，应积极治疗糖尿病。当白内障明显影响视力妨碍患者的工作和生活时，可在血糖控制下进行白内障摘除术。如无增生性糖尿病视网膜病变时，可植入后房型人工晶状体。手术前后应积极治疗糖尿病视网膜病变，术后应注意积极预防感染和出血。

第六节　药物及中毒性白内障

案例 5-6-1

患者，男性，46 岁，因双眼渐进性视力下降并畏光半年余来诊。既往史：强直性脊柱炎 3 年，长期大剂量口服糖皮质激素，否认眼病、外伤史。眼科检查：右眼视力 0.8；左眼视力 0.12；双眼结膜无充血，角膜清，前房常深，瞳孔约 3.0mm，直接、间接光反射存在，左眼晶状体后囊下皮质性混浊。右眼眼底大致正常，左眼眼底正常，双眼光定位、红绿色觉正常。眼压：右眼 17mmHg，左眼 20mmHg。

问题：

1. 该患者可能诊断是什么？
2. 该患者的诊断依据是什么？
3. 该病例治疗方案是什么？

参考答案和提示：

1. 可能的诊断　左眼糖皮质激素性白内障。
2. 诊断依据

(1) 病史特点：本病例男性 46 岁，因双眼渐进性视力下降半年。强直性脊柱炎 3 年，长期大剂量口服糖皮质激素。

(2) 临床特点：右眼视力 0.8；左眼视力 0.12；左眼晶状体后囊下皮质性混浊。

3. 治疗方案　行左眼白内障摘除＋人工晶状体植入术。

临床思维：药物及中毒性白内障

长期接触化学药品或使用某些药物可导致不同程度的晶状体混浊。糖皮质激素所致的白内障最为常见，为长期使用糖皮质激素所致。白内障的发生与用药量和时间有密切关系。用药剂量大和时间久，发生白内障的可能性大。初发时，后囊膜下出现散在的点状和浅棕色的细条状混浊，并有彩色小点，逐渐向皮质发展。后囊膜下形成淡棕色的盘状混浊，其间有彩色小点和空泡，最后大部分皮质混浊。少数病例在停用糖皮质激素后，晶状体的改变可以逆转。

【诊断】 根据接触药物和化学药品史，以及晶状体混浊的形态、位置等，可以做出明确的诊断。

【治疗】 合理用药，长期接触一些可能致白内障的药物和化学药品时，应定期检查晶状体。发现有药物和中毒性白内障，应停用药物和脱离与化学药品的接触。当白内障严重到影响患者工作和生活时，可手术摘除白内障和植入后房型人工晶状体。

第七节 后发性白内障

案例 5-7-1

患者，男性，36 岁，右眼白内障术后 8 年，视力下降 1 年来诊。既往史：右眼外伤性白内障行白内障超声乳化摘除＋人工晶状体植入术 8 年。眼科检查：右眼视力 0.1，左眼视力 0.8；双眼结膜无充血，角膜清，前房房水清，瞳孔直径约 3.0mm，直接、间接光反射存在，右眼人工晶状体在位，晶状体后囊膜混浊。右眼眼底大致正常，左眼眼底正常，双眼光定位、红绿色觉正常。眼压：右眼 10mmHg，左眼 15mmHg。

问题：

1. 该患者可能诊断是什么？
2. 该患者的诊断依据是什么？
3. 该病例治疗方案是什么？

参考答案和提示：

1. 可能的诊断 右眼后发性白内障。
2. 诊断依据

(1) 病史特点：本病例男性 36 岁，右眼白内障术后 8 年，视力下降 1 年。右眼外伤性白内障行白内障超声乳化摘除＋人工晶状体植入术 8 年。

(2) 临床特点：右眼视力 0.1；右眼人工晶状体在位，晶状体后囊膜混浊。

3. 治疗方案 Nd-YAG 激光将瞳孔区的晶状体后囊膜切开。

临床思维：后发性白内障

后发性白内障是指白内障囊外摘除术后或外伤性白内障部分皮质吸收后所形成的晶状体后囊膜混浊(PCO)。

【病因】 囊外白内障摘除术后持续存在的囊膜下晶状体上皮细胞可增生，形成 Elschnig 珠样小体，这些上皮细胞可发生肌成纤维细胞样分化，它们收缩后使晶状体后囊膜产生细小的皱褶。白内障摘除和外伤性白内障部分皮质吸收后残留的部分皮质可加重混浊，导致视物变形和视力下降等变化。

【临床表现】 白内障囊外摘除术后晶状体后囊膜混浊的发生率可高达 50%。儿童期白内障术后几乎均发生。晶状体后囊膜出现厚薄不均的机化组织和 Elschnig 珠样小体，常伴有虹膜后粘连。影响视力的程度与晶状体后囊膜混浊程度和厚度有关。

特指在白内障摘除术后残留的晶状体上皮增生以及由其他组织转化来的细胞增生的混浊或机化膜，位于瞳孔中心可影响视力。晶状体上皮细胞在后囊上增殖、移行主要有以下 4 种类型(图 5-7-1～图 5-7-5)。

【诊断】 有白内障囊外摘除术或晶状体外伤史。应用裂隙灯检查容易确定晶状体后囊膜是否混浊和混浊程度。

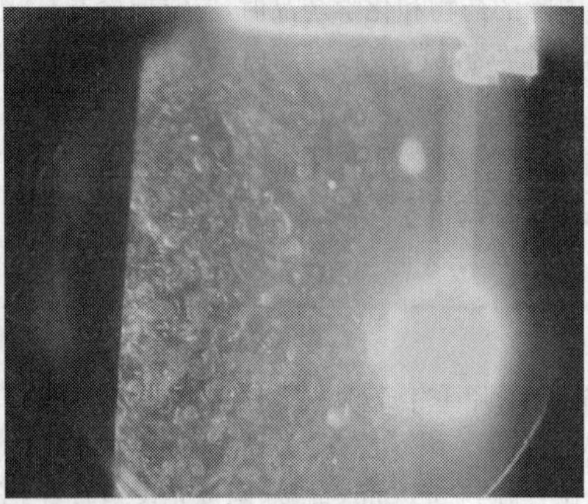

图 5-7-1 Elschnig 珍珠样小体

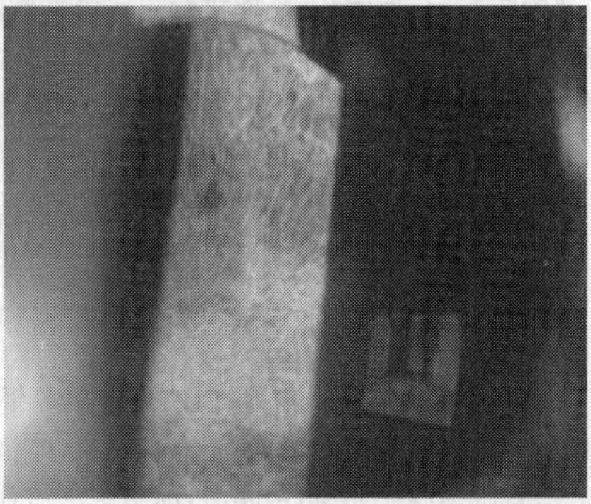

图 5-7-2 后囊膜纤维化

【治疗】 当后发性白内障影响视力时,可用 Nd-YAG 激光将瞳孔区的晶状体后囊膜切开术。如无条件施行激光治疗时,可进行手术将瞳孔区的晶状体后囊膜刺开或剪开。术后眼部滴用糖皮质激素或非类固醇为抗炎眼药水,预防炎症反应,并注意观察眼压的变化。

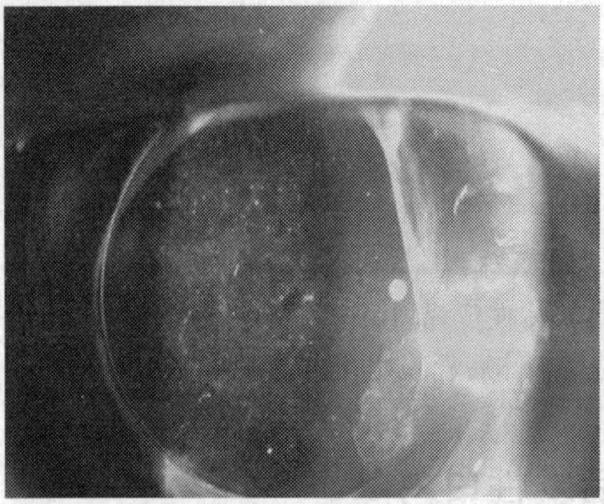

图 5-7-3 混合型

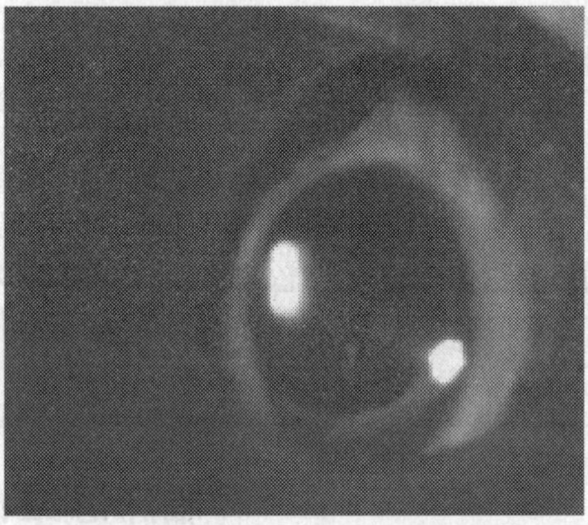

图 5-7-4 Soemmering 环

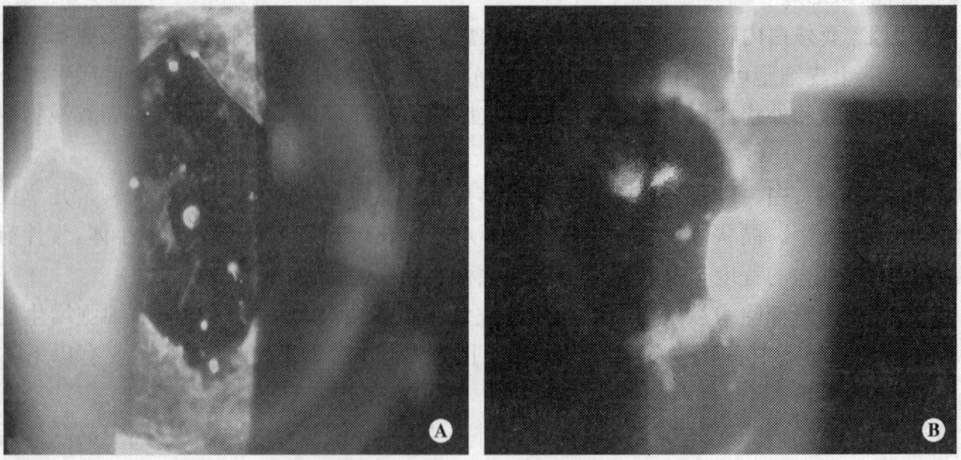

图 5-7-5 YAG 激光或手术切开中央后囊(A)和机化膜(B)

复 习 题

一、名词解释

1. 年龄相关性白内障 2. Vossius 环 3. 手足搐搦症性白内障 4. PCO 5. 晶状体溶解性青光眼

二、简答题

1. 试述老年性白内障的临床发展过程，何时能手术，如不及时手术，有何可能发生的后果？
2. 简述白内障手术前的相关检查。
3. 简述白内障核的分级。
4. 列举先天性白内障的临床表现类型。

三、问答题

患者，男性，39 岁，发现右眼视力进行性减退半年，查体：右眼视力 0.1；左眼视力 1.0；右眼晶状体后囊下锅巴样混浊，双正常眼压。左眼前后节正常。B 超示右眼玻璃体轻度混浊。该患者应考虑哪种白内障？

参考答案

一、名词解释

1. 年龄相关性白内障：年龄相关性白内障是最常见的白内障。多见于 50 岁以后，发病率随年龄增大而增加，又称为老年性白内障。
2. Vossius 环：钝挫伤性白内障挫伤后，虹膜瞳孔缘色素印在晶状体表面，相应部位的晶状体囊下出现环形混浊——Vossius 环，损伤前囊下晶状体上皮时可引起局限性花斑样混浊，可静止不再发展或向纵深发展。可能合并有晶状体半脱位或脱位。
3. 手足搐搦症性白内障：低钙性白内障系由于血钙过低引起的白内障。因常表现为手足搐搦，又称为手足搐搦症性白内障。发生于甲状旁腺功能低下或手术损伤甲状旁腺后。孕期，哺乳期的母体亦可发病。晶状体混浊表现为许多白色、红色、蓝色或绿色微小结晶分散在前后皮质内，混浊区与囊膜有一透明分界。
4. PCO：后发性白内障是指白内障囊外摘除术后或外伤性白内障部分皮质吸收后所形成的晶状体后囊膜混浊（PCO）。
5. 晶状体溶解性青光眼：白内障过熟期，晶状体皮质纤维分解变成乳汁状，长期存在于房水中的晶状体皮质可沉积于前房角；也可被巨噬细胞吞噬，堵塞前房角而引起继发性青光眼，称为晶状体溶解性青光眼。

二、简答题 略。

三、问答题 略。

第六章　青　光　眼

第一节　原发性青光眼

一、原发性急性闭角性型青光眼

案例 6-1-1

患者，男性，66 岁，退休干部。2 天前因亲人去世出现右眼胀痛难忍，伴有同侧偏头痛及恶心、呕吐。入院时右眼视力减退至眼前手动。左眼视力 1.0。眼科检查：右眼球坚硬如石，眼压 8.667kPa(65mmHg)，混合性充血明显。角膜呈雾样水肿，瞳孔呈卵圆形散大，光反射消失。前房浅，房角狭窄。眼底不能看清。左眼前房浅，眼压及其余结构未见异常。

问题：

1. 该患者诊断为何种眼病？
2. 该患者的诊断依据是什么？
3. 该患者应如何进行治疗？

参考答案和提示：

1. 诊断　右眼急性闭角型青光眼。

2. 诊断依据

(1) 自觉症状：伴有剧烈的眼胀痛、头痛、恶心、呕吐等。

(2) 视力急剧下降。

(3) 眼压突然升高，表现为眼球坚硬如石。

(4) 混合性充血明显。

(5) 角膜呈雾样水肿，瞳孔呈卵圆形散大，且光反射消失。前房浅，房角狭窄。

3. 治疗　急性闭角型青光眼是容易致盲的眼病，必须紧急处理。其治疗原则：首先是降低眼压，常常是促进房水引流、减少房水生成和高渗脱水三种手段联合应用；其次是及时应用保护视神经的药物。眼压控制后，及时选择适当手术以防止复发。

临床思维：原发性急性闭角型青光眼

【病因】　由于周边虹膜堵塞小梁网，或与小梁网产生永久性粘连，房水外流受阻，引起眼压升高的一类青光眼。多见于 50 岁以上老年人，女性多。

【临床分期】　本病的临床分期包括：①临床前期；②先兆期；③急性发作期；④间歇期；⑤慢性期；⑥绝对期。

【鉴别诊断】　急性闭角型青光眼急性发作时，伴有剧烈头痛、恶心、呕吐等，有时忽略了眼部症状，而误诊为急性胃肠炎或神经系统疾病。急性发作期又易与虹膜睫状体炎或急性结膜炎相混淆，现将三者的特点列表以资鉴别(表 6-1-1)。

表 6-1-1 急性闭角青光眼与急性虹膜睫状体炎及急性结膜炎的鉴别诊断

	急性闭角型青光眼	急性虹膜睫状体炎	急性结膜炎
视力	视力下降	不同程度减退	正常
症状	眼球剧痛、头疼、恶心、呕吐	畏光流泪,眼球及眼眶深部疼痛,睫状体区压痛	异物感,灼热感,黏脓性分泌物
充血	睫状充血成混合充血	睫状充血成混合充血	结膜充血
角膜	雾状混浊	轻度或无水肿	透明
KP	尘状色素性	灰白色 KP,大小不等	无
前房	变浅,房水有闪辉	明显的房水闪辉	正常
瞳孔	垂直性椭圆形扩大,对光反射迟钝,无后粘连	缩小,对光反射迟钝,有虹膜后粘连	正常
晶状体	部分有青光眼斑	前囊有渗出	正常
房角	闭塞	开放或闭塞	正常
眼压	显著升高	多数正常或偏高	正常

【治疗】

1. 药物治疗

(1) 局部治疗

1) 拟副交感神经药(缩瞳剂):缩瞳药使瞳孔括约肌收缩,瞳孔缩小,解除瞳孔阻滞,将周边虹膜拉平,减少虹膜根部堆积,与小梁网分开,房角重新开放,房水能顺利排出,恢复正常房水循环而降低眼压。常用缩瞳药物是 1%~2%毛果芸香碱(匹罗卡品,pilocarpine),对发病不久的病例,常用 1%~2%毛果芸香碱每 15 分钟滴眼 1 次,连续 2~3 小时,至瞳孔缩小接近正常时,可改为 1~2 小时 1 次,或每天 3 次,此药的副作用是,可以引起眉弓疼痛、视物发暗、近视加深等。用药中要注意几点:急性发作时应全身使用高渗剂和碳酸酐酶抑制剂后半小时使用;用药过程中要观察前房深度,2 小时后要测量眼压及视力;用药时应按压内眦部以减少全身吸收;可能造成瞳孔麻痹,虹膜缺血坏死。

2) β肾上腺素能受体阻滞剂:通过抑制房水生成而降低眼压,不影响瞳孔的大小和调节功能。常用 0.25%~0.5%噻吗洛尔眼液,此药对有房室传导阻滞、窦房结病变、支气管哮喘者忌用。

(2) 全身治疗

1) 碳酸酐酶抑制剂:能抑制睫状突中碳酸酐酶的产生,从而减少房水的生成,使眼压下降。常用的有:醋氮酰胺(乙酰唑胺,diamox),每片 250mg,多作为局部用药的补充,剂量不宜过大,可给 125mg 每日 2 次,或 62.5mg,每日 3 次,服用 1 小时眼压开始下降,可持续 6~8 小时;醋甲唑胺,25mg 每日 2 次。久服此药可引起口唇面部及指趾麻木、全身不适、肾绞痛、血尿等副作用,不宜长期口服。目前,已研制出局部用药制剂,2%派立明(Azopt),其降眼压效果略小于全身用药,但全身副作用也很少。

2) 高渗疗法:高渗溶液可增加血浆渗透压,使眼组织,特别是玻璃体中的水分进入血液,从而减少眼内容量,降低眼压,但降压作用在 2~3 小时后消失。①甘油:为一种简便、安全的高渗降压药,每公斤体重 1~1.5g,加等量生理盐水,一次服下,一般剂量为 50%溶液 100~150ml,服后半小时开始降压,可维持 4~6 小时,部分患者服后发生口渴、恶心、上呼吸道烧灼和头昏症状,但为时短暂,且可耐受。甘油参与体内糖代谢,糖尿病患者慎用。②甘露醇:每公斤体重 1~2g,静脉滴注,一般为 250~500ml,在 30~60 分钟滴完,滴注后半小时眼压开始下降,可维持 3~4 小时。静脉输入甘露醇后可出现多尿、口渴或颅内压降低所引起的恶心、头痛、头昏等症状,用药后宜平卧休息。③辅助治疗：全身症状严重者，可给予止吐、镇静、安眠药物。局部滴用糖皮质激素有利于减轻充血及虹膜炎症反应。

2. 手术治疗　急性闭角型青光眼虽可用药物治疗使急性发作缓解，达到短期降压的目的，但不能防止再发。因此眼压下降后应根据病情，特别是前房角情况，尽快选择周边虹膜切除术或滤过性手术。若停药48小时眼压不回升，房角功能性小梁网1/2以上开放以及青光眼临床前期，可施行周边虹膜切除术。对于眼压控制不到正常范围，房角已发生广泛前粘连者，应考虑做滤过性手术。

二、原发性慢性闭角型青光眼

案例 6-1-2

患者，男性，65岁，退休后，整天与电视机为伴。最近半年以来，每看完电视，便感到两眼发胀、眼痛，有时看东西也感觉模糊不清，经过睡眠或充分休息后，症状消失。几天前，患者傍晚看灯光时眼前出现彩虹一样的光圈。去医院做常规眼科检查发现：双眼视力0.7，双眼矫正视力1.0。眼压：右眼45mmHg，左眼40mmHg。双眼外眼正常，角膜清亮透明。周边部前房浅，中央前房深度接近正常。双眼房角均为窄角（中等狭窄），有程度不同的虹膜周边前粘连。眼底检查：右眼视盘颜色较左侧视盘淡，右视盘垂直径C/D值（杯盘比）=0.7，左眼C/D=0.6。

问题：

1. 该患者诊断为何病？
2. 为明确诊断，该患者还要进行哪些辅助检查？
3. 该患者如何进行治疗？

参考答案和提示：

1. 诊断　双眼慢性闭角型青光眼。

2. 为明确诊断，该患者还要进行下列辅助检查　观察高眼压和正常眼压下的前房角状态，将有助于与开角型青光眼的鉴别。有条件时可行UMB（超声生物显微镜）检查，要进行视野检查等。

3. 治疗

(1) 药物治疗：药物可使高眼压暂时缓解，但不能阻止病变的继续发展，有些患者甚至在坚持用缩瞳剂治疗情况下，仍会出现眼压急性升高。

(2) 手术治疗：早期，周边虹膜后粘连出现之前，采用周边虹膜切除术。晚期，当房角大部分闭塞时，应做小梁切除术或滤过性手术。

临床思维：原发性慢性闭角型青光眼

慢性闭角型青光眼可发生于成年人的各年龄组，无明显性别差异。眼局部解剖特点与急性闭角型青光眼相似。情绪紊乱，过度疲劳，可为眼压升高的诱因。由于眼球结构特点，我国原发性青光眼中闭角型青光眼占80%，而闭角型青光眼又以慢闭为多，不少患者无任何自觉症状，往往是偶然的机会发现一只眼视力很差才去就医。因此早期诊断是很重要的。

【临床表现】　本病分为早期、发展期、晚期和绝对期四个阶段。

1. 早期　约2/3以上慢闭患者有反复发作的病史，表现为眼部不适，视力减退，虹视，情绪紧张，过度疲劳，长时间看书写字、看电视、失眠等都有可能发作，此时房角窄，虹膜根部隆起，没有粘连。

2. 发展期　眼压升高时间延长，发作次数增多，患者没有自觉症状，随着病程延长，眼压波动范围缩小，基础值升高，不发作时，眼压也降不到正常水平。由于持续高眼压，视神经有了变化，杯盘比值扩大，青光眼性视野缺损。

3. 晚期 为持续性高眼压，患者视力障碍，头昏眼胀，眼压描计 C 值≤0.12。

4. 绝对期 眼底视乳头苍白，青光眼性杯状凹陷，视野明显受损害，或成管状视野。前房角大部分闭塞，全部过程没有突发高眼压，而是缓慢增高至不能代偿。

【诊断依据】

(1) 周边前房浅，中央前房深度略浅或正常，虹膜膨隆现象不明显。

(2) 房角为中等狭窄，有不同程度的虹膜周边前粘连。

(3) 眼压中度升高，在 40mmHg 左右。

(4) 有典型的青光眼性视盘凹陷性萎缩。

(5) 伴有相应的视野缺损。

(6) 如双眼不是同时发病，如"健眼"眼压、眼底、视野均正常，但有房角狭窄，或可见局限性周边虹膜前粘连。

【辅助检查】 具有典型表现病例的诊断并不困难。症状不典型时，关键在于观察高眼压下的前房角状态。当眼压升高时房角变窄，周边虹膜前粘连在各象限程度不一致，甚至在部分房角依然开放，而眼压下降至正常时，房角就变宽了。因此观察高眼压和正常眼压下的前房角状态，将有助于与开角型青光眼的鉴别。只有具有正常眼压、正常视盘与视野，而房角窄但无周边虹膜前粘连的可疑青光眼，需要选择暗室实验、俯卧试验、散瞳试验等激发试验以助诊断。

三、原发性开角型青光眼

案例 6-1-3

患者，男性，36 岁，4 年前自觉左眼偶有眼部酸胀不适，未曾就诊，近 3 个月来左眼夜间视物模糊，行为不便，眼部轻度胀痛，鼻根部酸胀不适，自用氯霉素眼液，未见好转，来本院就诊。既往无高血压、糖尿病病史，无药物、食物过敏史，姨妈曾患青光眼。眼科检查：右眼视力 1.2，左眼视力 1.0。眼压：右眼 15mmHg，左眼 32mmHg。右眼结膜无充血，角膜透明，房水深度可，房水清，虹膜纹理清，瞳孔圆形，直径为 3mm，对光反射灵敏，晶状体透明。眼底见视盘边界清，色淡，C/D 约 0.4，视盘血管向鼻侧移位，后极部视网膜未见出血及渗出，黄斑中心凹光反射存在。左眼球结膜混合充血，角膜透明，KP(－)，前房深度可，虹膜纹理清，瞳孔圆，直径约 3mm，对光反射存在，晶状体透明，眼底：视盘边界清，色苍白，C/D 约 0.8，视杯明显加深，视杯底部组织疏松，可见筛板及点状筛孔，视盘血管明显向鼻侧移位，呈屈膝状改变，后极部视网膜未见出血及渗出，黄斑中心凹反光存在。视野检查：右眼未见明显异常，左眼呈鼻侧阶梯状视野缺损。房角镜检查：静态观察双眼房角开放，无房角粘连。

问题：

1. 该患者诊断为何种眼病？

2. 该患者诊断的依据是什么？

3. 该患者该如何治疗？

参考答案和提示：

1. 诊断 原发性开角型青光眼。

2. 诊断依据 病人视野检查：右眼未见明显异常，左眼呈鼻侧阶梯状视野缺损。房角镜检查：静态观察双眼房角开放，无房角粘连。左眼球结膜混合充血，角膜透明，KP(－)，前房深度可，虹膜纹理清，瞳孔圆，直径约3mm，对光反射存在，晶状体透明，眼底：视盘边界清，色苍白，C/D约0.8，视杯明显加深，视杯底部组织疏松，可见筛板及点状筛孔，视盘血管明显向鼻侧移位，呈屈膝状改变，后极部视网膜未见出血及渗出，黄斑中心凹反光存在。

3. 治疗　进一步明确诊断，可行UMB检查。同时，给予0.25%噻吗心安滴眼液2次/天，滴双眼；苏为坦滴眼液1次/天，滴双眼，密切观察病情变化，待左眼眼压控制后行抗青光眼手术。

临床思维：原发性开角型青光眼

【病因】　原发性开角型青光眼（POAG），病因尚不完全明确，其眼压增高时，房角不闭塞，仍然是开放状态。房水与小梁表面虽能充分接触，但房水不能排出，致使眼压增高。其发病机制主要为

（1）小梁组织的变异：小梁组织硬化，变性，网眼缩小，小梁板层变为不规则甚至遭受破坏，内皮细胞增大，胶原纤维变性，弹力纤维蜕变，小梁网状结构间隙变窄。

（2）Schlemm管及其输出管或外集管的排液功能减退。

（3）静脉压增高：血管动脉神经不稳定，周期性交感神经紧张，毛细血管静脉压上升，上巩膜静脉压升高，致房水排出困难。

【临床表现】

（1）发病隐匿，常常直到晚期，视功能遭受严重损害时才发觉。

（2）眼压有时可在正常范围，测量24小时眼压较易发现眼压高峰和较大的波动值。随病情进展，眼压逐渐增高。

（3）前房深浅正常或较深，虹膜平坦，房角开放。在双眼视神经损害程度不一致时，可发现相对性传入性瞳孔障碍。

（4）视盘凹陷进行性扩大和加深，视盘上、下方局限性盘沿变窄，双眼视盘凹陷不对称C/D差值>0.2，视网膜神经纤维层缺损。

（5）典型的早期视野缺损，表现为孤立的旁中心暗点和鼻侧阶梯，随着病情进展，旁中心暗点逐渐扩大和加深，多个暗点融合并向鼻侧扩展，绕过注视中心形成弓形暗点，同时周边视野向心性缩小。晚期，管状视野和颞侧视岛。

【诊断】

1. 眼压升高　发病早期，眼压并不是持续性升高。测量24小时眼压较易发现眼压高峰和较大的波动值。

2. 视野损害　视盘凹陷进行性扩大和加深，盘沿宽窄不一，视盘出血，视网膜神经纤维层缺损。此外，双眼视盘凹陷不对称C/D差值>0.2，也有诊断意义。

3. 视野缺损　可重复性测出旁中心暗点和鼻侧阶梯，常为青光眼早期视野损害的征象。

四、合并高度近视的原发性开角型青光眼

案例 6-1-4

患者，男性，46岁。双眼高度近视，近5年视力逐渐减退伴眼部不适，右眼尤其严重。曾先后在六家医院就诊十余次，Schiotz眼压计测量眼压均在20mmHg以下，因症状无明显改善遂来笔者所在医院就诊。眼部检查：右眼矫正视力，33cm指数，左眼矫正视力0.2；检

影，右眼－15.00DS/－2.00DC×180°，左眼－9.50DS/－1.50DC×180°。双眼角膜透明，前房清，瞳孔直径3.5mm；前房角镜检查：双眼均为宽角，有少量色素沉着；右眼晶状体浑浊C0N2P1，左眼晶状体浑浊C0N1P0，双眼玻璃体浑浊；眼底呈高度近视性改变，视神经斜入，有颞侧视乳头旁宽晕轮，颞侧盘沿消失，右眼颞下方神经盘沿比左眼更窄，网膜动脉变细，管壁光柱增强。Goldmann眼压计测量眼压：右眼24mmHg，左眼22mmHg。Humphrey视野计检查：右眼视野损害表现为上下两个象限双弓形暗点，其中下方弓形暗点起源于生理盲点，为中度视野缺损。左眼模式偏差概率图显示生理盲点下方3个相邻位点敏感度降低，P值均<0.05，其中两个位点$P<0.01$。

问题：

1. 该患者的诊断为何种眼病？
2. 该患者的诊断依据是什么？
3. 该患者该如何治疗？

参考答案和提示：

1. 诊断　①双眼原发性开角型青光眼；②双眼高度近视；③屈光参差；④白内障。

2. 诊断依据　高度近视，视力出现减退伴眼部不适5年余。①患者晶状体及玻璃体的浑浊程度以及视网膜的改变无法解释双眼如此低下的校正视力；②Goldmann眼压计测量眼压：右眼24mmHg，左眼22mmHg；③视神经斜入，有颞侧视乳头旁宽晕轮，颞侧盘沿消失，仔细观察视盘上下方的神经盘沿，发现右眼颞下方神经盘沿比左眼更窄；④Humphrey视野计检查：右眼视野损害表现为上下两个象限双弓形暗点，其中下方弓形暗点起源于生理盲点，为中度视野缺损。左眼模式偏差概率图显示生理盲点下方3个相邻位点敏感度降低，P值均<0.05，其中两个位点$P<0.01$，故为青光眼早期弓形暗点。

3. 治疗　左眼使用适利达滴眼液，每晚1次；右眼接受小梁切除术。

临床思维：合并高度近视的原发性开角型光眼

【病因】　高度近视是原发性开角型青光眼（primary open-angle glaucoma，POAG）的高发人群，随着近视程度加深，青光眼患者的危险性增大。根据文献记载，高度近视眼POAG的发生率比正常人高3～5倍。这是因为：①同样的眼压水平，高度近视的巩膜所承受的压力大于正常眼；②高度近视眼的视盘对眼压造成的损害比正常人敏感，有研究指出，近视眼从视网膜的表面到筛板的距离仅为0.2～0.5mm，而正常人约0.7mm，这种薄而绷紧的筛板减弱了视盘对眼压损害的抵抗力；③高度近视眼常伴有明显的房水流出易度下降。

【临床表现】　合并高度近视的原发性开角型青光眼患者通常无明显症状，发病隐匿，虽有视力减退、视盘改变、视野缺损，但临床医生往往只考虑到高度近视眼底的进行性、退行性改变，而不重视同时伴有发生青光眼的可能性。

(1) 视力渐进性下降、近视度数迅速增加。

(2) 当怀疑青光眼而测量眼压时，由于近视眼的眼球壁硬度低下，故用Schiotz眼压计所测得的眼压值往往在正常范围之内。

(3) 当眼压在正常范围内时，眼底表现成为主要诊断依据。一旦视盘呈普遍褪色改变时，就可能是视杯扩大的结果，根据小血管走行方式比较容易寻找到杯壁，确定杯盘比值。视杯通常向上下方均匀扩大，较少见切迹。视网膜视神经纤维在颞侧倾斜进入，有出血或出血史。

(4) 视野改变鼻侧阶梯、与视杯扩大方向相对应的缺损、无眼底对应性病变的旁中心暗点等可能是青光眼的征兆。

第二节　继发性青光眼

一、青光眼睫状体炎综合征

案例 6-2-1

患者,男性,33 岁。左眼胀痛 4 天。近 2 年类似发作过 2 次,持续约 1 周。3 天前外院测眼压 40mmHg。给予 0.5%噻吗洛尔、典必殊治疗。现左眼压 16mmHg,视力 1.0,羊脂状 KP 2 个,其余前节正常。眼底照相:视盘及视网膜神经纤维层正常。OctopusG1X 视野检查正常。

问题:

1. 患者的诊断是何种眼病?
2. 应与哪些疾病进行鉴别诊断?
3. 该患者如何进行治疗?

参考答案和提示:

1. 患者的诊断　根据年轻患者,典型的发作性眼压升高病史、少数羊脂状 KP、无视神经视野损害等特点,诊断为左眼青光眼睫状体炎综合征。

2. 鉴别诊断　应与急性虹膜睫状体炎、高眼压症、原发性开角性青光眼等鉴别。

3. 治疗　治疗上主要是对症处理,并嘱患者定期随访眼底与视野。主要用醋氮酰胺(乙酰唑胺)抑制房水产生,首剂 500mg,6 小时一次,并用皮质激素点眼,缩瞳药不起作用,亦无需散瞳,用药后多能在 1 周内缓解,无后遗症,预后良好。

临床思维:青光眼睫状体炎综合征

本病多发生于中年男性,单侧居多病因不明,可能与前列腺素分泌增多有关,在急性发作时,房水中前列腺素 E 增多,前列腺素可破坏房水屏障,使血管的渗透性改变,房水增多。

【诊断依据】

(1) 好发于中年男性,单眼发病且是同一眼反复发作。

(2) 发病急,有眼胀、眼痛、雾视、虹视等青光眼症状。

(3) 典型病例呈发作性眼压升高,可达 50mmHg 以上。

(4) 在眼压升高的同时或前后,出现羊脂状角膜后沉着物,发作期间瞳孔略大,对光反射存在。

(5) 前房深,房角开放,房水无明显混浊,不引起虹膜后粘连。

(6) 反复性发作,发作持续时间多为 3～7 天,可自行缓解,发作间隔时间可数月至 1～2 年不等。

【治疗】

(1) 青光眼睫状体炎综合征是一种自限性眼病,但可再次复发。在发作期间滴用噻吗洛尔、糖皮质激素,服用乙酰唑胺可以缩短发作过程。药物治疗不能预防本病的复发,皮质类固醇药物亦不应延长使用,以免皮质类固醇性青光眼

(2) 青光眼睫状体炎综合征不宜手术,因手术不能阻止其复发。但应严密观察,长期随访,若与原发性或继发性开角青光眼合并存在时,视功能有遭受威胁之可能,应考虑手术治疗。

二、糖皮质激素性青光眼

案例 6-2-2

33 岁的周女士患有湿疹多年，每次病情反复时瘙痒难忍，尤以秋冬发作为甚。为此，她几乎看遍当地的医院和诊所，医生均诊断为湿疹，给予抗组胺类药、糖皮质激素和维生素类药物治疗。一天，周女士因进食辣椒而导致病情复发，到当地社区卫生中心肌内注射地塞米松和维丁胶性钙后，渐渐出现视物不清、头晕、头痛和呕吐。家人急送上级医院就诊。医生经询问病史、体格检查后排除内科及其他科疾病，而请五官科会诊。五官科医生经检查后诊断为原发性开角型青光眼。经使用缩瞳剂、房水抑制剂、高渗脱水剂以及其他对症支持治疗后，病情好转。在以后的随访过程中病情稳定，眼压正常，视功能维持正常。

问题：

1. 该病例诊断是什么？
2. 为进一步确诊还需哪些检查？

参考答案和提示：

1. 诊断　糖皮质激素性青光眼。
2. 检查　为了确诊必须检查前房角，观察眼压、眼底、视野等。只有在房角开放的同时有眼压升高，才能诊断为开角型青光眼。如同时有糖皮质激素应用史，即可诊断为糖皮质激素性青光眼。

临床思维：糖皮质激素性青光眼

糖皮质激素不论是全身给药或是局部给药均可引起眼内压升高，导致原发性开角型青光眼。其发生可能与其通过多种途径引起小梁组织结构和功能的改变，进而影响小梁组织通路的房水回流有关。有研究表明，有 18%～36%的健康者和 46%～92%的原发性开角型青光眼患者使用糖皮质激素 2～4 周后，眼内压明显升高；糖尿病患者、高度近视者以及年龄超过 40 岁者较其他人有较高的发病率；而儿童应用糖皮质激素后眼内压也可升高，通常在用药 8 小时后出现，且与剂量明显有关。导致眼内压升高作用由强至弱的糖皮质激素依次为地塞米松、泼尼松、甲松与氟米龙、氯替泼诺和利美索龙。

三、眼外伤所致的继发性青光眼

案例 6-2-3

患者，男性，40 岁，农民。3 天前劈柴时右眼被木块击伤，右眼疼痛伴视物模糊前来就诊。眼科检查：右眼视力眼前手动，左眼视力 1.0。右眼上下睑皮肤轻度皮下淤血，右眼球结膜混合充血，角膜水肿，前房中轴深度正常，2 级前房积血瞳孔圆形，散大约 6mm，对光反射迟钝，晶状体未见明显浑浊，玻璃体及眼底窥不清，眼压 50mmHg。房角镜检查双眼均为宽角。

问题：

1. 本病的诊断是什么？
2. 诊断依据是什么？
3. 如何治疗？

参考答案和提示：

1. 本病的诊断　①右眼继发性青光眼；②右眼顿挫伤；③右眼前房积血；④右眼外伤性瞳孔散大。

2. 诊断依据

(1) 患者有导致房水循环障碍的原发病，如眼顿挫伤、外伤性眼内出血等。

(2) 患者有青光眼的典型临床表现，如眼压升高等。

3. 治疗

(1) 药物治疗包括滴用糖皮质激素减轻炎症反应，滴用噻吗洛尔，必要时口服乙酰唑胺或静脉滴注甘露醇控制眼压。

(2) 如眼压过高，眼压控制不满意，或有角膜血染趋势，需行前房冲洗术，排出积血。

(3) 如前房出血吸收后眼压仍高，考虑手术治疗。

分析：对外伤性青光眼的治疗，应根据不同的病因和情况来决定，药物治疗控制眼压后，有些患者仍需要选择手术治疗，对无法控制眼压者，应尽快手术，并根据具体情况，制定合理的手术方案。对于眼外伤引起的前房出血早期一般不主张打开前房除血，以为手术可使原不完整的血-房水屏障破坏更加严重，并使纤维素样渗出增加。在经过3～5天的药物治疗后积血仍无吸收好转，或有角膜血染早期表现者，以及迟发性或复发性前房出血，血影细胞性青光眼者可考虑手术冲洗去除淤血。

临床思维：眼顿挫伤引起的继发性青光眼

当眼睛受到外伤时，眼内血管反应性的扩张，渗透性增加，葡萄膜充血、水肿，早期可引起反应性眼压增高。眼球穿通伤常致角膜与虹膜粘连，形成粘连角膜白斑，使前房变浅，房角粘连关闭，房水排除受阻；晚期常引起眼压增高。眼球顿挫伤所致前房角损伤，眼内出血，晶状体脱位等晚期也可以引起眼压增高。这些由于外伤所致的眼压增高称为外伤性继发性青光眼。由于眼球受伤的原因，程度不同发生外伤性继发性青光眼的机制也不相同，治疗方法也就有所不同。

1. 外伤性粘连性角膜白斑性青光眼　穿通性眼外伤后，如果伤口较大或者处理不当，很容易出现角膜与虹膜粘连，使前房变浅，房角粘连关闭，房水排除不畅致使眼压增高。因此发生眼球穿通伤时首先修复伤口特别重要，应细致缝合伤口恢复前房，以防止虹膜前粘连房角闭塞。如出现眼压升高，可以行虹膜周边切除手术治疗。

2. 顿挫伤性房角后退性青光眼　眼球顿挫伤可致房角劈裂后退，房角结构受到破坏房水排出受阻引起眼压升高。房角后退性青光眼发病较隐蔽，进行缓慢，多数患者在受伤后数年甚至数十年才出现青光眼症状故易被误诊。因此，眼球顿挫伤后应仔细检查房角，注意观察，发现眼压升高后，先用药物治疗，药物不能控制者，可施行抗青光眼手术(滤过性手术)治疗。

3. 眼内出血所致的青光眼　眼外伤可致眼内血管破裂，引起前房或(和)玻璃体大量出血，血细胞堵塞前房角可形成血影细胞性青光眼，血细胞溶解变性，堵塞前房角，可形成溶血性青光眼：血细胞溶解后，血铁质沉着于房角小梁网内，使小梁变性增殖，房水排除受阻，形成血铁质沉着青光眼，晚期眼内新生血管出现，破坏前房角组织，形成新生血管性青光眼。早期眼内大量出血可给予止血药及促进溶解和吸收的药物，如尿激酶、链激酶等，前房有凝血块时可行前房冲洗术。眼压增高后先给予药物降眼压，药物控制不理想时可行抗青光眼手术。新生血管性青光眼，可行睫状体冷凝、电凝、光凝和全视网膜激光凝固，也可以采取青光眼阀门植入术。

4. 晶状体脱位所致青光眼　眼外伤造成的晶状体半脱位或全脱位均易发生瞳孔阻滞，使房水流通受阻，引起续发性闭角型青光眼，药物治疗效果不佳，常需施行晶状体摘除及玻璃体切除联合手术。

四、晶状体源性青光眼

案例 6-2-4

患者，女性，75 岁，8 小时前突然出现剧烈头痛、眼痛、畏光、流泪，伴有恶心、呕吐等全身症状。眼科检查：右眼视力为光感，眼睑水肿，混合性充血，角膜水肿，前房明显变浅，瞳孔约 5mm×5mm 大小，对光反射消失，晶状体呈不均匀的灰白色浑浊，裂隙灯下可以看到皮质内的空泡、水裂和板层分离，眼底难以看清，眼压 70mmHg；左眼视力 0.1，晶状体浑浊，眼底模糊不清，眼压 15mmHg。

问题：

1. 该患者右眼最主要诊断是什么？
2. 诊断依据是什么？
3. 该患者右眼最有价值的辅助检查是什么？
4. 最佳治疗方案是什么？

参考答案和提示：

1. 该患者右眼最主要的诊断　考虑为右眼急性闭角型青光眼。

2. 诊断依据

(1) 老年患者，双眼晶状体浑浊。

(2) 右眼晶状体浑浊较左眼重，根据裂隙灯下可以看到皮质内的空泡、水裂和板层分离，可以诊断为老年性皮质性白内障(膨胀期)。

此期由于渗透压改变，在短期内有较多水分积聚于晶状体内，使其急剧肿胀，体积变大，将虹膜向前推移，前房变浅，可诱发急性闭角型青光眼。

3. 最有价值的辅助检查　前房角检查、眼 A/B 超检查、角膜曲率及 UBM(超声生物显微镜)检查等。

4. 最佳治疗方案　药物紧急降眼压，在眼压控制平稳的情况下行抗青光眼手术联合白内障摘除＋人工晶状植入术。

案例 6-2-5

患者，男性，68 岁，既往有双眼白内障病史，右眼患白内障已 10 年。1 天前突然出现头痛、眼红、眼痛、恶心、呕吐等。急诊前来就诊，眼科检查：右眼光感/1M，左眼视力 0.2，右眼睫状充血，眼压 60mmHg，角膜因弥散性水肿而呈雾状，角膜后有少量灰白色沉着物，前房深，房水中可见灰白色或褐色小片，瞳孔散大 6mm，对光反射迟钝。虹膜正常。无 KP。晶状体前囊表面可见典型的白色小钙化点，晶状体变薄，核下沉及虹膜震颤。前房角为开角，在虹膜根部，巩膜突以及小梁网有散在的灰白色或褐色点状沉着物，下方前房角处较多。

问题：

1. 本病的诊断与鉴别诊断是什么？
2. 本病的诊断要点是什么？
3. 本病的治疗方案是什么？

参考答案和提示：

1. 诊断与鉴别诊断　应诊断为晶状体溶解性青光眼。对非典型病例可做房水细胞学检查，高分子可溶性晶状体蛋白测定及晶状体蛋白皮内试验检查，以利于诊断。本病临床不少见，若对其缺乏足够认识，易造成误诊。故本病在临床上必须与以下几种眼病相鉴别：

（1）膨胀期的白内障所致青光眼：是由于晶状体皮质水分增加，晶状体膨胀，引起瞳孔阻滞，房角关闭而致眼压升高。因此，晶状体体积增大、前房浅、房角窄、瞳孔散大、反射消失为其主要特征，需施行白内障摘出联合抗青光眼手术才能控制眼压。

（2）晶状体蛋白过敏性青光眼：是一种自身免疫性疾病，与第Ⅲ、Ⅳ型变态反应有关。见于白内障摘出术后残留较多皮质或与晶状体外伤有关，以炎症表现为主，角膜后羊脂状KP，房闪阳性，虹膜可后粘连，瞳孔小，对光反射消失，散瞳与激素治疗可使症状迅速缓解。

（3）原发性闭角型青光眼：眼压急剧升高，视力急剧下降，前房浅，房角关闭，角膜后见色素性 KP，伴虹膜节段性萎缩和晶状体青光眼斑，瞳孔椭圆形开大，对光反射消失。

（4）剥脱综合征：是由于脱屑物阻塞房角而引起的一种继发性开角性青光眼，是一种广泛的眼基底膜疾病，其房角是开放的，小梁网色素沉着较多，晶状体及其悬韧带上有剥脱物沉积，瞳孔缘有色素脱落，色素皱褶缺失。

（5）慢性色素膜炎继发性青光眼：病程缓慢，有葡萄膜炎发作史，瞳孔不规则常有后粘连，虹膜膨隆，房角炎症性粘连，角膜后 KP 量多，晶状体浑浊程度不一。

2. 本病的诊断要点　本病多见于60岁以上老年人，均有长期白内障病史。单眼急性发作，眼压急剧升高。晶状体前囊表面可见典型的白色小钙化点，晶状体变薄，核下沉及虹膜震颤。前房角为开角，在虹膜根部，巩膜突以及小梁面有散在的灰白色或褐色点片状沉着物。

3. 治疗及预后　抗青光眼药物治疗，静脉滴注20%甘露醇溶液，口服醋氮酰胺（乙酰唑胺）。点匹罗卡品（毛果芸香碱）等不能控制眼压。手术治疗，完整地摘出晶状体是治疗晶状体溶解性青光眼的根本措施，也是最有效地治疗方法，摘出晶状体的同时冲洗前房，把残留的液化皮质彻底清除，青光眼症状缓解。在人工晶状体不断普及的今天，对本病选择性的施行后房型人工晶状体植入术，能使更多的患者获得更好的视力。

临床思维：晶状体源性青光眼（晶状体异常引起的青光眼）

老年性白内障其实是一种年龄相关性疾病，并不可怕，可是一旦续发青光眼就会带来严重的问题。

【病因】

（1）晶状体膨胀期，推挤虹膜前移，可使前房变浅，房角关闭而发生类似急性闭角型青光眼的眼压骤然升高。

（2）白内障过熟期，晶状体皮质液化并漏入前房，被巨噬细胞吞噬。吞噬了晶状体蛋白的巨噬细胞以及大分子晶状体蛋白均可阻塞小梁网，使房水外流受阻，眼压升高。

（3）外伤性或自发性晶状体脱位（如 Marfan 综合征），脱位的晶状体嵌顿在瞳孔区，或脱入前房，使房水流出受阻，引起眼压升高。

【治疗】　晶状体摘除是最有效的办法。在白内障初发期及未成熟期（膨胀期）即行白内障摘除术＋人工晶状体植入术，使患者恢复良好视力的同时又减少了青光眼的发生。

1. 晶状体变形引起的青光眼　当晶状体膨胀时，阻塞瞳孔，导致眼压升高，治疗方法是及时摘除晶状体。

2. 晶状体溶解性青光眼　变性的晶状体蛋白从晶状体囊膜漏出后，在前房角激惹巨噬细胞反应，这些巨噬细胞可以阻塞小梁网，导致眼内压升高，发病时呈现急性青光眼症状，治疗方法是摘除白内障。

3. 晶状体脱位　行晶状体摘除术。

五、新生血管型青光眼

案例 6-2-6

患者，男性，37 岁。左眼痛、头痛 1 周。3 个月前左眼患视网膜中央静脉阻塞。此次眼痛发病后次日眼压为 60mmHg，曾静脉滴注 20%甘露醇溶液等治疗。眼科检查：右眼视力 1.2，左眼前手动。眼压：右眼 13mmHg，左眼 56mmHg。右眼：外眼、前节及眼底正常。左眼：睫状充血（＋＋＋），角膜轻度水肿，瞳孔 7mm，固定。瞳孔缘色素外翻，虹膜表面致密新生血管，晶状体透明，眼底模糊。

问题：

1. 该患者诊断为何种眼病？
2. 前房角镜检查有何所见？
3. 该例患者应如何治疗？

参考答案和提示：

1. 诊断　诊断为左眼视网膜中央静脉阻塞，继发新生血管性青光眼。

2. 前房角镜检查　见 360°房角关闭且有致密新生血管。

3. 治疗　该患者行左眼颞上象限 Ahmed 前房引流物植入术（术中结膜下应用 0.4% MMC 5 分钟），术后 1 周左眼压 13mmHg，前房深度中等。分次行全视网膜光凝术。术后 1 个月左右眼视力 0.04，虹膜表面新生血管完全消退，眼压正常。

临床思维：新生血管性青光眼

新生血管性青光眼是指虹膜和小梁表面有新生的纤维血管膜，导致周边虹膜前粘连，阻碍房水排出引起的青光眼。由于新生血管容易破裂，反复发生前房出血，故又称出血性青光眼，本病极顽固，用一般的抗青光眼药物及滤过性手术往往无效。患者眼部充血，角膜水肿，剧烈眼痛、头痛，常导致失明。虹膜新生血管常续发于某些引起视网膜缺氧的疾病，故出现视网膜中央静脉阻塞、糖尿病性视网膜病变、视网膜中央动脉阻塞、视网膜静脉周围炎、恶性黑色素瘤、视网膜母细胞瘤、视网膜脱离和颈动脉炎等，尤以前两种病比较多见。

【临床表现】

(1) 自觉剧烈眼痛、头痛、视力下降。
(2) 眼部混合充血，角膜水肿。
(3) 眼压明显升高。
(4) 虹膜面有新生血管，前房积血。
(5) 瞳孔散大，对光反射消失，瞳孔缘色素外翻。
(6) 前房角有新生血管，虹膜周边前粘连。

【诊断依据】

(1) 有原发病的病史或体征。
(2) 眼压高。
(3) 虹膜表面及前房角可见到新生血管，瞳孔散大，瞳孔缘色素外翻。

【治疗】

(1) 治疗原发病。

(2) 对虹膜红变发生前及早期患者可行全视网膜光凝或冷冻,以消除产生血管新生因素,结合药物治疗以减轻症状。

(3) 对尚存有用视力者,可采用睫状体冷冻或活瓣植入管装置降低眼压。

(4) 对于已失明者,采用各种方法均未能解除痛苦时,可摘取眼球。

六、睫状环阻塞性青光眼

案例 6-2-7

患者,女性,26 岁,仅有左眼有用(有视力),右眼因绝对期青光眼已失明。前房很浅,眼压在 38～58mmHg,视野严重损害,视盘上出现典型的青光眼性视杯凹陷及扩大。视力 0.5,查房角示全周关闭。遂行左眼小梁切除术,术后过程正常,滤过良好,术眼很平静。但是在术后第 6 天,前房变浅,虹膜与角膜相贴,眼压升高,达 60mmHg。患者出现剧烈的眼痛、头痛。视力亦急剧下降。经用药物治疗症状未能缓解,保守治疗 5 天后无效,改为手术治疗,行晶状体摘除＋人工晶状体植入＋前部玻璃体切除。术后前房深度恢复正常,眼压 16mmHg,视力 0.4。以后恢复过程良好。

问题:

1. 该患者诊断为何病?

2. 如何进行治疗?

参考答案和提示:

1. 该患者诊断　睫状环阻滞性青光眼(恶性青光眼)。

2. 治疗　恶性青光眼的诊断一旦明确,应当积极采取措施,药物和手术治疗相结合,以防止并发症的发生。立即使用阿托品散瞳,其目的是散大瞳孔,放松睫状体,使悬韧带紧张,试图回复前移的晶状体,因为这是首要的发病机制。同时,需用碳酸酐酶抑制剂和局部及全身应用激素。许多病例还需要高渗疗法。但是很多经用药物治疗缓解的病例,需要无限制的持续应用散瞳药,如果停药,在数天、数周甚至数月后,前房又会变浅,高眼压将重新出现。复发时再次用药物治疗效果不肯定,因而迟早应行手术。

临床思维:睫状环阻塞性青光眼

恶性青光眼是指青光眼手术后前房迟迟不形成,虹膜与角膜相贴,眼压急剧升高的一组并发症,又称为睫状环阻滞性青光眼。患者出现剧烈的眼痛、头痛,且不能被药物所缓解。恶性青光眼的病因是睫状突与晶状体之间的通道阻塞(睫状环阻塞)所致。由于前后房通路被切断,房水无法进入前房,只能在后方聚集起来,前房无法形成,导致眼压急剧上升。

【临床表现】

(1) 闭角型青光眼眼压在 50mmHg 以上,且不能被药物控制。

(2) 双眼角膜小(横径在 10.5mm 以下),前房浅,虹膜膨隆,晶状体顶住虹膜,睫状环窄小。

(3) 手术后前房极浅或消失,眼压持续升高,应用睫状肌麻痹剂(如阿托品)能缓解症状。

(4) 眼压升高常发生在术后数小时、数日或数月不等,与手术方式无关,一般认为与局部炎症和解剖因素有关。

(5) 一眼发生恶性青光眼,另眼手术时也易发生本病。

(6) 前房消失时间过长,角膜内皮受损,引起大疱样角膜病变,或晶状体浑浊等严重并发症。

七、难治性青光眼

案例 6-2-8

患者，女性，63 岁，主因左眼视力下降伴头部不适 2 个月就诊。既往史：23 年前行左眼白内障手术，未放晶状体，具体不详。14 年前当地医院诊断为双眼青光眼，先后行双眼抗青手术，术后右眼视力逐渐丧失，左眼间断药物控制。冠心病病史 10 年。患者之前左眼眼压最高 39.9mmHg，左眼眼底 C/D 为 0.8。入院时用药，口服醋甲唑胺 50mg，布林佐胺、阿法根、噻吗心安点左眼，每日 2 次。眼科检查：右眼黑矇；左眼视力 0.1，矫正视力 0.2。眼压：右眼未测出，左眼 22mmHg，左眼结膜无明显充血，角膜清，直径 10mm，前房浅，周边＜1/4CT，瞳孔上移，部分虹膜后粘连，直径 1.5mm，光反射（＋），晶状体缺如，晶状体后囊混浊，眼底窥不清。右眼角膜变性，眼内结构窥不清。眼 B 超：右眼玻璃体混浊机化，牵拉 RD，左眼玻璃体混浊。视野：左眼管视 10°。UBM：左眼虹膜膨隆，虹膜与角膜相贴。眼轴：右眼 20.06mm，左眼 21.92mm。角膜内皮记数：左眼 1086.9/mm。

问题：

1. 该患者诊断为何种眼病？
2. 该患者诊断的依据是什么？
3. 该例患者应如何治疗？

参考答案和提示：

1. 诊断 左眼慢性闭角型青光眼（含恶青因素），左眼无晶状体眼，右眼球萎缩，右眼角膜变性，右眼玻璃体混浊机化，牵拉 RD，冠心病。属难治性青光眼。

2. 诊断依据 ①左眼既往滤过性手术失败，多种药物控制不佳。②左眼无晶状体眼。③小眼球。左眼角膜直径 10mm，眼轴：左眼 21.92mm。④视野：左眼管视 10°。根据患者病史及症状目前诊断：左眼慢性闭角型青光眼（含恶青因素），左眼无晶状体眼，右眼球萎缩，右眼角膜变性，右眼玻璃体混浊机化，牵拉 RD，冠心病。

3. 治疗 该患者可考虑行左眼硅管植入＋丝裂霉素＋前玻切＋虹膜周切术。术后监测前房情况。

临床思维：难治性青光眼

难治性青光眼（refractoty glaucoma）一般指那些药物难以控制眼压，而做常规手术预后不好的青光眼，如既往滤过性手术失败的青光眼、青少年型青光眼、无晶状体性青光眼、有较长期用药历史的青光眼、新生血管性青光眼，以及某些继发性青光眼。

【病因】 本病的发病因素复杂：①多次手术失败的青光眼患者可能属于对创伤有超强愈合反应的个体；②青少年多具有肥厚的眼球筋膜和活跃的创伤愈合反应；③无晶状体眼的玻璃体可释放成纤维母细胞刺激素，促使瘢痕形成；④新生血管性青光眼术后滤过道常有新生血管及血管性结缔组织膜生长，使其阻塞；⑤炎症尚未完全平静的葡萄膜炎继发性青光眼，术后组织反应强烈，血-房水屏障破坏，纤维连接蛋白和生长因子释放，可激活成纤维母细胞增生，使滤过道瘢痕化。

【治疗】 为提高难治性青光眼的手术成功率，可在术中或术后应用抗代谢药物以抑制成纤维细胞的增殖；也可以采用房水引流装置。

第三节 先天性青光眼

案例 6-3-1

患儿，男性，2 岁，1 个月来左眼偶有畏光、流泪，哭闹不止，休息后自行缓解，于当地医院就诊，双眼未见明显异常，近 1 周来上述症状明显加重，同时伴有眼睑痉挛，遂来本院就诊。门诊根据眼压、前节、眼底等各方面检查结果，综合分析，诊断为婴幼儿型青光眼既往体健，无药物过敏史，无明显家族遗传史。查体：T 37.3℃，P 80 次/分，R 25 次/分，BP 120/80mmHg，一般状况可。眼科检查：视力检查不配合。眼压：右眼 5.5/3＝24.38mmHg，左眼 10/443.38mmHg。右眼结膜轻度混合充血，角膜尚透明，横径约 12.5mm，前房深度可，虹膜纹理清，瞳孔圆，直径 3mm，对光反射存在，晶状体透明。眼底检查：视盘边界清，色淡红，C/D 约 0.3，后极部视网膜未见明显出血及渗出，黄斑中心凹反光存在。左眼球结膜混合充血，角膜混浊，横径约 13.0mm，前房深度可，虹膜纹理尚清，瞳孔圆，直径约 3mm，对光反射存在，晶状体透明，眼底窥不清。UBM 检查：巩膜突位于房角顶点外方，睫状突向前内移位，房角隐窝消失，角巩膜缘增宽，结构模糊，巩膜变薄。

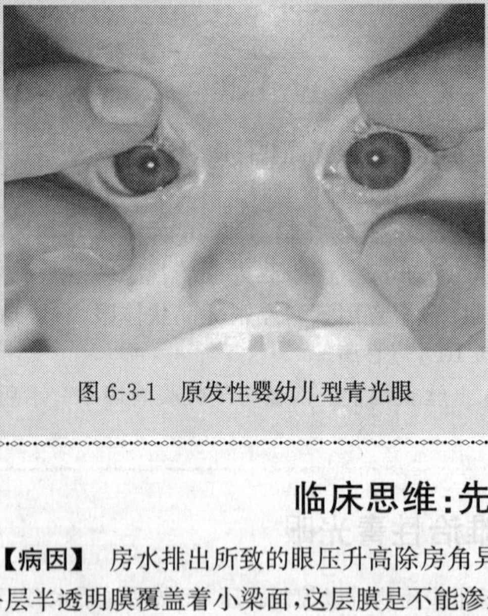

图 6-3-1　原发性婴幼儿型青光眼

问题：

1. 本病的诊断是什么？
2. 如何治疗？

参考答案和提示：

1. 初步诊断　原发性婴幼儿型青光眼（图 6-3-1）。

2. 治疗　该患儿入院时双眼眼压均高于正常范围，给予 0.25%噻吗心安滴眼液 2 次/天，滴双眼；苏为坦滴眼液 1 次/天，滴双眼，联合应用控制眼压。密切观察病情变化，待左眼眼压控制后行抗青光眼手术。

临床思维：先天性青光眼

【病因】 房水排出所致的眼压升高除房角异常的表现，并不合并眼部其他构造异常。房角为一层半透明膜覆盖着小梁面，这层膜是不能渗透的表面膜，这层膜阻塞了房水排出，称为先天性中胚叶组织残留。可能是由于房角组织在发育过程中未能正常地组合排列，巩膜嵴未能正常形成，睫状肌不能后移到巩膜嵴。由于此原因，小梁被肌纤维牵拉挤紧及小梁柱增厚而失去房水流通的间隙。

【临床表现】

1. 婴幼儿型青光眼　见于新生儿或婴幼儿时期。本型青光眼为原发或继发于其他眼部先天性异常和眼病，发生于子宫内的先天性青光眼，出生时即可出现典型表现，如眼球扩大及角膜浑浊等。一般临床表现如下：

(1) 畏光、流泪及眼睑痉挛：是早期角膜水肿伴有角膜刺激症状所致。

(2) 角膜混浊：初为上皮及上皮下水肿，引起轻度乳白色浑浊。当实质水肿则浑浊更加明显。眼压降低后，角膜可变透明，晚期呈永久性浑浊。

(3) 角膜扩大：角膜水肿后，眼压继续升高，眼球壁受压力作用而扩张，使整个眼球不断增大，呈水眼状，角膜直径可达 12mm 左右。

(4) 角膜后弹力层破裂：当角膜扩张时，后弹力层发生水平弯曲线状，或树枝状破裂。

(5) 视乳头凹陷扩大：根据病程长短和眼压水平高低，造成不同程度的生理凹陷扩大。晚期角膜更为浑浊，前房更深，眼球更加扩大，视乳头凹陷扩大且不可逆转。最后发展为眼球萎缩。

2. 青少年型青光眼 与 30 岁以后发生的原发性开角型青光眼临床表现类似，两者难以区分，多按年龄进行划分，即 30 岁以前发病者称为青少年型青光眼，30 岁以后者称为原发性开角型青光眼。

【治疗】 一般认为先天性青光眼适于手术治疗，对缩瞳药不敏感，药物治疗很难有效，术前常需应用左旋肾上素及噻吗洛尔与碳酸酐酶抑制剂，不但可以降眼压，还可以减轻角膜水肿，缩小瞳孔便于手术操作。

手术方式主要是房角切开术及小梁切开术或小梁切除术，有 80%以上的患者眼压可以控制。小梁切开术是治疗先天性青光眼的合理选择，房角切开术虽然其目的为切开房角的病理性薄膜，但也可能切开了小梁，实质上也产生了降低眼压的效果。

手术目的是清除部分房角的异常组织或残留的坯胎组织，这些组织本应该在出生前即已消失，由于某种原因出生后仍持续存在。这些组织阻碍了房水的正常外流，使眼压升高，结果导致典型的体征和症状，如巨大角膜、上皮水肿、后弹力层破裂、流泪、畏光等。出生时、出生后第 1 个月已表现出症状和体征的病例预后差。房角切开术和小梁切开术的目的都是试图重新使房水通过正常的引流通道排除，因而，可以认为它们是最符合生理性的抗青光眼手术。

复 习 题

一、名词解释

1. PACG 2. 难治性青光眼

二、简答题

1. 试述急性闭角型青光眼的诊断与治疗原则。
2. 简述慢性闭角型青光眼的诊断标准。
3. 简述急性结膜炎，急性虹膜睫状体炎和急性闭角型青光眼的鉴别诊断。
4. 如何早期诊断原发开角型青光眼（慢单青）以及对这些诊断方法的估价？
5. 与晶状体有关的青光眼主要有哪些？并叙述每种眼病的特点及如何处理？
6. 试述恶性青光眼发病机制及临床处理原则。
7. 对眼科医生应如何评估可能发生青光的病人？

三、问答题

病人，男性，54 岁，双眼远视＋15.00，眼科检查：双眼前房浅，右眼，前房角窄角；左眼，两个象限闭锁、窄角。眼压：右眼 45mmHg，左眼 14mmHg。右眼滴 2%毛果芸香碱 1 小时后，眼压为 59mmHg，瞳孔缩小。右眼青光眼属于哪一型？其发病机制如何？应如何处理及治疗？

参 考 答 案

一、名词解释

1. PACG 即原发性闭角型青光眼，是由于周边虹膜堵塞小梁网，或与小梁网产生永久性粘连，房水外流受阻，引起眼压升高的一类青光眼。
2. 难治性青光眼一般指那些药物难以控制眼压，而做常规手术预后不好的青光眼，如既往滤过性手术失败的青光眼、青少年型青光眼、无晶状体性青光眼、有较长期用药历史的青光眼、新生血管性青光眼以及某些继发性青光眼。

二、简答题 略。

三、问答题 略。

第七章　葡萄膜炎

第一节　前葡萄膜炎

案例 7-1-1

患者，男性，35 岁，主因“左眼红，疼痛，视物模糊 1 周”就诊。既往病史“关节炎病史 2 年，未治疗”。眼科检查：左眼视力 0.2，睫状充血，角膜后细小灰白色 KP(＋＋＋)，房水闪辉(＋＋＋)，瞳孔小，瞳孔区大量絮状渗出物，眼底窥不清。右眼未见异常。双眼眼压正常。

问题：

1. 该患者可能诊断是什么？
2. 诊断依据是什么？
3. 需与哪些疾病鉴别？
4. 治疗原则是什么？

参考答案和提示：

1. 诊断　左眼急性虹膜睫状体炎。

2. 诊断依据　左眼红、疼痛，视物模糊 1 周。既往病史“关节炎病史 2 年，未治疗”。左眼视力 0.2，睫状充血，角膜后细小灰白色 KP(＋＋＋)，房水闪辉(＋＋＋)，瞳孔小，瞳孔区大量絮状渗出物。

3. 鉴别诊断

(1) 急性结膜炎：急性发病，有异物感、烧灼感，分泌物多，检查见眼睑肿胀，结膜充血，这些表现与急性前葡萄膜炎的畏光、流泪、视物模糊、睫状充血及前房炎症反应明显不同。

(2) 急性闭角型青光眼：呈急性发病，视力突然下降，头痛、恶心、呕吐、角膜上皮水肿、角膜雾状混浊、前房浅、前房闪辉等，但无前房炎症细胞，瞳孔呈椭圆形散大，眼压增高，与急性前葡萄膜炎的角膜可透明、大量 KP、前房深度正常、房水大量炎症细胞、瞳孔缩小、眼压正常或偏低等易于鉴别。

4. 治疗原则　扩瞳以防止虹膜后粘连，迅速抗炎以防止眼组织破坏和并发症发生。仅在高度怀疑或确诊为病原体感染时，给予相应抗感染治疗。对非感染因素所致葡萄膜炎，由于局部用药在眼前段能够达到有效浓度，故一般不需要全身用药治疗。

临床思维：前葡萄膜炎

前葡萄膜炎是葡萄膜炎中最常见的一种类型，约占葡萄膜炎总数的一半以上，可表现为急性、慢性、肉芽肿性和非肉芽肿性炎症，包括虹膜炎、虹膜睫状体炎和前部睫状体炎三种类型。

【临床表现】

1. 症状　①眼痛；②畏光；③流泪；④视物模糊。

2. 体征

(1) 睫状充血或混合性充血。

(2) 角膜后沉着物(KP)。KP 的形状类型:①尘状 KP(图 7-1-1,彩图 13),非肉芽肿性前葡萄膜炎。②中等大小 KP,Fuchs 虹膜异色性葡萄膜炎和单疱病毒性角膜炎伴发的前葡萄膜炎。③羊脂状 KP(图 7-1-2,彩图 14),肉芽肿性葡萄膜炎。KP 的分布类型:①下方的三角形分布,见于多种类型的前葡萄膜炎。②角膜瞳孔区分布,见于 Fuchs 虹膜异色性葡萄炎、青睫综合征、单疱病毒性角膜炎伴发的前葡萄膜炎。③角膜后弥漫性分布,见于 Fuchs 虹膜异色性葡萄膜炎、单疱疹病毒性角膜炎伴发的前葡萄膜炎。

(3) 房水闪辉(Tyndall 征):血-房水屏障功能破坏,蛋白进房水所造成。

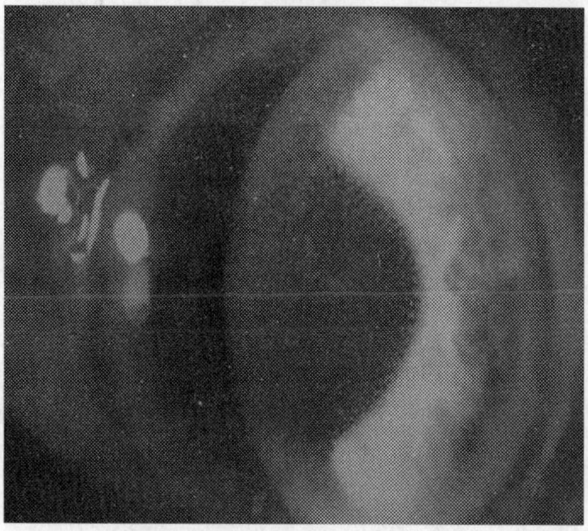

图 7-1-1 尘状 KP

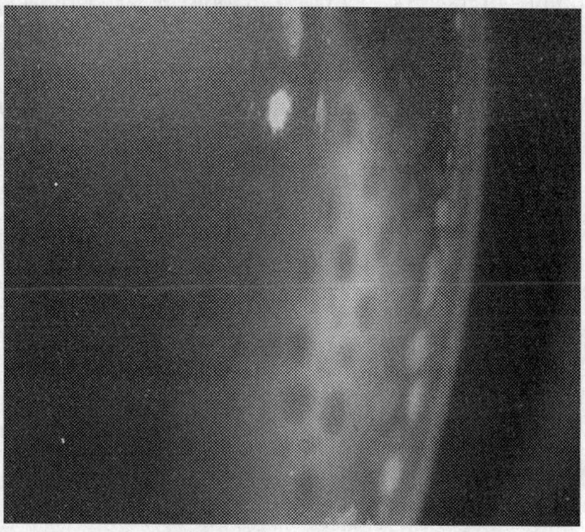

图 7-1-2 羊脂状 KP

(4) 房水细胞:房水中的炎症细胞,反应活动性炎症。

(5) 前房积脓(图 7-1-3):大量白细胞沉积于下方房角内,可见到液平面。

(6) 虹膜改变:虹膜水肿,纹理不清;虹膜后粘连;虹膜膨隆;虹膜前粘连;虹膜结节。

(7) 瞳孔改变:①瞳孔缩小;②瞳孔形状异常,梅花状、梨状和不规则状等;③瞳孔闭锁,虹膜于 360°发生后粘连(图 7-1-4);④瞳孔膜,纤维膜覆盖整个瞳孔区。

(8) 晶状体改变:色素可沉积于晶状体前表面,在新鲜的虹膜后粘连被拉开时,晶状体前表面遗留下环形色素。

(9) 玻璃体及眼后段改变:前玻璃体内炎症细胞,偶见反应性囊样黄斑水肿和视乳头水肿。

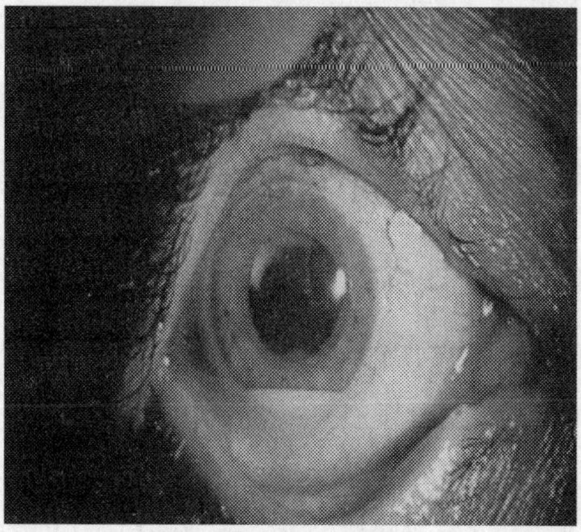

图 7-1-3 前房积脓

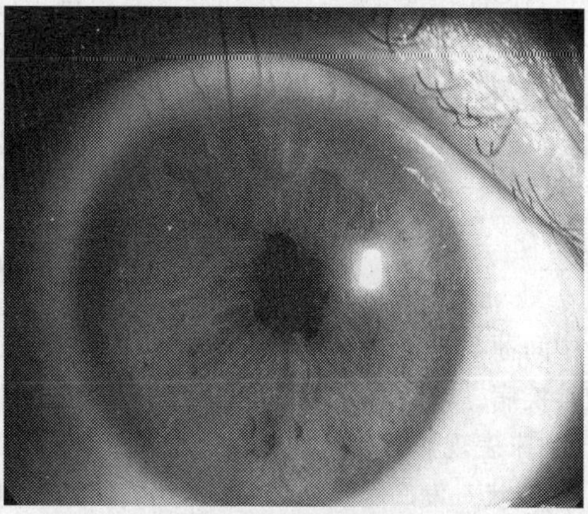

图 7-1-4 瞳孔后粘连

【治疗】

(1) 立即扩瞳,防止虹膜后粘连。

(2) 迅速抗炎,防止眼组织破坏和并发症的发生。

(3) 抗感染,仅在高度怀疑或确诊为病原体感染时,始给予相应抗感染治疗。

【患者教育】

(1) 减少光线刺激,可戴有色眼镜。

(2) 本病的治疗最重要的一点就是散瞳治疗,但是在点阿托品散瞳时,尤其对于儿童,一定要注意压迫泪囊区,以免因药物吸收而引起中毒。

(3) 有些病人可能会出现反复发作,要注意避免一些诱因,如感冒、扁桃体炎、风湿病等。

(4) 平时起居要有规律,避免过度劳累及精神紧张,一旦出现眼红痛要及时就诊和治疗。

第二节 中间葡萄膜炎

案例 7-2-1

患者,女性,30 岁,主因"左眼视物模糊 3 周"入院。眼科检查:左眼视力 0.4,左眼结膜无充血,角膜后 4 个羊脂状 KP,房闪阴性,瞳孔直径约 3.0mm,光反射(+),晶状体透明,三面镜查下方玻璃体雪堤样混浊。右眼未见异常。

问题:

1. 该患者的可能诊断是什么?
2. 该病的治疗原则是什么?

参考答案和提示:

1. 诊断 左眼中间葡萄膜炎。

2. 治疗

(1) 视力大于 0.5 且无明显眼前段炎症,可不予治疗,但应定期观察。

(2) 视力下降至 0.5 及以下,有明显的活动性炎症,应积极治疗。

1) 眼前段炎症,按前葡萄膜炎的治疗。

2) 单眼受累,应给予糖皮质激素后 Tenon 囊下注射。

3) 双侧受累,宜用泼尼松口服治疗。

4) 上述治疗效果不佳,可行睫状体平坦部冷凝。

5) 对视网膜新生血管,可行激光光凝治疗。

6) 炎症难以控制时,宜选用其他免疫抑制剂。

7) 药物难以奏效时,可考虑行玻璃体切除术。

临床思维:中间葡萄膜炎

中间葡萄膜炎是一类累及睫状体平坦部、玻璃体基底部、周边视网膜和脉络膜的炎症性和增殖性疾病。本病多发于 40 岁以下,男女发病相似,常累及双眼,可同时或先后发病。

【临床表现】

1. 症状 发病隐袭,多不能确定确切发病时间,轻者可无任何症状或仅出现飞蚊症,重者可有视物模糊、暂时性近视;黄斑受累或出现白内障时,可有明显视力下降,少数患者可出现眼红、眼痛等表现。

2. 体征

(1) 眼前段改变:可有羊脂状或尘状 KP,轻度前房闪辉,少量至中等量前房细胞,可出现虹膜后粘连、前粘连及天幕状房角粘连。在儿童患者可出现睫状充血、房水中大量炎症细胞等急性前葡萄膜炎体征。

(2) 玻璃体及睫状体扁平部改变:玻璃体雪球状混浊(图 7-2-1)最为常见,多见于下方玻璃体基底部,呈大小一致的灰白色点状混浊。雪堤样改变是特征性改变,是指发生于睫状体扁平部伸向玻璃体中央的一种舌形病灶,多见于下方,严重者可累及鼻侧和颞侧,甚至所有象限。

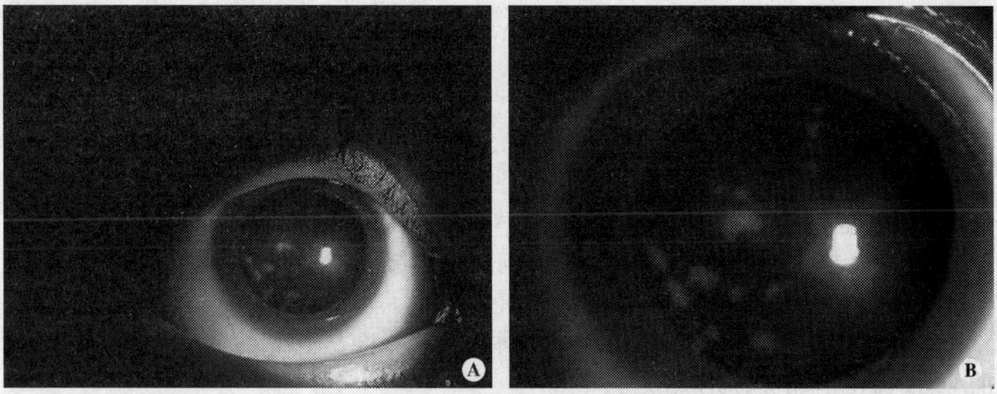

图 7-2-1 玻璃体雪球状混浊

(3) 视网膜脉络膜损害:易发生下方周边部视网膜炎、视网膜血管炎和周边部的视网膜脉络膜炎。

【诊断】 根据典型的玻璃体雪球样混浊、雪堤样改变以及下方周边视网膜血管炎等改变,可做出诊断。但在临床上易被误诊或漏诊,因此应进行详细的检查。对以下情况应进行三面镜、双目间接检眼镜及周边眼底检查:①出现飞蚊症并有加重倾向;②其他原因难以解释的晶状体后囊下混浊;③不能用其他原因解释的黄斑囊样水肿。FFA 检查可发现视网膜血管炎、黄斑囊样水肿、视乳头水肿等改变,有助于诊断。

【治疗】

1. 定期观察 对视力大于 0.5,且无明显眼前段炎症者可不给予治疗,但应定期随访观察。

2. 治疗措施 对视力下降至 0.5 以下、并有明显的活动性炎症者,应积极治疗:①单眼受累,应给予糖皮质激素后 Tenon 囊下注射,可选用地塞米松(5mg/ml)、曲安奈德(40mg/ml)或乙酸泼尼松龙(40mg/ml),一般注射量为 0.5ml。②双侧受累者,宜选用泼尼松口服,初始剂量为 1~1.2mg/(kg · d),随着病情好转逐渐减量,用药时间一般宜在半年以上。在炎症难以控制时,则宜选用其他免疫抑制剂,如苯丁酸氮芥、环磷酰胺、环孢霉素 A 等,由于需长时间的治疗,在使用此类药物过程中应注意全身毒副作用,前两种药物尚可引起不育,对有生育要求者应禁用或慎用。③药物治疗无效者,可行睫状体扁平部冷凝;出现视网膜新生血管,可行激光光凝治疗;玻璃体切除术可清除玻璃体内炎症介质、有毒有害物质、抗原等物质,有助于控制顽固性炎症。但由于手术本身对炎症具有刺激作用,甚至术后有导致眼球萎缩的危险;因此,一般应在各种药物治疗无效时,或确需清除玻璃体混浊和玻璃体积血时,才考虑选用此种手术治疗。④眼前段受累者,应点用糖皮质激素滴眼剂和睫状肌麻痹剂。

第三节　后葡萄膜炎

案例 7-3-1

患者，女性，23 岁，因"左眼前黑影飘动 1 天"就诊。眼科检查：右眼视力 1.0，左眼视力 0.6，左眼睫状充血，角膜后 KP(－)，前房闪辉(－)，前房深度正常，玻璃体絮状混浊，眼底视乳头充血、水肿，网膜水肿、渗出、浅层片状出血。眼底荧光血管造影检查：视网膜血管炎表现。

问题：

1. 该病可能的诊断是什么？
2. 该病的诊断要点是什么？

参考答案和提示：

1. 诊断　左眼后葡萄膜炎。
2. 诊断要点

(1) 典型的临床表现。

(2) 眼底荧光素血管造影视网膜炎、视网膜血管炎、脉络膜色素上皮病变等。

(3) 吲哚青绿血管造影脉络膜血管扩张、渗漏。

(4) 病因诊断血清学检查、眼内液病原体直接涂片检查、多聚酶链反应测定感染因子的 DNA 、病原体培养、抗体测定等。

临床思维：后葡萄膜炎

后葡萄膜炎是一组累及脉络膜、视网膜、视网膜血管和玻璃体的炎症性疾病，临床上包括脉络膜炎、视网膜炎、脉络膜视网膜炎、视网膜脉络膜炎和视网膜血管炎等。

【临床表现】

1. 症状　主要取决于炎症的类型、受累部位及严重程度。可有眼前黑影或暗点、闪光、视物模糊或视力下降，合并全身性疾病者则有相应的全身症状。

2. 体征　视炎症受累部位(水平)及严重程度而定。常见的有：①玻璃体内炎症细胞和混浊；②局灶性脉络膜视网膜浸润病灶，大小可不一致，晚期形成瘢痕病灶；③视网膜血管炎，出现血管鞘、血管闭塞和出血等；④视网膜或黄斑水肿。此外，还可出现渗出性视网膜脱离、增生性玻璃体视网膜病变、视网膜新生血管、视网膜下新生血管或玻璃体积血等改变。一般不出现眼前段改变，偶尔可出现前房闪辉、房水中少量炎症细胞。

【诊断依据】

(1) 典型的临床表现。

(2) 眼底荧光素血管造影视网膜炎、视网膜血管炎、脉络膜色素上皮病变等。

(3) 吲哚青绿血管造影脉络膜血管扩张、渗漏。

(4) 病因诊断血清学检查、眼内液病原体直接涂片检查、多聚酶链反应测定感染因子的 DNA 、病原体培养、抗体测定等。

【治疗】

1. 感染因素所致者　应给予相应的抗感染治疗。

2. 对于免疫因素引起的炎症　主要使用免疫抑制剂治疗。

(1) 单侧受累，可给予糖皮质激素后 Tenon 囊下注射。

(2) 双侧受累，或单侧受累不宜行后 Tenon 囊下注射，宜口服免疫抑制剂。

第四节　特殊类型的葡萄膜炎

案例 7-4-1

患者，男性，60 岁，入院前 10 天双眼同时红、视力下降、异物感、畏光、流泪，伴前部头痛，轻度耳鸣，无眼胀痛。眼科检查：右眼视力 0.04，左眼视力 0.05，双眼睫状充血（+），角膜透明，色素性 KP（+），前房深度正常，房水闪辉（+），虹膜纹理不清，双眼瞳孔等大约 3.0mm，对光反射阳性，双眼底视盘边界模糊，轻度水肿，色淡红，后极部网膜明显水肿。双眼眼压正常。眼底血管荧光造影检查：早期多发高荧光，后逐渐融合呈片状。

问题：

1. 该病人的诊断是什么？
2. 治疗方案是什么？

参考答案和提示：

1. 诊断　Vogt-小柳原田综合征。
2. 治疗

(1) 初发患者主要给予泼尼松口服，开始剂量为 1～1.2mg/(kg · d)，于 10～14 天开始减量，维持剂量为 20mg/d，治疗往往需 8 个月以上。

(2) 复发患者其他免疫抑制剂，如苯丁酸氮芥、环磷酰胺等。

(3) 继发性青光眼和白内障，给予相应的药物和手术治疗。

临床思维：Vogt-小柳原田综合征

Vogt-小柳原田综合征（VKH 综合征）是以双侧肉芽肿性全葡萄膜炎为特征的疾病，常伴有脑膜刺激征、听力障碍、白癜风、毛发变白或脱落。此病也被称为“特发性葡萄膜大脑炎”、“Vogt-小柳原田病”，是国内常见的葡萄膜炎类型之一。

【临床表现】

(1) 前驱症状：头痛、耳鸣、听力下降和头皮过敏等。

(2) 双眼弥漫性脉络膜炎、视乳头炎、后极部网膜水肿，甚或浆液性视网膜脱离。

(3) 尘状或羊脂状 KP 、前房闪辉和细胞，虹膜后粘连，甚至瞳孔闭锁，眼底则出现典型的晚霞状改变和 Dalen-Fuchs 结节。

(4) 眼外改变：脱发、毛发变白、白癜风等。

(5) 常见的并发症：并发性白内障、继发性青光眼和浆液性视网膜脱离。

VKH 综合征的 FFA 表现及眼底表现

【诊断】　根据典型的病史及特征性的临床表现诊断。FFA 检查，早期出现多发性细小的荧光素渗漏点，以后扩大融合，对诊断有很大帮助。

【治疗】　对初发者主要给予泼尼松口服，一般开始剂量为 1～1.2mg/(kg · d)，于 10～14 天开始减量，维持剂量为 15～20mg/d(成人剂量)，治疗多需 8 个月以上。对于复发的患者，一般应给予其他免疫抑制剂，如苯丁酸氮芥、环磷酰胺、环孢霉素 A、硫唑嘌呤等，通常联合小剂量糖皮质激素治疗。对于继发性青光眼和并发性白内障，应给予相应的药物或手术治疗。

复 习 题

一、名词解释

1. 瞳孔膜闭　2. K. P　3. Tyndall 征　4. 交感性眼炎　5. Behcet 病　6. Koeppe 结节

二、简答题

1. 葡萄膜炎分类方法有哪几种?
2. 试分别叙述前部葡萄膜炎及后部葡萄膜炎的临床表现及其病变过程。
3. 睫状肌麻痹剂在治疗急性前葡萄膜炎时的目的是什么?
4. 临床哪些病人应考虑存在中间葡萄膜炎的可能?
4. 简述 Vogt-小柳原田综合征的临床特点。

三、问答题

患者,男性,34 岁,左眼红,疼痛伴视物模糊 5 天。既往 2 年前患有肺结核,眼科检查:左眼视力 0.2,睫状充血,角膜后细小灰白色 KP(++),房水闪辉(++),瞳孔小,瞳孔区大量絮状渗出物,眼底窥不清。右眼未见异常。双眼眼压正常。该患者诊断是什么病?最主要的治疗措施是什么?

参 考 答 案

一、名词解释

1. 瞳孔膜闭:瞳孔部晶状体表面纤维素性渗出物机化,使瞳孔被一层白色不透明膜样组织所遮盖,称为瞳孔膜闭。
2. K. P :炎症细胞随房水的流动而附着于角膜内皮上的产物。
3. Tyndall 征:由于炎症,房水内蛋白质增加,房水变混,在裂隙灯下呈淡灰色或灰色反射光带。
4. 交感性眼炎 :一眼穿通伤后,发生双眼肉芽肿性葡萄膜炎。
5. Behcet 病:又称为眼-口-生殖器三联征,表现有前葡萄膜炎,前房积脓,口腔及外阴黏膜溃疡,病因尚不清楚,可能是一种自身免疫性疾病。
6. Koeppe 结节:位于虹膜瞳孔缘色素上皮表面的灰白色小型赘疣状突起,称为 Koeppe 结节。

二、简答题　略。

三、问答题　略。

第八章　玻璃体疾病

第一节　玻璃体后脱离

案例 8-1-1

患者，女性，67 岁，因"双眼前黑影飘动及闪光感半个月"，就诊于当地县医院，诊断为"双眼玻璃体混浊"，给予"透明质酸酶针剂及安妥碘针剂 1 日 1 次肌内注射"治疗 10 天，患者自觉症状无好转，故来笔者所在医院就诊。眼科检查：双眼视力 0.8，矫正视力 1.0，双眼结、角膜清，前房清，瞳孔等大等圆，对光反射灵敏。双眼复方托品酰胺滴眼液散瞳检查示双眼晶状体密度高，双眼玻璃体絮状混浊，视盘前可见一环形半透明漂浮物；眼底检查示双眼视盘界清色正，生理凹陷未见扩大及加深，视网膜血管走形正常，A/V＝2/3，未见视网膜裂孔及出血，黄斑中心凹光反射(－)。

问题：

1. 该病诊断为玻璃体混浊是否准确？为什么？

2. 依据病史及眼科检查，该病的可能诊断是什么？该如何进一步地检查？

参考答案和提示：

(1) 该病诊断为玻璃体混浊不准确，单纯的玻璃体混浊的患者视盘前无环形漂浮物。

(2) 该病诊断为玻璃体后脱离。随年龄增长，玻璃体内部胶原网状结构塌陷及液化，液化的玻璃体通过皮层孔进入玻璃体后腔，导致玻璃体和视网膜分离，产生眼前漂浮物。出现玻璃体后脱离时要扩大瞳孔用间接检眼镜或三面镜详细检查眼底，特别是周边部，了解有无视网膜裂孔形成，以便及时应用激光封闭，避免发展成为视网膜脱离。必要时进行眼部 B 型超声检查，并定期随访。

临床思维：玻璃体后脱离

玻璃体后脱离是指基底部以后的玻璃体与视网膜相互分离，通常先有玻璃体的液化。

【病因】 中老年或高度近视者玻璃体常有液化，出现液化小腔，小腔逐步扩大并与相邻的小腔合成大腔。与此同时，胶原细纤维也变性浓缩合成纤维素。最后腔中的液体经过视盘前方的皮质孔洞进入玻璃体后方，使后玻璃体膜与视网膜分离。视网膜基底膜层也因老年改变而增厚，增厚的基底膜减弱了视网膜与玻璃体皮质间的联系，因而进入玻璃体后间隙的液体，在眼球运动时，不断扩大后脱离的范围，以致成为完全性后脱离。玻璃体腔内聚集的成束纤维进一步收缩，将玻璃体牵拉向前，除引起后脱离外，还引起玻璃体塌陷。

【临床表现】

(1) 起病突然，患者主要症状有飞蚊及闪光感，合并黄斑水肿、视网膜裂孔、玻璃体出血时可有视物变形及视力减退等症状。

(2) 直接检眼镜下表现为视盘前方的环形混浊物(Weiss 环)，即从视盘撕下，但仍附着在后玻璃体皮质上的视乳头周围胶质组织；三面镜检查表现为视网膜前界与玻璃体后界之间的光带为黑色光学空间。

(3) 检查时应注意假性后脱离现象，即当玻璃体中存在一个大的液化腔时，往往会将大液化腔的前壁当作后玻璃体皮质。

【诊断】

(1) 老年人或近视患者，突然出现飞蚊或闪光感，检眼镜下见视盘前方有一环状混浊物；三面镜下看见脱离的玻璃体后皮质，即可诊断。本病应与较大液腔的玻璃体液化相鉴别。

(2) 发生玻璃体后脱离的患者需详细检查眼底并密切随访，注意有无视网膜裂孔、黄斑裂孔及视网膜脱离的发生。

【治疗】 玻璃体后脱离目前无有效治疗；发生视网膜裂孔、黄斑裂孔及视网膜脱离等病变时给予对症治疗。

第二节 玻璃体积血

案例 8-2-1

患者，女性，50 岁。患者 1 周前无任何诱因突然左眼前现大量黑影飘动、遮挡视线。否认眼红痛及畏光流泪，否认高血压、糖尿病及外伤史。右眼视力 1.0，左眼视力 0.1；双眼睑无红肿，双眼结、角膜清，前房清，瞳孔正圆，对光反射灵敏，晶状体清。散大瞳孔眼底检查：右眼视乳头界清色正，生理凹陷无扩大，黄斑中心凹反光存在，A/V＝2/3。

问题：

1. 该患者的诊断是什么？还需做哪些检查？目的是什么？

2. 该患者的治疗方案是什么？

参考答案和提示：

1. 诊断　左眼玻璃体积血。需散瞳详细检查双眼眼底，B 超及眼底荧光血管造影等，目的是找出出血原因。

2. 治疗方案

(1) 保守治疗：病人应卧床休息，服用止血药。

(2) 即使目前未发现眼底病变，仍需密切随访观察眼底。

(3) 监测眼压，防止继发性青光眼的发生。

(4) 玻璃体积血 3～6 个月仍未吸收者，可采用玻璃体切割术。

临床思维：玻璃体积血

【病因】 玻璃体积血是最常见的玻璃体疾病，玻璃体内无血管，周围组织如视网膜、葡萄膜的血管破裂时，血液流入并积聚于玻璃体内形成玻璃体积血。视网膜血管病、血液病、眼内肿瘤、视网膜破孔和外伤等均可引起。

1. 视网膜血管病　包括糖尿病视网膜病变、视网膜静脉阻塞、视网膜血管炎。

2. 眼外伤或手术　视网膜裂孔、眼内异物、眼球钝挫伤、内眼手术及视网膜手术等。

3. 其他眼底病　视网膜裂孔、老年性黄斑变性(湿性)、先天性视网膜劈裂、视网膜血管瘤、某些类型的葡萄膜炎等。

【发生玻璃体积血的血管分类】 玻璃体积血中的血液追溯根源都是来自玻璃体腔附近的血管，都是血管壁完整性破坏的结果。从血管角度分析可将这些能引起出血的血管分三类：

1. 正常血管　导致正常血管破裂出血的原因是强烈的作用力。眼球钝挫伤可造成眼内多种组织血管破裂出血，一旦出血进入玻璃体腔即为玻璃体积血。急性玻璃体后脱离可引起视盘附近与玻璃体粘连紧密处的视网膜血管破裂出血，还可撕破视网膜组织和其内在走形的血管形成伴有视网膜裂孔的玻璃体积血，视网膜血管内静脉压突然升高也可致视网膜正常血管破裂出血。

2. 病变血管 先天性的视网膜血管袢或后天性炎症或变性所致的有白鞘形成的病变血管可以自发或受玻璃体出血牵拉后引起出血。

3. 新生血管 新生血管组织结构不完整，所以最易发生出血，典型者如增殖性糖尿病视网膜病变和视网膜分支静脉阻塞中的视网膜新生血管。脉络膜的新生血管也容易出血，但因位置深在只有当出血量大时才有可能波及玻璃体。

【临床表现】 血量少时表现为飞蚊症；量多时为红视症，大量玻璃体出血时严重影响视力。检查见玻璃体中有血性浮游物或块状暗红色混浊，积血量大，眼底不能窥见，陈旧性病变者为灰黄色，下方浓稠。超声检查显示玻璃体混浊程度、部位、活动性；有无玻璃体脱离、视网膜脱离、脉络膜下出血或肿瘤。ERG、VEP、激光视网膜视力检查可了解视功能损害程度及预后。

【并发症】

1. 玻璃体炎症 大量的玻璃体积血时，血液中炎性细胞可随之进入玻璃体内，引起活化反应，导致组织血管扩张，血浆成分渗出到眼内，产生炎性反应。

2. 玻璃体机化 大量玻璃体积血长期不吸收，血浆成分及血中炎性细胞刺激和转化为纤维细胞，在玻璃体内机化形成纤维膜；玻璃体积血促进视网膜增殖膜发展，形成或加重玻璃体机化。最终导致增殖性视网膜病变并发生牵拉性视网膜脱离。

3. 玻璃体凝缩 玻璃体积血可破坏玻璃体凝胶状态使黏多糖分解胶原维聚集，出现液化和凝缩，导致或加重玻璃体脱离。

4. 溶血性青光眼 由于吞噬血红蛋白的巨噬细胞、血红蛋白、蜕变的红细胞阻塞房角所致。通常发生在玻璃体积血后数天或数周。

5. 其他 虹膜红变、白内障等。

【治疗】 对玻璃体积血的治疗：首先查明病因和治疗原发病。

(1) 有新鲜出血时，病人应卧床休息，口服止血药，防止再出血。

(2) 玻璃体积血较少、混浊较轻者，首先药物治疗：止血剂、抗凝剂、降低血压黏稠度制剂、纤溶酶剂、碘制剂、活血祛瘀中药如血栓通等。

(3) 玻璃体积血量多，眼压高时，需控制继发性青光眼。如药物治疗 1～3 个月后，玻璃体积血吸收困难，可行玻璃体切割术及眼内激光治疗原发病。

(4) 玻璃体积血后血块渗出液与胶质细胞等混合在一起，形成增生性玻璃体视网膜病变，一旦收缩可发生视网膜脱离。若 B 超发现视网膜脱离，应及时行玻璃体手术及视网膜修复术。

(5) 对眼外伤引起的玻璃体积血，伤后 10～14 天行玻璃体切割术，合并视网膜脱离者，尽早行玻璃体切割及视网膜脱离复位术。玻璃体积血及玻璃体切割能窥到眼底后，应及早做 FFA，明确原发病给予病因治疗，并做激光治疗，以防再出血。

复 习 题

一、名词解释

玻璃体后脱离

二、简答题

1. 简述玻璃体后脱离的诊断。
2. 试述玻璃体积血的病因、临床表现、治疗原则。

三、问答题

患者，女性，55 岁，高血压病史 5 年，1 年前因右眼视力突然减退就诊，诊断为“视网膜分支静脉阻塞”，未规范治疗，2 天前晨起时发觉右眼视物不见，眼前有黑影飘动，请问首先考虑本病人为何病，应如何进一步检查以明确诊断及确定治疗方案？

参考答案

一、名词解释

玻璃体后脱离是指基底部以后的玻璃体与视网膜相互分离，通常先有玻璃体的液化。

二、简答题　略。

三、问答题　略。

第九章　视网膜疾病

第一节　视网膜动脉阻塞

案例 9-1-1

患者，男性，70 岁，因“右眼突然视物不见 3 小时”求诊。患者诉 3 小时前突然发现右眼视物不清，逐渐加重，1 小时前仅能看见手指，无眼红、眼痛，故来笔者所在医院。既往高血压病史 10 年，未规律服用降血压药物。入院后测血压 160/95mmHg。全身体检未见明显异常。眼科检查：右眼视力手动/眼前，左眼视力 0.5；右眼球结膜无充血，角膜透明，前房清，瞳孔圆，居中，约 4mm×4mm，直接对光反射极迟钝，间接对光反射存在，晶状体后囊下混浊。眼底：视盘边界清，色正常，生理凹陷无扩大，视网膜动脉明显变细，颞上和颞下支动脉几乎成为白线，后极部视网膜灰白水肿，黄斑中心凹呈“樱桃红”改变。左眼球结膜无充血，角膜透明，前房清，瞳孔圆，居中，约 3mm×3mm，直接对光反射存在，间接对光反射极迟钝，晶状体后囊下混浊。眼底：视盘界清色正，网膜血管走形正常，A/V=2/3，黄斑中心凹光反射(−)。右眼底如图 9-1-1，彩图 15。

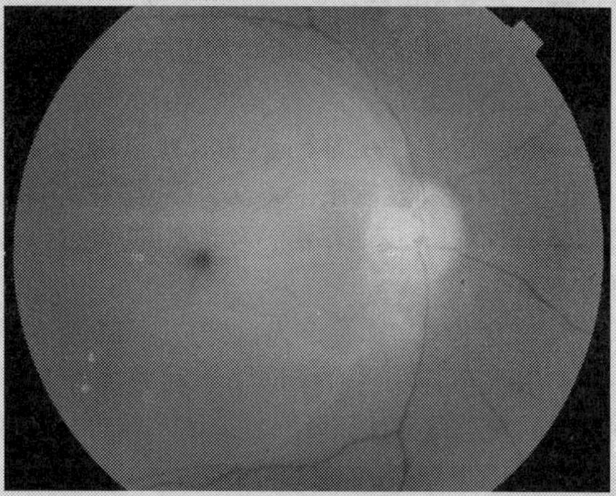

图 9-1-1　右眼底

问题：

1. 该患者诊断是什么？
2. 该患者诊断依据是什么？
3. 该患者治疗方案是什么？

参考答案和提示：

1. 诊断　右眼视网膜中央动脉阻塞，双眼老年性白内障。

2. 诊断依据

(1) 病史：急性视力下降，无眼红、眼痛。高血压病史 10 年，血压 160/95mmHg。

(2) 眼科检查：右眼视力手动/眼前，瞳孔约 4mm×4mm，直接对光反射极迟钝，间接对光反射存在，晶状体后囊下混浊。眼底：视盘边界清，色正常，生理凹陷无扩大，视网膜动脉明显变细，颞上和颞下支动脉几乎成为白线，后极部视网膜灰白水肿，黄斑中心凹呈“樱桃红”改变。

3. 治疗　应用扩血管(如硝酸甘油舌下含服，静脉给扩血管药，球后注射妥拉唑啉等)、吸氧、按摩眼球降低眼压、应用尿激酶等溶栓药。

案例 9-1-2

患者，男性，46 岁，因“右眼突然视力下降半小时”求诊。患者诉半小时前感头晕，后开始视物不清，未予注意，10 分钟前视力明显减退，无眼红及眼痛，否认外伤、高血压病及其他全身疾病史。全是体格检查未见明显异常；血压 130/70mmHg；眼科检查：右眼视力指数/20cm，左眼视力 1.0；右眼球结膜无充血，角膜透明，前房清，瞳孔圆，居中，4mm×4mm，直接对光反射极迟钝，间接对光反射存在，晶状体清。眼底：视盘边界清，色正常，生理凹陷无扩大，后极部视网膜似略灰白，视网膜动脉稍细，压迫眼球视网膜动脉波动消失，黄斑中心凹反光不清。左眼球结膜无充血，角膜透明，前房清，瞳孔圆，居中，3mm×3mm，直接对光反射存在，间接对光反射极迟钝。眼底：视网膜色橘红，A/V=2/3，黄斑中心凹反光存在。

问题：

1. 该患者最可能的诊断是什么？
2. 该患者诊断依据是什么？
3. 还需做哪些检查？
4. 该病例治疗方案是什么？

参考答案和提示：

1. 最可能的诊断　右眼视网膜中央动脉阻塞。

2. 诊断依据

(1) 病史：急性视力下降，无眼红、眼痛及外伤史；发病前有头晕病史。

(2) 眼科检查：右眼视力在 2 小时内降为指数。右眼瞳孔 4mm×4mm，直接对光反射极迟钝，间接对光反射存在。右眼视网膜略灰白，右眼视网膜动脉稍细，压迫眼球视网膜动脉波动消失。

3. 相关检查　眼底荧光血管造影(FFA)、视野、眼电生理等检查。

4. 治疗　应用扩血管药(如硝酸甘油舌下含服)、吸氧、按摩眼球等操作降低眼压，静脉注射或缓慢静脉推注尿激酶。

临床思维：视网膜动脉阻塞

视网膜中央动脉属于终末动脉，一旦发生阻塞，血流中断，被供应区的视网膜立即缺氧、坏死、变性，超过 90 分钟，组织损害将不可逆转，视功能严重损害。因此，视网膜中央动脉阻塞是眼科的一危重急症，必须予以紧急诊治。

【病因】　导致视网膜血管发生阻塞的直接原因主要为血管栓塞、血管痉挛、血管壁的改变和血栓形成，以及外部压迫血管等。可为单因素致病，也可以是以上诸因素综合致病。

1. 血管栓塞　栓子常位于筛板处，因视网膜中央动脉经过筛板时管径变窄。栓子通过筛板后可阻塞动脉任一分支，以颞上分支多见。

2. 血管痉挛　痉挛多发生在血管壁健全的青年人中，常合并身体其他部位血管舒缩障碍。轻度的视网膜血管痉挛，患者感到短暂的视力模糊。强烈的阵发性血管痉挛可使血流完全阻断，产生一过性黑矇，可持续数秒或数分钟，反复多次痉挛也可使视功能受损。

3. 血管壁的改变和血栓形成　视网膜动脉粥样硬化和高血压动脉硬化时，管壁内面粗糙，管腔逐渐呈不规则狭窄，易于形成血栓。炎症、感染或毒素也可刺激血管，发生痉挛、收缩和阻塞。

4. 血管外部压迫　青光眼、视网膜脱离手术如巩膜环扎术、眼眶手术创伤、俯卧位全麻手术等原因导致眼压和眶压的增高，均可诱发动脉阻塞。

【临床表现】　根据阻塞部位分为视网膜中央动脉阻塞(CRAO)、视网膜分支动脉阻塞(BRAO)、视网膜毛细血管前小动脉阻塞及眼缺血综合征。如为BRAO，表现为相应的视力损害及视野缺损；CRAO则表现为急剧视力下降。阻塞时间很短者，视力和视野可以部分恢复；阻塞时间超过视网膜对缺血的耐受时间者，视功能将难以恢复。

1. 眼部表现

(1) CRAO：瞳孔散大，直接对光反射消失或极度迟缓。视网膜动脉显着变窄，血柱颜色发暗，常呈节段状。视网膜静脉亦狭窄，但程度不如动脉明显。视盘色淡，边界模糊。视网膜呈乳白色水肿混浊。黄斑由于视网膜组织菲薄，能透露脉络膜毛细血管层，与周围乳白色混浊对比，形成典型的樱桃红点。中心凹反射消失。如有睫状视网膜动脉，则可保留相应的视网膜功能，在该区域内视网膜局限区域呈正常橘红色。视野可完全丧失，或呈管形视野，或颞侧留一小片岛状视野。

(2) BRAO：阻塞枝动脉供应的视网膜呈扇形或象限形乳白色水肿，如波及黄斑也可出现樱桃红点。该支动脉变细，相应静脉也变细。视野呈象限缺损或弓形暗点。

2. 眼底荧光血管造影表现

(1) CRAO：臂-视网膜循环时间延长，表现为动脉和静脉充盈迟缓。阻塞的中央动脉管腔内无荧光素灌注。而视盘来自睫状动脉的小分支可充盈，荧光素由视乳头毛细血管进入视盘处的中央静脉形成逆行充盈。由于动脉灌注压低，管腔内荧光素流变细，或呈节段状，荧光素不能进入小动脉末梢和毛细血管而形成无灌注区。特别是黄斑周围小动脉荧光素充盈突然停止如树枝折断状。围绕黄斑区的小血管偶可见有轻度渗漏和血管瘤样改变。数周后，或在不完全阻塞的病例，血流可完全恢复，荧光造影可无异常发现。但有的病例可仍有毛细血管无灌注区、动脉管径变细等。

(2) BRAO：阻塞动脉和静脉充盈比末梢阻塞枝延迟；有的病例在栓子堵塞的血管壁有荧光素渗漏。2～3周后视网膜水肿消退，阻塞枝动脉变细并有白鞘。FFA表现恢复正常。

【诊断】

1. 眼动脉阻塞　由于视网膜内层和外层均无血液供应，故视网膜乳白色水肿更重。荧光血管造影眼动脉阻塞尚可见点状荧光素渗漏，位于视网膜深层。病变晚期后极特别是黄斑部有较重色素紊乱。

2. 缺血性视乳头病变　缺血性视乳头病变患者视力可正常或程度不等的下降，但不如动脉阻塞者严重。视野也可为象限缺损，但常与生理盲点相连。视乳头水肿、色淡、边界模糊、有的有小片出血。荧光血管造影表现为视乳头充盈不均匀，低荧光和高荧光区对比比较明显。

【预后】　视网膜动脉对缺血非常敏感，有报告缺血半小时视网膜即坏死，也有报告动物实验证实猴眼视网膜能耐受90～100分钟。有睫状视网膜动脉供应黄斑者预后较好。

【治疗】　对发病时间较短者应按急诊处理，发病48小时内处理最好，否则治疗效果不佳。可用血管扩张剂，如吸入亚硝酸异戊酯或舌下含化硝酸甘油，球后注射妥拉唑啉，静脉滴注罂粟碱；高压氧治疗(5%CO_2、95%O_2，减少组织缺氧)；还可反复按摩眼球或行前房穿刺，以降低眼压，促使血管扩张。对疑有血栓形成或纤维蛋白原增高的患者可应用纤溶制剂。

第二节　视网膜静脉阻塞

案例 9-2-1

患者，女性，64 岁，因“发现左眼视力差 4 周”求诊。患者诉 4 周前无意间发现左眼视物不清，无其他眼部不适。否认既往有眼疾病史。高血压病史 10 年，间断用药；否认糖尿病史。眼科检查：右眼视力 0.6，左眼视力 0.06；右眼球结膜无充血，角膜透明，前房清亮，瞳孔圆，居中，约 3mm×3mm，直接、间接对光反射存在，晶状体赤道皮质混浊。眼底：视盘界清色正，网膜血管走形正常，A/V=2/3，黄斑中心凹光反射(+)。左眼球结膜无充血，角膜透明，前房清亮，瞳孔圆，居中，约 3mm×3mm，表现出相对瞳孔传入障碍，晶状体赤道皮质混浊。眼底：视盘色淡，边界清，颞上支静脉迂曲、怒张，沿阻塞支静脉可见大片放射状出血，波及黄斑区，近大血管处见棉绒斑。左眼底图及 FFA 照片如图 9-2-1。

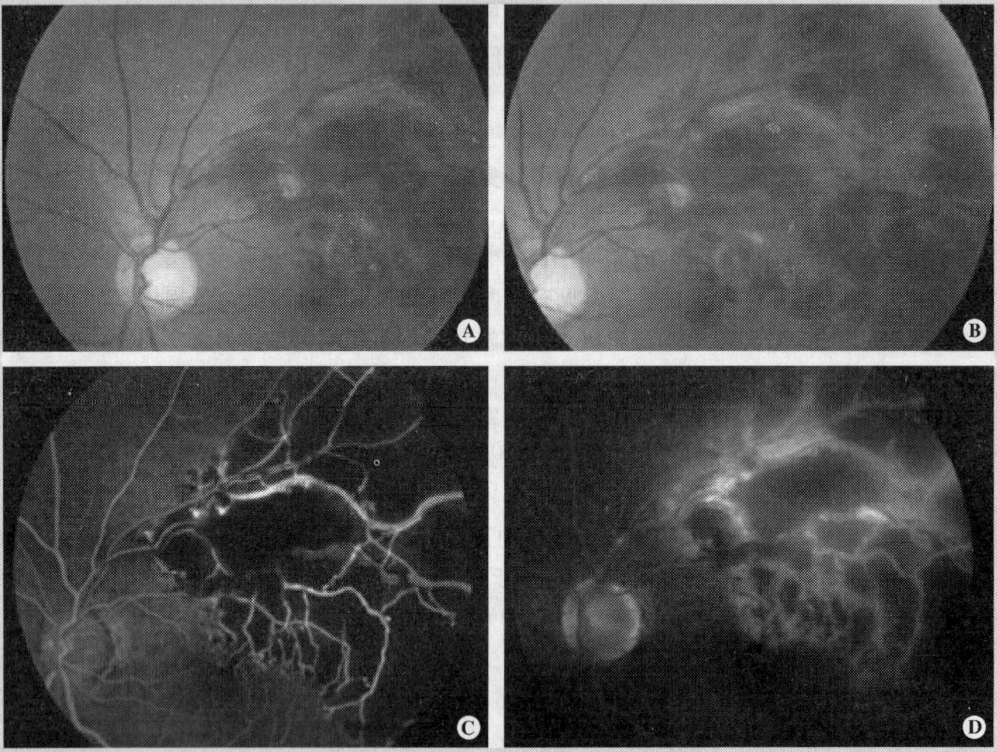

图 9-2-1　左眼底图(A、B)及 FFA 像(C、D)

问题：

1. 该患者诊断是什么？
2. 该患者诊断依据是什么？
3. 需做哪些辅助检查？
4. 该患例治疗方案是什么？

参考答案和提示：

1. 诊断　左眼视网膜颞上分支静脉阻塞。

2. 诊断依据

(1) 病史：无痛性视力下降；有高血压病史。

(2) 眼科检查：左眼视力 0.06，左眼瞳孔表现出相对瞳孔传入障碍；左眼底，颞上支视网膜静脉迂曲、怒张，周视网膜点片状出血，呈放射状，近大血管处见棉绒斑，上方黄斑部点状出血、水肿、动脉细。

(3) FFA 示左眼颞上分支静脉迂曲，管壁着染，可见大片出血遮挡荧光。

3. 辅助检查　视野、眼电生理等。

4. 治疗方案　全身病因检查，药物治疗，激光治疗(注意掌握激光治疗的时机)。

案例 9-2-2

患者，女性，51 岁，因"左眼视力下降 2 周"求诊。患者诉 2 周前无明显原因出现左眼视物不清，无眼红、眼痛、畏光、流泪，否认外伤史。既往无眼疾病史。患"高血压"1 年，坚持服用药物控制血压。眼科检查：右眼视力 1.0，左眼视力 0.08；右眼球结膜无充血，角膜透明，前房清亮，瞳孔圆，居中，约 3mm×3mm，直接、间接对光反射存在，晶状体清。眼底：右眼视盘边界清，色正常，生理凹陷无扩大，网膜血管走形正常，A/V=2/3，黄斑中心凹反光存在。左眼球结膜无充血，角膜透明，前房清亮，瞳孔圆，居中，约 4mm×4mm，相对瞳孔传入障碍，晶状体清。眼底：视盘充血，水肿，边界不清，视网膜广泛出血，色鲜红，呈火焰状，并见棉絮斑，视网膜静脉迂曲怒张，呈腊肠状，动脉细，部分血管淹没在出血中，黄斑部也可见小片出血及水肿。辅助检查：FFA 示视盘强荧光，视网膜静脉充盈延迟，静脉迂曲、怒张，管壁渗漏。左眼底见图 9-2-2，彩图 16。

问题：

1. 该患者的诊断是什么？
2. 该患者诊断依据是什么？
3. 需要与哪些疾病鉴别诊断？
4. 该病例治疗方案是什么？
5. 可能的并发症与后遗症是什么？

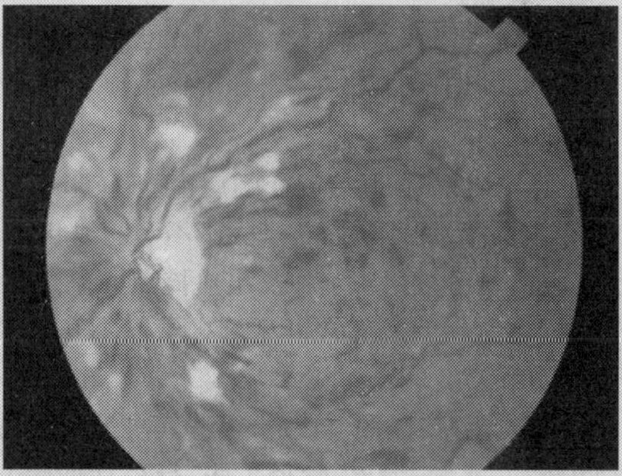

图 9-2-2　视网膜中央动脉阻塞

参考答案和提示：

1. 诊断　左眼视网膜中央静脉阻塞，左眼黄斑水肿。

2. 诊断依据

(1) 病史：高血压病史，无痛性视力下降。

(2) 眼科检查：左眼视力 0.08，左眼瞳孔约 4mm×4mm，相对瞳孔传入障碍，晶状体清。眼底：视盘充血，水肿，边界不清，视网膜广泛出血，色鲜红，呈火焰状，并见棉絮斑，视网膜静脉迂曲怒张，呈腊肠状，动脉细，部分血管淹没在出血中，黄斑部也可见小片出血及水肿。

(3) 辅助检查：FFA 示视盘强荧光，视网膜静脉充盈延迟，静脉迂曲、怒张，管壁渗漏。

3. 鉴别诊断

(1) 糖尿病视网膜病变：有糖尿病史，多表现双眼眼底病变，眼底表现不同于视网膜中央静脉阻塞。

(2) 视网膜静脉周围炎：多见年轻男性，双眼发病，病变起于周边视网膜静脉，表现为静脉白鞘或静脉闭锁呈白线，周围有出血，逐渐向中央静脉发展，做双眼检查即可鉴别。

(3) 视盘血管炎：视盘水肿明显，出血位于视盘及周围大血管附近。

4. 治疗方案

(1) 治疗原发病。

(2) 药物：效果不明确，可试用纤溶与抗凝药及中医活血化瘀。

(3) 该患者需密切观察眼底，定期行眼底荧光血管造影检查，了解视网膜有无缺血发生，如血管造影显示有缺血发生，施行广泛视网膜激光光凝术。

(4) 对于黄斑水肿，可行黄斑格栅样光凝术。

(5) 目前其他治疗方法：玻璃体切割手术，视神经放射状切开术等。

5. 并发症与后遗症　黄斑水肿、新生血管、青光眼。

临床思维：视网膜静脉阻塞

视网膜中央静脉阻塞(obstruction of the central retinal vein)是比较常见的视网膜血管病，也是致盲的眼底病之一。大多数发生于50～60岁以上的老年人。常为单眼发病。根据视网膜缺血情况分为缺血型和非缺血型。缺血型者病情重，预后差。

【病因】 发病原因比较复杂，常与高血压、动脉硬化、高血脂、血液高黏度、血液流变学和血流动力学有密切关系。

【临床表现】

1. 视功能损害 视功能损害以阻塞的程度是否累及黄斑部而异，黄斑一旦受到波及，中心视力突然或于数日内显著下降，并出现小视和变视，严重者仅存眼前指数或手动。

2. 眼底表现

(1) 总干阻塞时，眼底改变因病程早晚、阻塞程度不同而有所不同。视盘水肿混浊，境界消失。整个视网膜水肿混浊，布满大小不等的线状、火焰状、狐尾状的神经纤维层出血。视网膜静脉怒张迂曲，部分被组织水肿及出血掩盖而呈节段状。视网膜动脉因反射性收缩，显得比较狭窄。此外，特别在后极部常可见到棉绒状白斑。黄斑部放射状皱褶，呈星芒状斑或囊样水肿。总干阻塞如图 9-2-3。

(2) 分支阻塞，以颞上枝最常见，其次为颞下枝，再次为鼻侧支。在分支阻塞时，上述各种眼底改变(出血、水肿、渗出、管径扩张、行径迂曲等)，限于该分支引流区。但颞上支或颞下支阻塞，亦可波及黄斑部。分支阻塞如图 9-2-4。

【荧光造影表现】 总干完全性阻塞在病程之初，造影早期因视网膜有大量出血病灶，使脉络膜及视网膜荧光被掩盖，在未被掩盖处则可见充盈迟缓的动静脉。造影后期，静脉管壁及其附近组织染色而呈弥漫性强荧光。当荧光到达黄斑周围毛细血管时，如果该处未被出血遮蔽，便有明显荧光渗漏，并逐渐进入、潴留于囊样间隙中。病程晚期，由于视网膜内层毛细血管床缺血而出现无灌注区。无灌注区周围残存的毛细血管呈瘤样扩张。各种异常径路的侧支循环及新生血管，可出现于眼底任何部位，但在视盘表面最多见。视盘表面的新生血管有时可以进入玻璃体。新生血管因有明显荧光渗漏可以与侧支循环辨别。

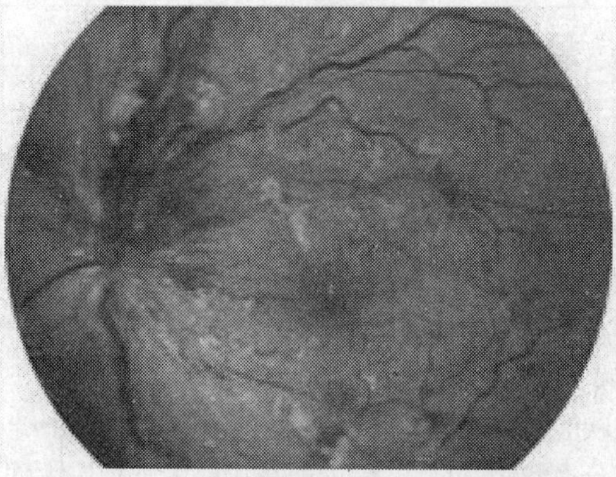
图 9-2-3　总干阻塞

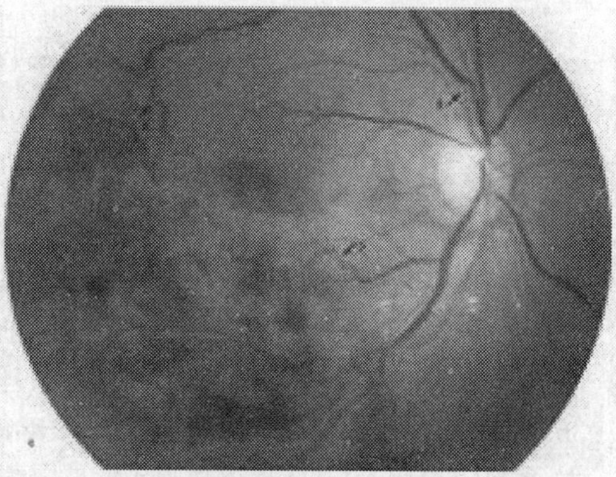
图 9-2-4　分支阻塞

总干不完全阻塞病程初期的荧光造影早期照片上，因出血量少，荧光掩盖面积相应地减少，动、静脉荧光充盈时间延长（特别是动脉）并不明显。静脉管壁渗漏及随后出现的管壁染色与其周围组织染色亦较完全性阻塞者轻。病变累及黄斑部，且无有效侧支循环者，则中心窝周围毛细血管渗漏而出现花瓣状强荧光区（囊样水肿）。中心窝周围毛细血管拱环破坏而出现渗漏。病程晚期，一般不见无灌注区及新生血管。

分支阻塞荧光造影所见，亦因阻塞之完全或不完全而与总干阻塞时病程早期及晚期相同的表现，但其范围则仅限于该分干或该分支的引流区。此外，有些分支阻塞病例，在病程最初阶段，可以见到该分支的阻塞点处管径狭窄及其上流端附近出现局限性强荧光。

【鉴别诊断】

1. 糖尿病性视网膜病变　明确的糖尿病史，多双眼同时发病，视网膜静脉扩张迂曲，但不如视网膜静脉阻塞严重，出血散在。

2. 高血压性视网膜病变　明确的高血压病史。常为双眼对称，动脉管壁狭窄，视网膜出血表浅稀疏，多位于后极部，静脉虽扩张但不迂曲变暗。

3. 静脉郁滞性视网膜病变　是由于颈内动脉阻塞或狭窄，导致视网膜中央动脉灌注减少，致中央静脉压降低，静脉扩张，血流明显变慢。眼底可见少量出血，偶可见有小血管瘤和新生血管。

【并发症】

1. 黄斑水肿　CRVO 最常见的并发症，也是本病视力降低的主要原因。

2. 新生血管　缺血型静脉阻塞导致新生血管形成，常导致玻璃体反复出血而视力严重受损。

3. 新生血管性青光眼　CRVO 最严重的并发症。一旦产生这种并发症，预后极差，药物和手术均难奏效，大多数患者视力完全丧失。

【治疗】

（1）针对病因治疗和防治血栓形成，如降低血压和眼压、降低血液黏度、减轻血栓形成和组织水肿，并促进血吸收。

（2）激光光凝治疗：缺血型 CRVO，考虑行视网膜激光光凝术。激光治疗的机制：①减少毛细血管渗漏，形成屏障从而阻止液体渗入黄斑；②封闭无灌注区，预防新生血管形成；③封闭新生血管以减少和防止玻璃体出血。

【疗效评价】

1. 治愈　眼底血液回流改善，视网膜出血基本吸收，视力增进。

2. 好转　视网膜出血部分吸收，视力略有好转。

第三节　视网膜静脉周围炎

案例 9-3-1

患者,男性,28 岁,因“左眼突然视物不清 3 天”来求诊。否认眼红、眼痛、畏光及流泪。既往体健。否认高血压、糖尿病,外伤史及其他眼病史。眼部检查:右眼视力 0.2,左眼视力指数/20cm;右眼球结膜无充血,角膜透明,前房清,瞳孔圆,3mm×3mm,直接对光反射存在,晶状体清,玻璃体出血,眼底窥不清。左眼球结膜无充血,角膜透明,前房清,瞳孔圆,3mm×3mm,直接对光反射稍迟钝,晶状体清,玻璃体絮状混浊。眼底:视乳头色正常,生理凹陷无扩大,黄斑中心反光存在,周边网膜血管见白鞘,部分血管闭锁白线,周围散在浅层出血。

问题:

1. 该患者可能的诊断是什么?
2. 请说出诊断依据是什么?
3. 需做哪些辅助检查?
4. 治疗方案是什么?

参考答案和提示:

1. 诊断　右眼玻璃体出血,双眼视网膜静脉周围炎。

2. 诊断依据

(1) 病史:患者青年男性;否认高血压,糖尿病及外伤史。

(2) 眼科检查:右眼视力 0.2,左眼视力指数/20cm;右眼玻璃体出血,眼底视不清。左眼底视乳头色正常,生理凹陷无扩大,黄斑中心凹反光存在,周边视网膜血管见白鞘,部分血管闭锁白线,周围散在浅层出血。

3. 辅助检查　FFA、眼部 B 超,全身检查以除外结核、风湿等疾病。

4. 治疗

(1) 病因治疗:如有结核,应按结核治疗。患者为新鲜出血,可采用活血化瘀治疗,观察出血吸收及眼底病变发展情况。必要时予以激素治疗。

(2) 激光治疗:出血吸收,根据造影结果,决定激光治疗范围。如发生增殖性病变或牵拉性视网膜脱离,需行玻璃体手术。

临床思维:视网膜静脉周围炎

视网膜静脉周围炎(retinal periphlebitis)又称 Eales 病,由于常发生在青年,并有反复玻璃体出血的特征,故又称青年复发性玻璃体出血。

【病因】 病因不明,以往认为是视网膜或其血管对结核蛋白的一种变态反应,多见于男性青壮年,双眼先后或同时发病。

【临床表现】 视功能损害,因受累血管的大小、出血量多少及部位而定。如病变位于眼底周边部的血管、出血量不多者,患者多无自觉症状或仅有飞蚊症;当病变位于较大静脉、出血量多,突破内境界膜进入玻璃体,或出血虽少而位于黄斑部者,视力突然减退,严重者可突然下降至眼前指数、手动,甚至光感。

只有在视网膜出血未进入玻璃体或玻璃体少量积血时,才能见到眼底。视网膜静脉改变常见于眼底周边部的小分支,管径扩张迂曲,呈纽结状,管壁伴有白鞘,附近有火焰状或片状出血,其间杂有灰白色境界模糊的渗出斑，渗出斑部分掩盖静脉，使静脉似中断状或切削状。病灶处视网膜轻度水肿混浊，有时还可见到邻近小动脉累及，出现白鞘或被渗出覆盖。玻璃体内暗红色血性混浊。开始1～2次的玻璃体积血吸收较快，发病数周内已大部消失，视力也随之好转。如果黄斑部尚无损害，可恢复至正常或接近正常。

本病初起时，一般仅发生在某支或某几支周边部静脉小分支，以后波及较大静脉。但也有一开始就累及较大静脉者。当发生于视盘或其附近的静脉时，视盘表面水肿混浊，视网膜出血、水肿明显，黄斑部可见星芒状渗出。

炎症静止期间，视网膜出血及水肿消失，静脉管壁残留白鞘。

【荧光造影表现】 FFA检查时可发现小静脉迂曲渗漏，附近有无灌注区，周围有新生血管形成，新生血管部位有广泛渗漏，水肿区有荧光素染色，出血斑遮盖荧光。在静止期病变，小静脉壁荧光染色，附近的血管吻合及新生血管明显扭曲伴有渗漏。

【诊断依据】

(1) 一般特点：青壮年、多为男性、常因单眼出现黑影飘动和(或)视力下降而就诊。

(2) 眼底检查：双眼周边视网膜血管（主要累及静脉）有白鞘、白线样改变，可伴有视网膜的斑片状出血和玻璃体积血，可见增生的视网膜新生血管或纤维血管膜。

(3) 排除系统性和眼部其他可以引起视网膜血管炎的疾病。

【治疗】

1. 一般治疗 突然大量玻璃体出血的患者应卧床休息，包扎双眼。同时口服凉血止血中药，如云南白药、三七片等。陈旧性玻璃体积血，可试用碘剂。

2. 病因治疗 重点为病因治疗，其目的是防止再发。无论是否发现活动或陈旧性结核病灶，可试用一段时间的抗结核治疗。

3. 皮质激素 疗效不确定，全身或眼部注射均可试行。

4. 光凝治疗 可用氩激光封闭病变血管以防出血。

第四节 糖尿病视网膜病变

案例 9-4-1

患者，女性，61岁，在当地县医院体检时发现“双眼底出血”而来就诊。否认眼红、眼痛等症状。糖尿病史7年，血糖控制尚可。眼科检查：右眼视力0.6，左眼视力0.6；双眼球结膜无充血，角膜透明，前房清，瞳孔圆，约3mm×3mm，对光反射存在，晶状体密度高。眼底：视乳头界清色正，视网膜血管走形正常，后极部可见散在微血管瘤。眼压：右眼14mmHg，左眼15mmHg。双眼底及荧光血管造影见图9-4-1，彩图9-3。

问题：

1. 该患者的诊断是什么？
2. 该患者的诊断依据是什么？
3. 该病例治疗方案是什么？

参考答案和提示：

1. 诊断 双眼糖尿病视网膜病变Ⅰ期。
2. 诊断依据

(1) 病史：糖尿病史7年。

(2) 眼底检查:视乳头界清色正,视网膜血管走形正常,后极部可见散在微血管瘤。

(3) 辅助检查:FFA 检查提示后极部数个微血管瘤形成。

3. 治疗方案　控制血糖;定期复查眼底。

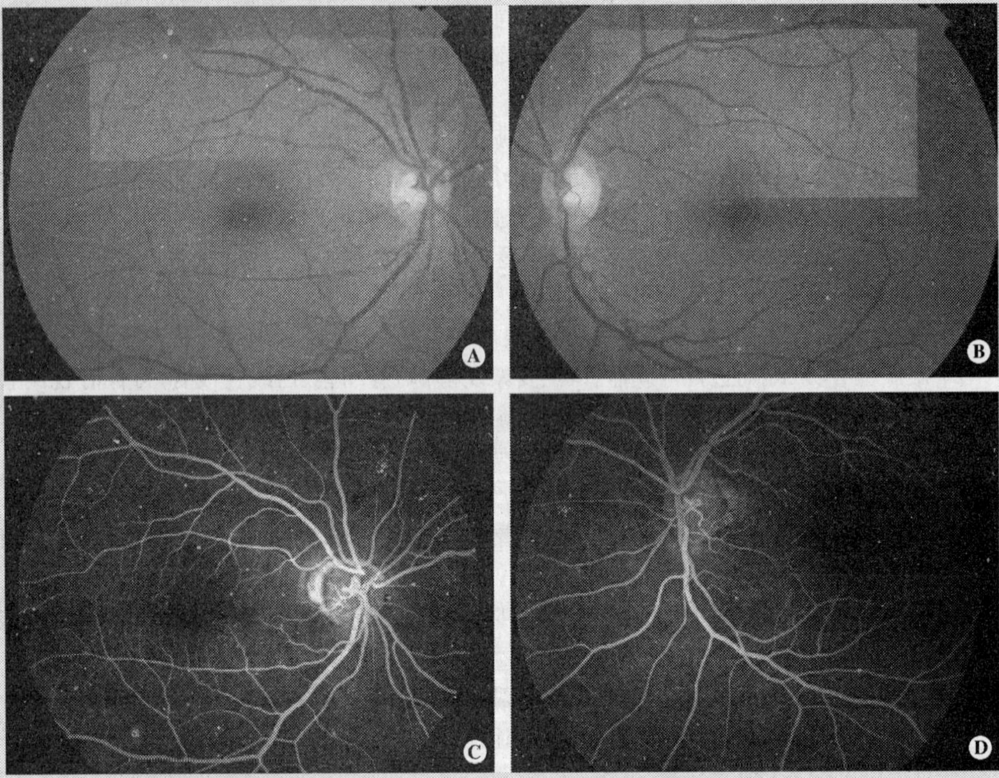

图 9-4-1　双眼底(A、B)及 AFF 像(C、D)

案例 9-4-2

患者,男性,54 岁,主诉"双眼视力下降 5 个月余,左眼视物不见伴眼红痛 2 周"。否认畏光及流泪。高血压病史 10 年,糖尿病 5 年,血糖、血压控制良好。眼科检查:右眼视力 0.1,左眼视力光感;右眼球结膜无充血,角膜透明,前房清,瞳孔圆,约 3mm×3mm,对光反射存在,晶状体密度高,下方玻璃体出血混浊,模糊可见视盘表面及上方血管弓旁大片纤维血管膜增殖,颞上方视网膜前出血,4PD 大小,动脉细,静脉迂曲,粗细不均,黄斑下方出血遮蔽,上方水肿。左眼球结膜深充血,角膜上皮水肿,前房清,虹膜面见大量新生血管,瞳孔圆,6mm×6mm,瞳孔缘色素外翻,直接对光反射消失,晶状体及眼底视不清。眼压:右眼 14mmHg,左眼 15mmHg。眼 B 超:右眼玻璃体出血,玻璃体视网膜增殖性改变。左眼玻璃体出血混浊。

问题:

1. 该患者的诊断是什么?
2. 该患者诊断依据是什么?
3. 该病例治疗方案是什么?

参考答案和提示：

1. 诊断　双眼糖尿病视网膜病变（增殖期）；左眼新生血管性青光眼。

2. 诊断依据

(1) 病史：高血压病史10年，糖尿病5年，双眼视力下降5个月余，左眼视物不见伴眼红痛2周。

(2) 眼科检查：右眼下方玻璃体出血混浊，模糊可见视盘表面及上方血管弓旁大片纤维血管膜增殖，颞上方视网膜前出血。左眼球结膜深充血，角膜上皮水肿，前房清，虹膜面见大量新生血管，瞳孔圆，6mm×6mm，瞳孔缘色素外翻，直接对光反射消失，晶状体及眼底视不清。

(3) 辅助检查：眼B超示右眼玻璃体出血，玻璃体视网膜增殖性改变。左眼玻璃体出血混浊。

3. 治疗方案　控制血糖；控制血压、血脂；右眼需行玻璃体联合手术治疗；左眼药物降眼压，根据眼底情况尽快行广泛视网膜激光光凝术，如眼压控制不良，根据视力结果，需考虑手术降低眼压。

案例 9-4-3

患者，男性，69岁，主诉"双眼视力下降1年，右眼视物不清4天"。糖尿病史15年，血糖控制不稳定。无眼红、眼痛。否认高血压及外伤史。眼科检查：右眼视力手动，左眼视力0.4；双眼球结膜无充血，双眼角膜透明，双眼前房清，双眼瞳孔圆，约3mm×3mm，对光反射存在，双眼晶状体密度高，右眼玻璃体出血混浊，右眼底视不清，左眼底视乳头色正常，生理凹陷无扩大，视网膜可见点片状出血及棉絮斑，黄斑可见硬性渗出，黄斑中心反光不清，A/V=1/2。

问题：

1. 该患者可能的诊断是什么？
2. 该患者诊断依据是什么？
3. 需做哪些辅助检查？
4. 需与哪些疾病鉴别？
5. 该病例治疗方案是什么？

参考答案和提示：

1. 诊断　双眼糖尿病视网膜病变（右眼增殖期，左眼非增殖期），左眼糖尿病黄斑水肿。

2. 诊断依据

(1) 病史：糖尿病史12年，血糖控制不稳定。无眼红、眼痛。否认高血压及外伤史。

(2) 专科检查：右眼视力手动，左眼视力0.4；右眼玻璃体出血混浊，右眼底视不清，左眼底视乳头色正常，生理凹陷无扩大，视网膜可见点片状出血及软性渗出，黄斑可见硬性渗出，黄斑中心反光不清，A/V=1/2。

3. 辅助检查　眼底荧光造影、眼B超、OCT、眼压等检查；需做全身检查，了解血糖、血脂、血压、心血管、肾脏功能等。

4. 鉴别诊断

(1) 视网膜静脉阻塞：患者有糖尿病病史，左眼已出现糖尿病视网膜病变的表现。

(2) 但也不能除外是静脉阻塞引起的，待出血吸收后，眼底检查及眼底荧光造影检查可鉴别视网膜静脉阻塞。

(3) 视网膜静脉周围炎：与年龄不符。

5. 治疗方案

(1) 控制血糖，控制血脂、血压。

(2) 根据左眼眼底荧光造影结果决定右眼视网膜激光光凝部位、范围。

(3) 右眼底出血 4 天，可观察 1～3 个月；玻璃体积血不吸收：行玻璃体手术治疗；积血吸收：眼底造影后行右眼视网膜激光光凝术。

临床思维：糖尿病视网膜病变

糖尿病视网膜病变(DR)简称“糖网”，糖尿病会引起视网膜血管失调。病症的发生率随着患糖尿病时间增加而提高。患有糖尿病 15 年以上的病人中大约 60％的病人眼部血管会受损，其中一部分有可能失明。

【病理】 糖尿病是糖代谢紊乱为主的多系统疾病，致使视网膜毛细血管基膜增厚，内皮细胞受损，毛细血管内皮细胞失去屏障功能，微血管瘤形成，视网膜毛细血管和小动脉闭锁，新生血管和纤维组织增生，玻璃体内纤维血管组织收缩，视网膜脱离。

【分期】 我国眼底病学组于 1984 年参考国外分期标准制订了我国的“糖尿病视网膜病变分期标准 ”。分为单纯型和增殖型，共六期。单纯型包括三期：Ⅰ期有微动脉瘤或并有小出血点。(＋)较少，易数。(＋＋)较多，不易数。Ⅱ期有黄白色“硬性渗出”或并有出血斑。(＋)较少，易数。(＋＋)较多，不易数。Ⅲ期有白色“软性渗出”或并有出血斑。(＋)较少，易数。(＋＋)较多，不易数。增殖型也有三期：Ⅳ期眼底有新生血管或并有玻璃体出血。Ⅴ期眼底有新生血管和纤维增殖。Ⅵ期眼底有新生血管和纤维增殖，并发视网膜脱离。

国外学者为了使用简便将本病分为三期：非增殖期、增殖前期、增殖期。非增殖期(称单纯型、背景型)：其特征为局部视网膜毛细血管闭塞，血管渗透性增强，表现为微血管瘤、点状出血、硬性渗出和视网膜水肿。增殖前期：特征为广泛毛细血管闭塞，棉絮样斑、点状出血，广泛微血管异常，静脉呈串珠状。增殖期：视网膜产生新生血管和纤维增殖，收缩牵拉视网膜脱离。

【诊断依据】

(1) 病史：患者的糖尿病诊断确立，1 型糖尿病患者的糖尿病病史常超过 5 年。

(2) 患眼表现为主要以视网膜微血管瘤为起始体征的多种视网膜血管性异常，包括视网膜的出血、硬性渗出、棉绒斑、血管闭塞、新生血管形成等多种改变。

(3) 视网膜的血管异常以微血管改变为主，大血管受累常出现在晚期，多为继发性改变。

(4) 双眼改变基本对称。

【治疗】

(1) 控制血糖是治疗糖尿病视网膜病变的关键。

(2) 对早期糖尿病视网膜病变(单纯型)除严格控制糖尿病外，可采用下列药物治疗：①抗血小板聚集药；②抗凝药物；③促纤溶药物。

(3) 激光治疗是一种对症治疗，由于氩离子激光光斑小，绿色激光易被血红蛋白吸收，故可直接凝固封闭新生血管、微血管瘤和有荧光渗漏的毛细血管，因而可制止玻璃体出血和视网膜水肿，而不致影响黄斑的功能。一旦发现有增殖性视网膜病变后，激光治疗使部分视网膜血管被激光凝固，剩余的视网膜可以得到较丰富的血氧供应，阻断了引起新生血管的刺激作用，因此有可能阻止视网膜病变的发展。

(4) 玻璃体切割术：近年来对于增殖型糖尿病性视网膜病变患者，玻璃体内有较多机化物时，视网膜电图正常者，可以采用切除玻璃体内机化物，以防止牵引性视网膜脱离，适当提高视力。

【预防】 糖尿病患者眼部最常见的并发症是糖尿病性视网膜病变，长期控制不好的糖尿病，随着病程的延长，100%都会出现视网膜病变。糖尿病比非糖尿病失明者多25倍。目前糖尿病性视网膜病变已成为四大主要致盲疾病之一。因此糖尿病人应采取下列措施保护眼睛。

(1) 积极有效地控制糖尿病，使血糖降至正常或接近正常。

(2) 积极治疗高血压。高血压促使糖尿病视网膜病变的发生，且加速其发展。

(3) 早期发现眼部并发症。在下列情况下应做眼部全面检查：①在确诊糖尿病时就要全面检查眼部，包括测视力、测眼压、查眼底。以后每年复查1次，已有视网膜病变者，应每年复查数次。②糖尿病妇女在计划怀孕前12个月内及确定怀孕时应查眼底，以后按照医生要求定期复查。③眼压增高，视力下降。已发现视网膜病变，不能解释的眼部症状，增殖性视网膜病变黄斑水肿，都要全面检查。

(4) 及时治疗。早期视网膜病变除有效地控制血糖及血压外，采用中医药辨证治疗确有一定作用。出现增殖性视网膜病变及黄斑水肿时可采用激光治疗。出现白内障需手术治疗。

第五节 高血压性视网膜病变

案例 9-5-1

患者，男性，72岁，因"双眼视物不清3年"就诊。否认眼红、眼痛等症状。高血压病史30年，平素未规律服用降血压药物。BP 170/90mmHg。眼科检查：右眼视力0.12，左眼视力0.2；双眼球结膜无充血，角膜透明，前房清，瞳孔圆，约3mm×3mm，对光反射存在，晶状体前皮质混浊。眼底：视乳头界清色淡，视网膜动脉银丝样改变，动静脉交叉压迫征(+)，后极部可见沿视网膜血管分布的火焰状出血，黄斑中心凹(—)。眼压：右眼16mmHg，左眼17mmHg。

问题：

1. 该患者诊断是什么？

2. 该患者诊断依据是什么？

3. 该病例治疗方案是什么？

参考答案和提示：

1. 诊断 双眼高血压性视网膜病变Ⅱ期；双眼老年性白内障。

2. 诊断依据

(1) 病史：高血压病史30年，平素未规律服用降血压药物。血压170/90mmHg。

(2) 眼底检查：视乳头界清色淡，视网膜动脉银丝样改变，动静脉交叉压迫征(+)，后极部可见沿视网膜血管分布的火焰状出血，黄斑中心凹(—)。

3. 治疗方案 控制血压；活血化瘀治疗以促进血吸收。

临床思维:高血压性视网膜病变

高血压性视网膜病变(HRP):由高血压性动脉硬化发展而来,HRP 可分为 4 期:

1. 血管收缩期 临床检查可见视网膜动脉局限性狭窄,若病变持久则出现普遍性狭窄。

2. 硬化期 血压控制不良,可出现硬化改变。硬化的血管具有下列特征:①动脉普遍狭窄,呈铜丝或银丝样改变;②动静脉压陷;③血管壁硬化导致血管壁光反射改变;④血管迂曲;⑤动脉和小动脉分支角度增大。

3. 渗出期 此期的出现表明视网膜的灌注压已超越其生理性自我调节机制,导致了血液-视网膜屏障破坏。从循环系统中漏出液体和血球,血管壁破损和血流异常,常发生缺血。眼底可见渗出、出血、棉絮斑和广泛微血管改变。

4. 视网膜动脉硬化的并发症期 在渗出期基础上出现的视盘水肿和动脉硬化的各种并发症。

【发病机制】 在高血压的急剧上升,经一种肌源性自我调节机制,刺激视网膜肌性动脉的血管张力。如血压持续升高,血管张力更为增加,且视网膜血管的管腔减小,发生血液-视网膜屏障破坏,出现视网膜病变的渗出期。与血管壁破坏的同时发生血流降低和缺血。棉絮状斑的出现为视网膜缺血的特征之一。当血压轻度升高,视网膜动脉中层膜发生中等度增生。如果高血压持续一段时间,视网膜血管发生透明性退变伴管壁肌细胞缺失,这些血管将呈现自我调节机制降低。血管壁破坏的患者可发生血栓形成,促进缺血的过程。

【治疗】

(1) 明确病因,尽快去除。

(2) 眼部采取对症治疗,如活血化瘀以促进渗出和出血的吸收,口服维生素 C、维生素 E 等。

第六节 妊娠高血压综合征的眼底改变

案例 9-6-1

患者,女性,32 岁,因"双眼视物不清 1 天"就诊。否认眼红、眼痛等症状。孕 36 周。平素身体健康。测血压 160/100mmHg。眼科检查:右眼视力 0.25,左眼视力 0.25;双眼球结膜水肿,角膜透明,前房清,瞳孔圆,约 3mm×3mm,对光反射存在,晶状体前皮质混浊。眼底:视乳头色淡界清,动脉变细,反光增强,动静脉交叉压迫征(+),视网膜未见明显的出血及渗出,黄斑区中心凹光反射(—)。眼压:右眼 12mmHg,左眼 13mmHg。

问题:

1. 该患者诊断是什么?
2. 该患者诊断依据是什么?
3. 该病例治疗方案是什么?

参考答案和提示:

1. 诊断 双眼妊娠高血压综合征性视网膜病变。

2. 诊断依据

(1) 病史:孕 36 周。平素身体健康。测血压 160/100mmHg。

(2) 眼底检查:视乳头色淡界清,动脉变细,反光增强,动静脉交叉压迫征(+),视网膜未见明显的出血及渗出,黄斑区中心凹光反射(—)。

3. 治疗方案 因患者现为妊娠期,眼科暂不给予荧光血管造影检查及治疗;转入妇产科控制血压治疗。

临床思维：妊娠高血压综合征的眼底改变

妊高症就指妊娠期(主要在孕 20 周以后)出现的系统性高血压的病变，妊高症的眼底改变本质上为高血压性的视网膜脉络膜病变。能导致患者出现明显的渗出性视网膜脱离的主要原因是高血压性脉络膜病变所致。

【眼底表现】 一般可分为三期：①动脉痉挛期；②动脉硬化期；③视网膜病变期。

【诊断依据】

(1) 病史：妊娠期，特别是在妊娠 20 周以后出现高血压的表现。

(2) 高血压性视网膜病变：视网膜动脉变细、视网膜出血和渗出等。

(3) 高血压性脉络膜病变：急性期主要表现为视网膜色素上皮屏障的多发性破坏引起的渗出性视网膜脱离。恢复期可见后极部多发性绕以脱色素环的色素性斑块。

(4) 双眼改变基本对称。

【治疗】 妊高症是危及产妇和胎儿生命安全的危险疾病。在动脉器质性改变之前，如果经过休息、禁盐、服用镇静和降压药物等措施后，血压下降者可继续妊娠，但需要监测血压情况。如果视网膜病变有出血、水肿、渗出，说明心、脑、肾等全身血管系统均受损害，必须及时终止妊娠。

第七节　视网膜母细胞瘤

案例 9-7-1

患儿，男性，14 个月，患儿母诉"发现患儿右眼发红，黑眼仁发雾，爱哭闹 1 周"求诊。足月顺产儿，无吸氧及产伤史。眼科检查：右眼球结膜深充血，角膜水肿雾状混浊，前房存在，瞳孔圆，6mm×6mm，直接对光反射消失，右眼底隐约见黄色结节状隆起，位于晶状体后方，表面不平有出血。眼压：手触右眼 T+2，左眼 Tn。辅助检查：眼 B 超示右眼球内实性站位，突向玻璃体腔，可见钙化斑，左眼球内未见异常。

问题：

1. 该患者最可能的诊断是什么？
2. 该患者还需做哪些检查？
3. 该患者需何种治疗？

参考答案和提示：

1. 可能的诊断　右眼视网膜母细胞瘤，右眼继发性青光眼。

2. 检查

(1) 眼部及头颅 CT 检查：了解有无眶内、颅内扩散，视神经有无增粗。胸片、腹部 B 超等。

(2) 全身检查：除外全身转移。

3. 治疗　该患儿需行眼球摘除术，视神经需切除 10mm 以上，并病理检查有无肿瘤扩散，如有扩散，需进一步行放射治疗及或化学疗法。

案例 9-7-2

患儿，男性，2 岁，患儿母亲诉"发现患儿右眼瞳孔区黄色反光 3 周"。患儿足月顺产，母乳喂养，无吸氧及产伤史。眼科检查：双眼球结膜无充血，角膜透明，前房清，瞳孔圆，右眼 4mm×4mm，直接对光反射迟钝，左眼 3mm×3mm，直接对光反射灵敏。散瞳后查：右眼底见黄色结节状隆起，向玻璃体腔突起，表面不平，可见出血。左眼底未见明显异常。

问题：

1. 该患者最可能的诊断是什么？
2. 该患者诊断依据是什么？
3. 该患者还需做哪些检查？
4. 需与哪些疾病鉴别？
5. 该病例治疗方案是什么？

参考答案和提示：

1. 最可能的诊断　右眼视网膜母细胞瘤。

2. 诊断依据

(1) 病史：男性，2岁，足月顺产，母乳喂养，无吸氧史。患儿母亲诉“发现患儿右眼瞳孔区黄色反光2周”。

(2) 眼科检查：视力不会查，双眼球结膜无充血，角膜透明，前房清，瞳孔圆，右眼4mm×4mm，直接对光反射迟钝，左眼3mm×3mm，直接对光反射灵敏。散瞳后查：右眼底见黄色结节状隆起，向玻璃体腔突起，表面不平，可见出血。

3. 检查　眼部影像学检查：眼B超，眼眶平片，眼部CT/MRI。血常规，血生化；胸片，腹部B超。

4. 鉴别诊断

(1) 早产儿视网膜病变：患儿足月顺产，母乳喂养，无吸氧史。单眼玻璃体腔内见黄白色隆起肿物，不符合早产儿视网膜病变；眼部B超等辅助检查可与之鉴别。

(2) 转移性眼内炎：患儿应有全身感染病灶，有发热等病史，但该患儿无此病史。眼科检查：有充血，前房有积脓，玻璃体腔见积脓，行眼B超检查及眼部CT/MRI等影像学检查可予以鉴别。

(3) 渗出性视网膜炎(Coats病)：该病多发生于7～8岁以上男性青少年，多为单眼。眼部检查：视网膜呈白色渗出性脱离，广泛的毛细血管扩张及出血点和胆固醇结晶。而视网膜母细胞瘤多发生于5岁以下婴幼儿，玻璃体混浊较多见，视网膜脱离为实性，血管怒张及新生血管多限于肿瘤区。此外，X线片、CT及超声诊断均有明显不同，可除外Coats病。

5. 治疗　该患儿需行眼球摘除，根据局部及全身检查有无转移、扩散，决定是否行全身化疗及眼部放射治疗。

临床思维：视网膜母细胞瘤

视网膜母细胞瘤(retinoblastoma，RB)是婴幼儿眼病中最严重、危害性最大的一种恶性肿瘤，多发生于5岁以下，可单眼、双眼先后或同时罹患，本病易发生颅内及远处转移，常危及患儿生命，因此早期发现、早期诊断及早期治疗是提高治愈率、降低死亡率的关键。

【分期】

1. 眼内生长期　开始在眼内生长时外眼正常，因患儿年龄小，不能自述有无视力障碍，因此本病早期一般不易被家长发现。当肿瘤增殖突入到玻璃体或接近晶状体时，瞳孔区将出现黄色反射，故称黑蒙性猫眼，此时常因视力障碍而瞳孔散大、白瞳征或斜视而家长发现。

眼底改变：可见圆形或椭圆形，边界清楚，单发或多发，白色或黄色结节状隆起，表面不平，大小不一，有新生血管或出血点。肿瘤起源于内核层者，向玻璃体内生者叫内生型，玻璃体内可见大小不等的白色团块状混浊；起源于外核层者，易向脉络膜生长者叫外生型，常使视网膜发生无裂孔性实性扁平脱离。裂隙灯检查，前房内可能有瘤细胞集落，形成假性前房积脓、角膜后沉着物，虹膜表面形成灰白色肿瘤结节，可为早期诊断提供一些临床依据。

2. 青光眼期 由于肿瘤逐渐生长体积增大，眼内容物增加，使眼压升高，引起继发性青光眼，出现眼痛、头痛、恶心、呕吐、眼红等。儿童眼球壁弹性较大，长期的高眼压可使球壁扩张，眼球膨大，形成特殊的所谓"牛眼"外观、大角膜、角巩膜葡萄肿等，所以应与先天性青光眼等鉴别。

3. 眼外期

(1) 最早发生的是瘤细胞沿视神经向颅内蔓延，由于瘤组织的侵蚀使视神经变粗，如破坏了视神经孔骨质则视神经孔扩大，但在X线片上即使视神经孔大小正常，也不能除外球后及颅内转移的可能性。

(2) 肿瘤穿破巩膜进入眶内，导致眼球突出；也可向前引起角膜葡萄肿或穿破角膜在球外生长，甚至可突出于睑裂之外，生长成巨大肿瘤。

4. 全身转移期 转移可发生于任何一期，例如发生于视神经乳头附近之肿瘤，即使很小，在青光眼期之前就可能有视神经转移，但一般讲其转移以本期为最明显。转移途径：

(1) 多数经视神经或眶裂进入颅内。

(2) 经血行转移至骨及肝脏或全身其他器官。

(3) 部分是经淋巴管转移到附近之淋巴结。

【诊断依据】 根据病史、年龄和临床症状。X线检查：可见到钙化点，或视神经孔扩大。B超检查：可分为实质性和囊性两种图形，前者可能为早期肿瘤，后者代表晚期肿瘤。CT检查：①眼内高密度肿块；②肿块内钙化斑，30%～90%病例有此发现可作为诊断依据；③视神经增粗，视神经孔扩大，说明肿瘤向颅内蔓延。荧光眼底血管造影：早期即动脉期，肿瘤即显荧光，静脉期增强，且可渗入瘤组织内，因荧光消退迟，在诊断上颇有价值。尿化验：患者尿中香草扁桃酸(VMA)和高香草酸(HVA)24小时排泄增多。故当尿中VMA和HVA阳性时有助于诊断，但阴性仍不能排除肿瘤。

【鉴别诊断】 视网膜发育异常；晶状体后纤维增生；转移性眼内炎。Coats病：发生于7～8岁以上男性青少年，多为单眼，病程进展缓慢。眼部检查，玻璃体很少有混浊，视网膜呈白色渗出性脱离，广泛的毛细血管扩张及出血点和胆固醇结晶。而Rb多发生于5岁以下婴幼儿，玻璃体混浊较多见，视网膜脱离为实性，血管怒张及新血管多限于肿瘤区。

【治疗】

1. 手术治疗 仍是目前较好的治疗方法。如是单眼，肿瘤尚局限于眼球内时，要早期行眼球摘除术。手术时切断的视神经不能短于1cm。术后病理检查，如发现肿瘤已侵及视神经残端者，应进行放疗，如眶内容亦受累还应进行眶内容剜除术，术后放疗加化疗。

2. 放射疗法

(1) 如肿瘤已达球外期，且大者，可先做放疗，使肿瘤缩小后再行眶内容剜除术，术后继续进行放疗。

(2) 如双眼均有肿瘤时，除对较严重的一眼进行手术外，较轻的一眼尽量争取作放疗和(或)化疗。

3. 冷冻疗法 对位于赤道部以前的视网膜周边部孤立的较小的肿瘤，可行冷凝术，温度在−90～−100℃，冷冻至肿瘤变为冰球，1分钟完全融化，立即再冻，每点重复3次。一般治疗后2～3周肿瘤消失，脉络膜萎缩，视网膜色素沉着，有时有钙化斑块。

4. 光凝疗法 仅用小而孤立的肿瘤(3mm直径)，黄斑部及视神经大血管附近的肿瘤不能用本法，以免视力及血管损伤。

5. 化学疗法 仅能起到辅助治疗的目的，三乙烯三聚氰胺可以口服，肌内注射和颈动脉内注射。常与放疗、光凝、冷凝等疗法合并应用，以提高疗效。在应用中应常复查血象，白细胞低于 4000 应停药。

6. 光动力疗法

7. 免疫疗法 目前认为本病与免疫改变有关,故设想采用免疫抑制剂治疗,以控制肿瘤的增殖。

第八节 视网膜脱离

案例 9-8-1

患者,男性,72 岁,因"左眼红痛伴视力下降 2 周"来求诊。右眼 5 年前失明,原因不详,未治疗过。有"关节炎"病史;否认高血压,糖尿病等病史。眼科检查:右眼无光感,左眼视力 0.4。右眼球萎缩,左眼球结膜深充血,角膜后灰色尘状 KP(++),房光(++),左眼瞳孔药物散大,左眼晶状体混浊,左眼玻璃体混浊,左眼视网膜下方脱离。未见网膜裂孔。

问题:

1. 该患者最可能的诊断是什么?
2. 该患者还需做哪些检查?
3. 需与哪些疾病鉴别?
4. 该病例治疗方案是什么?

参考答案和提示:

1. 最可能的诊断 左眼渗出性视网膜脱离;左眼葡萄膜炎;左眼并发性白内障;右眼球萎缩。

2. 检查 三面镜或间接眼底镜检查有无裂孔,进一步除外裂孔源性视网膜脱离;还可做眼底血管造影,眼 A/B 超等。

3. 鉴别诊断

(1) 孔源性视网膜脱离:该病也会有 KP,房水光阳性,但患者多有近视、外伤等诱因,可查到裂孔。

(2) 眼底肿瘤:可见有实性肿物隆起,眼 A/B 超等影像学检查可鉴别。

4. 治疗 治疗原发病:按葡萄膜炎治疗。

临床思维:视网膜脱离

视网膜脱离是视网膜的神经上皮层与色素上皮层的分离。两层之间有一潜在间隙,分离后间隙内所潴留的液体称为视网膜下液。按病因可分为孔源性、牵拉性和渗出性视网膜脱离。视网膜脱离的部分无法正常工作,大脑接受从眼部来的图像不完整或全部缺失。

【病因】 发病的诱因有视网膜周边部的格子状和囊样变性,玻璃体液化变性和视网膜粘连,这些诱因又与年龄、遗传、外伤等因素有关,玻璃体对视网膜的牵引,在发病机制上更显得重要。

【临床表现】

1. 症状

(1) 飞蚊与闪光:出现最早。中老年人特别是高度近视眼患者,突然出现大量飞蚊、某一方位持续闪光时,应警惕视网膜脱落的可能。

(2) 中心视力下降:后极部的视网膜脱落,视力急剧下降。周边部初脱时,对中心视力无影响或影响甚小。同样在高危病人有视力下降时应详细检查眼底。

(3) 视物变形:当周边部视网膜脱落波及后极或后极部发生浅脱落时,除中心视力下降外,尚有视物变形。

(4) 视野缺损：视网膜脱落时，部分敏感患者可发觉视野缺损。但仅下方视野缺损有早期诊断价值。

2. 体征　眼底检查可见脱离区的视网膜失去了正常的红色反光而呈灰色或青灰色，轻微震颤，表面有暗红色的血管爬行。隆起的视网膜宛如山岗起伏，隆起度而范围广者可遮蔽视盘，并有皱襞。黄斑区脱离时，黄斑中心凹呈一红点，与附近灰白色脱离的视网膜形成鲜明对比。在视网膜脱离中常可发现裂孔。裂孔呈红色，周围视网膜呈灰白色，多见于颞上，其次是颞下，鼻侧最少见。锯齿缘部的裂孔，多在颞下或下方，裂孔也可发生于黄斑区或尚未脱离的视网膜，裂孔的大小及数目不等。可为圆形或马蹄形裂孔，也有条纹状、锯齿缘离断和形状不规则的。脱离的视网膜有时隆起度很高可将裂孔遮蔽，检查时可令病人改变头部卧位。也可包扎双眼，卧床 1～2 日，待隆起度减低时再检查。

【治疗】　寻找裂孔和手术封闭裂孔是治疗本病的关键。采用手术封闭裂孔，方法较多，可采用光凝或冷凝疗法，合并放出视网膜下液法、巩膜外加压术及环扎术等方法。复杂病例需同时进行玻璃体手术。

复 习 题

一、名词解释

1. 视网膜静脉周围炎　2. 视网膜脱离

二、简答题

1. 视网膜中央动脉阻塞的典型临床表现是什么?
2. 视网膜中央静脉阻塞的典型临床表现是什么?
3. 简述糖尿病性视网膜病变的主要病理改变，临床诊断，分类及治疗。
4. 简述糖尿病可能引起致盲的眼部并发症。
5. 试述原发性高血压性视网膜病变的眼底所见。
6. 白色瞳孔的常见原因是什么? 试简述其诊断及鉴别诊断。
7. 视网膜脱离的分类，如何诊断?

三、问答题

1. 患者，女性，45 岁，突然右眼失明来诊。检查：右眼光感，眼球不充血，角膜清亮，前房稍浅，角膜后无 KP，闪光(一)，瞳孔中等散大，应如何考虑其诊断和治疗?
2. 患者，女性，70 岁，左眼视力下降 2 个月。查体：右眼视力 0.5，左眼视力 0.2. 双眼后极部及中周部视网膜多处出血、微血管瘤，伴有脂质渗出和棉絮斑。追问病人近两年有多饮、进行性消瘦。该患者最可能的诊断是什么? 急需哪项检查?
3. 患者，男性，50 岁，双眼高度近视，左眼视力下降 2 周，下方视物遮挡感，逐渐扩大，不伴眼痛，血压、血糖正常。最常见的疾病是什么?

参 考 答 案

一、名词解释

1. 视网膜静脉周围炎又称 Eales 病，由于常发生在青年，并有反复玻璃体出血的特征，故又称青年复发性玻璃体出血。
2. 视网膜脱离是视网膜的神经上皮层与色素上皮层的分离。两层之间有一潜在间隙，分离后间隙内所潴留的液体称为视网膜下液。按病因可分为孔源性、牵拉性和渗出性视网膜脱离。

二、简答题　略。

三、问答题　略。

第十章　视神经疾病

第一节　视神经乳头炎

案例 10-1-1

患者，女性，23 岁，患者因“右眼突然视力下降 3 天，伴眼球转动时疼痛”求诊。患者诉 3 天前无任何诱因情况下突然右眼突然视力下降，伴眼球转动时疼痛，无眼红痛及畏光流泪，患者未行任何诊治。既往体健。眼科检查：右眼视力手动/眼前，左眼视力 1.0；双眼眼位正，眼球运动正常。右眼睑无红肿，结、角膜清，前房清，瞳孔中度散大，直径约 5mm，直接对光反射消失，间接对光反射存在，晶状体清，玻璃体未见明显混浊。眼底：视盘充血、水肿，隆起度＜1D，边界不清，视盘边缘可见放射状出血，视盘周围静脉轻度怒张，后极部视网膜水肿。左眼睑无红肿，结、角膜清，前房清，瞳孔 3mm×3mm，直接对光反射存在，间接对光反射消失，晶状体清，玻璃体未见明显混浊。眼底：视盘色正常，边界清，C/D＝0.4，黄斑中心凹光反射（＋）。右眼底如图 10-1-1，彩图 17。

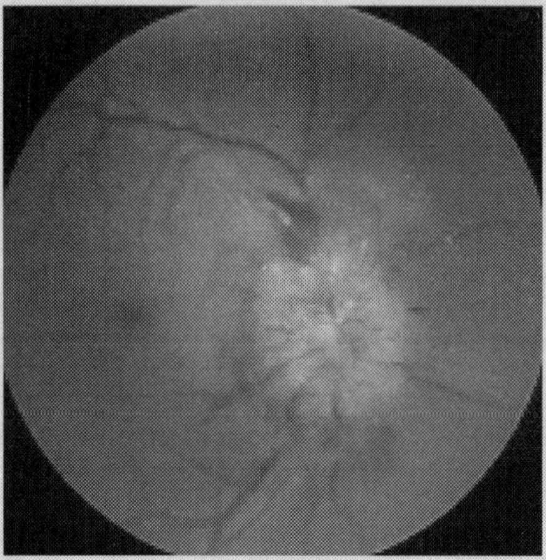

图 10-1-1　视神经乳头炎

问题：

1. 该患者的可能诊断是什么？
2. 还需做哪些辅助检查？
3. 该病例治疗方案是什么？

参考答案和提示：

1. 可能诊断　右眼视神经乳头炎。
2. 辅助检查　视野；FFA；VEP、ERG；头颅及视神经 CT 或 MRI 检查。
3. 治疗方案　尽力找出病因，除去病灶；应用大剂量的皮质类固醇药物；大剂量的维生素 B 族药物和血管扩张剂等支持治疗；如有感染情况，可使用抗生素。

案例 10-1-2

患者，女性，29 岁，患者因“左眼突然视力下降 1 天”求诊。患者诉 1 天前无任何诱因情况下左眼突然视力下降，无眼红痛及畏光流泪，伴眼球转动时轻度疼痛。既往体健。眼科检查：右眼视力 1.0，左眼视力指数/20cm；双眼眼位正，眼球运动正常。右眼睑无红肿，结、角膜清，前房清，瞳孔中度散大，瞳孔 3mm×3mm，直接对光反射存在，间接对光反射消失，晶状体清，玻璃体未见明显混浊。眼底：视盘色正常，边界清，C/D＝0.3，黄斑中心凹光反射（＋）。左眼睑无红肿，结、角膜清，前房清，直径约 4mm，直接对光反射消失，间接对光反射存在，晶状体清，玻璃体未见明显混浊。眼底：视盘充血、水肿，边界尚清，视盘边缘可见放射状出血，视盘周围静脉轻度怒张，后极部视网膜可见散在片状出血。左眼底如图 10-1-2。

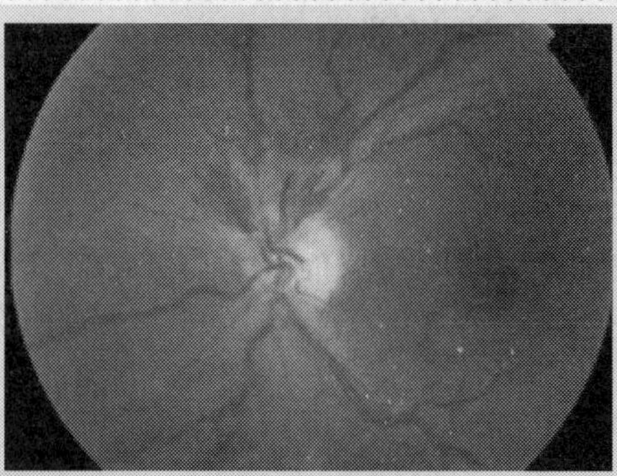

图 10-1-2　左眼底

问题：

1. 该患者的可能诊断是什么？

2. 该病例治疗方案是什么？

参考答案和提示：

1. 可能诊断　左眼视神经乳头炎。

2. 治疗方案　大剂量皮质类固醇药物；病因治疗；大剂量维生素 B 族药物和血管扩张剂等支持治疗；感染时，使用抗生素。

临床思维：视神经乳头炎

视神经乳头炎是紧邻眼球段的视神经的一种急性炎症，发病急剧，视力障碍严重，多累及双眼，很易与视神经乳头水肿相混淆。

【病因】　很多原因均可引起视神经乳头炎，如脑膜炎、肺炎、眼眶蜂窝织炎、葡萄膜炎、结核、梅毒等，另外，约有近半数的病例，用目前的检查方法，还不能查出病因。此外，中枢神经系统的脱髓鞘性疾病，如视神经脊髓炎（Devic 病），也可表现为视神经乳头炎。

【临床表现】　多数病人均系双眼（少数也可为单眼）突然发生视力模糊，1～2 天视力严重障碍，甚至全无光感；发病同时或发病之前，可因视神经的肿胀，因而影响了肌肉圆锥附近眼肌的肌鞘，而产生眼球后胀痛或眼球转动时球后胀痛等感觉。部分患者可有不同程度的色觉障碍。少数患者感头痛、头昏，但多无恶心及呕吐。

眼科检查：外眼一般正常，视力严重下降，且不能矫正；瞳孔不同程度散大，直接对光反射迟钝，间接对光反射存在；眼底视神经乳头充血、边界模糊，视网膜静脉充盈、曲张，动脉一般无明显改变，有时可见视神经乳头周围有少许小的火焰状出血，通常很少发生渗出。晚期视神经发生继发性萎缩时，视神经乳头颜色转淡，动脉变细，视网膜上并可有色素沉着。

视野检查：视野可出现巨大的中心暗点，中心暗点大而且致密。周围视野一般改变不大，但也可有轻度向心狭窄，生理盲点稍大。

【鉴别诊断】

1. 视神经乳头水肿　多有头痛、呕吐、阵发性黑矇等病史。即使视神经乳头水肿高达 6 个屈光度，但视功能多正常。眼底常见出血及渗出。生理盲点扩大而周围视野正常。

2. 假性视神经炎　视神经乳头虽也较红，并稍隆起，但不超过 1～2 个屈光度，且无出血及渗出。视力、视野正常，生理盲点不大。

【治疗】

(1) 视神经乳头炎的治疗，主要是除去病因，及时而且迅速的给以大剂量的皮质类固醇药物以及大剂量的维生素 B 族药物和血管扩张剂常可收到较好的效果。不少病人在发病后 2～6 周，即使未给予任何治疗，也可自行缓解，视力可完全恢复正常。

(2) 若 CT 检查提示视神经增粗、受压，可经鼻窦或眼眶进行视神经管减压术。

第二节 球后视神经炎

案例 10-2-1

患者，女性，20 岁，因“双眼视力急剧下降伴眼球转动痛 1 天”来求诊，未行任何诊治。否认糖尿病，高血压，外伤史。眼科检查：双眼视力 0.1，双眼结、角膜清，前房清，瞳孔大小正常，对光反射稍迟钝，晶状体清。眼底检查示双眼视盘界清色正，C/D=0.3，生理凹陷未见扩大及加深，视网膜血管走形正常，A/V=2/3。

问题：

1. 该患者最可能的诊断是什么？
2. 该患者诊断依据是什么？
3. 最有意义的检查是什么？
4. 首选治疗方法是什么？

参考答案和提示：

1. 最可能的诊断 双眼急性球后视神经炎。
2. 诊断依据 急性球后视神经炎常发生于青壮年，典型的症状为眼球转动痛，急性视力下降。眼科检查：除瞳孔相对传导阻滞外，裂隙灯下眼部检查都正常。
3. 最有意义的检查 视野检查可确定病变部位，排除颅内占位性病变。
4. 首选治疗方法 由于视神经炎病因复杂，可由感染性、自身免疫性、代谢性及中毒性病变引起，故可选用抗生素、糖皮质激素、血管扩张剂和神经营养药物治疗，但首选糖皮质激素。

案例 10-2-2

患者，女性，18 岁，因“左眼视物不清伴眼球转动痛 1 周”来就诊，未行任何诊治。既往体健。眼科检查：右眼视力 0.5，矫正后 1.0，左眼视力 0.06，矫正后 0.06；双眼结、角膜清，前房清，右眼瞳孔 3mm×3mm，直接对光反射灵敏，间接对光反射迟钝。左眼瞳孔 4mm×4mm，直接对光反射迟钝，间接对光反射存在。双眼晶状体清。双眼眼底检查示双眼视盘界清色正，C/D=0.3，生理凹陷未见扩大及加深，视网膜血管走形正常，A/V=2/3，黄斑中心凹光反射(+)。

问题：

1. 该患者最可能的诊断是什么？
2. 最有诊断价值的检查是什么？
3. 首选治疗方法是什么？

参考答案和提示：

1. 最可能的诊断 左眼急性球后视神经炎。
2. 最有诊断价值的检查 眼电生理 VEP 出现各波潜伏期延长及振幅降低。
3. 首选治疗方法 糖皮质激素冲击治疗。

临床思维：球后视神经炎

球后视神经炎是指穿出巩膜后孔的眶内段视神经以及管内段视神经甚至颅内段视神经发生的炎症，而眼底无明显表现者。

【病因】 常由于全身急性或慢性传染性疾病，也可继发于邻近器官、眼眶和鼻窦炎症或葡萄膜炎蔓延引起。另外，营养和代谢障碍、脱髓鞘疾病、血管性疾病等也是该疾病的发生原因，约半数原因不明。

【临床表现】

1. 症状 双眼或单眼视力迅速减退，常在数小时或1～2天发生严重的视力障碍，重者可以完全失去光觉。由于视神经的炎性肿胀，致使视神经外周的硬脑膜鞘也发生肿胀，进而影响到眶尖部肌肉圆锥处的总腱环，尤其是上直肌及内直肌的肌鞘，因此80%的病人常感有眼球后部的轻微胀痛，特别是在向上及内侧看时更为明显。有时用手压迫眼球时也可引起轻微疼痛。

2. 体征 外眼检查正常。瞳孔有明显改变：单眼全盲者，患眼瞳孔直接光反射及对侧健眼间接光反射消失，但患眼瞳孔间接光反射及对侧健眼直接光反射存在；双眼全盲者，双侧瞳孔散大，无光反射。单侧视力障碍者及双眼视神经炎但双眼损害程度不等者，视力损害严重侧瞳孔有相对性瞳孔传入障碍征阳性，即交替遮盖一眼，遮盖患眼时，健眼瞳孔无变化；遮盖健眼时，患眼瞳孔散大。但双侧视神经炎患者如两侧损害程度相等其相对性瞳孔传入障碍征则为阴性。

3. 眼底检查 少数病人炎症邻近球后不远处，眼底检查可见视神经乳头有轻度充血，然而绝大多数球后视神经炎病人眼底均查不出任何异常。因此，可以形象的描述球后视神经炎的是"病人看不见，医生查不出"。

4. 视野检查 视野可出现中心暗点，旁中心暗点，周边视野缩小（尤以红绿视野改变明显）。

【治疗】 治疗首先应积极寻找病因，针对病因治疗。尽早使用糖皮质激素、抗生素、血管扩张剂和神经营养药物。

【预后】 球后视神经炎一般预后较好，大多数病人视力均可恢复。但也有部分病人治疗后视力并无改善，终至失明。

第三节 视神经乳头水肿

案例 10-3-1

患者，女性，30岁。患者诉1周前无任何诱因情况下突然双眼视物模糊，无眼红痛及畏光流泪，伴头痛、头晕、恶心、呕吐，呕吐物为胃内容物，休息后症状缓解，患者未行任何诊治，既往体健。眼科检查：右眼视力1.0，左眼视力1.0；双眼眼位正，眼球运动正常。双眼睑无红肿，双眼结、角膜清，前房清，瞳孔正圆，直接对光反射存在，晶状体清。眼底检查：双眼视盘边界不清，隆起度3D，视盘周围散在小条状出血，黄斑中心凹反光不清。

问题：

1. 该患者的可能诊断是什么？
2. 还需做哪些辅助检查？
3. 其发病最可能由哪种因素引起？

参考答案和提示：

1. 该患者的可能诊断 双眼视神经乳头水肿。
2. 还需做的辅助检查 视野、FFA、头颅CT或MRI，必要时做腰椎穿刺。
3. 其发病最可能的因素 最可能由颅内高压引起，因患者有明显的颅内压增高引起的症状，但也不排除炎症、缺氧、淤血、低眼压和压迫性等因素。

临床思维：视神经乳头水肿

视神经乳头水肿是颅内、眶内、全身性疾病以及眼球局部的某些疾病所引起的视神经乳头的被动性水肿，而视神经并无原发性炎症，因此常常没有视功能障碍。

【病因】

1. 颅内病变 是视乳头水肿最常见的原因，尤其是颅内肿瘤，据统计80％的脑瘤患者可出现视乳头水肿，其中又以小脑肿瘤发生率高且快。其他如颅内炎症、水肿、血肿、脓肿、寄生虫等亦可引发视乳头水肿。

2. 眶内原因 眶内肿物、炎症、出血、视神经本身的肿瘤，直接压迫视神经引起血液、淋巴液回流障碍。

3. 眼内压的突然降低 如角膜瘘、眼球挫伤、穿透伤、抗青光眼手术后、视网膜脱离复位术后导致的眼压过低。另外，急剧的眼压过高，眼组织水肿如急性闭角型青光眼发作，由于视乳头周围的血管因眼压高发生闭塞，同样可发生视乳头水肿。

4. 全身疾病 如贫血、白血病、肾炎、高血压、妊娠中毒症、血小板减少性紫癜、复发性胃出血、肺气肿、铅中毒及Addison病。

【临床特点】 绝大多数视神经乳头水肿病人除因颅内原发疾病引起的头痛、呕吐等颅内压增高等症状以外，即使视神经乳头水肿很严重，甚至病程相对长，病人也可以完全没有自觉症状，其视力和视野可以完全正常。这种视功能长期保持正常的特点，是视神经乳头水肿的一个最大特征。

水肿初期常有阵发性一过性视物朦胧，但视力表视力可完全正常，随病情发展，一过性视物朦胧发作日益频繁，甚至出现一过性黑朦（此一情况多在快速站起、急骤转动头部时发生，故患者行动显得缓慢谨慎），视力亦逐渐下降。视野检查可见生理盲点扩大。如乳头水肿长期不能缓解，视神经纤维进行性萎缩，视力障碍日趋严重，视野除生理盲点扩大外，还有向心性狭窄。

双眼视神经乳头水肿绝大多数由颅内占位病变或全身疾病引起的颅内压增高所致。所以患者常有头痛、恶心、呕吐等相关症状与体征。单眼者多因眶内占位病变，常伴有眼球突出。

【治疗】 针对原发病进行治疗。

复习题

一、名词解释

1. 球后视神经炎 2. 视神经乳头水肿

二、简答题

简述急性视神经乳头炎，前部缺血性视乳头病变以及视乳头水肿的鉴别诊断。

三、问答题

1. 患者，女性，23岁，右眼视物模糊，伴眼球运动痛5天。5天来视力进行性下降。既往体健。眼科检查：右眼视力0.2，左眼视力1.0，右眼瞳孔相对传导障碍，眼球运动正常，眼底正常。该患者最可能的诊断是什么？最主要的辅助检查是什么？
2. 患者，男性，56岁，头疼、眼痛伴视物不适感1月余。查体：双眼视力1.0，双眼压正常，双眼前节无异常，双眼底见有视盘充血水肿，该患者首先应做哪项辅助检查？

参考答案

一、名词解释

1. 球后视神经炎是指穿出巩膜后孔的眶内段视神经以及管内段视神经甚至颅内段视神经发生的炎症，而眼底无明显表现者。
2. 视神经乳头水肿是颅内、眶内、全身性疾病以及眼球局部的某些疾病所引起的视神经乳头的被动性水肿，而视神经并无原发性炎症，因此常常没有视功能障碍。

二、简答题 略。

三、问答题 略。

第十一章 眼视光学

第一节 近 视

案例 11-1-1

患者，女性，11 岁，由父母带到医院，因为坐在教室后面看不清黑板上的字，喜欢眯眼，以前没有检查过眼睛，学习成绩很好，喜欢读书和打球。既往史、个人史及家族史无特殊。无眼部外伤史。体格检查：血压 100/80mmHg，脉搏 80 次/分，心、肺、腹、四肢检查未见异常。眼科检查：右眼远视力 0.2，近视力 1.0；左眼远视力 0.4，近视力 1.0；双眼附属器、眼前段及眼底未见异常。眼位：33cm 处角膜映光正位，眼球运动未见异常，眼压正常。托吡酰胺眼液散瞳检影验光结果：右眼－2.00DS/－0.25DC＝1.0，左眼－1.75DS＝1.0；复验时主觉验光结果：右眼－2.00DS＝1.0，左眼－1.75DS＝1.0。

问题：

1. 该患者可能的诊断是什么？
2. 该患者诊断依据有哪些？
3. 该病例治疗方案是什么？

参考答案和提示：

1. 诊断　双眼屈光不正(轻度近视)。

2. 诊断依据　患者为学生，坐在教室后面看不清黑板上的字，喜欢眯眼，远视力异常，近视力正常；眼前段及眼底未见异常。睫状肌麻痹后客观检影验光及复验主觉验光为近视。

3. 治疗方案

(1) 准确验光确定近视度数，右眼－2.00DS＝1.0，左眼－1.75DS＝1.0。

(2) 配最低度数最佳矫正视力的凹透镜。

案例 11-1-2

患者，男性，35 岁，主诉视物不清，有时伴眼前黑影漂浮，既往未诊治过，因近期参加培训学习，坐在后排看不清楚黑板上字，故来医院眼科就诊。既往无头痛史，无外伤史，无高血压、糖尿病史，其母患有近视眼，体格检查未见明显异常。眼科检查：右眼远视力 0.04，近视力 1.5/10cm；左眼远视力 0.06，近视力 1.5/10cm；双眼附属器未见异常，双眼角膜透明，双眼瞳孔直径 3mm×3mm，光反射灵敏，双眼晶状体透明，双眼玻璃体混浊；双眼底：－20.0DS 可窥清眼底，呈豹纹状眼底，双眼视乳头色正常，颞侧见近视弧形斑，黄斑中心凹反光弱，未见出血、渗出。眼位：33cm 处角膜映光正位，眼球运动未见异常。眼压正常。主觉验光右眼－10.00DS＝1.0，左眼－10.50DS＝1.0.

问题：

1. 该患者可能的诊断是什么？
2. 该患者诊断依据有哪些？
3. 还应做哪些相关检查帮助诊断？

4. 最适合的治疗方法是什么？

参考答案和提示：

1. 诊断　双眼屈光不正（高度近视），双眼玻璃体混浊。

2. 诊断依据　患者视远不清伴眼前黑影飘动，既往史、个人史无特殊，其母患有近视，眼部检查：右眼视力 0.04，近视力 1.5/10cm，左眼视力 0.05，近视力 1.5/10cm。远视力不正常，近视力正常。双眼玻璃体内有絮状物漂浮，一般高度近视患者均伴有玻璃体液化或混浊，双眼底为豹纹状眼底，−20.0DS 才能看清眼底；主觉验光：右眼 −10.00DS，左眼 −10.50DS。

3. 辅助检查

(1) 小瞳孔下检影验光确定屈光度数。

(2) 双眼 A/B 超检查：A 超检查了解双眼轴长，B 超检查了解玻璃体、视网膜、脉络膜情况，排除视网膜脱离等。

4. 最适合的治疗方法

(1) 准确验光，配戴合适的自身情况的眼镜。

(2) 患者未配戴近视眼镜，可先验配一定度数而无明显不适的近视眼镜，即（配戴过渡眼镜），适应后再配足最佳矫正视力的最低度数的近视眼镜。

临床思维：近视

【概念】　近视指眼在调节静止状态下，外界平行光线进入眼内后聚焦于视网膜感光细胞层之前，即远点移近的一种屈光状态。近视指在无调节的情况下，平行光线经眼球屈光系统折射后聚焦在视网膜前图 11-1-1，图 11-1-2。

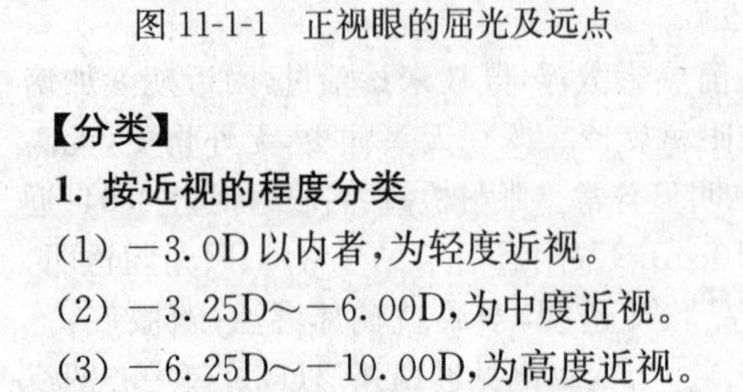

图 11-1-1　正视眼的屈光及远点

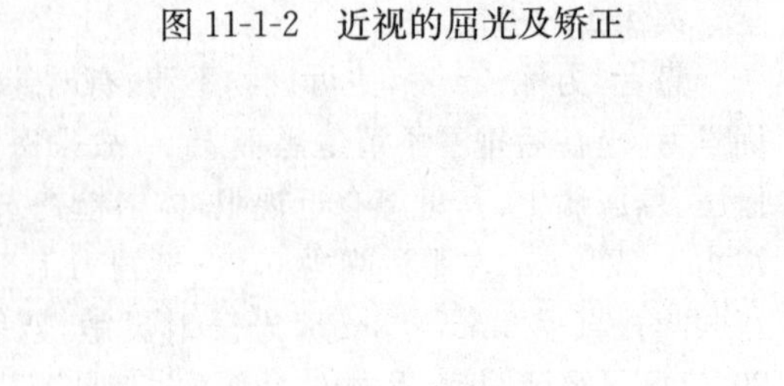

图 11-1-2　近视的屈光及矫正

【分类】

1. 按近视的程度分类

(1) −3.0D 以内者，为轻度近视。

(2) −3.25D～−6.00D，为中度近视。

(3) −6.25D～−10.00D，为高度近视。

(4) −10.00D 以上为重度近视。

2. 按屈光成分分类

(1) 屈光性近视眼：眼轴正常或基本在正常范围内，多由于眼各屈光成分异常或各成分间组合异常，而使平行光束入眼经屈折后聚焦于视网膜前，而形成屈光性近视，为一时性，或为永久性，主要见于以下几种情况：

1) 曲率性近视：由于角膜前面或晶状体表面弯曲度过强，曲率半径变短，而使平行光束入眼后过早聚焦于视网膜前。见于圆锥角膜、巨大角膜或小角膜、角膜葡萄肿、角膜移植术后、球形晶状体及小晶状体等情况。

2) 屈光指数性近视：由于房水、晶状体屈光指数的增高，屈光力增加，而使平行光束入眼后过早聚焦于视网膜前。见于急性虹睫炎、初发白内障、老年晶状体核硬化或浑浊(如老年近视)及糖尿病患者。

3) 调节性近视：由于长时间近距离用眼，在不良环境及体力与心理条件影响下，视力负荷增加，调节一时不能放松，出现调节紧张或调节痉挛，分功能性与器质性两种。

(2) 轴性近视眼：由于眼轴延长，平行光束进入眼内聚焦于视网膜之前，而眼其他屈光成分基本正常。见于病理性近视眼及大多数单纯性近视眼。

3. 按照病程进展和病理变化分类

(1) 单纯性近视眼：眼球在发育基本稳定之后发展的近视，屈光度在－6.00D之内的，称为单纯性近视眼。其中绝大多数眼是健康的，用适当的镜片即可将视力矫正至正常。

(2) 病理性近视眼：20岁以后近视仍在发展，并有病理性变化者，称为进行性或病理性近视眼。其特点是眼部组织合并发生一系列变性的病理变化。如高度近视眼的角膜后弹力层很容易破裂；巩膜变薄十分明显；睫状体表现局限于环行纤维的萎缩；玻璃体由于变性、液化、正常网架样结构破坏，灰色纤维及空泡增加；脉络膜进行性萎缩与变薄，包括变性、色素细胞破坏及出现兴盛新生血管；由于眼球向后伸长，视盘周围脉络膜因受牵引，从视盘旁脱开，暴露出巩膜，形成白色弧线斑；视网膜则表现为退行性变化。

4. 按照是否有动态屈光(既调节作用)参与分类

(1) "假性"近视：指用阿托品散瞳后检查，近视度数消失，呈现正视或远视。有时由于持续性调节痉挛，有时近视可达高度，但均可逆，一般认为该类情况是近视发生、发展的初级阶段。

(2) 真性近视：即通常的近视眼，指用阿托品散瞳后检查，近视屈光度为降低，或降低的度数＜0.5D。

(3) 混合性近视：指用阿托品散瞳后检查，近视屈光度明显降低，但未恢复为正视。

【病因】 不清。近视的发生受遗传和环境等多因素的综合影响。

【临床表现】

(1) 远距离视物模糊，近距离视力好。

(2) 初期常有远距离视力波动，注视远物时喜眯眼。

(3) 高度近视者常伴有玻璃体液化和玻璃体后脱离，伴夜间视力差，飞蚊征，漂浮物，闪光感，并可发生程度不等的眼底改变——近视弧形斑、豹纹状眼底、黄斑部出血、视网膜下新生血管膜、色素萎缩斑、Fuchs斑、视网膜周边部格子状变性、眼轴变长(一般＞27mm)、眼球突出、后巩膜葡萄肿等。

【治疗】 首先需准确验光确定近视度数，15岁以下用1%阿托品眼液散瞳3天后检影客观验光确定度数，2～3周后复验主觉验光再确定度数；15岁以上者可直接用复方托吡酰胺眼液散瞳(睫状肌麻痹)检影验光确定度数，次日瞳孔复原后主觉验光复验度数。应用合适的凹透镜发散光线，使之进入眼屈光系统后聚焦在视网膜上。其次遵循验配原则：最佳视力的同时感觉舒适和用眼持久，该矫正目标的实现受个体的多种因素影响，如屈光度大小、年龄、个体的用眼习惯和要求、敏感性的差异、过去使用过的旧处方，同时与双眼的调节和集合状态有关。最后确定配镜方式：镜框、角膜接触镜、屈光手术等。

【配镜原则】

(1) 假性近视者不需要配戴任何近视眼镜。

(2) 真性近视必须通过及时配镜来矫正视力，配镜采用能达到正常视力的最低度数镜片，切忌过矫加重眼球调节。

(3) 近视眼矫正以确保双眼平衡和主视眼清晰为原则。

(4) 高度近视眼初次配镜不能接受全部矫正,可分期分批矫正。

(5) 外隐斜近视者,必须足度矫正,内隐斜近视者,可适当欠矫。

(6) 对于-3.00D以上近视合并老视者,无论视远看近,均应进行矫正,可以配多焦点或双光眼镜。

第二节　远　视

案例 11-2-1

患者,女性,6周岁,患儿家长诉:患儿容易出现眼红,看书时总是把书拿得很近,其他无明显不适。既往史、个人史及家族史无特殊。顺产,无眼外伤史,体格检查:体位、脉搏、呼吸、血压均未见异常。心、肺、腹部、四肢均未见异常。眼科检查:右眼视力0.6,近视力0.8;左眼视力0.7,近视力0.8;双眼附属器未见异常。双眼底:视乳头偏小,偏红,余未见异常。眼肌检查:33cm处角膜映光正位,遮盖、去遮盖未诱出偏斜,眼球运动未见异常。

小瞳孔下检影结果:右眼+1.75DS=1.0,左眼+1.75DS=1.0(影动不稳定)。1%阿托品眼液散瞳3天后检影验光:右眼+4.00DS=1.0,左眼+4.00DS=1.0;3周后复查:右眼+2.00DS=1.0,左眼+2.00DS=1.0。

问题:

1. 该患者可能的诊断是什么?
2. 该患者诊断依据有哪些?
3. 该病例治疗方案是什么?

参考答案和提示:

1. 诊断　双眼屈光不正(双眼远视)。

2. 诊断依据　6周岁儿童,反复眼红,看书时拿的很近,眼科检查:右眼远视力0.6,近视力0.8;左眼远视力0.7,近视力0.8;远、近视力均不正常,眼前段无异常。眼底:视乳头偏小,偏红。散瞳检影验光:双眼+4.00DS=1.0。瞳孔复原后检影验光:双眼+2.00DS=1.0。

3. 治疗　主要验光配镜,患儿睫状肌麻痹下检影验光,瞳孔复原后主觉验光确定屈光度数,按最佳矫正视力的最高度数配镜原则,每半年复查一次,注意屈光度数的变化。配镜处方:双眼+2.00DS。

案例 11-2-2

患者,男性,32岁。初次就诊,主诉"看近物,双眼胀痛2月余",患者既往从事野外测量工作,3个月前调至从事电脑前工作的部门,1个月前出现看近物久既眼胀头痛,眼眶酸痛、视物不清;全身无其他不适。既往史,个人史无特殊。眼部检查:右眼视力1.0,近视力1.0;左眼视力1.0,近视力1.0,双眼前段检查未见明显异常。眼底:双眼视乳头略显潮红,边界欠清,C/D=0.2双眼黄斑中心凹反光存在,视网膜未见出血渗出。屈光检查:小瞳孔下检影结果,右眼+1.5DS=1.0,左眼+1.5DS=1.0。

问题:

1. 该患者最可能的诊断是什么?
2. 该患者诊断依据有哪些?
3. 该病例治疗方案是什么?

参考答案和提示：

1. 诊断　双眼屈光不正(远视)。

2. 诊断依据　青年男性，看近物疲劳2月余，既往史、个人史无特殊。眼部检查：远近视力正常，屈光间质未见混浊，眼底未见明显异常；小瞳孔下检影验光为+1.5DS度数。由于远视眼与调节关系密切低度远视患者，使用一定量调节即可达到看远看近都清晰地效果，但看远看近都需调节，导致视疲劳症状出现，如看近物久即眼胀头痛，眼眶酸痛，视物不清。

3. 治疗　双眼戴+1.5DS凸透镜矫正。

临床思维：远视

【概念】 平行光线经过调节放松的眼球折射后成像于视网膜之后的一种屈光状态。能被调节所代偿的那一部分远视，称为隐性远视，在未行睫状肌麻痹验光时难以发现。随着年龄的增大，调节幅度或功能下降，被调节所代偿的隐性远视则逐渐暴露出来(图11-2-1)。

【病因及分类】

1. 按性质分

(1) 轴性远视：①生理性眼轴过短；②病理性眼轴过短。

(2) 屈光性远视：①指数性远视；②曲率性远视。

2. 按远视度数分类

(1) 低度远视：<+3.00DS。

(2) 中度远视：+3.00DS～+5.00DS。

(3) 高度远视：>+5.00DS。

3. 按病理生理学分为两类　①生理性远视；②病理性远视。

4. 按调节状态分五类　本病按调节状态分为五类：①隐性远视；②显性远视；③全远视；④绝对性远视；⑤功能性远视。

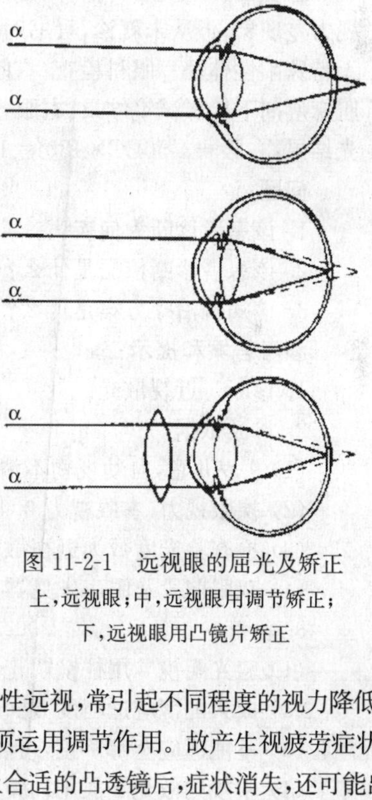

图11-2-1　远视眼的屈光及矫正
上，远视眼；中，远视眼用调节矫正；下，远视眼用凸镜片矫正

【临床表现】

1. 视力及视力障碍　远视眼的视力好坏与远视程度及绝对性远视程度的密切关系，轻度远视可被调节作用所代偿而不出现视力降低，但远视如不能被调节作用所代偿，以及绝对性远视，常引起不同程度的视力降低。

2. 视疲劳及全身症状　由于远视眼无论视远和视近都必须运用调节作用。故产生视疲劳症状、视力模糊、眼球沉重感、压迫感或酸胀感、头痛等，但经休息或戴上合适的凸透镜后，症状消失，还可能出现神经衰弱或功能紊乱等全身症状。

3. 调节和集合联动失调　远视眼者注视远处目标时，两眼视线必须平行，不需要集合，但必须调节，当双眼视近目标时，所用调节大于集合，造成调节和集合联动关系的失调，轻者成为内斜位，重者出现内斜视。

4. 远视眼前段及眼底变化　中高度远视眼，眼球小，外观眼球轻度凹陷状，前房浅，瞳孔小，结膜充血，慢性结膜炎，睑腺炎者，眼底呈现假性视神经炎的改变。

【鉴别诊断】 主要和真性视神经炎或乳头水肿鉴别，其假性视神经炎的典型特征：视乳头色红暗，边界不清楚，生理凹陷轻或消失，乳头形状不整齐，视乳头周围视网膜有特殊绢丝样反光，无视网膜静脉充血，荧光血管造影时无渗漏及视网膜出血或渗出等。

【治疗】 可以通过框架镜，角膜接触镜或者屈光手术治疗。

【配镜原则】 远视的配镜原则如下：

(1) 保留生理性远视为眼球正视化发育留有空间。

(2) 为最大限度减少远视眼的调节，需按其能达到的最佳视力所需的最高度数处方配镜。

(3) 如果远视眼伴有外隐斜者，可以适当减低度数，伴有内隐斜者，则必须予与尽可能配足度数。

(4) 注意假性近视，调节明显者应充分麻痹睫状肌。

(5) 无症状的轻度远视可不配镜，但有视疲劳症状者应进行屈光矫正。

(6) 远视眼应常戴镜以避免调节紧张和视疲劳。

第三节　散　　光

案例 11-3-1

患者，女性，9 岁，家长带其来院就诊，主诉看远、看近均视物模糊 3 年，自述很小时就有视力差现象，但从未就诊，看书时间长是出现眼痛，既往史、个人史、家族史无特殊，体格查无特殊阳性体征。眼科检查：右眼视力 0.4，近视力 0.5；左眼视力 0.5，近视力 0.6。用睫状肌麻痹剂下检影试镜结果：右眼－3.50DC×180°＝1.0，左眼－2.5DC×170°＝1.0。主觉验光结果：右眼－3.50DC×180°＝1.0，左眼－2.0DC×170°＝1.0。

问题：

1. 该患者诊断为何疾病？
2. 该患者诊断依据是什么？
3. 该病例治疗方案是什么？

参考答案和提示：

1. 诊断　近视散光。

2. 诊断依据

(1) 9 岁儿童，自幼视物不清，个人史、家族史无特殊。

(2) 裸眼视力（右眼视力 0.4，近视力 0.5；左眼视力 0.5，近视力 0.6）。

(3) 检查验光度数为近视散光。

(4) 双眼前段及眼底未见器质性病变。

3. 治疗

(1) 验光配镜　用柱镜矫正，儿童应给予全部矫正。

(2) 成人配镜应适当度数。

(3) 不能适应全部矫正，可先给予低度数矫正，再逐渐增加度数。

(4) 不规则散光不能用柱镜矫正，可试用硬性角膜接触镜矫正。

案例 11-3-2

患者，女性，59 岁，因双眼不适就诊，近 2 年不愿意看东西，喜欢闭眼，给生活带来了很多不便。既往史、个人史、家族史无特殊、体格查无特殊阳性体征。眼科检查：右眼视力 0.6，近视力 0.4；左眼视力 0.6；近视力 0.5；电脑验光为右眼＋1.50DS/－3.00DC×175°＝1.0；左眼＋1.75DS/－2.50DC×5°＝1.0。主觉验光结果：＋1.50DS/－2.75DC×175°＝1.0；

左眼＋1.75DS/－2.50DC×5°＝1.0，戴镜10分钟后，患者感觉良好，视物清楚，眼镜舒适，感觉眼睛都大了，不再想闭眼了。

问题：

1. 该患者诊断为何疾病？
2. 该患者诊断依据是什么？
3. 该病例治疗方案是什么？

参考答案和提示：

1. 诊断 混合散光。
2. 诊断依据

(1) 59岁患者，因双眼不适就诊，近2年不愿意看东西，喜欢闭眼。

(2) 右眼视力0.6，近视力0.4；左眼视力0.6，近视力0.5。

(3) 主觉验光后为混合散光。

3. 治疗

(1) 验光配镜：用混合散光镜矫正，应给予全部矫正。

(2) 不能适应全部矫正，可先给予低度数矫正，再逐渐增加度数。

临床思维：散光

【概念】 在不同子午线上屈光力不同，形成两条焦线和最小弥散斑的屈光状态称为散光(图11-3-1)。

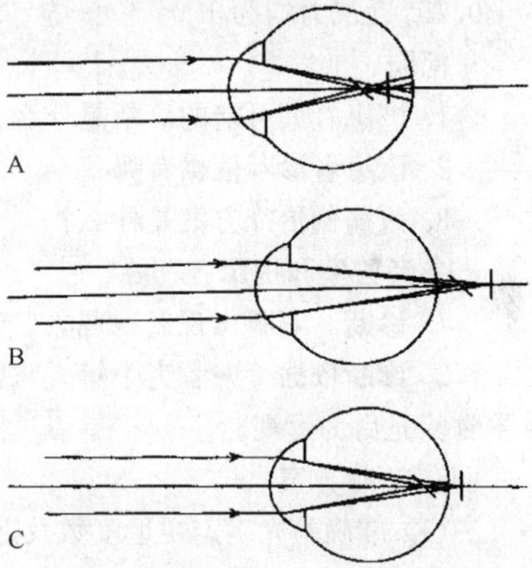

图11-3-1 复合散光
A. 复合近视散光；B. 复合远视散光；C. 混合散光

【分类】

1. 散光类型

(1) 规则散光：顺规散光，逆规散光，斜性散光。

(2) 不规则散光。

2. 根据两条子午线聚焦与视网膜的位置关系分类

①单纯近视散光；②单纯远视散光；③复合近视散光；④复合远视散光；⑤混合散光。

【临床表现】

1. 视力减退 最常见的症状，其对视力的影响取决于散光的度数和轴位，散光度数或斜轴散光对视力的影响较大，逆规散光对视力的影响比顺规散光大。

2. 视力疲劳 眼痛、流泪、重影、视力不稳定、近距离工作不能持久、头痛等，可伴随全身症状。

【检查方法】

1. 主观检查 ①散光表检查；②主观验光检查。

2. 客观检查

(1) 角膜散光检查：①角膜散光盘(placido)；②角膜曲率计。

(2) 眼散光：①电脑验光仪；②剪影法。

【治疗】

1. 光学校正

(1) 框架散光校正：此方法为首选，原则是散光度适宜，不能过矫。

(2) 隐形眼镜(接触镜)：硬性角膜接触镜。

2. 手术治疗 主要适用于矫治高度散光，目前较为理想的手术是激光角膜切削术。

【配镜原则】

(1) 如不影响视力、无视疲劳或视觉干扰，可不矫正；伴有其中一种情况，原则上应全矫正。

(2) －1.00D～－3.00D散光，尽量全矫正，以患者能接受的程度来确定。

(3) 逆规或斜轴散光，对视力的影响比较明显，一般均需全矫。

(4) 不规则散光最好采用硬性角膜接触镜来矫正。

(5) 更换眼镜时，注意原有眼镜的散光轴位和度数，由于患者已经习惯了原有的错误的轴位和度数，新的正确度数可带来明显的不适，可采用折中的办法分期逐步改正。

第四节 老 视

案例 11-4-1

患者，女性，52岁，主诉：双眼视远无症状，视近困难，拉远会有所好转，并伴有眼酸、胀等不适症状。既往史、个人史及家族史无特殊，无眼部外伤史。身体检查未见异常。眼部检查：右眼视力1.0，近视力0.3；左眼视力1.0，近视力0.3；双眼附属器、眼前段及眼底未见异常；眼压正常。主觉验光结果：右眼＋0.50DS＝1.0，左眼＋0.75DS＝1.0，近附加＋0.75，近视力均为1.0。

问题：

1. 该患者最可能的诊断是什么？
2. 该患者诊断依据有哪些？
3. 该病例治疗方案是什么？

参考答案和提示：

1. 诊断 双眼出现老视现象(老花)。

2. 诊断依据 患者为中年人，视远没有问题，视近困难，拉远有好转，眼压眼底均正常。主觉验光后为远视。

3. 治疗方案

(1) 准确验光确定视远度数及近附加度数。

(2) 将视远度数与近附加度数相加，是视近的屈光度，可以给单光镜或渐进镜。

案例 11-4-2

患者，男性，56岁，干部。年轻时双眼近视散光右眼－2.00DS/－1.00DC×175°>1.0，左眼－1.75DS/－1.25DC×165°>1.0。随着年龄的增长，看书、看报时看不清，需要拿远，看几分钟后眼痛、头痛，摘下眼镜时看近处也不清楚，来就诊。裸眼远视力：右眼0.4，左眼0.3；裸眼近视力：右眼0.6，左眼0.6。综合验光为右眼－2.00DS/－1.00DC×175°>1.0，左眼－1.75DS/－1.25DC×165°>1.0，ADD＋2.00D。戴上视近度数眼镜看书清楚，舒服。建议患者配戴近视眼镜。患者想要一副既可以看远处又可以看近处的眼镜。

问题：

1. 该患者最可能的诊断是什么？
2. 该患者诊断依据有哪些？
3. 该病例治疗方案是什么？

参考答案和提示：

1. 诊断　双眼近视散光、老视。

2. 诊断依据　患者56岁，年轻时双眼近视散光，现戴原有眼镜视近困难，需要拿远，看几分钟后眼痛、头痛，摘下眼镜时看近处也不清楚，且远近视力都不好。综合验光为右眼－2.00DS/－1.00DC×175°＞1.0，左眼－1.75DS/－1.25DC×165°＞1.0，ADD＋2.00D。戴上视近度数眼镜看书清楚，舒服。

3. 治疗方案

(1) 给患者配副视近眼镜。

(2) 根据患者要求既可以看远，又可以看近，建议患者配一副渐进多焦点眼镜，可以清楚地看到远、中、近的景象，只是中、近处视野较小。

临床思维：老视

【概念】 随着年龄增长，眼调节能力逐渐下降，从而引起患者视近困难，以致在近距离工作中，必须在其静态屈光矫正之外另加凸透镜才能有清晰的近视力，这种现象称为老视。

【病因】 老视是一种生理现象，不是病理状态，也不属于屈光不正，是人们步入中老年后必然出现的视觉问题。

【临床表现】

(1) 视近困难。患者逐渐发现在往常习惯的工作距离阅读，看不清楚小字，患者会不自觉将头后仰或把书报拿到更远的地方才能看清楚，且所需的阅读距离随着年龄的增加而增加。

(2) 阅读需要更强的照明度。

(3) 视近不能持久。因为调节力减退，患者要在接近双眼调节极限的状态下近距离工作，所以不能持久；同时由于调节集合的联动效应，过度调节会引起过度的集合，故看报易串行，字迹成双，最后无法阅读。某些患者甚至会出现眼胀、流泪、头痛等视疲劳症状。

【老视的矫正】 可通过单光老视镜；双光老视镜；渐进多焦点镜进行矫正。

第五节　弱　视

案例 11-5-1

患者，女性，6岁，由父母带到医院，发现双眼内斜2周余。眼部检查：右眼视力0.3，近视力0.5；左眼视力0.4，近视力0.5；双眼附属器、眼前段及眼底未见异常；电脑验光为右眼＋2.75DS/－0.50DC，左眼＋2.25DS/－0.25DC。眼位：33cm处角膜映光示内斜30°，眼压正常；阿托品眼膏散瞳检影验光结果：右眼＋6.00DS＝0.5，左眼＋5.50DS＝0.6。主觉验光结果：右眼＋5.00DS＝0.5，左眼＋4.50DS＝0.6。

问题：

1. 该患者可能的诊断是什么？

2. 该患者诊断依据有哪些？

3. 该病例治疗方案是什么？

参考答案和提示：

1. 诊断　双眼屈光不正性弱视，调节性内斜。

2. 诊断依据　6 岁患者，远近视力均不好，散瞳后检影验光结果：右眼＋6.00DS＝0.5，左眼＋5.50DS＝0.6，33cm 处角膜映光示内斜 30°，主觉验光后矫正视力达不到正常。

3. 治疗方案

(1) 准确验光给远视全部矫正。

(2) 弱视训练。

(3) 3 个月后门诊复查，视力及眼位。

案例 11-5-2

患者，男性，42 岁，主诉：偶然发现右眼视力差 3 周。无眼外伤史，既往史无其他眼疾史，从未就诊眼科。2 周前求诊其他医院，诊断：右眼视乳头炎，激素治疗好转，建议做头颅 CT 或 MR）检查，除外颅内占位病变。既往史、个人史、家族史无特殊，体格检查无特殊阳性体征。眼科检查：右眼视力 0.2，近视力 0.4；左眼视力 1.2，近视力 1.5；双眼前段未见明显异常，双眼瞳孔等大、等圆，直接间接对光反射反应灵敏。眼底：右眼视盘色略红，边界模糊，生理凹陷极小，右眼黄斑中心凹反光不清，网膜未见出血渗出；左眼底视盘色橘红，边界清楚，左眼黄斑中心凹反光清。电脑验光右眼为－1.75DS/－2.50DS×180°，左眼＋0.50DS/－0.25DS×76°。主觉验光结果右眼为－1.50DS/－2.50DS×180°＝0.8，左眼平光＝1.2，主觉验光结果。

问题：

1. 该患者可能诊断为何疾病？

2. 该患者诊断依据是什么？

3. 该病例误诊的原因是什么？

参考答案和提示：

1. 可能诊断　右眼屈光不正，右眼弱视。

2. 诊断依据

(1) 偶然发现右眼视力差，但否认眼外伤史及既往史也无其他眼疾史。

(2) 双眼瞳孔等大、等圆，直接对光反射灵敏，不符合视神经炎表现。首先考虑屈光不正。

(3) 右眼主觉验光结果：－1.50DS/－2.50DS×180°＝0.8，为复合性近视散光。诊断：右眼屈光不正，双眼屈光参差。

3. 误诊原因　患者短期内发现视力差，加之右眼视盘色略红，边界模糊，生理凹陷极小，右眼黄斑中心凹反光不清，容易误诊为视神经炎。但最重要的体征被忽略了，即双眼瞳孔大小、对光反射情况均不支持视神经炎的诊断。

临床思维：弱视

【概念】　弱视是在视觉发育期间，由于各种原因造成视觉细胞的有效刺激不足，从而造成矫正视力低于同龄正常儿童，一般眼科检查未见黄斑中心凹异常。

【临床表现】

(1) 视力低于正常同龄儿童或双眼视力相差大于视力表的两行。

(2) 拥挤现象。

(3) 中等密度滤光片不引起视力下降。

(4) 对比敏感度函数曲线低下。

(5) P-VEP 潜伏期延长，振幅下降。

【弱视分类】 ①斜视性弱视；②屈光性弱视；③屈光参差性弱视；④形觉剥夺性弱视。

【弱视程度】

1. 轻度弱视 最佳矫正视力 0.6～0.8。

2. 中度弱视 最佳矫正视力 0.2～0.5。

3. 重度弱视 最佳矫正视力≤0.1。

【治疗】

(1) 去除形觉剥夺因素：尽早摘除白内障，矫正完全性上睑下垂。

(2) 配戴合适眼镜。

(3) 单眼的斜视性弱视、屈光参差性弱视在矫正屈光不正后遮盖好眼。

(4) 弱视训练：包括后像疗法，压抑疗法，光栅刺激疗法，海丁格刷疗法。

治疗弱视年龄因素非常重要，年龄越小，疗效越高。另外与弱视程度相关，轻度弱视疗效好，重度弱视疗效较差。与注视性质有关，中心注视疗效好，周边注视疗效差。弱视治疗目的之一是提高视力，然而更重要的是建立双眼立体视。因此双眼单视巩固性治疗是必不可少。弱视治疗强调早期发现，及时治疗。实践证明，弱视训练不必小于 12 岁的年龄限制。

复 习 题

一、名词解释

1. 近视 2. 远视 3. 散光 4. 老视

二、简答题

1. 简述近视、远视及散光的临床分类。
2. 说明弱视的临床分类，主要发病机制，治疗时机和方法。

三、问答题

1. 5 岁男孩，发现对眼 1 月余，远视力：OD 0.3，OS 0.5；近视力：OD 0.25，OS 0.3。电脑验光右眼＋5.25D，左眼＋3.75D，阿托品散瞳 3 日后右眼＋6.00D，左眼＋4.50D，可能的诊断是什么？
2. 42 岁男性，近日发现看报纸不清楚，需要拿远才能看清，看后眼胀，头痛。查体：远视力 OD 1.2，OS 1.2。电脑验光 OD ＋0.75D，OS＋1.00D，可能是什么诊断？

参 考 答 案

一、名词解释

1. 近视指眼在调节静止状态下，外界平行光线进入眼内后聚焦于视网膜感光细胞层之前，即远点移近的一种屈光状态。
2. 远视：平行光线经过调节放松的眼球折射后成像于视网膜之后的一种屈光状态。能被调节所代偿的那一部分远视，称为隐性远视，在未行睫状肌麻痹验光时难以发现。随着年龄的增大，调节幅度或功能下降，被调节所代偿的隐性远视则逐渐暴露出来。
3. 散光：在不同子午线上屈光力不同，形成两条焦线和最小弥散斑的屈光状态称为散光。
4. 老视：随着年龄增长，眼调节能力逐渐下降，从而引起患者视近困难，以致在近距离工作中，必须在其静态屈光矫正之外另加凸透镜才能有清晰的近视力，这种现象称为老视。

二、简答题 略。

三、问答题 略。

第十二章 眼 外 伤

第一节 钝 挫 伤

案例 12-1-1

患者，男性，22 岁，以“羽毛球拍打伤右眼视物模糊，疼痛 2 小时”入院。眼科检查：右眼视力 0.1，左眼视力 1.0。眼压：右眼 14mmHg，左眼 16mmHg。右眼睑皮肤红肿，眼睑痉挛。右眼球结膜片状出血，角膜上皮擦伤，角膜轻度水肿，KP(－)，前方深度正常，房水血性混浊(＋＋＋)，下方见血液平，约 4.0mm，模糊见瞳孔欠圆，泪滴状，直径约 5.0mm，对光反射迟钝，余眼内情况窥不清。左眼角膜透明，前房深度正常，房水清，瞳孔圆，直径约 3.0mm，对光反射灵敏，晶状体透明，眼底视盘边界清，色正，血管走形正常，黄斑中心凹管反射存在，双眼眼球各方向运动正常。眼眶 CT 未见异常，眼 B 超未见异常。

问题：

1. 该患者初步诊断是什么？
2. 该患者诊断依据有哪些？
3. 治疗过程中哪些需要特别注意？

参考答案和提示：

1. 初步诊断 ①右眼钝挫伤；②右眼前房积血；③右眼外伤性瞳孔散大；④右眼睑皮肤软组织挫伤。

2. 诊断依据 ①明确的眼部外伤史。②眼科检查：右眼视力 0.1，左眼视力 1.0。眼压：右眼 14mmHg，左眼 16mmHg。右眼睑皮肤红肿，眼睑痉挛。右眼球结膜片状出血，角膜上皮擦伤，角膜轻度水肿，KP(－)，前方深度正常，房水血性混浊(＋＋＋)，下方见血液平，约 4.0mm，模糊见瞳孔欠圆，泪滴状，直径约 5.0mm，对光反射迟钝，余眼内情况窥不清。眼眶 CT 未见异常眼 B 超未见异常。

3. 治疗过程中需要注意 严格卧床休息，减少活动，半卧位，双眼包扎，防止再次出血。特别注意观察眼压和前房积血的变化，前房血吸收后检查房角。

临床思维：眼钝挫伤

通过病例我们可以了解患者的病史、临床表现、体征及相关辅助检查结果，同时我们要建立起整体的临床思维，全面分析相关资料做出初步诊断，制定治疗计划。钝挫伤可造成眼附属器或眼球的损伤，引起眼内多种结构的病变。如房角后退、前房或玻璃体积血、晶状体脱位、脉络膜破裂、黄斑裂孔，以及巩膜破裂等。有的眼后段损伤严重，但前段损伤轻微。对此，应做全面评估。钝挫伤由机械性钝力引起。砖石、拳头、球类、跌撞、车祸以及爆炸的冲击波，是钝挫伤的常见原因。除在打击部位产生直接损伤外，由于眼球是个不易压缩的、内含液体的球体，力在眼内液体介质和球壁传递，也会引起多处间接损伤。

【临床表现】

1. 眼睑皮下出血和气肿 睑皮下气肿为眼部钝挫伤合并眼眶内侧壁(常为筛窦)骨折筛窦内气体进入眼睑内皮下造成触之有捻发音,皮下淤血和气肿一般能自行吸收伴皮下气肿时应预防感染 。

2. 角膜上皮剥脱 可应用抗生素眼膏并遮盖包扎受伤眼预防感染。

3. 前房积血(图 12-1-1,彩图 18) 为虹膜或睫状体出血所致,出血量多时可继发青光眼,患者应卧床休息,双眼包扎,取半卧位使血液沉积在前房下方不致遮盖瞳孔,适当应用止血药。继发青光眼者应用降眼压药,必要时行前房穿刺术。

4. 虹膜根部离断和外伤性瞳孔散大 虹膜根部离断(图 12-1-2,彩图 19)范围小者一般不做处理,断离范围大者应行手术缝合使虹膜根恢复原位。外伤所致瞳孔散大使括约肌麻痹或撕裂常不易恢复。

5. 外伤性晶状体脱位或半脱位 因悬韧带全部或部分断裂所致。部分断裂时,晶状体向悬韧带断裂的相对方向移位。在瞳孔区可见部分晶状体赤道部,可有虹膜震颤、散光或单眼复视。晶状体全脱位时,可向前脱入前房或嵌顿于瞳孔区,引起急性继发性青光眼和角膜内皮损伤;向后脱入玻璃体,此时前房变深,虹膜震颤,出现高度远视。如果角巩膜部破裂,晶状体也可脱位于球结膜下。当晶状体嵌顿于瞳孔或脱入前房,需急诊手术摘除。晶状体半脱位时,可试用眼镜矫正散光,但效果差。晶状体脱入玻璃体,可引起继发性青光眼、视网膜脱离等并发症,可行玻璃体手术切除。

6. 玻璃体积血 睫状体脉络膜或视网膜出血所致,患者应少活动适当应用止血药。

7. 视网膜震荡 指在挫伤后,后极部出现的一过性视网膜水肿,视网膜变白,视力下降。伤后早期应用糖皮质激素,可能减轻视网膜水肿引起的损害。

8. 脉络膜出血和破裂 受伤初期破裂常被出血遮盖出血吸收后露出破裂处呈灰白色裂痕呈弓形凹面朝向视乳头。

9. 眼球破裂伤 由严重的钝挫伤所致。常见部位在角巩膜缘,也可在直肌下。眼压多降低,但可正常或升高;前房或玻璃体积血;球结膜出血及水肿;角膜可变形;眼球运动在破裂方向上受限;视力可降至光感以下。诊断时需要根据外伤史,综合以上表现判定。眼球直肌下或后部巩膜的破裂,外部检查不易发现,称为“隐匿性巩膜破裂”。遇到这种外伤患者,先急诊做初期眼球缝合术,术后使用抗生素和糖皮质激素,以控制感染和创伤性炎症反应。之后,做 B 型超声波及视觉电生理检查。根据情况,在 1～2 周行玻璃体手术,可能保留眼球,甚至有用视力。除非眼球结构完全破坏,无法将眼球缝合,一般不应做初期眼球摘除术。

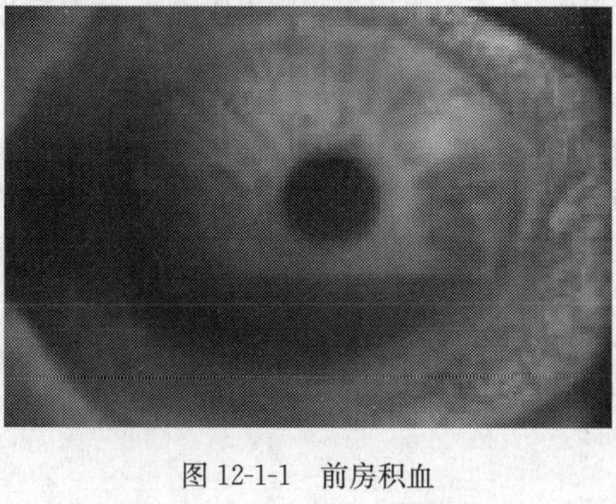

图 12-1-1 前房积血

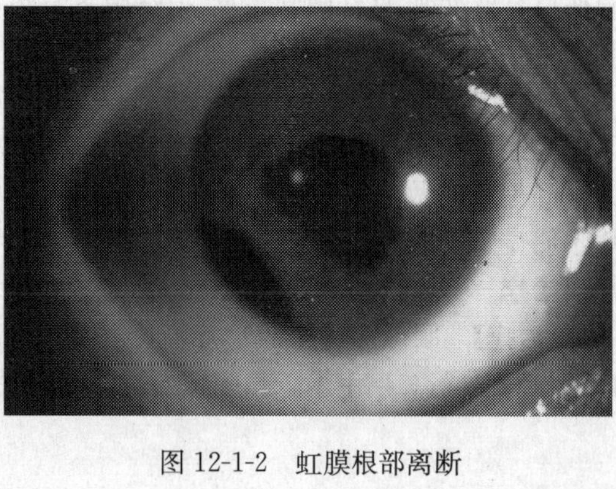

图 12-1-2 虹膜根部离断

第二节　眼球穿通伤

案例 12-2-1

患者，男性，40 岁，主因“左眼被刀尖划伤视物不清 3 小时”入院。眼科检查：右眼视力 1.0，左眼视力手动/10cm。左眼上睑垂直睑裂全层裂伤，球结膜充血，角膜 11 点中位瞳孔区全层裂伤，伤口长约 6mm，虹膜嵌顿，前房消失，瞳孔呈梨形，尖端指向 11 点钟位，晶状体混浊，眼底窥不入。右眼前节和眼底未见异常。

问题：

1. 此患者手术该怎样做？

2. 若患者不是刀划伤而是飞溅起的异物崩伤，角膜开放性创口。你是首诊医生，你会想到做哪些辅助检查明确眼部情况，哪些辅助检查此时不能做？

参考答案和提示：

1. 分两次手术　首先应用抗生素溶液冲洗脱出的虹膜并还纳眼内，缝合开放的角膜创口，缝合眼睑，术后控制感染。第一次手术后 1～2 周行混浊的晶状体摘除植入人工晶状体的第二次手术。

2. 辅助检查　做眼眶 CT 排除眼球内异物的可能。眼球有开放性的创口时，禁忌用力对眼球施压，防止眼内容物的进一步脱出，此时最好不要做眼部 B 超检查。

临床思维：眼球穿通伤

【病因】　眼球穿通伤由锐器的刺入、切割造成眼球壁的全层裂开，伴或不伴有眼内损伤或组织脱出。以刀、针、剪刺伤等较常见。预后取决于伤口部位、范围和损伤程度，有否感染等并发症，以及治疗措施是否及时适当。

【临床表现】　眼球穿通伤可表现为：①角膜穿通伤。较常见，可以分为单纯性和复杂性。单纯性角膜伤口较小且规则，常自行闭合，无眼内容物脱出；复杂性伤口大，不规则，常有虹膜损伤、脱出或嵌顿，前房变浅，可伴有晶状体破裂或白内障，或眼后段损伤。有明显的眼痛、流泪或视力下降。②角巩膜穿通伤。角膜和巩膜同时受累，可引起虹膜睫状体、晶状体和玻璃体的损伤、脱出，以及眼内出血，伴有明显的眼痛和刺激症，视力明显下降。③巩膜穿通伤。较小的巩膜伤口容易忽视，球结膜常完整，但结膜下有浓密积血，或大量眼内容物脱出而隆起，如有后巩膜破裂，可见前房变深，眼压极低，预后差。

【诊断】　眼球穿通伤的诊断可根据：①外伤病史；②眼球伤口；③眼压降低；④前房变浅；⑤虹膜穿孔；⑥瞳孔变形；⑦晶状体混浊；⑧玻璃体外伤通道；⑨视网膜损伤；⑩异物存留；⑪视力下降等表现做出。以上各项有的可以不明显或不出现，特别是小的穿通伤，甚至所有的症状均不明显。所以对每一疑有眼外伤的患者，必须详细询问病史，细致地进行检查，以免漏诊而贻误治疗。

【治疗】　眼球穿通伤的治疗原则：①初期缝合伤口，恢复眼球完整性；②防治感染等并发症；③必要时行二期手术。角膜深层裂伤缝合法见图 12-2-1。

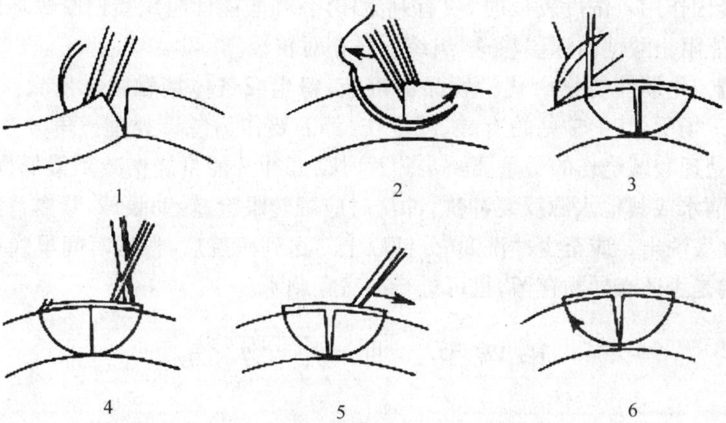

图 12-2-1 角膜深层裂伤缝合法

第三节 酸碱化学伤

案例 12-3-1

患者，男性，35 岁，主因“石灰进入双眼视物不清，疼痛 2 小时”入院。眼科检查：右眼视力 0.5，左眼视力 0.1，双眼睑皮肤红肿，眼睑痉挛，右眼睑结膜充血，角膜上皮片状剥脱，角膜轻度水肿，前房深度正常，房水清，瞳孔圆，直径约 3.0mm，对光反射灵敏，晶状体透明，眼底视盘边界清，色正，血管走形正常，黄斑中心凹光反射存在。左眼结膜重度充血水肿，可见灰白色坏死结膜组织，角膜上皮大片脱落，角膜灰白色水肿，余眼内情况窥不清。

问题：

1. 如果你是首诊医生应该怎样紧急处理？

2. 酸烧伤和碱烧伤对眼部的损害有什么不同？

参考答案和提示：

1. 紧急处理 应该立即用大量的清水冲洗结膜囊，冲洗时应翻转眼睑，转动眼球，暴露穹隆部，将结膜囊内的化学物质彻底洗出。

2. 不同损害 酸烧伤对眼部损害为组织蛋白凝固性坏死。碱烧伤对眼部损害为皂化反应，损伤严重(表 12-3-1)。

表 12-3-1 不同损害

	酸性	碱性
渗透	慢	快
病变	非进行性	进行性
角膜上皮	少，片状	片状脱落
虹睫炎	少	破坏眼组织
结膜	贫血少见	多见
并发症	少	多见，粘连，青光眼，萎缩

临床思维：眼酸碱化学伤

【病因】 碱性烧伤常见由氢氧化钠、生石灰、氨水等引起。碱能溶解脂肪和蛋白质，与组织接触后能很快渗透到深层和眼内，使细胞分解坏死。因此，碱烧伤的后果要严重得多。酸性烧伤对蛋白质有凝固作用。浓度较低时，仅有刺激作用；强酸能使组织蛋白凝固坏死，凝固蛋白可起到屏障作用，能阻止酸性向深层渗透，组织损伤相对较轻。

【急救治疗】 化学性烧伤由化学物品的溶液、粉尘或气体接触眼部所致。多发生在化工厂、实验室或施工场所，其中常见的有酸、碱烧伤，都需要作为急诊处理。争分夺秒地在现场彻底冲洗眼部，是处理酸碱烧伤的最重要一步。及时彻底冲洗能将烧伤减到最低程度。应立即就地取材，用大量清水或其他水源反复冲洗，冲洗时应翻转眼睑，转动眼球，暴露穹隆部，将结膜囊内的化学物质彻底洗出。应至少冲洗 30 分钟以上。送到医院后，根据时间早晚也可再次冲洗，并检查结膜囊内是否还有异物存留，也可进行前房穿刺术。

第四节 眼异物伤

案例 12-4-1

患者，男性，40 岁，主因“打磨金属右眼异物感 1 小时”就诊。眼科检查：右眼视力 0.8，左眼视力 1.0，右眼睑红肿，眼睑痉挛，右眼睑结膜充血，角膜基质层深部金属异物，前房深度正常，房水清，瞳孔圆，直径约 3.0mm，对光反射灵敏，晶状体透明，眼底视盘边界清，色正，血管走形正常，黄斑中心凹光反射存在。左眼未见异常。

问题：

1. 该患者诊断是什么？
2. 试述怎样取角膜深层异物？

参考答案和提示：

1. 诊断 右眼角膜深层异物。
2. 取异物 图 12-4-1 示角膜深层异物的取出方法。

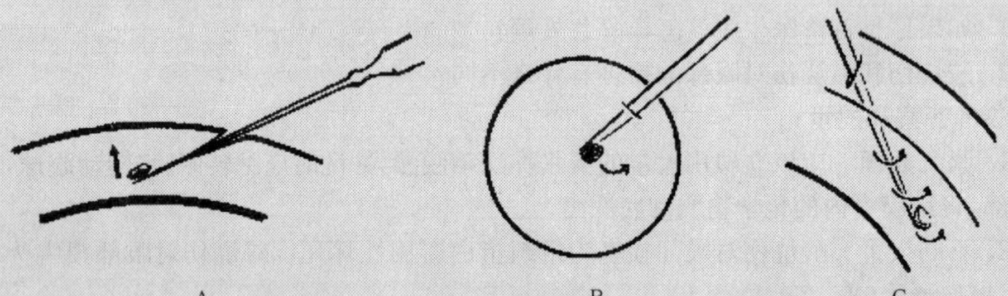

图 12-4-1 深层角膜异物的取出，掏口袋法

(A)刀达异物之深度；(B)向一侧拨动异物；(C)边拨动，边向外掏取异物

案例 12-4-2

患者，男性，38 岁，主因“爆炸伤右眼视物不清 2 小时”入院。眼科检查：右眼视力光感，左眼视力 1.0。右眼睑肿胀，结膜下出血，角膜不规则裂伤，虹膜嵌顿，前房积血，余眼内结构视不清。左眼未见异常。

问题：

你认为该患者术前应该做哪些影像学检查，为什么？

参考答案和提示：

应该先做眼眶 CT 检查，排除眼球内或眼眶内异物。

临床思维:眼异物伤

【病因】 眼异物伤比较常见。大多数异物为铁质磁性金属,也有非磁性金属异物如铜和铅。非金属异物包括玻璃、碎石及植物性(如木刺、竹签)和动物性(如毛、刺)异物等。不同性质的异物所引起的损伤及其处理有所不同。

【治疗】 眼异物伤包括结膜角膜异物和眼球内异物。

1. 结膜和角膜异物 结膜异物常位于上睑结膜上尤其是在睑板下沟的部位,可用湿棉棍擦出。角膜异物常见者为铁屑煤渣玻璃片等表浅异物以湿棉签在局麻下取出;较深的异物以注射针头或异物刀剔除。角膜异物取除后要注意防治感染,匍行性角膜溃疡多发于角膜异物取出后且可造成失明。

2. 眼球内异物 眼内异物最常见使用铁锤敲击或用车床研磨的人,多见小铁片飞速进入眼内,病人突然眼痛,随即流泪(常为流出的房水)异物从角膜穿入,用裂隙灯检查可见角膜的穿通性痕迹。从巩膜进入眼内的小异物有时找不到伤口,有时异物经瞳孔进入眼内但可在虹膜上找到异物的经路,晶状体若被穿通,则发生外伤性白内障,若晶状体肿胀可阻塞房角继发青光眼。金属异物可用CT证实 。眼内异物一般应及早手术取出。手术方法取决于异物位置、磁性、可否看见、是否包裹,或位于玻璃体、视网膜及其他结构内,以及眼内的并发症。

第五节 眼附属器外伤

案例 12-5-1

患者,男性,48岁,以“骑摩托车摔伤左眼”入院。眼科检查:右眼视力1.0,左眼视力1.0。左眼下睑内眦部裂伤,周围肿胀,下泪小管断裂,球结膜裂伤,角膜清,前房深度正常,闪辉(—),瞳孔约3.0mm,光反射灵敏,晶状体透明,眼底未见异常。右眼正常。

问题:

1. 该患者诊断是什么?
2. 该患者诊断依据是什么?
3. 如何进行治疗?

参考答案和提示:

1. 诊断 左眼下睑泪小管断裂,左眼下睑软组织裂伤。
2. 诊断依据 明确的外伤病史;眼科检查:左眼下睑内眦部裂伤,周围肿胀,下泪小管断。
3. 治疗 急诊手术治疗,将泪小管断端吻合。

临床思维:眼附属器外伤

在临床上眼附属器外伤非常多见,作为年轻医生一定要掌握处理原则。眼睑裂伤修复原则:眼睑血供丰富,极少发生缺血坏死。除非未累及睑缘的半层裂伤可以简单缝合,否则都应将睑缘、睑板、皮肤严格对合,通常先用褥式缝线缝合临近睑缘的睑板,以避免日后出现成角畸形。缝合应及早,伤后24小时组织水肿,影响缝合。累及内眦及泪小管的裂伤,应尽量修复或接通。泪小管修复术见图12-5-1。

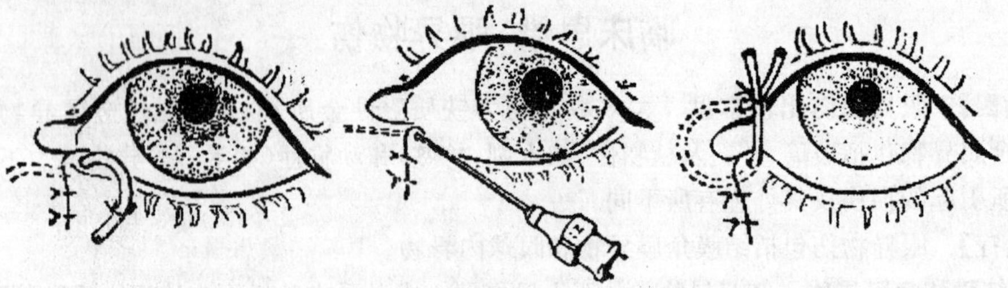

图 12-5-1　泪小管修复术

(A) 插入斜管；(B) 插入弯形钝针头；(C) 插入并结扎塑料管

复 习 题

一、名词解释

1. 视网膜震荡　2. 应激性眼外伤

二、简答题

1. 试述前房出血的临床表现及治疗。

3. 简述眼球穿通伤的处理。

4. 阅读眼内异物 X 线片应注意什么?

5. 简述化学眼外伤的急救原则及措施。

三、问答题

患者，男性，18 岁，被羽毛球打中左眼后视物不清半小时，对于此患者，应考虑到哪些可能存在的眼部损伤? 需做哪些检查?

参 考 答 案

一、名词解释

1. 视网膜震荡：在挫伤后，后极部出现一过性视网膜水肿、视网膜变白、视力下降。

2. 应激性眼外伤：通常指在外环境物理因素的改变，如气压变化、加速度、噪声等引起的眼损伤。

二、简答题　略。

三、问答题　略。

第二篇　眼科常用检查方法及诊疗规范

第十三章　眼科常用检查方法

第一节　一般检查

（一）病史采集

病史应包括主诉、现病史、过去病史、个人史、家族史等内容。病史记载应抓住主要体征，重点突出，按时间顺序书写。

1. 一般情况　包括姓名、性别、年龄、职业、婚姻状况等。

2. 主诉　患者的主要症状及发生时间。眼科常见的主诉内容如下。

(1) 眼部疼痛，可分三种情况：①眼痛；②眼眶疼；③与眼有关的头疼。

(2) 结膜囊分泌物增多。

(3) 泪溢或流泪。

(4) 局部肿胀。

(5) 视力障碍或视野缺损。

3. 现病史　现病史包括主要症状发生发展过程及伴随症状，病情经过，以往治疗经过及效果。

4. 既往史　应详细询问并记录与本病有关的疾病史；对过去眼病史，特别是眼外伤史应做详细记录。

5. 个人史　个人史包括烟酒嗜好；工作环境和性质；有无毒物、特殊药物接触史；婚姻状况、子女情况等。女患者要询问月经及分娩情况。

6. 与病情有关的生活史和家族史

一般眼病的主要症状有以下三个方面：

1. 视力障碍　分为以下几种情况：

(1) 一过性视力丧失指视力在通常24小时内恢复正常。

(2) 突然视力下降无眼痛。

(3) 逐渐视力下降无眼痛。

(4) 突然视力下降并眼痛。

2. 感觉异常　如眼部刺痛、胀痛、痒、异物感、畏光等。

3. 外观异常　如充血、出血、分泌物、肿胀、新生物等。

（二）眼附属器检查

在进行眼部检查时，要养成先右后左，从外到内的习惯，以避免在记录左右眼时混淆或遗漏。检查时，应在良好的照明条件下，两侧对照，先查健眼，再查患眼，尤其在患传染性眼病时，应防止两眼间的交叉感染。对有严重刺激症状的患者，可先使用表面麻醉剂减轻疼痛后再检查，对有穿破伤或深层角膜溃疡的眼，切忌压迫眼球（如翻眼睑等），以免加重损伤，检查时应注意患者全身状况，特别是复合眼外伤的患者。对化学性眼外伤的患者，简单询问病史后，先予以眼部冲洗。对小儿患者，一般不要强调系统检查，一些必要的但又带有不适感的检查或操作，如翻眼睑等，应放在最后。小儿检查法：检查者与家长对面而坐，小儿平卧于家长膝上，家长用两肘夹住小儿两腿，用手按住小儿两臂，检查者用两膝固定小儿头部，即可进行检查。

1. 眼睑检查法 正常眼睑睑裂长约 28mm，双侧对称。正常时上睑缘应在角膜缘下 1～2mm。观察有无红肿疤痕或肿物；有无内翻或外翻；两侧睑裂是否对称，上睑提起及睑裂闭合是否正常。睫毛是否正常，根部有无充血、鳞屑、脓痂或溃疡等。

2. 泪器检查法 泪器包括泪腺和泪道两部分。

(1) 泪腺检查法：正常情况下泪腺组织不能被触及，在有炎症或肿瘤时，腺体增大或出现硬结，此时就可在眶外上方触及肿块。检查睑部泪腺时令患者向鼻下方注视，以一手拇指尽量将上睑外眦部向外上方牵引，就可以将肿胀的睑部泪腺暴露。

(2) 泪道检查：检查泪小点时，检查者以拇指或食指，轻轻向下牵引下睑内眦部皮肤，同时令患者向上注视，就可以查见下泪小点，注意泪小点的位置、大小是否正常，有无外翻、息肉、狭窄或闭塞。同时对内眦和鼻梁间的泪囊部加以挤压，如果有慢性泪囊炎，则泪囊内存留的黏液或脓性分泌物，就可由泪小点流出。如泪小点正常，泪囊也无分泌物溢出，而患者有泪溢，就应怀疑是否有泪道阻塞的可能。

1) 荧光素钠试验将 1%～2%荧光素纳液滴入结膜囊内，2 分钟后擤涕，如带绿黄色，即表示泪道可以通过泪液。

2) 泪道冲洗试验：用于判断泪道是否通畅及了解泪道阻塞的部位和性质。方法是用表面麻醉眼药水麻醉泪小点，将盛有 5～10ml 生理盐水的注射器固定泪道冲洗针头，垂直插入下或上泪小点，固定针头徐徐注入生理盐水。泪道通畅时，注射进无阻力，液体全部流到鼻腔或咽部；部分泪道狭窄者，一部分液体流到鼻腔或咽部，另一部分自上泪点返流，而且阻力较大；泪道阻塞者，液体全部自上下泪小点返流。如返流液带有黏液或脓性分泌物，证明是慢性泪囊炎(泪道冲洗：A 冲洗无阻力→通畅，B 下冲原返→泪小管阻塞，C 下冲上返→泪总管阻塞，D 冲洗有阻力→鼻泪管狭窄，E 下冲上返并黏脓性分泌物→慢性泪囊炎)。

如泪小点过小，应先用泪点扩张器加以扩大。方法：表面麻醉后，将泪点扩张器垂直放在泪小点，轻轻旋转，使之插入泪小点，再进入泪小管以达到扩张的目的，然后再行泪道冲洗(图 13-1-1)。

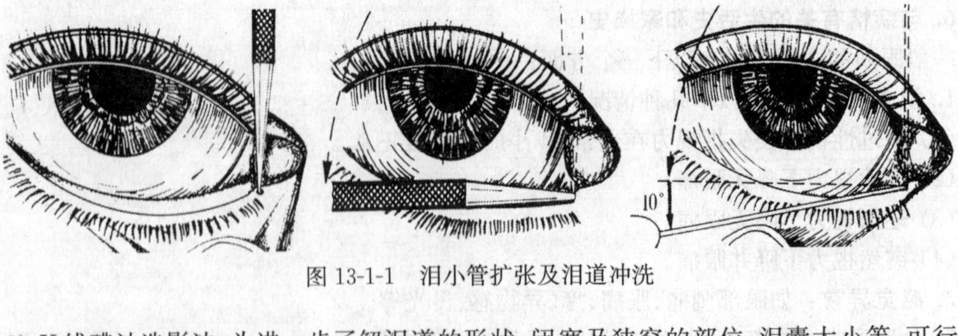

图 13-1-1 泪小管扩张及泪道冲洗

3) X 线碘油造影法：为进一步了解泪道的形状，闭塞及狭窄的部位，泪囊大小等，可行泪道 X 线造影。造影剂多用碘化油，亦可用 75%泛影葡胺。

4) 泪液分泌功能检查：眼干燥症由泪液分泌减少或其组成分异常引起。可采用 Schirmer 试验或检查泪膜破裂时间帮助诊断。

A. Schirmer 试验：用一条 5mm×35mm 的滤纸，将一端折弯 5mm，置于下睑内侧 1/3 结膜囊内，其余部分悬垂于皮肤表面，轻闭双眼，5 分钟后测量滤纸被泪水渗湿的长度。若检查前点了表麻药，该试验主要评价副泪腺的作用，短于 5mm 为异常；如不点表麻药，则评价泪腺功能，短于 10mm 为异常。

B. 测量泪膜破裂时间(BUT):通过裂隙灯钴蓝色滤光片观察,在球结膜颞下方滴 2%荧光素钠一滴,嘱患者眨眼数次使荧光素均匀分布在角膜上以后,再睁眼凝视前方,不得眨眼,检查者从患者睁眼时起立即持续观察患者角膜,同时开始计时,直到角膜上出现第一个黑斑(泪膜缺损)时为止,如短于 10 秒则表明泪膜不稳定。

3. 结膜检查法 检查结膜应在明亮自然光下进行,可借助放大镜或裂隙灯检查。按先下后上,先睑结膜再穹隆部结膜,最后球结膜和半月皱褶的顺序进行。结膜的暴露方法如下:

(1) 下睑翻转法:检查下睑时以拇指向下牵拉下睑中部,另病人向上看,充分暴露下睑结膜和下穹隆部结膜。

(2) 上睑翻转法

1) 单手法:先嘱患者向下注视,用一手的食指放在眶睑窝处,拇指放在睑缘中央稍上方的睑板前面,用两手指捏住此处眼睑的皮肤,将眼睑向前向下方牵引,当食指轻轻下压,同时拇指将皮肤往上捻卷时,上睑就可被翻转。

2) 双手法:以左手拇指和食指捏住上睑中央靠睑缘部皮肤,向前下方牵引,同时令患者向下看;以右手食指或拇指放在眶睑窝处,当牵引睑缘向前向上翻转时,右手指稍向下压迫,上睑就能被翻转。

3) 上穹隆部暴露法:用拇指将翻转上睑缘固定在眶上缘处,其他各指都固定在患者的头顶,同时令患者尽量向下注视,并以另手之食指或拇指由下睑外面近中央部睑缘下轻轻向上后推压眼球,上穹隆结膜即可完全暴露。

4) 球结膜暴露法:以拇指和食指将上下眼睑分开,嘱患者向上下左右各方向转动眼球,可暴露球结膜各部分。

检查睑结膜及穹隆部结膜,注意其颜色,以及是否透明光滑,有无充血、水肿、乳头肥大、滤泡增生、有无异物。检查球结膜时,观察有无充血,特别注意区分睫状充血(其部位在角膜周围)与结膜充血(其部位在球结膜周边部),有无疱疹、出血、异物、色素沉着或新生物。

4. 眼球位置及运动检查法 注意两眼直视时角膜位置是否位于睑裂中央,高低位置是否相同,有无眼球震颤、斜视。眼球大小有无异常、有无突出或内陷。

检查眼球运动时,嘱患者向左右上下及右上、右下、左上、左下八个方向注视,以了解眼球向各方向转动有无障碍。

5. 眼眶检查法 观察两侧眼眶是否对称,眼球有无突出或内陷。眶缘触诊有无缺损、压痛或肿物。如有眼球突出应测量眼球突出度。

检测眼球突出的简单方法是使患者采取坐位,头稍后仰,检查者站在患者背后,用双手食指同时提高患者上睑 ,从后上方向前下方看两眼突度是否对称。

(1) 普通尺测量法:以特制透明尺或一普通尺,零点安放于颞侧面眶缘上,让受检者向前直视,检查者从侧面观察角膜顶点在直尺的刻度(颞侧眶缘至角膜顶点的垂直距离),即为其眼球突出度。同法检查双眼并记录之,此法只能作大体上的测量。

(2) 何特(Hertel)眼球突出计测量法:为常用而比较精确的一种检查方法,此种眼突出计主要由一带刻度的平杆及两个测量器所组成。一个测量器固定于平杆之一端,另一个在杆上可以自由滑动,以适应不同的眶距,且可从平杆刻度上读得眶距的值。测量器上附有小刻度板及两个交叉成 45°角的平面镜,分别反映刻度板数值及角膜顶点影像。测量时,测者与受检者对面而坐,将突眼计测量器上切迹处嵌于受检者颞侧眶缘,嘱其向前直视,此时由两平面镜中看到的角膜顶点所对的值即为眼球突出度。同时由平杆上刻度得知两眼眶距的值,记录眶距及各眼球突出度值。追踪观察时,应取同一眶距。我国人眼球突出度正常平均值为 12~

14mm，两眼差不超过 2mm。

（三）眼球前段检查

1. 角膜 注意角膜大小、弯曲度、透明度及表面是否光滑。有无异物、新生血管及混浊(瘢痕或炎症)。感觉如何。角膜后有无沉着物(KP)。

角膜荧光素染色：为了查明角膜上皮有无缺损及角膜混浊是否溃疡，可用消毒玻璃棒沾无菌的 1%～2%荧光素钠液涂于下穹隆部结膜上，过 1～2 分钟后观察，钴蓝光下黄绿色的染色可显示上皮缺损的部位及范围。

角膜知觉的检查：简单的方法是从消毒棉签拧出一条纤维，用其尖端从被检者侧面移近并触及角膜，如不引起瞬目反射，或两眼所需触力有明显差别，则表明角膜感觉减退。

2. 巩膜 注意巩膜有无黄染、充血、结节及压痛。

3. 前房 注意前房深度，房水有无混浊，前房内有无积血、积脓。

前房深度检查：将手电灯光在外眦处侧照向内眦，如鼻侧虹膜全被照亮，为深前房，如鼻侧虹膜仅被照亮 1mm 或更少，则为浅前房，有发生闭角型青光眼的潜在危险。

4. 虹膜 观察颜色、纹理，有无新生血管、色素脱落、萎缩、结节，有无与角膜前粘连、与晶状体后粘连，有无根部离断及缺损，有无震颤(晶状体脱位)。

5. 瞳孔 两侧瞳孔是否等大、形圆，位置是否居中，边缘是否整齐。正常成人瞳孔在弥散自然光线下直径为 2.5～4mm，幼儿及老年人者稍小。检查瞳孔和各种反射对于视路及全身病的诊断都有重意义，现分述如下。

(1) 直接对光反射：在暗室内用手电筒照射受检眼，该眼瞳孔迅速缩小的反应。此反应需要该眼瞳孔反射的传入和传出神经通路共同参与。

(2) 间接对光反射：在暗室内用手电筒照射另侧眼，受检眼瞳孔迅速缩小的反应。此反应只需要受检眼瞳孔反射的传出途径参与。

(3) 相对性传入性瞳孔障碍(RAPD)：亦称 Marcus-Gunn 瞳孔。譬如左眼传入性瞳孔障碍时，用手电筒照射健眼时，双眼瞳孔缩小，患眼瞳孔由于间接反射而缩小；随后移动手电筒照在患眼上，双眼瞳孔不缩小，因患眼传入性瞳孔障碍；以 1 秒间隔交替照射双眼，健眼瞳孔缩小，患眼瞳孔扩大。

(4) 集合反射：先嘱被检者注视一远方目标，然后改为注视 15cm 处视标，此时两眼瞳孔缩小，伴有双眼集合。

6. 晶状体 观察晶状体有无混浊、脱位。

第二节 视功能检查

视功能检查包括视力、视野和色觉等。

（一）中心视力检查

1. 远视力检查法

(1) 安装视力表的注意事项

1) 表面需清洁平整。

2) 表的高度以表上 1.0 视力(对数视力表上 5.0)的标记与被检查的眼等高为准。

3) 表上必须有适当、均匀、固定不变的照明度，一般为 400～1000Lux，且必须避免由侧方照来的光线，及直接照射到被检者眼部的光线。阴晴不定的自然光线亦不适宜，以免引起不准确的检查结果。

4）表与被检者的距离必须正确固定，国内有国际标准视力表图 13-2-1 及 Landolt 视力表图 13-2-2，患者距离表为 5m。如室内距离不够 5m 长时，则在 2.5m 处置一平面镜来反射视力表。此时最小一行标记应稍高过被检者头顶。

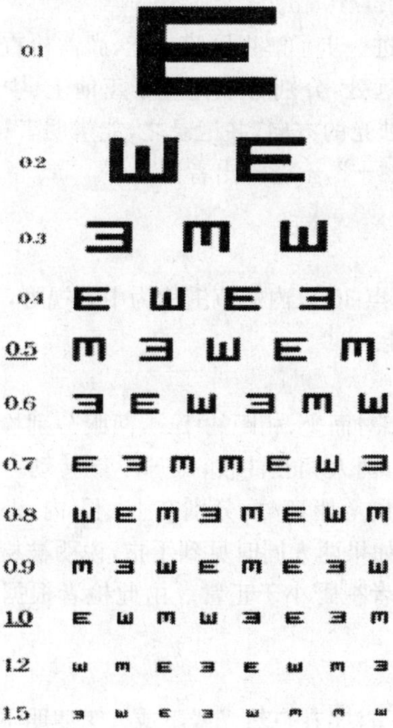

图 13-2-1　国际标准视力表

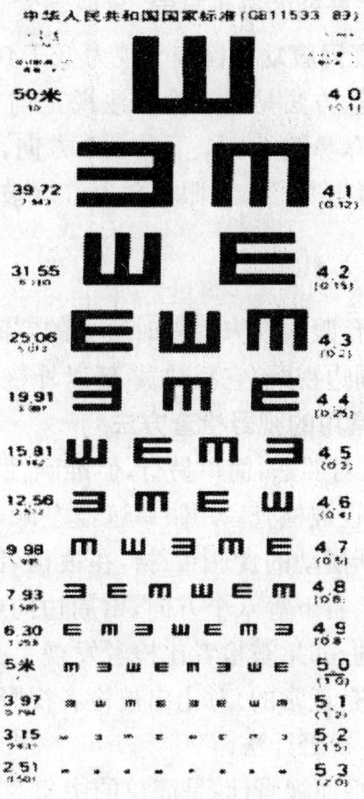

图 13-2-2　标准对数视力表

（2）检查与记录方法

1）检查前应向被检者说明正确观察视力表的方法。

2）两眼分别检查，先查右眼，后查左眼。查一眼时，需以遮眼板将另一眼完全遮住。但注意勿压迫眼球。

3）检查时，让被检者先看清最大一行标记，如能辨认，则自上而下，由大至小，逐级将较小标记指给被检者看，直至查出能清楚辨认的最小一行标记。如估计患者视力尚佳，则不必由最大一行标记查起，可酌情由较小字行开始。

检查时，如果被检者仅能辨认表上最大的“0.1”行 E 字缺口方向，就记录视力为“0.1”；如果能辨认“0.2”行 E 字缺口方向，则记录为“0.2”；如此类推。能认清“1.0”行或更小的行次者，即为正常视力。

如被检者在 5m 距离外不能辨认出表上任何字标时，可让被检者走 力表，直到能辨认表上“0.1”行标记为止。此时的计算方法为：视力＝0.1×被检者所在距离(m)/5(m)。

如被检者在 1m 处尚不能看清“0.1”行标记，则让其背光数医生手指，记录能清的最远距离，例如，在 30cm 处能看清指数，则记录为“30cm 指数”或“CF/30cm”。如果将医生手指移至最近距离仍不能辨认指数，可让其辨认是否有手在眼前摇动，记录其能看清手动的最远距离，如在 10cm 处可以看到，即记录为“HM/10cm”。

对于不能辨认眼前手动的被检者，应测验有无光感。光感的检查是在 5m 长的暗室内进行，先用手巾或手指遮盖一眼，不得透光。检者持一烛光或手电在被检者的眼前方，时亮时灭，让其辨认是否有光。如 5m 处不能辨认时，将光移近，记录能够辨认光感的最远距离。无光感者说明视力消失，临床上记录为“无光感”(NLP)。

2. 力检查法 我国比较通用的近视力表是耶格(Jaeger)近视力表和标准视力表(许广第)。检查时光源照在表上，但应避免反光，让被检者手持近视力表放在眼前，随便前后移动，直到找出自己能看到的最小号字，并记录实际检查距离，如 Jr1/10cm。

3. 视网膜功能检查 视力低于 0.02 的患者，为进一步了解视网膜功能，尚需检查光定位和红绿色觉，方法是嘱被检者注视正前方，在眼前 1m 远处，分别将烛光置于正前上、中、下，颞侧上、中、下，鼻侧上、中、下共 9 个方向，嘱被检者指出烛光的方向，并记录之，能辨明者记“+”，不能辨出者记“-”。在眼前放置红绿玻片，能辨出者记“+”，不能辨出者记“-”。

(二) 视野

视野：眼向前方固视时所见的空间范围。距注视点 30°以内的范围称为中心视野，30°以外的范围为周边视野，它反映黄 部以外整个视网膜的功能。

1. 常用的视野检查方法

(1) 对照法：简单易行，但准确性较差。被检者相对而坐，相距约 1m ，两眼分别检查。检查右眼时，让被检查者用眼罩遮盖左眼，检者闭合右眼，两人相互注视，眼球不能转动。然后检者伸出不断摆动的食、中二指，在被检者与检者的中间同等距离处，分别在上、下、内、外、左上、左下、右上、右下等八个方向，由周边向中心缓慢移动，如果两人同时见到手指，说明被检者的视野是正常的；如果被检者比检者发现手指，则说明被检者视野小于正常。由此检者根据自己的视野(必须是正常的)对比出被检者视野的大概情况。

(2) 视野计法

1) 平面视野计：是简单的中心 30°动态视野计。方法：在自然光线下或人工照明下进行。受检者坐在用黑平面视野屏前 1m 处，将下颏固定于颏架上，被检眼注视平面视野计中心的白色固定目标点，另一眼用眼罩遮盖，用适宜的视标(常用直径为 2mm)，先查出生理盲点的位置和大小，然后在各子午线上由中心到周边，或由周边向中心缓慢移动视标，并在移动中均匀地与进行方向做垂直的轻微摆动，让受检者说出何处看到视标变形、变色或消失，用黑色大头针在视野屏上做出记号。发现暗点后，要围绕此处反复检查，标出其界限，最后把结果描记于平面视野表上。检查时，如查不出生理盲点，则表示检查方法不正确或患者对检查方法还不了解。

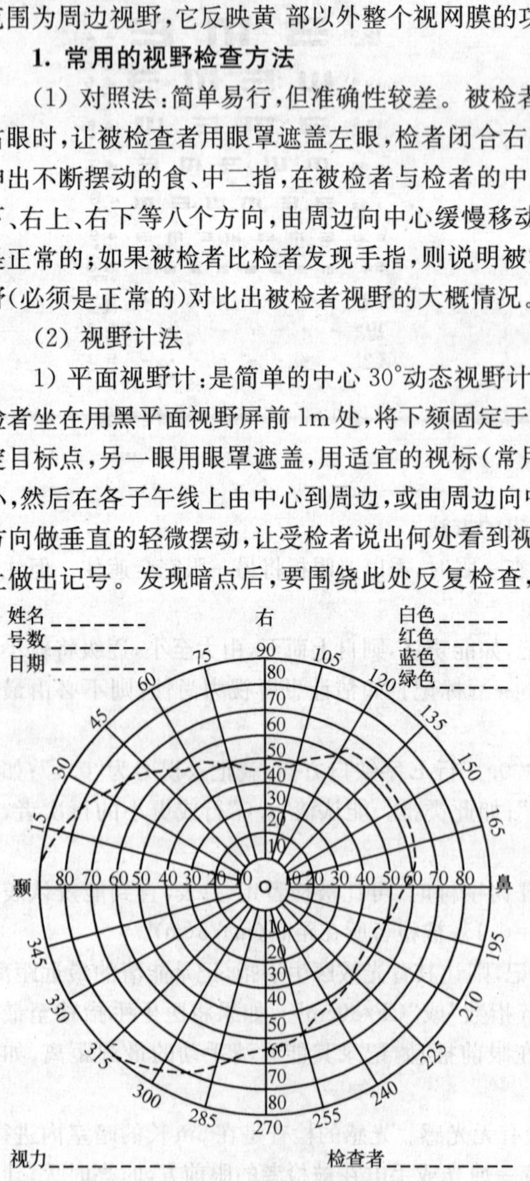

图 13-2-3 弧形视野计

2) 弧形视野计：有简易型与投射型两种。主要用于检查周边视野，属动态检查。方法：在自然光线或人工照明下进行，被检者坐于视野计前，下颏固定于颏架上，受检眼正对视野计中心，注视视野计弧上 0°处的白色固定目标，另一眼用眼罩遮盖。视野计为 180°的弧形，半径为 330mm，选用适宜的视标(常用的直径为 3 或 5mm)，从圆弧周边向中心缓慢移动。嘱被检者刚一发现视标或辨出颜色时，立即告知。将此时视标在弧上的位置记录在周边视野表上。将圆弧转动 30°后再查，如此每隔 30°检查一次，直到圆弧转动一圈，最后把各点连接起来，就是该眼的视野范围。一般常检查白色及红色视野(图 13-2-3)。

3）自动视野计：电脑控制的静态定量视野计，有针对青光眼、黄斑疾病、神经系统疾病的特殊检查程序，能自动监控受试者固视的情况，能对多次随诊的视野进行统计学分析，提示视野缺损是改善还是恶化了。国外 Octopus、Humphery 视野计具有代表性（图 13-2-4）。

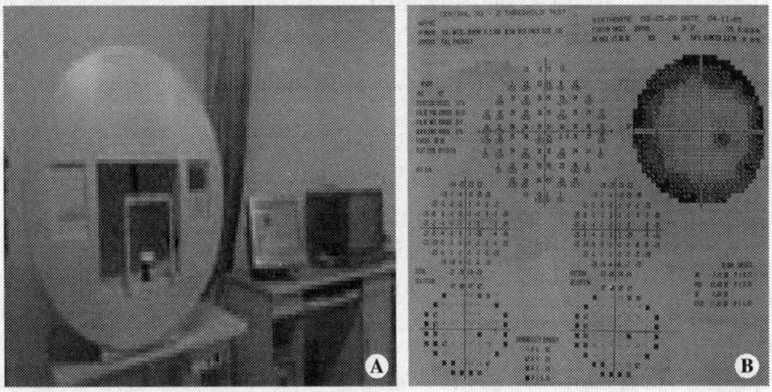

图 13-2-4　自动视野计(A)及检查结果(B)

自动视野计的检查方法有三大类：①阈上值检查，为视野的定性检查，分别以正常、相对暗点或绝对暗点表示。此方法检查快，但可靠性较低，主要用于眼病筛查。②阈值检查，为最精确的视野定量检查，缺点是每只眼约检查 15 分钟，患者易疲劳。③快速阈值检查，如 TOP 程序通过智能趋势分析，减少了检查步骤，每只眼检查仅需 5 分钟。

自动视野计结果判读的要点：①视野中央部分正常值变异小，周边部分正常值变异大，所以中央 20°以内的暗点多为病理性的，视野 25°～30°上下方的暗点常为眼睑遮盖所致，30°～60°视野的正常值变异大，临床诊断视野缺损时需谨慎；②孤立一点的阈值改变意义不大，相邻几个点的阈值改变才有诊断意义；③初次自动视野检查异常可能是受试者未掌握测试要领，应该复查视野，如视野暗点能重复出来才能确诊缺损；④有的视野计有缺损的概率图，此图可辅助诊断。

2. 正常视野　正常人动态视野的平均值：上方 56°，下方 74°，鼻侧 65°，颞侧 91°。各种颜色视野范围也并不一致，白色最大，蓝色次之，红色又次之，绿色最小，两眼同时注视时，大部分视野是互相重叠的。暗点：在视野范围内某一孤立的、不能看见的区域，称为暗点。暗点有两种：一种为生理 ，称生理盲点，乃是视盘投射在视野上所表现的一个点，生理暗点的中心在注视点颞侧 15.5°，在水平中线下 1.5°，其垂直直径为 7.5°，横径 5.5°。生理暗点的大小及位置因人而稍有差异。在生理盲点的上下缘均可见到有狭窄的弱视区，为视神经乳头附近大血管的投影。另一种为病理性暗点，又可分为阳性和阴性两种。前者自己可以观察到；后者则不能，仅在检查时发现。根据暗点的程度，又可分相对性和绝对性两种，前者能辨别白色视标，但不能准确辨别各种颜色视标；后者根本看不见任何视标。这两种病理性暗点，均系相应部位的眼底或视路疾病所致。

3. 病理性视野　在视野范围内，除生理盲点外，出现其他任何暗点均为病理性暗点。

(1) 向心性视野缩小：常见于视网膜色素变性、青光眼晚期、球后视神经炎（周围型）、周边部视网膜脉络膜炎等。还有癔病性视野缩小、色视野颠倒、螺旋状视野收缩等现象。

(2) 偏盲：以垂直经线注视点为界，视野的一半缺损称为偏盲。它对视路疾病定位诊断极为重要。

1）同侧偏盲：多为视交叉以后的病变所致。有部分性、完全性和象限性同侧偏盲。部分性同侧偏盲最多见，缺损边缘呈倾斜性，双眼可对称也可不对称。上象限性同侧偏盲，见于颞叶或距状裂下唇的病变；下象限性同侧偏盲则为视放射上方纤维束或距状裂上唇病变所引起。同侧偏盲的中心注视点完全二等分者，称为黄斑分裂，见于视交叉后视束的病变。偏盲时注视点不受影响者称为黄斑回避，见于脑皮质疾患。

2）颞侧偏盲：为视交叉病变所引起，程度可不等，从轻度颞上方视野缺损到双颞侧全盲。

3）扇形视野缺损

A. 扇形尖端位于生理盲点，为中心动脉分支栓塞或缺血性视盘病变。

B. 扇形尖端位于中心注视点为视路疾患。

C. 象限盲：视放射的前部损伤。

D. 鼻侧阶梯：青光眼的早期视野缺损。

4）暗点

A. 中心暗点：位于中心注视点，常见于黄斑部病变，球后视神经炎，中毒性、家族性视神经萎缩。

B. 弓形暗点：多为视神经纤维束的损伤，常见于青光眼，有髓神经纤维，视盘先天性缺损，视盘玻璃疣，缺血性视神经病变等。

C. 环形暗点：见于视网膜色素变性，青光眼。

D. 生理盲点扩大：见于视盘水肿、视盘缺损、有髓神经纤维、高度近视眼。

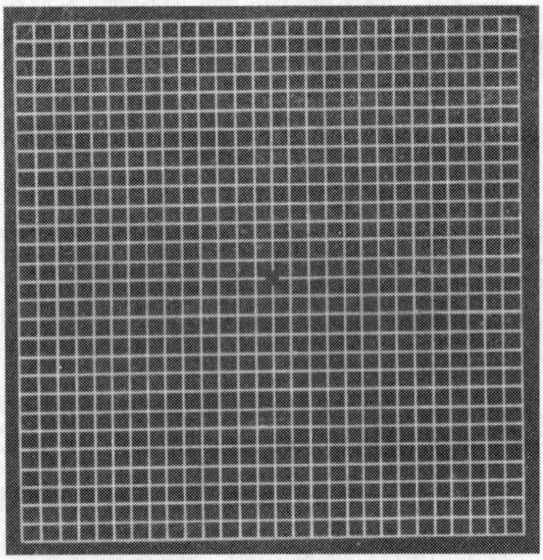

图 13-2-5　Amsler 方格表

（三）Amsler 方格表

用以检查中心、旁中心暗点，特别是检查黄斑部早期病变的一种精确方法。检查距离为30cm，检查时遮挡一眼并询问被检者，能否看清中央黑点及整个表，有些小方格是否感到似有纱幕遮盖，当看清中央黑点时线条是否变色、变形（弯曲或粗细不匀），小方格是否正方形，是否变大变小。并让被检者直接在小格上用铅笔描出弯曲变形的形态，借以判断视网膜黄斑部有无病变及其大致的范围（图 13-2-5）。

（四）色觉检查

色觉是视器的重要功能之一，色觉功能的好坏，对要求辨色力的工作具有一定的影响。色觉检查是升学、就业、服兵役前体检的常规项目。色觉检查方法较多，现多采用假同色表（色盲本）检查法。常用的国外有石原忍氏、司狄林（Stilling 氏）及拉布金（pao KNH）等表，国内亦有俞自萍等检查表（彩图 20），通常采用其中一种检查，遇有疑问时，可有其他表来对照。检查时，将色盲本置于明亮的自然光线下（但阳光不得直接照射在色盲本上），距离被检者 70cm，让被检者迅速读出色盲本上的数字或图形，每图不得超过 10 秒钟。按色盲本所附的说明，判定是否正确，是哪一种色盲或色弱。

第三节　裂隙灯显微镜检查

1. 裂隙灯显微镜　简称裂隙灯，是由光源投射系统和光学放大系统组成。用它可在强光下放大 10～16 倍检查眼部病变，不仅能使表浅的病变看得十分清楚，而且可以调节焦点和光源宽窄，形成光学切面，查明深部组织病变及其前后位置。

2. 常用的检查方法

（1）检查病人的准备：检查在暗室进行。首先调整病人的坐位，让病人的下颌搁在托架上，前额与托架上面的横档紧贴，调节下颏托架的高低，使睑裂和显微镜相一致。双眼要自然睁开，向前平视。医生右手调节显微镜的手柄、裂隙的宽度和隔板的空洞，左手撑开病人的眼睑。先嘱病人闭眼，在上睑皮肤上调节照明光线的焦点至清晰，在让病人睁眼进行检查。

（2）裂隙灯显微镜的 6 种检查方法

1）弥散光照射法：将裂隙充分开打，用弥散光低倍镜进行观察。可以对角膜、虹膜、晶状体做全面的观察。

2）直接焦点照明法：照射光线的焦点于显微镜的焦点完全一致。可以观察角膜和前房的病变。焦点向后推时，可观察到晶状体的混浊部分及玻璃体前面 1/3 的病变情况。

3）后部反光照射法：将光线聚焦在目标的后方，借后方反射的光线检查组织的病变。易于查出角膜上皮水肿，角膜实质层病变、角膜内皮及晶状体病变等。

4）镜面反光照射法：将光线从角膜颞侧照射，在角膜光带的颞侧有一反光区，将角膜光带的内皮面于此区重合，即可出现镜面反光。用于观察角膜内皮及晶状体前后囊的细微变化。

5）角膜缘分光照明法：利用光线通过角膜组织的全反射，将光线从侧面照射角膜缘，使对侧角膜缘出现明亮的光晕。可以发现角膜上细微的病变。

6）间接照明法：将光线聚焦目标旁侧，借光线的折射观察目标的病变。可检查出病变的深度。

应按顺序检查结膜、角膜、前房、虹膜、晶状体和前玻璃体。

第四节　前房角镜检查

1. 检查方法　使用前应将前房角接触镜用肥皂水洗净，清水冲洗，拭干消毒后待用。安放时，先在结膜囊内滴表面麻醉眼药水，令患者眼向下看，检查者把患眼的上睑向上提起，将盛满 1%甲基纤维素或生理盐水的接触镜安放在结膜囊内，令患者双眼轻轻紧闭，以防脱落，使用时镜面与角膜空隙内不许有气泡，方能保持一个完整的屈光间质，有利于检查见图 13-4-1。

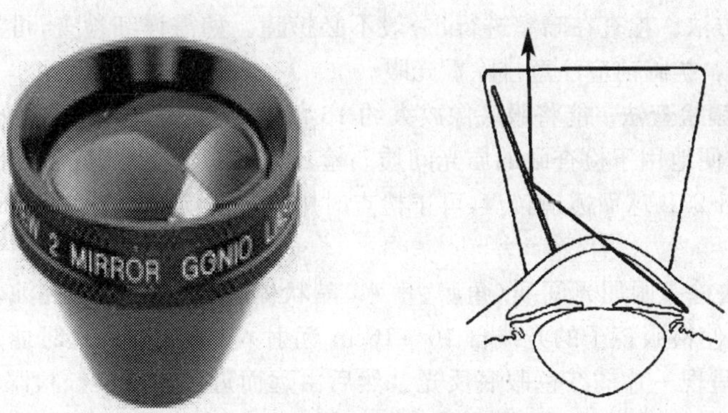

A　　B

图 13-4-1　房角镜(A)及示意图(B)

2. 正常前房角镜所见

（1）房角前壁

1）前界线，即 Schwalbe 线，是一条灰白色发亮略突起的细线条，为后弹力层止端，也是角膜与小梁的分界线。

2）小梁网，是一条较宽的浅灰色透明带，随着年龄的增加，透明度降低，呈白色、黄色或深棕色，它的后中部可隐约透见巩膜静脉窦，其上常有色素附着，是房水排出的主要区域。

3）巩膜突，是紧接小梁网之后的一条极窄的黄白色带，也是前壁的终点。

（2）房角后壁：为虹膜根部，是衡量前房角宽窄的主要标志。如虹膜根部位置靠前，虹膜末卷隆起，则房角后半部的结构都被阴挡而看不见，房角就窄。反之，虹膜平坦，位置靠后，房角隐窝就能清楚显示。

（3）睫状体带，介于巩膜突与虹膜根部之间，由睫状体前端的构成，为一条灰黑色带。

3. 前房角宽窄与开闭的临床描述 常用房角分类法：

（1）Scheie 分类法（以原位静态观察为准）：在眼球处于原位时（静态）能看见房角的全部结构者为宽角，否则为窄角，并进一步将窄角分为四级，即静态仅能看到部分睫状体带者为窄Ⅰ，只能看到巩膜突者为窄Ⅱ，只能看到前部小梁者为窄Ⅲ，只能看到 Schwalbe 线者为窄Ⅳ。动态下，即在改变眼球位置或施加少许压力时可判断房角的开闭，若可见后部小梁则为房角开放，否则为房角关闭。

（2）Shaffer 分类法：根据静态检查下虹膜前表面和小梁网内表面所形成的夹角宽度把房角分成 5 级。0 级最窄，4 级最宽。4 级角（35°～40°），全部房角结构均可见；3 级角（20°～35°）巩膜突以上结构可见；2 级角（20°）小梁结构可见；1 级角（10°）Schwalbe 线及最前部的小梁可见；0 级角（0°）虹膜根部紧靠 Schwalbe 线邻近小梁。Shaffer 分类法中 3～4 级不可能发生房角关闭；2 级房角可能关闭；1 级房角很可能关闭。0～1 级为高危房角；2 级应定期随访。

（3）Scheie 房角色素分级法：将小梁网色素分为 5 级。0 级，小梁网缺乏色素颗粒；Ⅰ级，细小色素颗粒分布在后部小梁网上；Ⅱ级，前后部小梁网均有细小颗粒色素沉着；Ⅲ级，密集粗糙颗粒状或均质性黑色或棕褐色色素附着在小梁网后部，小梁网前部及 Schwalbe 线上亦可见色素颗粒沉着；Ⅳ级，整个小梁网呈均质性黑色或棕褐色色素覆盖，在 Schwalbe 线、巩膜嵴及角膜内表面、睫状体带与巩膜表面上均可见色素颗粒。

第五节　眼底检查

用以检查眼的屈光间质（角膜、房水、晶状体及玻璃体）和眼底（视盘、视网膜及脉络膜），是眼科的常用检查方法。检查在暗室进行，一般不必扩瞳。如需详细检查，可滴 0.5%～1% 托品酰胺 1～2 次扩瞳。扩瞳前应注意排除青光眼。

1. 直接检眼镜检查法 能将眼底像放大约 16 倍，所见为正像，可看到的眼底范围小，但较细致详尽，亦可方便地用于检查眼的屈光间质。检查用具为直接检眼镜，自带光源，在观察孔内装有－25D—0—＋25D 球面透镜转盘，可于检查时用来矫正检查者与被检者的屈光不正。

检查方法：

（1）用彻照法检查眼屈光间质（角膜、房水、晶状体、玻璃体）有无混浊。将检眼镜转盘拨到＋8D～＋12D，使检眼镜子的光线自 10～16cm 远射入被检眼内，此时通过镜的观察孔可看到被检眼瞳孔区呈现一片橘红色眼底反光。然后由远而近依次观察被检眼的角膜、前房、晶状体及玻璃体（一直可以看到离正视眼底约 4mm 处）。如屈光间质有混浊改变，则在橘红色的反光中可见到黑影，此时嘱病员转动眼球，漂浮的黑影是玻璃体的混浊，固定的黑影是角膜或晶状体的混浊。检查时还可将正镜片度数逐步减小，度数越小越接近眼底，用以估计混浊的位置。

（2）检查眼底（图 13-5-1）：被检者可取坐位或卧位，两眼睁开，向前方注视。检查右眼时，检者右手拿眼镜，在被检者的右侧，以右眼观察眼底。检查左眼时相反。检查时被检者不戴眼镜，但检者可以戴镜，检者与被检者尽量靠近，但不要触及被检者的睫毛和眼、面部。在检眼镜的光线透入被检眼内的同时，检者通过观察孔窥见被检者眼底，如不能看清，可旋转正、负球面透镜转盘，即能得到清晰的眼底像。

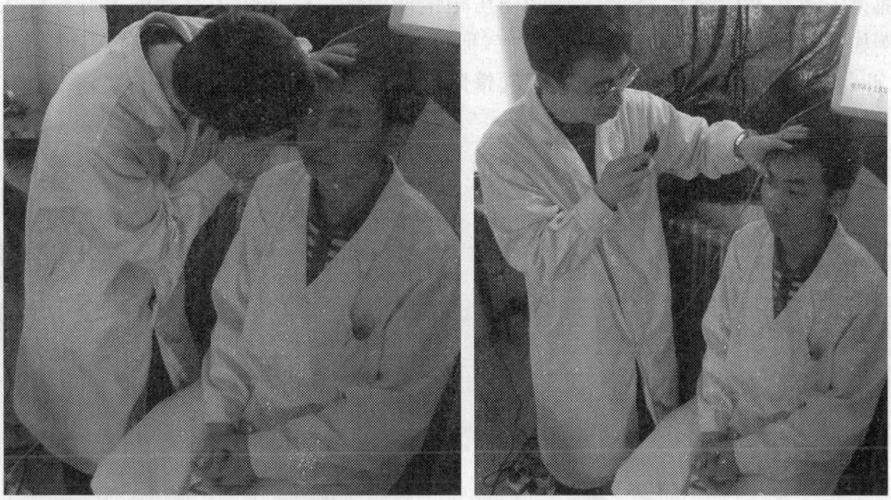

图 13-5-1　直接检眼镜检查眼底

2. 间接检眼镜检查法　间接检眼镜能将眼底放大 4 倍，所见为倒立的实像，看到的范围大，一次所见可达 25°～60°，立体感强，景深宽，对视网膜脱离、皱襞等不在眼底同一平面上的病变，可以同时看清。如配合巩膜压迫器，亦可看清锯齿缘乃至睫状体扁平部等眼底最周边的部分。

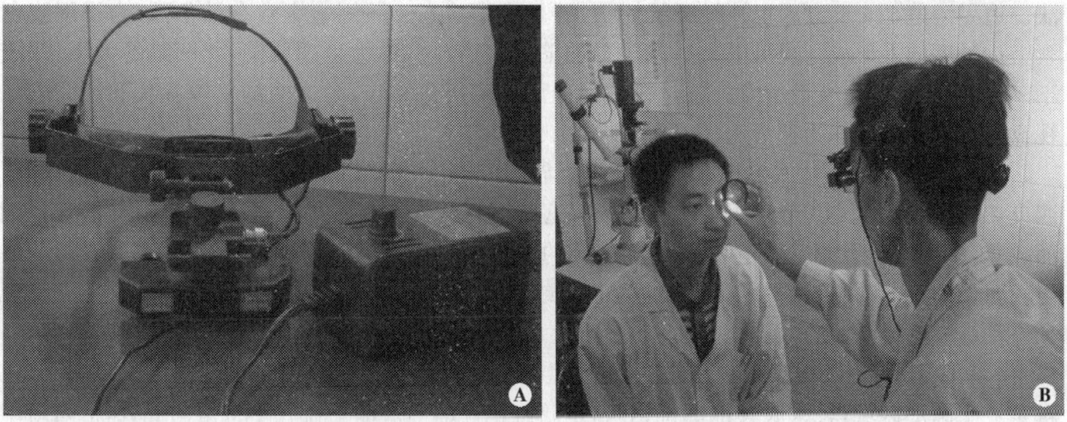

图 13-5-2　双目间接检眼镜(A)检查眼底(B)

双目间接检眼镜(图 13-5-2)，戴在医生头部，内装有强光源及聚光调节系统，使投射出来的光线能靠近检者的左右眼视线，以利检者双眼观察之用。检查时，被检者采取坐位或卧位，检查距离为 50cm 左右，检者用拇、食指持＋13D～＋28D 的透镜(为了提高像质，现多采用非球面透镜)，以无名指及小指靠在被检者额部作为依托，并提起上睑，透镜在被检者眼前 4～9cm 范围内移动，直至见到眼底影像为止。

3. 裂隙灯显微镜眼底检查法　裂隙灯显微镜联合不同的物镜，有前置镜和接触镜。常用的前置镜有＋90D、＋78D 的双凸透镜。接触镜中常用的 Goldmann 三面镜。

三面镜(图 13-5-3)又名三面反射接触镜，有三个反射面，此镜的中央部分可供检查黄斑部周围 30°以内的眼底，三个反射镜面的倾斜度各不相同，镜面与前方平面呈 75°倾斜角，可供检查

30°至赤道部的眼底；镜面成67°倾斜角，可供检查赤道部至周边部眼底；镜面成59°倾斜角，可供检查前房角和锯齿缘。放置方法是先在被检眼滴0.5%的卡因溶液2～3次，然后把已清洗、消毒的三面镜安放在被检眼上，安装方法同前房角镜使用法。三面镜中看到的眼底是代表对侧的部位。例如，镜面在上方看到的是下方眼底，但此时左右关系不变；镜面在右侧，看到的是左侧的眼底，此时其上下的关系不变。如将三面镜顺序旋转则可看到眼底全部。

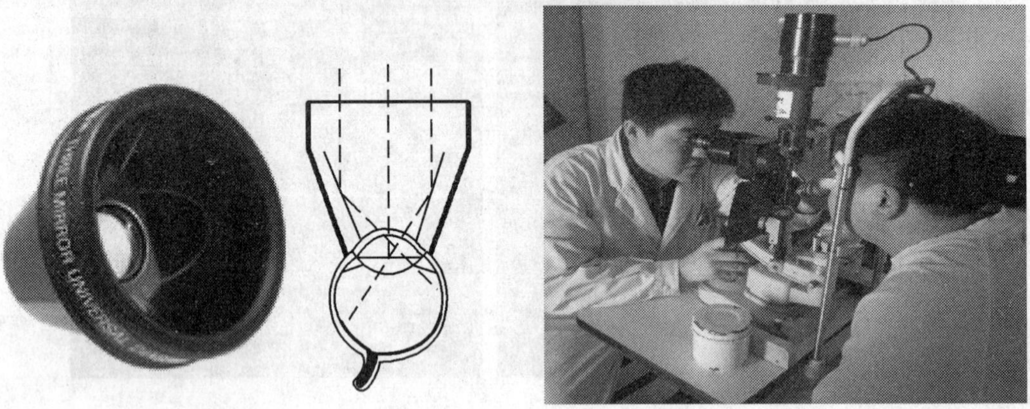

A　　B　　C

图13-5-3　三面镜(A)、示意图(B)及临床检查(C)

4. 正常眼底

(1) 视盘：位于眼球后极偏鼻侧3～4mm，直径约1.5mm，呈椭圆形、色淡红，但颞侧颜色稍淡。边界清楚，上、下方因视神经纤维拥挤，稍呈模糊状态。颞侧边缘常有黑色弧，为视网膜色素上皮过度伸入形成。视盘中央呈漏斗形凹陷，颜色较白，称为生理凹陷，此凹陷的大小、深浅不一，但绝不会到达视盘边缘。有时在凹陷内可见暗灰色小点，为透明的巩膜筛板孔。凹陷与视盘垂直直径之比称为杯盘比(C/D)。

(2) 血管：视网膜中央动脉和静脉穿过视盘，分出上、下两支，再分成鼻上、颞上、鼻下、颞下四支，又分为许多小支，分布于整个视网膜。这些血管分支彼此不相吻合。动脉色鲜红，管径细而较直，中央有鲜明的反射光条，宽约为管径的1/3。静脉色暗红，管径稍粗而较弯曲，管腔的反射较暗而细小。动脉与静脉的比例约为3∶4或2∶3。在视盘内，有时可见静脉搏动，为正常现象。动脉如有搏动，则为病理现象。

(3) 黄斑部：位于视盘颞侧稍偏下，距视盘约2个视盘直径(PD)处，范围约为1PD大小，通常是一个圆形区域，较眼底其他部位稍暗，呈暗红色。颞上及颞下血管小支弯向此处，但黄斑中央部并无血管可见，其正中有一中心凹，呈现很强的点状反光，称中心凹光反射。

(4) 眼底的一般形态：视网膜本身是透明的，检眼镜灯光照射之下整个眼底呈现弥漫性橘红色，这是由于视网膜色素上皮及脉络膜的色素加脉络膜毛细血管内血液的色泽所形成。色素多者眼底颜色较深，色素少者可透见脉络膜血管，如果脉络膜色素较多而聚于血管之间，即呈现出红色和褐色相间的条纹状，称豹纹状眼底。儿童时期视网膜表面反光较强，尤以血管附近更为显著。

检查周边眼底时，最好予以扩大瞳孔，嘱病人将眼球转向一侧，检者亦应将头适当倾斜。

第六节　眼压检查

1. 指测法　让被检者向下看，检者用两手食指在上睑上部外面交替轻压眼球，检查双眼，以便对比两眼的眼压，眼压高者触之较硬，眼压低者触之柔软，也可和正常的眼压相比较。此法可大概估计眼压的高低，所得结果可记录为正常、较高、很高、稍低或很低（T_n、T_1、T_2、T_{-1}、T_{-2}）。

2. 眼压计测量法

（1）修兹（Schiotz）（压陷式）眼压计（图 13-6-1）测量法，为常用的测量法，测量前应先向被检者做适当的说明，取得被检者的合作，然后让被检者仰卧，两眼滴 0.5％的卡因溶液 2～3 次面面麻醉。测量前应校正眼压计，用 75％乙醇溶液消毒眼压计足板，等乙醇干后即可使用。检查时被检者两眼自然睁开，向天花板或某一固定目标点直视，勿转动，检者用左手指轻轻分开上、下眼睑并固定在上、下眶缘，切勿压迫眼球，右手持眼压计的把手，将眼压计垂直下放，将足板轻轻放在角膜正中央（使眼压计自身重量完全压在角膜上，但注意切不可施加任何其他压力），迅速记录眼压计指针所指刻度，将此刻度对照眼压计换算表，查出眼压值。此种眼压计一般有三种不同重量的砝码 5.5g、7.5g 及 10g。通常先用 5.5g 检查，如指针刻度小于 3，则应加重砝码重测，一般先后测 5.5g 及 10g 两个砝码，以便相互核对及校正眼压。测完后滴抗生素眼药水，拭净眼压计足板。

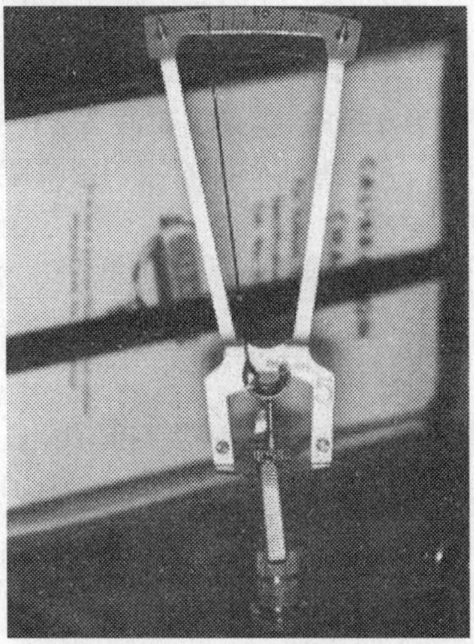

图 13-6-1　修兹眼压计

记录方法一般以眼压计的砝码为分子，指针所指之刻度为分母，即眼压计砝码/指针所指之刻度＝眼压值，如 5.5/4 ＝2.75kPa（20.55mmHg）。此种眼压计测得的正常眼压为 1.36～2..77kPa（10～21mmHg）。低于 1.36kPa（10mmHg）者为低眼压，超过 2.77kPa（21mmHg ）时。经多次测量时仍高者，应做排除青光眼检查。

（2）压平眼压计（图 13-6-2）：如 Perkins 手持式压平眼压计，坐、卧均可测量，较为方便，Goldmann 眼压计则装配在裂隙灯上，取坐位测量。二者所得数值极接近。但前者在临床上应用较方便。

（3）非接触眼压计（non-contact tonometer，NCT）（图 13-6-3）测量法：系应用自动控制装置喷出一定压力的气流，在一定的距离喷压角膜，并用光学方法自动检测被气流吹平的角膜面积。当气流喷压角膜达到固定面积（直径 3.6mm）时，根据瞬间的气流强度，用电子计算机自动换算出眼压数值。此法器械不接触角膜，故不需麻醉，操作简便，而且可以避免交叉感染或角膜上皮损伤，故对大规模眼压普查尤为适用。

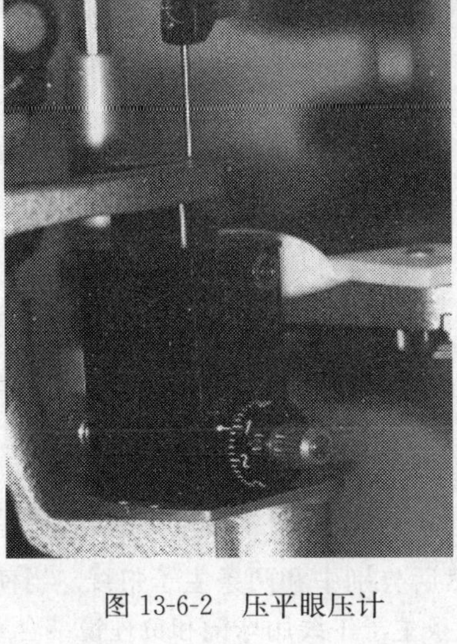

图 13-6-2　压平眼压计

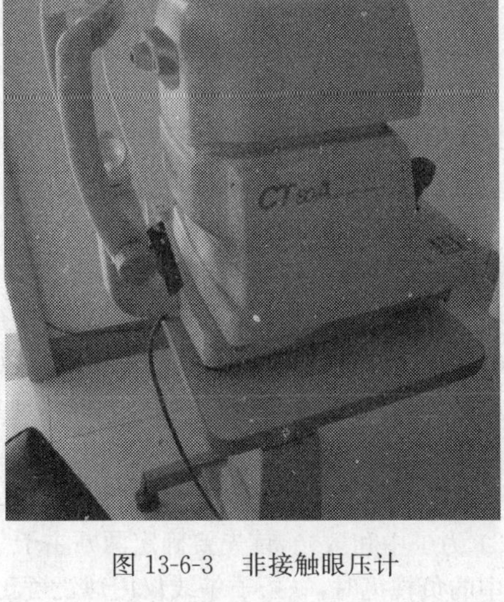

图 13-6-3　非接触眼压计

正常人 24 小时眼内压波动有一定的规律性变化，某些青光眼病人，其眼内压波动范围显着增大。因此，24 小时眼内压测量对于诊断青光眼和掌握青光眼眼内压变化规律，从而采取针对性的治疗措施，具有重要意义。检查方法如下。

(1) 检查前应排除一切影响眼内压的主客观因素，包括用药、情绪波动或其他环境因素，最好住院检查。

(2) 根据人群调查，大多数人清晨或傍晚眼压最高，因此检查时间应以此为重点。一般采取上午 5∶00、7∶00、10∶00、14∶00、18∶00、22∶00 为测量眼压时间点，或 24 小时中每 2 、4 小时测量眼压 1 次。

(3) 上午 5∶00 第 1 次测眼压应在起床前进行。

(4) 24 小时眼内压波动范围应≤0.67kPa (5mmHg)；病理范围≥1.06kPa (8mmHg)。

第七节　屈光检查

(一) 静态检影

1. 检影镜和检影原理　检影镜是利用检影镜的照明系统将眼球内部照亮，光线从视网膜反射回来，这些反射光线经过眼球的屈光成分后发生了变化，通过检查反射光线的变化可以判断眼球的屈光状态。

目前根据检影镜投射光斑的不同，分为点状光检影镜和带状光检影镜两类。目前基本使用带状光检影镜。检影镜由投影系统和观察系统两部分构成，检影镜的投影系统照明视网膜。通过观察系统可以窥视视网膜的反光，经视网膜反光的部分光线进入检影镜，通过反射镜的光圈，从检影镜头后的窥孔中出来。当我们将检影镜的带状光移动时，可以观察到投射在视网膜上的反射光的移动，光带和光带移动的性质可以确定眼球的屈光状态。

观察反射光时，首先需要判断影动为逆动或顺动，其次根据速度、亮度和宽度快速并准确地判断离中和点还有多远。当检影镜与视网膜面共轭时，则满瞳孔反光影动不随光带动。

2. 检查方法和程序

(1) 让被测者安坐检查椅上，如原戴眼镜，则取下眼镜。

(2) 调整坐椅的高度，使被测者的眼位高度与验配医师的眼位高度相等。

(3) 将综合验光仪与被测者相接触的部位用乙醇消毒。

(4) 将综合验光仪放在被测者眼前，其瞳距将与被测者的瞳距相一致，调整综合验光头的高度，使被测者双眼位于视孔中心。

(5) 令被测者在检影过程中双眼均睁开，注视远距视标。

(6) 在检影时，验光医师应将双眼睁开，分别用右眼检查被测者的右眼，用左眼检查被测者的左眼。

(7) 控制检查距离，检影镜距离被测者眼 50cm 或 67cm。

(8) 检影时调整室内照明至适当水平。

(9) 令被测者注视视标，先检查右眼，后检查左眼。

(10) 通过改变检影镜的套筒位置和检查距离，可以判断被测者屈光为球性或散光，转动检影镜的光带，寻找破裂现象、厚度现象和偏离现象。

(11) 如果屈光不正为球性，观察到反光移动为顺动或逆动，转动粗调球镜轮和微调球镜轮，即加上正镜或负镜直至无反光运动出现。

(12) 为了中和散光，首先要确定两条主子午线，然后分别中和两条主子午线。当使用综合验光仪中的负柱镜时，一条子午线仅用球镜矫正，另一条主子午线用球镜和负柱镜结合来矫正。

(13) 当两条主子午线均被中和后，用球镜复查被中和的子午线，必要时调整球镜度数。结果：纯检影验光读数还需要加上工作距离的屈光度，比如工作距离为 50cm 的，应加上－2.00D；工作距离为 67cm 的，应加上－1.50D。最后在纯检影验光读数基础上做主观验光。

（二）主觉验光

主观方法确定被测者的眼屈光状况，所需设备：标准的综合验光仪，投影视力表。

1. 综合验光仪 综合验光仪，它又称为屈光组合镜，顾名思义，就是将各种测试镜片组合在一起。大部分的现代综合验光仪将球镜和柱镜安装在三个转轮上，最靠近病人眼前的转轮上装有高屈光度数的球性镜片，中间转轮是低度数球镜，最外面转轮是柱镜镜片。两个球性镜片转轮与由一连动齿轮系统控制，通过旋转一个转轮便可使镜片度数以一定的级率增减；柱镜的轴向由单个旋钮来控制，通过一行星齿轮系统来使柱镜落在同一轴向上，这样的设计加速了验光过程，从而使验光医师不必在每次改变柱度数时重新确定柱镜的轴向。

除了球镜和柱镜外，现代综合验光仪还有一个大转盘，含有各种实用的附加镜片，如遮盖镜、Maddox 杆、＋1.50D(或＋2.00D)的检影工作距离抵消镜、针孔镜、偏振片、分离棱镜，此外还有一组 Risley 棱镜和交叉柱镜，装在翼臂上，可旋转至视孔前。大部分综合验光仪的交叉柱镜轴与柱镜轴是联动的，这样在检测柱镜轴时，旋转柱镜的轴便使交叉柱镜的轴向自动跟随转动。

2. 检查方法 单眼远距主观验光。

单眼主观验光法分为三个阶段：①找到初步有效的球性矫正度数，称为“初步 MPMVA”(maximum plus to maximum visual acuity 最高的正屈光度获得最佳视力)；②用交叉柱镜精确确定柱镜的轴向和度数(初步柱镜读数已通过角膜曲率计和检影验光获得)；③确定最后球镜读数，称为“再次 MPMVA”。

(1) 初步 MPMVA：MPMVA 意为对被测者使用尽可能高的正度数镜片或尽可能低的负度数镜片而又使被测者获得最佳视力。

1) 控制调节：单眼 MPMVA 的主要目的就是控制被测者的调节，最常用的方法是将视力“雾视”。“雾视”的作用实际是利用“过多的正度数”。比较理想的雾视度数为＋0.50D～＋2.00D(依被测者的具体度数而定)。

2) MPMVA 的第二步：在被检眼前逐步减少正镜片(或增加负镜片)度数，使度数每降低＋0.25DS(或增加－0.25D)，患者视力提高一行。

3) 用初步双色视标结束初步 MPMVA。双色试验又称“红绿试验”，两组视标，一组视标背景为红色(长波)，一组视标背景为绿色(短波)，由于绿视标成像比红视标成像距离视网膜近些，平均视标象在两者之间。

(2) 交叉柱镜确定散光：确定柱镜的简单而标准方法是使用交叉柱镜(JCC)。JCC 在相互垂直的主子午线上有度数相同，但符号相反的屈光力，一般为±0.25D，主子午线用红白点来表示；红点表示负柱镜轴位置；白点表示正柱镜轴位置，两轴之间为平光等同镜，一般将交叉柱镜的手柄或手轮设计在平光度数的子午线上，JCC 的两条主子午线可以快速转换。

1) JCC 确定柱镜轴：JCC 第一步就是确定需矫正柱镜的轴，具体如下：视标—0.6、JCC 手轮位置-同柱镜轴向一致、JCC 翻转、矫正柱镜轴位确定

2) JCC 确定柱镜度数：视标－0.6～0.8，红点/白点位置-同柱镜轴向，JCC 翻转，与球镜协调。

(3) 再次单眼 MPMVA：再次 MPMVA 的操作步骤同初步 MPMVA，只是终点的标准不一样，MPMVA 第一步是利用雾视方法来控制调节，雾视镜为＋1.00D 或更多些(必须将被测者的视力雾视至 0.5 以下)，查视力，以 0.25D 级率减去雾视镜至仍有最佳视力为终点。在做 MPMVA 时一定要考虑被测者的景深因素。

1）终点的确定：在进行再次 MPMVA 时，最困难是如何确定终点。有几种方法如下：双色试验，如果被测者合作而且可靠的话，在改变镜片度数时，可通过简单的提问，如问视标是“更清晰”还是“更小或更黑”，因为在过负时，视标看起来是“变小或变黑”而不是“更清晰”。

2）右眼完成验光后，遮盖右眼，左眼去遮盖。左眼的验光步骤同右眼。

第八节 眼外肌功能检查

（一）眼位和斜视角检查

1. 遮盖法 遮盖法是检查眼外肌功能是否正常或平衡的一种方法。只能定性，不能定量。一般可以查出具有 5°以上的隐斜视或斜视。检查方法有两眼交替遮盖法及单眼遮盖法。先做两眼交替遮盖法，如果查出有眼位不正现象，再做单眼遮盖法。

（1）两眼交替遮盖法：让被检者面对光亮处，两眼注视远处（5mm 外）或近处（33cmm）目标。先观察双眼位置是否平衡，然后用一不透光的遮眼器或手掌反复交替遮断左、右眼的视线。使被检者两眼没有同时注视的机会，观察在轮换遮盖的瞬间，去掉遮盖的眼球有无转动现象。

结果判断

1）正位者：换遮盖另眼时，去除遮盖的眼不转动，被遮盖眼也不见眼球偏斜。

2）斜视者：换遮盖另眼时，去掉遮盖的眼球立即从偏斜位置向前方注视目标方向转动，而被遮眼则偏斜。

（2）单眼遮盖法：受检查者两眼注视远处（5m）或近处（33cm）目标，用遮眼器或手于一眼前反复遮盖与除去（另眼始终不加遮盖），观察两眼是否转动，然后用同法检查另眼。

结果判断：隐斜视，未遮盖眼始终固视目标不动，另眼遮盖时偏斜，去遮盖时又能转至注视目标位置，向内转动者为外隐斜，向外转动者为内隐斜，向下方转动者为上隐斜。

2. 角膜映光法（Hirschberg 法） 是一个检查显性共转性斜视的粗略方法，比较适用于幼儿或不能进行详细检查的患者。

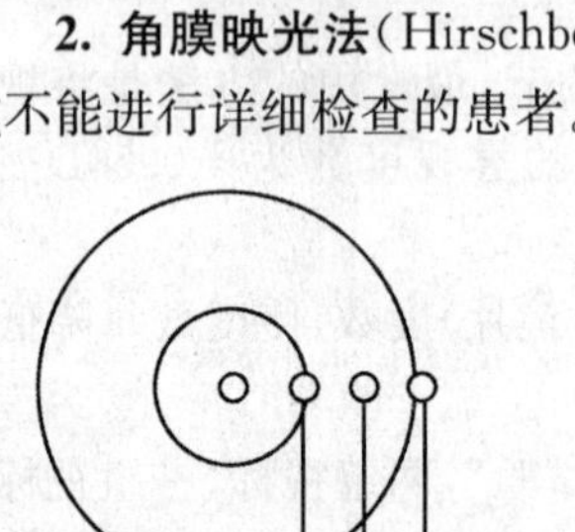

图 13-8-1 角膜光点反映法的位置与斜视度示意图

方法：在受检者正前方 33cm 处置一灯光，嘱注视之。如角膜光反射点位于两眼瞳孔正正央则为正位眼；如果角膜光反射出现于一眼瞳孔正中央，而另眼在瞳孔缘，则偏斜 10°～15°；在角膜缘上，则偏斜约 45°；在角膜中心与角膜缘之间的中点处，则斜视度约为 25°。（注：每偏斜 1mm 约相当于斜视弧 7°～7.5°）（图 13-8-1）。

3. 视野计法 用于检查显性斜视的斜视角，检查时按视野检查法将受检者头部固定于颏架上，检查视远斜视角时，斜视眼正对视野计弧的中心点处，使健眼注视正前方 5m 处目标；检查视近斜视角时，双眼连线的中点（即鼻根部）正对视野计弧中心点处，健眼则注视视野弧上中央 0°处目标点，然后以手电筒或烛光在视野计上往返移动，检者也随灯光移动，使检者的眼、灯光、受检者的眼保持在同一直线上，当灯光映在斜视眼瞳孔中央时，记录灯光在视野计上的刻度，即为斜视的度数。

4. 马多克（Maddox）**杆检查法** 主要用于检查隐性斜视。马多克杆（简称马氏杆）由多根小玻璃杆彼此平行排列构成，由于柱状透镜具有与其轴平行的光线通过不曲折，与轴垂直光线曲折的性质，因之通过马氏杆看光源（点状），成为一条与柱镜轴垂直的光条。

检查在暗室进行，嘱受检者注视 5m 处一灯光。

（1）检查水平方向眼位时，在一眼前戴一水平放置的马氏杆，如受检者所见垂直光条穿过灯光，则无水平方向斜位；如果垂直光条偏于灯光的一侧，则有水平方向之隐斜视。垂直光条在戴马氏杆眼的同一侧(右眼戴马氏杆,光条在光的右侧)时内隐斜;垂直光条在对侧(右眼戴马氏杆,光条在灯光的左侧)是为外隐斜。

(2) 检查垂直眼位方向时,右眼前戴一垂直放置的马氏杆,如受检者所见水平光条穿过灯光点,则无垂直方向的斜视。如水平光条偏于灯光的上或下,则有垂直方向的隐斜视。光条在下为右眼上斜视;光条在上为左眼上斜视。

(二) 眼球运动功能检查

1. 单眼运动检查　检查时遮盖一眼,另一眼追踪向各注视方向移动的视标,如发现任何眼球运动的减弱,则提示向该方向运动的肌肉力量不足,或存在限制因素。单眼运动正常的标志为:内转时瞳孔内缘到达上下泪小点连线,外转时角膜外缘到达外眦角,上转时角膜下缘到达内外眦连线,下转时角膜上缘到达内外眦连线。

2. 双眼运动检查

(1) 双眼同向运动:单眼运动不能显示眼外肌运动功能不足时,用双眼同向运动检查。根据配偶肌定律,可以发现相对功能不足的肌肉和相对亢进的配偶肌。检查时,令双眼分别注视各诊断眼位的视标,根据斜视角的变化判断受累肌。

(2) 双眼异向运动:双眼异向运动包括集合和分开运动 ,临床上多检查集合功能。①集合(辐辏):集合近点检查(NPC),被检查者注视正前方一个可以引起调节的视标,视标逐渐向鼻根部移近,至患者出现复视或一眼偏离集合位,此集合崩溃点称为集合近点,正常值为 7cm。随年龄增长,集合近点逐渐后退。②AC/A 比例(AC/A ratio):看近物时,一定量的调节会产生相应的调节性集合,AC/A 比例是定量检查调节与调节性集合关系的方法。正常时 1 个屈光度(1D)调节可以产生 4～6PD 集合,即 AC/A 为 4～6。比例大于 6 考虑 AC/A 过高,小于 4 考虑 AC/A 过低。

3. 娃娃头试验　为鉴别外转运动限制真伪的方法。将患儿的头突然转向外转“受限”的对侧,观察外转能否到达正常位置,如外转到位则说明外转“受限”不存在。如外转不能到位,则提示存在运动限制。

4. 牵拉试验　主要用于鉴别眼球运动障碍系机械性限制还是源于神经肌肉麻痹。分为主动牵拉试验和被动牵拉试验。主动牵拉试验只能在局麻清醒状态下完成。两眼表面麻醉充分后,用镊子夹住相应部位角膜缘,分别检验被测同名肌肉收缩力改变。根据是否存在收缩力量的差别,定性分析是否存在神经肌肉麻痹。被动牵拉试验可以在局麻下完成,但全麻后试验效果更可靠。麻醉满意后,镊子分别夹住 3’、9’角膜缘球结膜,向各方向转动眼球,并着重向受限方向牵拉,如无阻力,则可排除机械性限制,如牵拉眼球有阻力,则说明存在机械性限制。该检查如在局麻下完成,牵拉转动眼球时,一定令受检者向牵拉的相同方向注视,否则可能产生假阳性结果。

5. Parks 三步法　用于在垂直斜视中鉴别原发麻痹肌为一眼上斜肌还是另一眼上直肌。三个步骤是递进的排除法。

第一步,先确定上斜视是右眼还是左眼。如果右眼上斜视,则提示右眼的下转肌(上斜肌或下直肌)不全麻痹,或左眼上转肌(上直肌或下斜肌)不全麻痹。

第二步,分析是向右侧注视时垂直偏斜大,还是向左侧注视时垂直偏斜大。如果是向左侧注视时垂直偏斜大,则提示麻痹肌可能为右眼上斜肌或左眼上直肌。

第三步,做歪头试验(Bielschowsky head tilt test),令头转向高位眼侧(右侧)时,垂直偏斜增大,即歪头试验阳性,则原发麻痹肌为右眼上斜肌。如果歪头试验为阴性,则原发麻痹肌为左眼上直肌。

(三) 感觉功能检查

1. 抑制检查　患者有明显斜视而无复视主诉,是判断单眼抑制的最简便方法,其他检查方法包括 Worth 四点灯试验、Bagolini 线状镜检查等。

2. 融合储备力检查 主要方法为红色滤光片加三棱镜法，即在斜视患者的单眼前加红色滤光片，双眼同时注视点光源，患者可看到一个红灯和一个白灯，在单眼上加三棱镜，至红灯和白灯融合，出现单一的粉红色影像，说明有潜在的融合储备力。继续增加三棱镜度数，受检者仍能看成一个粉红色物像，至又出现一个红灯和一个白灯，由两个物像重合至再次出现两个物像所用的三棱镜度数即为受检者的融合范围(融合储备力)。

3. 立体视检查 双眼单视功能分为三级：Ⅰ级为同时知觉；Ⅱ级为融合；Ⅲ级为立体视觉。可用以下方法检查。

(1) 障碍阅读法：用一铅笔置于双眼与书之间，能正常使用双眼者可顺利阅读，仅用一眼者则铅笔必然遮挡数个文字。

(2) Worth 四点试验：用一装有四块玻璃的灯箱，上方为红色，中央两个为绿色，下方为白色。患者戴红绿眼镜。有双眼视觉者可看到 4 个灯，上方为红色，中央 2 个为绿色，下方为红或绿色。双眼视觉不正常者仅看到 2 个红灯或 3 个绿灯。如看见 2 红 3 绿 5 个灯则患者有复视。

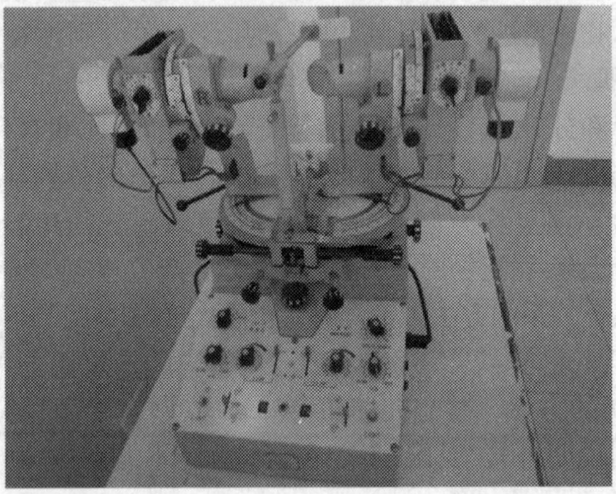

图 13-8-2 同视机

(3) 同视机法(图 13-8-2)：用同视机检查的是看远的双眼视觉。使用不同的画片可检查三级功能。Ⅰ：同时知觉画片可查出主观斜视角和客观斜视角。如主观斜视角等于客观斜视角为正常视网膜对应，如二者相差 5°以上则为异常视网膜对应。Ⅱ：融合画片为一对相同图形的画片，每张图上有一不同部分为控制点。先令患者将两画片重合并具有控制点，再将两镜筒臂等量向内和向外移动，至两画片不再重合或丢失控制点。向内移动范围为辐辏，向外移动范围为分开，二者相加为融合范围。正常融合范围：辐辏 25°～30°，分开 4°～6°，垂直分开 2△～4△。Ⅲ：立体视觉画片双眼画片的相似图形有一定差异，在同视机上观察有深度感。

(4) 随机点立体图：制成同视机画片可检查看远的立体视，制成图片可检查看近的立体视。常用的有 Titmus 立体图和颜少明立体视觉图(正常立体视锐度≤60 弧秒)。前者用偏振光眼镜，后者用红绿眼镜检查。用于儿童，简便易行，可做定量检查。

(5) Bagolini 线状镜法、红玻片法、后像试验等。

4. 复视像检查 受检者右眼前放红色镜片，注视 1m 远处的灯光，若有复视，则见一红色灯光和一白色灯光；若见粉红色单一灯光，则表示无复视。然后分别检查各诊断眼位，距离中心约 20°。患者的头及脸保持正位，不得转动。复视像的分析步骤：

(1) 首先确定复视像性质，是水平的还是垂直的、是交叉的还是同侧的。

(2) 寻找复视像偏离最大的方向。

(3) 周边物像属于麻痹眼。水平复视周边物像在水平方向确定，垂直复视周边物像第三眼位垂直方向确定。

第九节 眼底荧光血管造影(FFA)

(一) 操作前的眼底检查和准备事项

应根据情况预先用眼底镜、前置镜或三面镜对眼底作全面检查，询问病人有无心血管及肝肾疾病史，变态反应及药物过敏史，告知病人荧光素可引起恶心、呕吐、荨麻疹、低血压、皮肤暂时性黄染等反应。药物24～48小时后经小便排出，因而小便可以变黄。

充分散大瞳孔。准备好各种急救用品如1∶1000肾上腺素，注射用肾上腺皮质激素。异丙嗪、氨茶碱及阿拉明等，以备急需。

（二）操作步骤

在暗室中进行。先在蓝色光波下观察眼底检查部位的情况，注意有无假荧光，为了观察病人对荧光素有无过敏反应，先取10%荧光素钠0.5ml加入无菌等渗盐水4.5ml稀释，作为预测试验，缓慢地注入肘前静脉，询问病人有何不适。如无不良反应，可调换盛有10%荧光素钠5ml或20%荧光素钠2.5～3ml注射器，于10秒内迅速注入肘静脉内，注射宜快，但不可漏出，方可使进入血管之荧光素钠很快达到较高的显影浓度，注射开始时，必须计时。

如果做荧光眼底照相，注射前应拍彩色眼底照片和不加滤光片的黑色照片各1张，肘前静脉注入荧光素钠后5～25秒，采用配备有滤光片系统装置的荧光眼底照相机立即拍照，拍照间隔时间随病情而定。

（三）荧光造影分析

1. 臂-视网膜循环时间(A-Rct)　荧光素从肘前静脉注射后，经右心→左心→主动脉→颈总动脉→颈内动脉→眼动脉而到眼底，为时7～12秒(但亦有长达15～30秒者)，两眼相差不能超过0.5～1秒。

2. 视网膜血循环的分期及荧光形态　荧光素钠经眼动脉流入睫状动脉及视网膜中央动脉系统，后者又由视网膜中央动脉主干→小动脉→毛细血管网→小静脉→视网膜中央静脉→眼静脉。在不同阶段，国内外学者有不同的分期法。

Hayreh分期

(1) 视网膜动脉前期：此期脉络膜先出现地图状荧光，视盘出现淡的朦胧荧光色，如有睫状视网膜动脉存在，也显荧光。

(2) 视网膜动脉期：见于脉络膜血管充盈0.5～1秒后，并在1～2秒迅速分布至全部动脉系统。染料首先现在血柱中央成为轴流，在分支处被分为2股，各沿分支一侧流动，形成一侧有荧光、一侧无荧光，谓之动脉层流。此其内静脉完全不显荧光。

(3) 视网膜动静脉期：视网膜动静脉完全充盈，毛细血管呈现网状，当充满染料的一支或数支小静脉进入大静脉时，染料便先沿着这一侧的静脉边缘向视盘方向流动，在静脉血管内的一侧或两侧呈现荧光而中央则无荧光，称为静脉层流。此期主要表现是染料在动、静脉中显影浓度比较均匀一致。

(4) 视网膜静脉期：1～2秒后动脉荧光浓度逐渐下降或消失，而静脉荧光均匀一致。

(5) 后期：是指注射荧光素钠后10～15分钟，静脉还存在淡淡的残余荧光。

3. 脉络膜血循环的荧光形态　在荧光未进入神盘上中央动脉之前0.5～1秒，首先在黄斑周围显示模糊不清的花斑状荧光，随着荧光素进入视网膜血管中，则整个背景除黄斑部外，呈现条状、斑状及网状背景荧光。由于黄斑区的色素上皮较厚，脉络膜色素较密集，视网膜神经上皮层中的叶黄素等含量较多，正常情况下黄斑区看不见脉络膜荧光，称之为黄斑暗区。

4. 视盘荧光形态

(1) 深层朦胧荧光，出现在动脉前期，呈模糊的亮斑，不超过视盘范围。

(2) 浅层葡萄状荧光，出现在动脉早期，荧光较亮，可分辨出毛细血管，不超过视盘范围。

(3) 视盘上表层辐射状毛细血管荧光：出现在动静脉期，超过视盘范围。在视盘缘外1/2～

1PD以内区域。

(4) 晚期视盘晕轮，出现在造影后期，视盘缘有弧形或环形的模糊荧光轮，范围始终不超过视盘边缘。

5. 异常眼底荧光

(1) 自身荧光：指在注入造影剂之前所拍的照片上，由于反射率高的白色眼底部位(如视盘、脂类沉着斑、有髓神经纤维、脉络膜萎缩斑、白色突出物、白色巩膜暴露区等)在照片上出现的荧光而言。

(2) 假荧光：是由于激发片和屏障片组合不适当，在二者波长的重叠区所透过的蓝色青光而造成。

(3) 高荧光，即荧光增强，常见的有：

1) 透见荧光，特点为与早期的脉络膜荧光同时出现，其大小、形态、亮度很少或没有变化，且随脉络膜荧光消失而消失，是由于色素上皮的脱色素或萎缩，脉络膜荧光的透过增强所致，又称“窗样缺损”。

2) 异常血管荧光，因眼部炎症、肿瘤、外伤、变性、先天异常所致血管异常(新生血管、微血管瘤、毛细血管扩张、侧支循环、血管短路以及双循环等)，而出现的异常血管荧光。

3) 渗漏：特点为在动静脉期出现，其范围逐步扩大，其亮度随之增强，视网膜脉络膜荧光消退后持续存在，长达数小时，是由于视网膜血管内皮和色素上皮屏障受到破坏，染料渗入到组织间隙，形成渗漏，其表现可为池样充盈，或呈组织染色。

(4) 低荧光，即荧光减弱或消失。

1) 一是荧光遮蔽，如玻璃体和视网膜内出血、渗出、机化膜、肿瘤、变性等均可遮蔽视网膜和脉络膜荧光。

2) 二是充盈缺损，由于任何原因导致眼底血液循环障碍，荧光达不到供应区，造成荧光充盈减少，甚至完全没有。

第十节　视觉电生理检查

(一) 眼电图

眼电图(EOG)是测量在视网膜色素上皮和光感受器细胞之间存在的视网膜静电位。

1. 操作记录法　目前只有使用较间接的方法，在内、外眦角皮肤上各置一氯化银电极，患者头部固定，眼注视一个在30°内作水平移动的红灯。因为眼球的电轴跟随眼球的转动而改变，所以内、外眦角电极的电位也不断变化，比较明、暗适应下的这种变化并将此电位加以放大及记录，即得眼电图。

以定标电压的高度去测量每小段中的波形，并取其平均值，共取30个数值，分别代表每分钟的静止电位量。若以纵坐标代表静电位量，横坐标代表测定时间，便可做出EOG的电位-时间曲线，简称P-T曲线。

从P-T曲线观察在15分钟的暗适应过程中，静止电位逐渐下降至最低点，然后又逐渐上升。在后15分钟的明适应过程中，静止电位逐渐上升。至最高点，而后又逐渐下降。从P-T曲线可求得下列5个基本数据：

(1) 暗谷电位：在暗适应过程中测得最小静止电位。

(2) 暗谷时间：从检查开始至暗谷电位出现的时间。

(3) 光峰电位：在明适应过程中测得最大静止电位。

(4) 光峰时间：从打开背景光开始至出现光峰电位的时间。

(5) Q值：光峰电位除以暗谷电位(即光峰电位/暗谷电位)其商即为Q值。

2. EOG 的正常值 Q 值正常范围 3.00～1.85；3.10～3.5，1.80～1.50 可为异常；暗谷时间正常值为 6～12 分，大于 12 分为异常。光峰时间为 6～10 分，大于 10 分为异常。

3. 临床应用 EOG 异常只表明视网膜第一个神经元突触前的病变，也即视网膜最外层的病变。它的价值是能较客观的反映出器质性病变。

(1) 视网膜色素变性，某些药物性视网膜病变、脉络膜缺损、脉络膜炎、维生素 A 缺乏、夜盲、全色盲、视网膜脱离等眼病，在光亮照明下 EOG 的上升值可以较低或完全不上升。

(2) 对某些视网膜感光上皮遗传变性患者，在年幼时还未出现临床症状前也可查出异常，甚至对这些疾病的基因携带者也可查出 EOG 低于正常。

(3) 对年幼不合作患者或眼球震颤者也可进行 EOG 检查。

（二）视网膜电流图

视网膜受到迅速改变的光刺激后，从感光上皮到两极细胞及无足细胞等能产生一系列的电反应。视网膜电流图（ERG）就是这些不同电位的复合波。

1. 操作记录法 将一电极放置在角膜上，另一电极放置于最靠近眼球后部的眶缘部分，当视网膜受到光刺激时，通过适当的放大装置将视网膜电位变化记录下来，即为视网膜电流图。近年由于记录技术的进步，在 ERG 原有主要成分基础上，又先后发现了一些新的成分。

(1) a 波：是一负波，它主要由光感受器电位构成。潜伏期短的 a 波称 ap，主要来自视锥细胞的电活动，代表视锥细胞的功能。潜伏期长的 a 波称 as，它主要来自视杆细胞的电活动，代表视杆细胞的功能。

(2) b 波：b 波是继 a 波之后的一个正相波，它起源于视网膜双极细胞层和 Müller 细胞。

(3) c 波：是 ERg 成分中潜伏期和持续时间最长的一个正相波。现在认为它主要起源于视网膜色素上皮。

(4) d 波：是 ERG 的一种撤光反应。

2. ERG 的病理改变 可表现在 ERG 中各峰值的延迟、ERG 成分的缺损、ERG 各峰幅度的病理性改变（增大或减少），根据 Karpe 的研究，ERG 的病理性改变可为六型。

(1) 过低型：主要指 b 波的振幅低于正常值的 30％以上。

(2) 负 b 波型：b 波降支低于基线，正常眼亦可出现。

(3) 负波型：a 波相对较大、较宽，b 波振幅很小或消失，见于视网膜内层病变。

(4) c 波型：a、b 波很小或消失，c 波特别高大。

(5) 无波型：ERG 各种成分消失于基线上。

(6) 过高型：b 波的振幅超过正常的 30％。

3. 临床应用 视网膜电流图在临床上常用于视网膜循环障碍疾病、遗传性视网膜变性（如视网膜色素变性等）、糖尿病性视网膜病变、视网膜脱离、眼外伤（如视网膜铁质沉着症以及交感性眼炎等）、夜盲、青光眼、白内障、色盲等疾病的诊断。

（三）视诱发电位

视诱发电位（VEP）代表第三神经元即神经节细胞以上视信息的传递状况。其检查的目的是用以推测自视网膜到大脑皮质之间传导纤维的健康状况以及视皮质功能活动状况。当视力丧失患者的 EOG 和 ERG 检查都正常时，则病变在神经节 细胞以上到大脑皮质之间。在此段落的病变除视野检查外，VEP 是唯一有效的检查方法。

VEP 的刺激讯号有闪光与图形两种。如病人不能保持合作或视力极差者，可用闪光刺激，可以测出枕叶皮质是否接受到从视网膜来的信息，称闪光 VEP（简称 F-VEP）。其基本波形，如果患者的视网膜电流图正常而要鉴定患者视力障碍是否起源于大脑皮质，则此刺激必须经过大脑皮质分析而感觉到的。皮质神经元对线条的刺激反应比闪光更明显。因此可以使用棋盘或斜线图案结构作为刺激，称图形或结构 VEP(简称 P-VEP)。其基本波形。

1. 操作方法 病人在暗室内，有效电极置于枕叶头部皮肤，无效电极置于耳垂或其他部位，接受的 VEP 信号图像经电子计算机叠加平均处理，由放大器在示波器上显示。

2. 临床应用

(1) 视力客观测定：用于儿童及不能言语者，通过此测定还可以研究人视力的发育、诈盲的鉴别和客观视野的测定。

(2) 黄斑区病变：在大脑视皮质区，来自视网膜黄斑中心凹神经元分布的约占一半，因此，特别能反映视网膜中心凹区域的病理生理状态。

(3) 视神经疾患：视神经炎急性期，VEP 可能消失，通常阳性峰潜时延迟。多发性硬化病(脱髓鞘病变)则更为明显。亦有人用闪光 VEP 来发现尚未表现症状的视路病变和伴用图形 VEP，以确定视野缺损部位。

(4) 弱视：可作鉴别诊断的依据。癔病性弱视者，其 VEP 正常。斜视性弱视者在两眼对比中，可因 VEP 变化而早期发现。

(5) 对于颅脑损伤后功能或器质性视觉障碍者，亦可做出判断。由于意识方面引起，即心理性者，其 VEP 正常。

第十一节　眼科影像学检查

(一) 眼超声检查

1. A 型超声 显示探测组织每个声学界面的回声，以波峰形式，按回声返回探头的时间顺序依次排列在基线上，构成与探测方向一致的一维图像。优点是测距精确，回声的强弱量化。

2. B 型超声(图 13-11-1) 通过扇形或线阵扫描，将界面反射回声转为大小不等，亮度不同的光点形式显示，光点明暗代表回声强弱，回声形成的许多光点在示波屏上构成一幅局部组织的二维声学切面图像。实时动态扫描可提供病灶的位置、大小、形态及与周围组织的关系，对所探测病变获得直观、实际的印象。

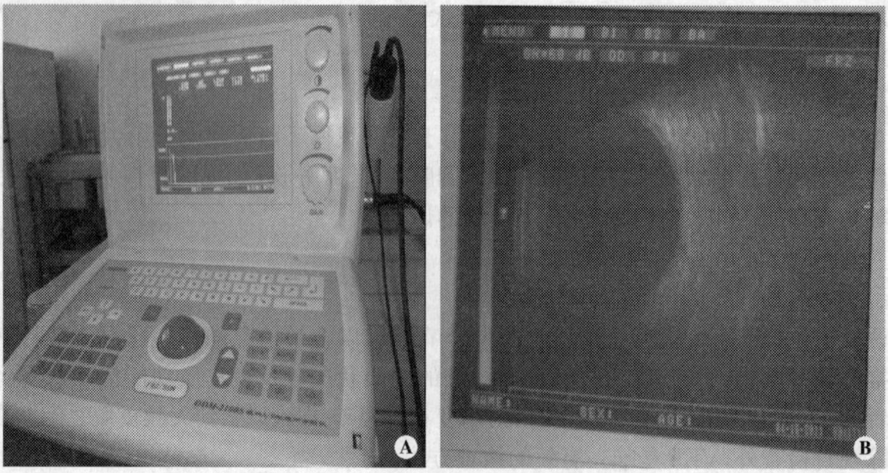

图 13-11-1　B 型超声(A)及结果(B)

3. 超声活体显微镜（UBM） 也是B型超声的一种，不同之处在于UBM换能器的频谱高，一般在40mHz以上。因此与普通的二维超声相比较可以获得更清晰的图像，对组织结构的观察更详尽，可以获得类似低倍光学显微镜的图像特征。其局限性在于穿透力弱，一般的成像范围在5mm×5mm～8mm×12mm，因此只能对眼球的前段组织进行检查图(图13-11-2)。

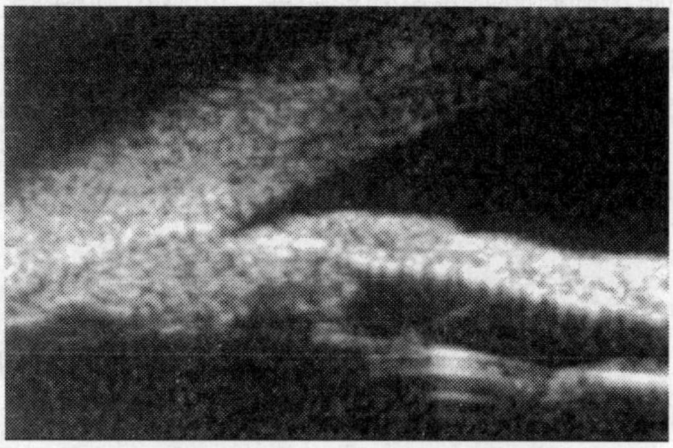

图13-11-2 UBM所见的前房角

适应证：①青光眼的患者可以应用UBM详尽地了解房角的情况。②眼外伤时了解眼前断的损伤情况，如低眼内压综合征、异物等。③眼前段肿瘤的形态观察。④周边玻璃体和睫状体疾病的诊断，对虹膜后结构的检查是UBM的特点，在现有仪器和设备中，UBM是唯一能够在活体状态下了解后房和睫状体的检查方法。⑤角膜和结膜疾病、前段巩膜疾病、晶状体疾病等也可应用UBM检查。

4. 彩色超声多普勒成像（CDI） 当超声探头与被检测界面间有相对运动时，产生频移，这种现象称多普勒效应。CDI是利用多普勒原理，将血流特征以彩色的形式叠加在B型灰阶图上，红色表示血流流向探头（常为动脉），背向探头的血流为蓝色（常为静脉）。以血流彩色作为指示，定位、取样及定量分析。可检测眼动脉、视网膜中央动脉、睫状后动脉血流以及眼内、眶内肿瘤等。

适应证：①眼内肿瘤。②眼球突出的病因诊断。③眼和眶部血流动力学研究。

（二）X线检查

由于X线检查分辨力较差，眶部X线平片仅能分辨出软组织、眶骨及空气等3个密度等级，对眼部病变的显示远不如CT和MRI。

适应证：①眼外伤，可显示球内或眶内金属异物，并进行异物定位。显示眶骨骨折部位和程度。②泪囊碘油造影。③眼内肿瘤，特别对视网膜母细胞病例拍摄视神经管像，以确定是否有颅内侵犯。④眼球突出，对于继发于副鼻窦和颅内病变者，X线检查有助于确定诊断。

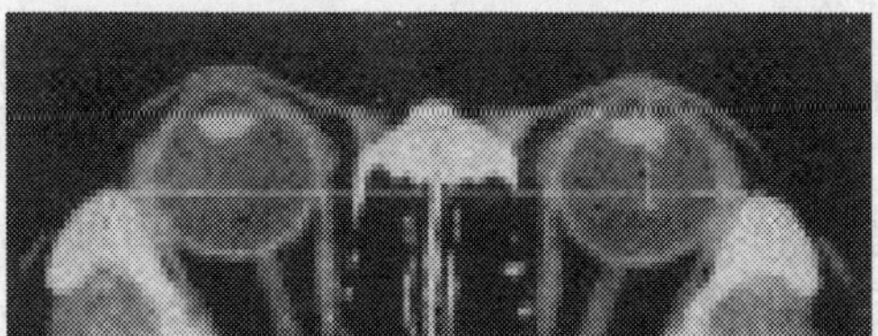

图13-11-3 眼眶CT平扫

（三）电子计算机断层扫描(CT)

利用电离射线和计算机的辅助形成多个横断面的影像(图13-11-3)。可用于观察软组织或骨性结构。每次扫描的层厚通常为1～2mm。

适应证：①可疑眼内肿瘤。②眼眶病变包括肿瘤、急慢性炎症及血管畸形等。③眼外伤眶骨骨折；眼内、眶内异物，无论金属和非金属异物均可显示和定位。④不明原因的视力障碍，视野缺损等探查视神经和颅内占位性病变。

（四）磁共振成像(MRI)

1. 适应证 凡需借助影像显示的各种眼球、眼眶病变（金属异物除外）均为MRI的适应证。

①眼内肿瘤的诊断和鉴别诊断。②眶内肿瘤，尤其是眶尖小肿瘤、视神经肿瘤，显示视神经管内、颅内段肿瘤侵犯 MRI 优于 CT。③眶内急性、慢性炎症。④眶内血管畸形。⑤慢性眶外伤。⑥眶内肿物颅内蔓延及眶周肿物眶内侵犯者。⑦某些神经眼科疾病。

2. 禁忌证 带有心脏起搏器及神经刺激器者；带有人工心脏瓣膜者；动脉银夹术后；内耳植入金属假体者；金属异物者。

（五）眼科计算机图像分析

计算机图像处理、扫描共焦激光等技术的应用是现代眼科发展的重要标志，为眼科诊断及研究提供了更精密的检查方法，简介如下：

1. 相干光断层成像（OCT） 是 20 世纪 90 年代初期发展起来的一种新型非接触性无创光学影像诊断技术，是利用眼内不同组织对光（用 830nm 近红外光）的反射性的不同，通过低相干性光干涉测量仪比较反射光波和参照光波来测定反射光波的延迟时间和反射强度，分析出不同组织的结构及其距离，经计算机处理成像，并以伪彩形式显示组织的断面结构。轴向分辨率可达 10μm。它对黄斑部疾病的诊断有重要应用价值。但 OCT 的分辨率是靠组织结构的反光性质不同对组织进行区分，视网膜断层中真正较易明确区分的有神经上皮光带、色素上皮光带和脉络膜光带，神经上皮层间的结构尚难明确分辨。

2. 角膜地形图 也称为计算机辅助的角膜地形分析系统。即通过计算机图像处理系统将角膜形态进行数字化分析，然后将所获得的信息以不同特征的彩色形态图来表现，因其恰似地理学中地表面的高低起伏状态，故称为角膜地形图。角膜地形图可以对角膜中央到周边部的绝大部分的角膜屈光力进行检测，因而可以获得更多的信息量，在角膜屈光力的检测中具有重要临床意义。正常角膜的角膜中央一般均较陡峭，向周边则逐渐变扁平，多数角膜大致变平约 4.00D；对于同一个体，其角膜地形图时常相似，但对于不同个体，其角膜地形图却常常彼此互不相同；一般可将正常角膜的角膜地形图分为以下几种：圆形、椭圆形、对称或不对称的领结型（或称 8 字形）和不规则形。

3. 角膜内皮镜 是利用光线照在角膜、晶状体等透明屈光构件的界面上发生反射，在角膜内皮与房水界面之间，细胞间隙会发生反射而形成暗线，从而显示出角膜内皮细胞的镶嵌式六边形外观。现代角膜内皮镜检查与计算机相结合，自动对角膜内皮细胞形态进行分析。角膜内皮镜检查法分接触型和非接触型，常用的是非接触型内皮镜，它是当裂隙灯显微镜的照明光轴和观察轴对称地从角膜顶点垂直线向两侧分开时，看到角膜内皮细胞形态。角膜内皮的状况与角膜营养代谢密切相关，有利于角膜内皮功能的评价。

4. 角膜共焦显微镜 利用共焦激光对活体角膜进行不同层面的扫描，可显示角膜的超微结构，辅助真菌、阿米巴角膜炎的诊断。

5. 扫描激光偏振仪 采用相互垂直的两束偏振激光扫描视盘周围的视网膜神经纤维层，平行于 RNFL 排列的光反射比垂直于 RNFL 的光反射快，两者反射的时间差称为偏振延迟值，此值间接反映 RNFL 的厚度，辅助青光眼早期诊断。

6. 激光扫描拓扑仪 利用共焦激光进行视盘 32 个层面的扫描，对视盘表面地形给予三维描绘，自动检测视盘、视杯、盘沿多个有关参数，用于青光眼早期诊断及视神经随诊监测。

第十四章　眼科诊疗规范

第一节　眼睑和泪器疾病

一、睑　缘　炎

【诊断依据】

1. 症状　刺疼、干燥感、奇痒。

2. 体征

(1) 鳞屑性睑缘炎:睫毛根部和睑缘表面附有头皮样鳞屑,局部无溃疡面。

(2) 溃疡性睑缘炎:睫毛根部有出血的溃疡面和小脓泡,溃疡愈合后形成瘢痕,泪小点闭塞。

(3) 眦角性睑缘炎:内、外眦部皮肤发红、糜烂、湿润,有黏稠性分泌物

【治疗】

1. 去除病因　避免一切刺激因素,矫正屈光不正,加强营养。

2. 鳞屑性睑缘炎　局部用棉签蘸碳酸氢钠溶液或温生理盐水,除去痂皮使睑皮脂腺及睑板腺的过剩分泌排泄通畅。然后于睑缘涂用抗生素软膏。

3. 溃疡性睑缘炎　每日应清除痂皮,并拔除受累的睫毛,睑缘用各种抗生素或者磺胺眼膏搽涂。

4. 眦角性睑缘炎　用0.5%硫酸锌眼液点眼具有特殊治疗功效。

二、睑　腺　炎

【诊断依据】

1. 症状　患处呈现红、肿、热、痛等急性炎症表现。

2. 体征

(1) 外睑腺炎,亦称外麦粒肿。炎症反应主要位于睫毛根部的睑缘处,开始时红肿范围较弥散,触诊时可发现明显压痛的硬结;同侧耳前淋巴结肿大和压痛,还可引起反应性球结膜水肿。

(2) 内睑腺炎,亦称内麦粒肿。内睑腺炎被局限在睑板腺内,肿胀比较局限;患者疼痛明显;病变处有硬结,触之压痛;睑结膜面局限性充血、肿胀。

【治疗】

(1) 早期局部热敷,每次10～15分钟,每日3～4次,促进炎症消散。局部滴用抗生素滴眼液,重者可全身给予抗生素治疗。

(2) 当脓肿形成后,应切开排脓。外睑腺炎的切口应在皮肤面,与睑缘相平行,使其与眼睑皮纹相一致,以尽量减少瘢痕。如果脓肿较大,应当放置引流条。内睑腺炎的切口常在睑结膜面,与睑缘相垂直,以免过多地伤及睑板腺管。

(3) 当脓肿尚未形成时不宜切开,更不能挤压排脓,否则由于眼睑和面部的静脉无瓣膜,会使感染扩散,导致眼睑蜂窝织炎,甚至海绵窦脓毒血栓或败血症而危急生命。

三、睑板腺囊肿

【诊断依据】

(1) 囊肿小者无自觉症状，较大时可有沉重不适感。

(2) 睑皮下有硬结，与皮肤无粘连，无压痛，相应睑结膜面呈紫红或紫蓝色，日久灰白色，结节可常年不变或缓慢肿大。

(3) 继发感染者，表现似内麦粒肿，可形成炎性肉芽组织。

【治疗】

(1) 小而无症状者无需治疗。

(2) 对较大或症状明显者可选手术刮除。

(3) 继发感染者抗生素治疗。

四、眼睑内翻

【诊断依据】

(1) 患眼有明显的异物感、流泪、疼痛、出现角膜损害时，眼痛剧烈。

(2) 睑缘内卷，睫毛部分或全部倒刺向角膜。

(3) 眼球充血，结膜囊有分泌物。

(4) 后期角膜混浊，甚至溃疡。

【治疗】

(1) 抗生素眼液点眼，每晚睡前涂眼膏。

(2) 作为临时性治疗措施，可翻转睑缘使其离开眼球，并用胶带固定在位，或拔除倒睫以减轻症状。

(3) 进行手术矫正，使睑缘恢复正常的位置。

(4) 先天性睑内翻随年龄增长，鼻梁发育，可自行消失，因此不必急于手术治疗。如果患儿已 5～6 岁，睫毛仍然内翻，严重刺激角膜，可考虑手术治疗。

(5) 老年性睑内翻可行肉毒杆菌毒素局部注射。如无效可手术切除多余的松弛皮肤以及部分眼轮匝肌组织。

五、眼睑外翻

【诊断依据】

(1) 因泪小点外翻，发生溢泪，可有眼和眼睑刺激症状。

(2) 睑缘外翻，暴露部分的结膜充血、肥厚、干燥、粗糙，甚至呈表皮样改变。

(3) 严重者可导致眼睑闭合不全及暴露性角膜炎。

【治疗】

(1) 用润滑剂治疗暴露性角膜病变。

(2) 作为临时性治疗措施，可用胶带将眼睑固定于正常位置。

(3) 手术矫正。瘢痕性眼睑外翻转移皮瓣及游离植皮术是最常用的方法，原则是增加眼睑前层的垂直长度，消除眼睑垂直方向的牵引力；老年性眼睑外翻利用“Z”形皮瓣进行矫正手术，或以“V”、“Y”改形术；麻痹性眼睑外翻关键在于治疗面神经瘫痪，可保守治疗，用胶布牵拉眼睑保护角膜和结膜，或做暂时性睑缘缝合术，3～6 个月无好转可手术治疗。

六、泪道阻塞或狭窄

【诊断依据】

(1) 有溢泪的症状。

(2) 长期泪液浸渍,可引起慢性刺激性结膜炎、下睑和面颊部湿疹性皮炎。

(3) 泪道冲洗不通或不畅,冲洗液自原泪点或另一泪点反流。

【治疗】

(1) 先天性泪道狭窄在出生后 6 个月常可自行消解。用指尖按摩方法将泪囊的内容物挤压入鼻泪管,每日 2 次,可加速解除阻塞。复发感染时则需间歇的滴用抗生素眼药水。如果阻塞不能自行消解则应扩张泪点和探通泪液排出系统。

(2) 泪小点狭窄、闭塞或缺如:可用泪小点扩张器扩张或泪道探针探通。

(3) 睑外翻、泪点位置异常可矫正睑外翻,使泪点复位。

(4) 泪管阻塞常用泪道硅管留置治疗。近年来开展激光治疗泪道阻塞,通过探针引导光纤维至阻塞部位,利用脉冲 YAG 激光的气化效应打通阻塞,术后配合插管或置线,提高疗效。

(5) 鼻泪管狭窄可行人工鼻泪管植入术或泪囊鼻腔吻合术。

七、急性泪囊炎

【诊断依据】

(1) 常有慢性泪囊炎史。

(2) 泪囊区红、肿、热、痛,重者同侧面部鼻部红肿,耳前及颌下淋巴结肿大、压痛,伴体温升高、全身不适。

(3) 脓肿穿破皮肤,可形成泪囊瘘。

【治疗】

(1) 早期局部热敷。

(2) 抗生素:局部和全身应用抗生素。使用足量抗生素控制炎症。保持泪囊囊腔的完整性,为下一步治疗创造条件。

(3) 脓肿成熟有波动感及时切开引流。切开时应仔细观察,轻轻触摸,选择脓肿的最低处做切口。

(4) 脓肿形成后可抽吸并注入抗生素药物,切忌挤压或探通泪道。

(5) 炎症消退后按慢性泪囊炎处理。

八、慢性泪囊炎

【诊断依据】

(1) 溢泪,溢脓。

(2) 以手指挤压泪囊部,有黏液或黏液脓性分泌物自泪小点流出。

(3) 泪道冲洗有黏液脓性分泌物溢出。X 线泪道造影可了解泪囊大小及阻塞的部位。

【治疗】

(1) 勤滴眼药:各种抗生素眼药水频滴患眼,但首先应将泪囊脓液挤压干净。

(2) 泪道冲洗:用生理盐水或抗生素、激素或酶抑剂(如 α-糜蛋白酶)冲洗。

(3) 探通与扩张:经过一个时期冲洗,待分泌物消失时方可采用,但禁用暴力,以防形成假道,使感染扩散,导致加重其阻塞程度。

(4) 手术疗法:以泪囊鼻腔吻合术为主,亦可做泪囊摘除。

第二节 结 膜 病

一、沙 眼

【诊断依据】 根据 1979 年中华医学会眼科分会的决定，沙眼诊断依据：

(1) 上穹隆部和上睑板结膜血管模糊充血，乳头增生或滤泡形成，或二者兼有。

(2) 用放大镜或裂隙灯检查可见角膜血管翳。

(3) 上穹隆部或(和)上睑结膜出现瘢痕。

(4) 结膜刮片有沙眼包涵体。

在第 1 项的基础上，兼有其他 3 项中之一者可诊断沙眼。沙眼的分期：

Ⅰ期——进行期：活动期，乳头和滤泡同时并存，上穹隆结膜组织模糊不清，有角膜血管翳。

Ⅱ期——退行期：自瘢痕开始出现至大部变为瘢痕。仅残留少许活动性病变为止。

Ⅲ期——完全结瘢期：活动性病变完全消失，代之以瘢痕，无传染性。

【治疗】

(1) 局部用药：0.1％利福平或 0.5％金霉素或四环素眼药水每日滴眼 3～6 次，效果较好。一般需持续用药 1～3 个月。

(2) 全身治疗：急性期或严重的沙眼，除局部滴用药物外，成人可口服磺胺制剂等。连续服用 7～10 天为一疗程，停药 1 周，可再服用。需 2～4 个疗程，应注意药物的副作用。

(3) 手术治疗：乳头增生严重的，可行药物摩擦，以棉签或海螵蛸棒蘸磺胺或四环素，摩擦睑结膜及穹隆结膜。滤泡多者行压榨术，局麻下以轮状镊子挤破滤泡，排出其内容，同时合并药物治疗，促进痊愈。对沙眼的后遗症如少数倒睫可行电解术，睑内翻倒睫者，需做手术矫正。

二、细菌性结膜炎

(一) 急性卡他性结膜炎

【诊断依据】

(1) 急性发病，两眼同时或先后相隔 1～2 天发病。患者自觉刺痒、异物感、烧灼感、畏光、眼睑因肿胀难于睁开。

(2) 分泌物为黏液或黏液脓性，可黏着睑缘及睫毛，晨起封闭睑裂。

(3) 睑球结膜充血，以睑结膜及穹隆结膜最明显，有时尚可合并球结膜水肿，眼睑红肿。

(4) 发病 3～4 天病情达到高潮，以后逐渐减轻，约 2 周痊愈，可并发边缘性角膜浸润或溃疡。

(5) 结膜刮片和细菌培养可明确致病菌。

【治疗】

(1) 当患眼分泌物多时，可用无刺激性的冲洗剂，如 3％硼酸溶液或生理盐水冲洗结膜囊。

(2) 充分滴用有效的抗生素眼液和眼膏。

(3) 如治疗后病人无好转，应根据菌培养及药敏结果及时调整抗生素。

(二) 慢性卡他性结膜炎

【诊断依据】

(1) 患眼刺痒、灼热感、刺痛、异物感。晚间或阅读时较显著，且有视疲劳感。

(2) 分泌物为黏液性或白色泡沫状。

(3) 轻者仅有结膜稍充血，但持续日久者，泪阜部及睑结膜略显肥厚，睑缘轻度充血。

【治疗】

(1) 去除病因，改善生活和工作环境。

(2) 局部应用抗生素滴眼液、抗生素眼膏及收敛剂。

（三）超急性细菌性结膜炎

【诊断依据】

(1) 发病急，有畏光、流泪，眼睑高度充血水肿，大量的脓性分泌物，因此又称“脓漏眼”，常有耳前淋巴结肿大和压痛。

(2) 结膜刮片和分泌物涂片通过 Gram 和 Gimsa 染色，可在显微镜下发现大量多形核白细胞和细菌。细菌培养、药物敏感试验和血培养等检查有助于确定病原体。

【治疗】

(1) 当患眼分泌物多时，可用无刺激性的冲洗剂，如 3% 硼酸溶液或生理盐水冲洗结膜囊。

(2) 充分滴用有效的抗生素眼液和眼膏。

(3) 应全身及时使用足量的抗生素，肌内注射或静脉给药，首选青霉素或头孢类抗生素。

三、流行性角结膜炎

【诊断依据】

(1) 急性结膜炎期：病前可有上感史，潜伏期 5～7 天，多为双侧，一眼先发病，另眼随后受累。

(2) 自觉有异物感、刺痒，但分泌物少，且为水样。

(3) 结膜高度充血、水肿，在下睑结膜及穹隆部有大量滤泡，可有结膜下出血和伪膜，耳前淋巴结肿大。

(4) 浅层点状角膜炎期：发病 1～2 周后结膜炎症消退后，出现角膜上皮下簇状浸润及炎症。

(5) 分泌物涂片细胞学检查单核细胞增多可确诊。

【治疗】

(1) 局部应用抗病毒眼药，全身应用抗病毒药物。

(2) 有角膜上皮下浸润时，可加用糖皮质激素滴眼液。

(3) 局部应用抗生素眼药，防治继发细菌感染。

(4) 局部冷敷和使用血管收缩剂，可缓解症状。

四、春季卡他性结膜炎

【诊断依据】

(1) 春季卡他性结膜炎是一种复发性结膜炎，常常双眼受累，季节性（春、夏季）发病，主要见于儿童。

(2) 患者眼部奇痒，黏丝状分泌物，夜间症状加重。

(3) 典型特征为双侧上睑结膜的出现铺路石样的巨大乳头反应。

(4) 分泌物涂片细胞学检查嗜酸粒细胞增多。

【治疗】

(1) 春季卡他性结膜炎是一种自限性疾病，其临床病程在 2～10 年结膜的改变最终会消失，遗留一些无症状的瘢痕。

(2) 糖皮质激素：局部和全身使用，能迅速缓解眼痒症状，但要注意，长期使用会产生糖皮质激素性青光眼、白内障等严重并发症。

(3) 滴用肥大细胞稳定剂。

(4) 滴用血管收缩剂,抗组胺药物,非甾体类滴眼液。

(5) 滴用免疫抑制剂滴眼液。

(6) 冷敷以及在有空调房间,可使病人感觉舒适。

五、翼状胬肉

【诊断依据】

(1) 眼刺激征、眼红、翼状胬肉侵入瞳孔区可致视力减退。

(2) 睑裂部结膜肥厚、增生、侵入角膜,呈三角形。

(3) 静止期翼状胬肉是增生组织菲薄、体部不充血、头部平坦、前方角膜透明清亮。

(4) 进展期翼状胬肉是增生组织肥厚、充血,头部稍隆起,其前方角膜有浸润,向角膜中央发展。

【治疗】

(1) 对静止型者,胬肉未侵入角膜,又不影响视力,可不必治疗。

(2) 对进展型胬肉或胬肉长入角膜影响视力者,应当到医院行胬肉切除,但易复发。

第三节　角　膜　炎

一、细菌性角膜炎

【诊断依据】

(1) 多有角膜外伤史。

(2) 主要表现为患眼疼痛、流泪、畏光、异物感及视力下降。

(3) 眼睑肿胀,结膜睫状充血及水肿,虹膜充血(表现为虹膜变色及瞳孔缩小),角膜灰白色浸润,角膜溃疡,可伴有前房积脓,严重者角膜穿孔。

(4) 病灶处刮片检查可做细菌培养及药敏实验,确定致病因素。

(5) 应用共焦显微镜为早期病因诊断及疗效评价提供无创性检查手段。

【治疗】

(1) 抗生素:局部使用是最有效的途径。

1) 广谱抗生素滴眼液频繁滴眼,睡前涂抗生素眼膏。

2) 结膜下注射:可提高角膜和前房的药物浓度,但强化的抗生素滴眼液频繁滴眼,具有同样效果。

3) 治疗过程中可根据药物敏感实验,调整使用有效抗生素。病情控制后,需维持用药一段时间,防止复发。

4) 必要时全身应用抗生素。

(2) 使用睫状肌麻痹剂,以缓解症状。

(3) 其他药物:局部使用胶原酶抑制剂,可减轻角膜溃疡发展。滴用促角膜生长药物及口服维生素类药物有助于溃疡愈合。

(4) 溃疡面清创,碘酊烧灼。

(5) 药物治疗无效、病情急剧发展,可能或已经穿孔,可考虑施行治疗性角膜移植。

二、单纯疱疹病毒性角膜炎

【诊断依据】

1. 原发感染

(1) 常见于幼儿,有全身发热,耳前淋巴结肿大。

(2) 唇部或皮肤出现疱疹,有自限性。

(3) 眼部受累表现为急性滤泡性结膜炎,假膜性结膜炎,点状或树枝状角膜炎,愈后不留瘢痕。

2. 复发感染

(1) 特定的复发诱因:疲劳,外伤,抵抗力低下等。

(2) 多次复发的病史。

(3) 症状:眼痛、畏光、流泪、视力减退,角膜知觉减退或消失。

(4) 体征

1) 角膜上皮病变

A. 树枝状角膜炎:病灶可单枝也可多支,树枝状末端分叉和结节状膨大,荧光素染色可见中央部溃疡染成深绿,病灶边缘包绕淡绿色。

B. 地图状角膜炎:病情进一步发展,呈扩大的树枝或不规则的地图状形成,周围有明显的灰白色隆起边缘。溃疡底部的基质层混浊水肿。

2) 角膜基质病变

A. 盘状角膜炎:盘状基质水肿,上皮完整。

B. 基质坏死性角膜炎:角膜基质内单个或多个黄白色坏死浸润灶胶原溶解坏死,上皮广泛性缺损。严重者可形成灰白色脓肿病灶、角膜后沉积物、虹膜睫状体炎、引起眼压增高等。

(5) 病程缓慢,抗生素治疗无效,皮质激素使病情恶化。

(6) 实验室检查有助于诊断,如角膜上皮刮片发现多核巨细胞,角膜病灶分离到单疱病毒,单克隆抗体组织化学染色发现病毒抗原。近年发展的原位 PCR 技术敏感性和特异性更高。

【治疗】

(1) 病灶清创:树枝状角膜炎可以清创性刮除病灶区上皮,减少病毒向角膜基质蔓延。

(2) 抗病毒药物治疗:常用抗病毒药物有阿昔洛韦和更昔洛韦,眼药水和眼膏剂型均可,有报告认为 ACV 合并高浓度干扰素滴眼有较佳疗效。

(3) 糖皮质激素:完全由免疫反应引起的盘状角膜基质炎,一般临床上可使用激素治疗。如果有前房反应,给予散瞳治疗。

(4) 手术治疗:已穿孔的病例可行治疗性穿透角膜移植。

(5) 本病容易复发,1/3 病人在原发感染 2 年内出现复发。控制诱发因素对于降低复发率很重要。

三、真菌性角膜炎

【诊断依据】

(1) 可有角膜植物外伤史或长期应用糖皮质激素及广谱抗生素史。

(2) 起病缓慢,亚急性经过,刺激症状较轻,伴视力障碍。

(3) 角膜浸润灶呈致密灰白色,呈牙膏或苔垢样外观,溃疡周围有胶原溶解形成的浅沟,或抗原抗体反应形成的免疫环。有时在角膜病灶旁可见伪足或卫星样浸润灶,可伴有前房积脓,呈灰白色，黏稠或呈糊状。

(4) 角膜刮片或活检实验室检查找到真菌和菌丝可以确诊。角膜共焦显微镜作为非侵入性检查，可直接发现病灶内的真菌病原体。

【治疗】

(1) 抗真菌药物：那他霉素滴眼液或两性霉素B滴眼液等抗真菌药，局部频点。睡前涂用眼膏，可联合应用。

(2) 角膜溃疡表面搔刮、碘烧，涂用抗真菌药粉。

(3) 角膜变薄有穿孔危险者，加用降眼压药物。

(4) 1%阿托品眼膏散瞳。

(5) 禁用糖皮质激素滴眼液。

(6) 对即将或已发生角膜穿孔者行治疗性角膜移植。

四、棘阿米巴角膜炎

【诊断依据】

(1) 多为单眼发病。患眼畏光、流泪伴视力减退，眼痛剧烈。大多数病程缓慢，可经数月之久。

(2) 早期角膜知觉减退及眼痛剧烈程度与临床体征不一致。可有上皮混浊、假树枝状或局部点状荧光素染色，放射状角膜神经炎被认为是棘阿米巴角膜炎的特征。

(3) 晚期表现为旁中心的盘状或环形角膜基质浸润，其相应的角膜上皮保持完整，病变进一步恶化时，可形成化脓性角膜溃疡或角膜基质脓疡(上皮完整)，并可导致后弹力膜膨出或角膜穿孔发生。

(4) 对抗生素或抗病毒治疗缺乏反应。

(5) 角膜病灶中取材涂片染色找到棘阿米巴原虫或从角膜刮片培养出棘阿米巴可确诊。角膜共焦显微镜有助于棘阿米巴角膜炎的活体诊断。

【治疗】

(1) 疾病早期，可试行病灶区角膜上皮刮除。

(2) 药物治疗选用二咪或联咪类药，咪唑类或强化新霉素。棘阿米巴药物治疗一般疗程较长，治疗直至感染完全控制，虫体全部被杀死，若维持治疗期间中断用药，则容易反复使病情恶化。

(3) 糖皮质激素药物的应用有恶化病情的危险，一般不主张使用。

(4) 如药物治疗不能有效控制感染，病变面积继续扩大或溃疡达基质深层将穿孔时，应在药物治疗基础上行治疗性角膜移植，术后应继续抗阿米巴药物治疗，减少术后复发。

第四节　白　内　障

【分类】

1. 按病因　分为年龄相关性、外伤性、并发性、代谢性、中毒性、辐射性、发育性和后发性等白内障。

2. 按发病时间　分为先天性和后天获得性白内障等。

3. 按晶状体混浊形态　分为点状白内障、冠状白内障和板层白内障等。

4. 按晶状体混浊部位　分为皮质性、核性和囊膜下白内障等。

5. 按晶状体混浑程度　分为未成熟期、成熟期和过熟期。

【诊断依据】

(1) 缓慢渐进性视力减退，累及单眼或双眼，可有畏光、眩光、色觉敏感下降及近视程度增加。

(2) 裂隙灯显微镜下可见有晶状体混浊。

(3) 眼底镜检查见眼底视网膜模糊，红色反光暗淡。

【治疗】

1. 药物治疗 目前尚无一种药物被证明可以有效地延缓、防止或治疗白内障。

2. 手术治疗 目前唯一有效的治疗方式就是手术。

(1) 白内障囊内摘除术：术后眼球呈高度远视状态，需戴眼镜矫正。

(2) 现代白内障囊外摘除＋人工晶状体植入术：术后不需要戴眼镜。

(3) 手法无缝线小切口白内障摘除＋人工晶状体植入术：手术切口小，散光小，术后视力恢复好。

(4) 白内障超声乳化＋人工晶状体植入术：手术损伤小，术后视力恢复好，是目前的主流术式。

一、先天性白内障

【诊断依据】

(1) 可单眼或双眼患病。由于混浊的部位、形态和程度不同，因此视力障碍不同。

(2) 瞳孔区无红光反射，呈白瞳症。

(3) 临床分类：①极性白内障(前极或后极)；②冠状白内障；③点状白内障；④ 绕核性白内障；⑤ 核性白内障；⑥全白内障；⑦膜性白内障。

【治疗】

(1) 对视力影响不大者，如前极白内障、冠状白内障和点状白内障，一般不需治疗，宜定期随诊观察。

(2) 对于单、双眼全白内障或位于视轴中心、混浊程度明显的白内障，应在出生后及早手术(出生4周后)，最迟不超过6个月。

(3) 无晶状体眼需进行屈光矫正和视力训练，治疗弱视，促进融合功能的发育。

(4) 目前主要手术方式：白内障超声乳化＋前部玻璃体切割＋人工晶状体植入术，以防止后发障。

二、老年性白内障

【诊断依据】

(1) 双眼发病，渐进性无痛性视力减退，可伴有怕光、眼前黑点、复视、晶状体性近视等。

(2) 按混浊部位分皮质性、核性和后囊下三类。

1) 皮质性白内障，根据病程分为：

A. 初发期：晶状体周边皮质楔形混浊。散瞳后应用检眼镜彻照法或裂隙灯下检查可在眼底红光反射中看到轮辐状混浊的阴影。当瞳孔区的晶状体未累及时，一般不会影响视力。

B. 未成熟期(膨胀期)：晶状体混浊加重，但仍有透明区，瞳孔区出现灰白色。虹膜投影阳性，由于晶状体膨胀，前房变浅，有时可诱发急性闭角型青光眼。

C. 成熟期：晶状体完全混浊。斜照无虹膜投影。肿胀消退，前房恢复正常，视力明显下降，只能辨别手动，或仅存光感。

D. 过熟期：晶状体皮质溶解液化，呈乳白色，囊膜皱缩，可有钙化斑，核下沉，黑褐色，视力可以突然提高。前房加深，虹膜震颤。当液化的皮质渗漏到晶状体囊膜外时，可引起晶状体过敏性葡萄膜炎和晶状体溶解性青光眼。

2）核性白内障：晶状体中央有黄色或棕色改变，散大瞳孔后用后彻照法检查，在周边部环状红色反光中，中央有一盘状暗影。眼底检查仅由周边部看清眼底。由于核屈光力增加，可发生近视。

3）后囊下白内障：晶状体后囊膜下浅层皮质出现棕黄色混浊，为许多致密小点组成，其中有小空泡和结晶样颗粒，外观似锅巴状。随着病情的发展出现皮质和核的混浊。

【治疗】 视力减退影响到生活和工作时进行手术治疗。

三、外伤性白内障

【诊断依据】 视力减退情况与晶状体损伤部位与程度有关。按外伤原因分为：

（1）眼部钝挫伤所致白内障。

（2）眼球穿通伤所致白内障。

（3）眼部爆炸伤所致白内障。

（4）电击伤所致白内障。

【治疗】

（1）晶状体局限混浊，对视力影响不大时，可以随诊观察。

（2）当晶状体混浊明显而影响视力时，应当施行白内障摘除术。

（3）当晶状体破裂，皮质突入前房时，可用糖皮质激素、非甾体抗炎药及降眼压药物治疗，待前段炎症反应消退后，再行手术摘除白内障。如经治疗，炎症反应不减轻或眼压升高不能控制，或晶状体皮质与角膜内皮层接触时，应当及时摘除白内障。

（4）由于外伤性白内障多为单眼，白内障摘除术后应尽可能同时植入人工晶状体。

四、代谢性白内障

机体内物质代谢异常引起的晶状体混浊称为代谢性白内障。

（一）糖尿病性白内障

【诊断依据】

（1）明确糖尿病史。

（2）糖尿病患者的年龄相关性白内障，其临床表现与无糖尿病的年龄相关性白内障相似，但发生较早，进展较快，容易成熟。

（3）真性糖尿病性白内障：多发生于 30 岁以下、病情严重的幼年型糖尿病患者中。常为双眼发病，进展迅速，晶状体可能在数天、数周或数月内全混浊。

（4）特征为晶状体前后囊下出现典型的白点状或雪片状混浊，短时间内迅速扩展为完全性白内障。常伴有屈光变化。

【治疗】

（1）在糖尿病白内障的早期，应积极治疗糖尿病，晶状体混浊可能会部分消退，视力有一定程度的改善。

（2）当白内障明显影响视力妨碍患者的工作和生活时，可在血糖控制下进行白内障摘除＋人工晶状体植入术。

（二）半乳糖性白内障

【诊断依据】

(1) 为常染色体隐性遗传疾病。

(2) 患儿缺乏半乳糖-1-磷酸尿苷转移酶和半乳糖激酶，使半乳糖不能转化为葡萄糖而在体内积聚。

(3) 可在生后数日或数周内发生，多为板层白内障。

(4) 查尿中半乳糖。如测定红细胞半乳糖-1-磷酸尿苷转移酶的活性，可明确诊断半乳糖-1-磷酸尿苷转移酶是否缺乏；应用放射化学法可测定半乳糖激酶的活性，有助于诊断。

【治疗】 给予无乳糖和半乳糖饮食，可控制病情的发展或逆转白内障。

（三）手足搐搦性白内障（低钙性白内障）

【诊断依据】

(1) 先天性甲状旁腺功能不足，或甲状腺切除时误切了甲状旁腺，或因营养障碍，使血清钙过低。

(2) 患者有手足搐搦、骨质软化和白内障三项典型改变。

(3) 晶状体混浊表现为囊膜下可见红、绿或蓝色结晶微粒，混浊区与囊膜有一透明分界。

【治疗】

(1) 给于足量的维生素 D、钙剂，纠正低血钙，有利于控制白内障发展。

(2) 当白内障明显影响视力时可进行白内障摘除术。

五、并发性白内障

【诊断依据】

(1) 有原发眼部炎症或退行性病变的特征性改变，病变多为单眼，也可为双眼。

(2) 眼前节病变导致的表现为局限性囊下混浊的白内障。

(3) 眼后部疾病导致的表现为晶状体后极部囊膜与后囊下皮质一层颗粒状灰黄色混浊，并有较多空泡形成，逐渐向晶状体核中心部及周边部扩展。

(4) 由青光眼引起者多由前皮质和核开始。高度近视所致者多为核性白内障。

(5) 随着混浊加重可出现晶状体钙化、晶状体囊膜变厚，有白色沉淀。

【治疗】

(1) 治疗原发病。

(2) 对于已影响工作和生活的并发性白内障可进行手术摘除白内障。对白内障摘除后是否植入人工晶状体应根据原发病的状况慎重考虑。

(3) 各种炎症引起的并发性白内障对手术的反应不同，有的可引起严重的并发症，应根据原发病的种类，在眼部炎症很好控制以后，再考虑手术。术后局部或全身应用糖皮质激素的剂量比一般白内障术后大一些，使用的时间长一些。

六、药物及中毒性白内障

【诊断依据】

(1) 患者有与上述药物或化学药品的接触史。

(2) 糖皮质激素所致白内障：长期口服或滴用糖皮质激素所致，后囊膜下混浊，逐渐发展。

(3) 缩瞳剂所致的白内障：晶状体混浊位于前囊膜下，呈玫瑰花或苔藓状，停药后不再发展。

(4) 氯丙嗪所致的白内障：晶状体表面有细点状混浊，瞳孔区色素沉着。

(5) 三硝基甲苯所致的白内障：晶状体周边部出现密集的小点混浊，逐渐进展。

【治疗】

(1) 注意合理用药。如长期接触一些可能致白内障的药物和化学药品时，应定期检查晶状体。

(2) 如果发现有药物和中毒性白内障，应停用药物和脱离与化学药品的接触。

(3) 当白内障严重到影响患者工作和生活时，可手术摘除白内障和植入人工晶状体。

七、放射性白内障

【诊断依据】

(1) 红外线所致的白内障：初期后皮质有空泡、点状和线状混浊，发展为盘状及完全混浊。

(2) 电离辐射所致的白内障：初期晶状体后囊膜下有空泡和灰白色颗粒状混浊，发展为环状混浊，前囊膜下皮质有点状、线状和羽毛状混浊，从前极向外放射。后期可有盘状及楔形混浊，最后形成全白内障。

(3) 微波所致白内障：类似于红外线所致的白内障。晶状体出现皮质点状混浊、后囊膜下混浊和前皮质羽状混浊。

【治疗】

(1) 接触放射线时应配戴防护眼镜。

(2) 当白内障严重到影响患者工作和生活时，可手术摘除白内障和植入人工晶状体。

八、后发性白内障

【诊断依据】

(1) 白内障囊外摘除术或晶状体外伤部分皮质吸收后发生。

(2) 晶状体后囊膜出现厚薄不均的机化组织和 Elschnig 珠样小体。

(3) 常伴有虹膜后粘连，影响视力。

【治疗】

(1) 当后发性白内障影响视力时，可用 Nd-YAG 激光将瞳孔区的晶状体后囊膜切开。

(2) 如无条件施行激光治疗时，可进行手术将瞳孔区的晶状体后囊膜刺开或剪开。

第五节　青　光　眼

【定义】 青光眼是一组以特征性视神经萎缩和视野缺损为共同特征的疾病，病理性眼压增高是其主要危险因素。

【分类】 根据前房角形态（开角或闭角），病因机制（明确或不明确），以及发病年龄三个主要因素，一般将青光眼分为原发性、继发性和先天性三大类：

1. 原发性青光眼　闭角型青光眼和开角型青光眼。

2. 继发性青光眼　由于某些眼病及全身疾病引起的青光眼。

3. 先天性青光眼　包括婴幼儿型青光眼、青少年型青光眼及先天性青光眼伴有其他先天异常。

一、原发性青光眼

(一) 原发性急性闭角型青光眼

【分期与诊断】

1. 临床前期

(1) 一只眼急性发作确诊,另一只眼无症状。

(2) 有解剖学特征,激发实验阳性。

2. 前驱期(先兆期)　一过性或反复多次小发作,缓解后无永久性损害。

3. 急性发作期

(1) 起病急,剧烈头痛、眼痛、畏光、流泪,视力严重减退,常降到指数或手动,可伴有恶心、呕吐等全身症状。

(2) 眼睑水肿,结膜混合性充血。

(3) 角膜水肿,呈雾状混浊,有时上皮发生水泡,知觉减退或消失,角膜后可有色素沉着。

(4) 前房甚浅,前房角闭塞。

(5) 瞳孔散大,呈竖椭圆形,对光反射消失。

(6) 眼压急剧升高,多在 6.65kPa(50mmHg)以上,触诊眼球坚硬如石。

(7) 虹膜淤血肿胀,纹理不清,病程较久者,呈节段性虹膜萎缩。

(8) 视盘充血,静脉充盈,视盘附近视网膜偶尔有小片状出血,有时可见动脉搏动。

(9) 前房角镜检查,可见前房角全部关闭,虹膜与小梁网紧贴。

(10) 晶状体的改变:晶状体前囊下有时可见小片状白色混浊,称为青光眼斑。青光眼斑、虹膜扇形萎缩和角膜后色素沉着,称为青光眼急性发作后的三联征。

4. 间歇期

(1) 有明确的小发作史。

(2) 房角开放或大部分开放。

(3) 不用药或单用少量缩瞳剂,眼压能稳定在正常水平。

5. 慢性期

(1) 急性大发作或反复小发作后,房角广泛粘连(通常$>180°$),小梁功能已遭受严重损害,眼压中度升高。

(2) 眼底常可见青光眼性视盘凹陷,并有相应视野缺损。

6. 绝对期

(1) 高眼压持续过久,视神经已遭严重破坏,视力完全丧失。

(2) 可因眼压过高或角膜变性而剧烈疼痛。

【治疗】

1. 急性闭角型青光眼的临床前期、前驱期、间歇期　可以首选 YAG 激光虹膜打孔术或周边虹膜切除术。

2. 急性发作期的治疗

(1) 发作时联合用药:除局部滴用缩瞳剂外,常需联合用药,如全身应用高渗剂、碳酸酐酶抑制剂,局部滴用 β 受体阻滞剂以迅速降低眼压。全身症状严重者,可给予止吐、镇静、安眠药物。局部滴用糖皮质激素有利于减轻充血及虹膜炎症反应。

(2) 若眼压不能控制,可在药物减轻角膜水肿的情况下,考虑激光周边虹膜成型术和激光虹膜切开术,以迅速解除瞳孔阻滞,如果激光虹膜切开术不能实施,也可试行前房穿刺术,防止持续性过高眼压对视神经产生严重损害。

(3) 若眼压下降至正常，治疗尚未结束，根据前房角开放情况选择药物、激光或手术治疗。必须进一步行手术治疗。如房角仍然开放或粘连范围< 1/3 周，眼压稳定在 21mmHg 以下，可做周边虹膜切除术或激光虹膜切开术，如房角已有广泛粘连，应用毛果芸香碱眼压仍超过 21mmHg，表示小梁功能已遭永久性损害，应做滤过性手术。

3. 慢性期的治疗 在药物控制不理想时，应尽早做青光眼滤过性手术。

4. 绝对期的治疗

(1) 如无痛苦，可不必治疗。

(2) 如有疼痛，主要采取睫状体破坏性手术治疗，如二极管睫状体光凝或睫状体冷冻术。

(二) 原发性慢性闭角型青光眼

【诊断依据】

(1) 周边前房浅，中央前房深度略浅或接近正常，虹膜膨隆现象不明显。

(2) 房角为中等狭窄，有程度不同的虹膜周边前粘连。

(3) 如双眼不是同时发病，则对侧眼尽管眼压、眼底、视野均正常，但有房角狭窄，或可见到局限性周边虹膜前粘连。

(4) 眼压中等度升高，常在 40mmHg 左右。

(5) 眼底有典型的青光眼性视盘凹陷。

(6) 伴有不同程度的青光眼性视野缺损。

【治疗】

(1) 对于房角粘连范围不大，单用缩瞳剂即能控制眼压的早期病例，可应用 YAG 激光虹膜打孔术或周边虹膜切除术。

(2) 对大部分房角已有广泛粘连，单用缩瞳剂眼压不能控制，或已有明显视神经损害的慢性闭角型青光眼患者，需行滤过性手术。

(三) 原发性开角型青光眼

【诊断依据】

1. 症状 发病隐匿，除少数患者在眼压升高时出现雾视、眼胀外，多数患者可无任何自觉症状，常常直到晚期，视功能遭受严重损害时才发觉。

2. 眼压 早期表现为不稳定性，有时可在正常范围。测量 24 小时眼压较易发现眼压高峰和较大的波动值。总的眼压水平，多较正常值略为偏高。随病情进展，眼压逐渐增高。

3. 眼前节 前房深浅正常或较深，虹膜平坦，房角开放。除在双眼视神经损害程度不一致的患者可发现相对性传入性瞳孔障碍外，眼前节多无明显异常。

4. 眼底 青光眼视盘改变主要表现：①视盘凹陷进行性扩大和加深；②视盘上下方局限性盘沿变窄，垂直径 C/D 值增大，或形成切迹；③双眼凹陷不对称，C/D 差值>0.2；④视盘上或盘周浅表线状出血；⑤视网膜神经纤维层缺损。

5. 视功能 视功能改变，特别是视野缺损，为青光眼诊断和病情评估的重要指标之一。青光眼视野损害具有一定的特征性，多表现为旁中心暗点、弓形暗点、环形暗点及鼻侧阶梯。

【治疗】

1. 药物治疗

(1) 若点用 1～2 种药物可使眼压控制在安全水平，则先用药物治疗。

(2) 首选 β 受体阻滞剂。一种药物不能控制眼压，可换用另一药物或联合用药，如联合缩瞳剂、前列腺素衍生物或碳酸酐酶抑制剂。

2. 激光治疗　如药物治疗不理想，可试用氩激光小梁成型术。

3. 滤过性手术　药物治疗无效或无法耐受长期用药，或没有条件进行药物治疗的病例。小梁切除术是最常用的术式。

二、继发性青光眼

（一）青光眼睫状体炎综合征

【诊断依据】

（1）好发于中年男性，单眼发病且是同一眼反复发作。

（2）发病急，有眼胀、眼痛、雾视、虹视等青光眼症状。

（3）典型病例呈发作性眼压升高，可达 50mmHg 以上。

（4）在眼压升高的同时或前后，出现羊脂状角膜后沉着物，发作期间瞳孔略大，对光反射存在。

（5）前房深，房角开放，房水无明显混浊，不引起虹膜后粘连。

（6）反复性发作，发作持续时间多为 3～7 天，可自行缓解，发作间隔时间可数月至 1～2 年不等。

【治疗】

（1）青光眼睫状体炎综合征是一种自限性眼病，但可再次复发。在发作期间滴用噻吗洛尔、糖皮质激素，服用乙酰唑胺可以缩短发作过程。药物治疗不能预防本病的复发，皮质类固醇药物亦不应延长使用，以免皮质类固醇性青光眼。

（2）青光眼睫状体炎综合征不宜手术，因手术不能阻止其复发。但应严密观察，长期随访，若与原发性或继发性开角青光眼合并存在时，视功能有遭受威胁之可能，应考虑手术治疗。

（二）糖皮质激素性青光眼

【诊断依据】

（1）有长期滴用或全身应用糖皮质激素史。

（2）眼压升高。

（3）临床表现与原发性开角型青光眼相似。

【治疗】

（1）停用糖皮质激素。

（2）停药后眼压仍持续升高，按开角型青光眼处理。

（三）眼外伤所致的继发性青光眼

眼球钝挫伤后（短期）

眼球钝挫伤后短期内发生的急性眼压升高，常和大量前房出血或小梁网直接损伤有关。

【诊断依据】

（1）前房出血。

（2）眼压升高。

【治疗】

（1）药物治疗包括滴用糖皮质激素减轻炎症反应，滴用噻吗洛尔，必要时口服乙酰唑胺或静脉滴注甘露醇控制眼压。

（2）如眼压过高，眼压控制不满意，或有角膜血染趋势，需行前房冲洗术，排出积血。

眼内出血

眼内出血特别是玻璃体出血有时可发生溶血性青光眼或血影细胞性青光眼。

【诊断依据】

(1) 多见于玻璃体积血后2周。

(2) 前房内可见许多小的土黄色的血影细胞。

【治疗】

(1) 应首选药物治疗控制眼压。

(2) 对少数眼压不能控制者,可考虑前房冲洗术。

眼球钝挫伤(数月或数年)

眼球钝挫伤数月或数年后还可能发生房角后退性青光眼。

【诊断依据】

(1) 眼球挫伤、前房出血病史。

(2) 房角检查异常增宽(后退)。

【治疗】

(1) 早期,降眼压药物及糖皮质激素。

(2) 治疗原则与原发性开角型青光眼相同。

(四) 晶状体源性青光眼

白内障膨胀期

【诊断依据】

(1) 晶状体肥厚,前房变浅,房角关闭。

(2) 类似急性闭角型青光眼,眼压骤然升高。治疗原则为晶状体摘除术,如房角已有广泛粘连,则可考虑白内障和青光眼联合手术。

【治疗】

(1) 晶状体摘除术。

(2) 如房角已有广泛粘连,则可考虑白内障和青光眼联合手术。

白内障过熟期

【诊断依据】

(1) 晶状体皮质液化,漏入前房。

(2) 临床表现为眼胀痛、房水混浊、晶状体核下沉。

【治疗】 药物控制眼压后行白内障摘除术。

外伤性或自发性晶状体脱位

【诊断依据】 脱位的晶状体前移嵌顿在瞳孔区,或脱入前房。

【治疗】 行晶状体摘除术。

球形晶状体

【诊断依据】 晶状体球形增厚,增加瞳孔阻滞,引起闭角型青光眼。

【治疗】

(1) 睫状肌麻痹剂可使晶状体扁平后退,减轻瞳孔阻滞。

(2) 必要时手术。

(五) 新生血管性青光眼

【诊断依据】

(1) 有广泛性视网膜缺血,如视网膜静脉阻塞、糖尿病性视网膜病变等病史。

(2) 虹膜和前房角出现新生血管。

(3) 前期由于纤维血管膜封闭了房水外流通道,后期纤维血管膜收缩牵拉,使房角关闭,引起眼压升高和剧烈疼痛。

【治疗】

(1) 全视网膜光凝术或冷凝术使新生血管退化。

(2) 常规滤过性手术常常失败,术中、术后应用抗代谢药可提高手术成功率。

(3) 房水引流装置或阀门植入手术治疗新生血管性青光眼。

(4) 睫状体破坏手术减少房水形成,降低眼压以缓解症状。

(六) 睫状环阻塞性青光眼

【诊断依据】

(1) 多见于内眼手术,特别是抗青光眼手术后。

(2) 混合出血,疼痛,眼压升高。

(3) 前房极浅,房角关闭。

(4) 睫状肌麻痹剂可加深前房,降低眼压,缩瞳剂可使病情恶化。

【治疗】

(1) 1%阿托品充分麻痹睫状肌,使前移的晶状体-虹膜隔后退。

(2) 局部应用糖皮质激素减轻炎症反应和睫状体水肿。

(3) 甘露醇减少玻璃体容积,乙酰唑胺控制眼压。

(4) 如药物治疗无效,应抽吸玻璃体内积液并重建前房,必要时做晶状体摘出及前段玻璃体切割术。

第六节　葡萄膜病

一、葡萄膜炎

(一) 前葡萄膜炎

【诊断依据】

1. 症状

(1) 眼刺激症,三叉神经刺激,眼内肌痉挛,流泪。

(2) 视力减退。

2. 体征

(1) 睫状充血、混合充血:为结膜前动脉充血所致。

(2) 房水混浊、房水闪辉、前房积脓:虹膜血管壁有血-房水屏障,炎症时此屏障遭到破坏。

(3) 角膜后沉着物:粉尘状非肉芽性为基底向下,尖端指向瞳孔,羊脂状肉芽性,色素性,玻璃样等。

(4) 虹膜改变:充血、水肿、纹理不清、色泽晦暗、后期可见土黄色,周边前粘连,卷缩轮附近渗出物。

(5) 瞳孔改变;瞳孔括约肌痉挛,瞳孔缩小,瞳孔光反射迟钝或消失。虹膜上皮向后粘连成梅花瞳,瞳孔闭锁,虹膜膨隆可形成继发性青光眼,瞳孔膜闭成假性白内障。

3. 并发症

(1) 继发性青光眼:炎性细胞、色素颗粒及组织碎屑阻塞小梁网。

(2) 并发性白内障:房水性状改变,晶状体代谢受到影响。

(3) 低眼压及眼球萎缩:睫状体充血水肿,房水分泌减少,导致低眼压。

【治疗】

(1) 散瞳:为首要措施。散瞳药物的主要作用在于,防止或拉开虹膜后粘连,解除睫状肌痉挛,减轻疼痛和充血水肿等炎性反应。常用的散瞳药物:1%阿托品眼药水或油膏,滴药后必须压迫泪囊部以免中毒;结膜下注射散瞳合剂;轻微的虹膜睫状体炎可使用2%后马托品。

(2) 皮质类固醇:可抑制炎症,减少渗出。常用有0.1%地塞米松眼药水或0.5%可的松眼药水;0.5%四环素可的松眼膏;皮质类固醇结膜下或眼球筋膜囊下注射用0.025%地塞米松溶液0.3~0.5ml。

(3) 病因治疗由感染因素所引起的,应给予相应的抗感染治疗。

(4) 并发症治疗。

(二) 中间葡萄膜炎

【诊断依据】

(1) 眼前黑影飘动。

(2) 轻微充血,房水闪光,睫状体平部雪堤样改变(特征)玻璃体混浊,视网膜血管炎。

【治疗】

(1) 定期观察:对视力大于0.5,且无明显眼前段炎症者可不给予治疗,但应定期随访观察。

(2) 对视力下降至0.5以下,并有明显的活动性炎症者,应积极治疗,应用激素,药物治疗无效者冷冻。

(三) 后葡萄膜炎

【诊断依据】

(1) 眼前黑影,视物变形。

(2) 眼前段充血,玻璃体混浊,急性黄白色渗出,瘢痕期色素斑点,眼底晚霞样。

【治疗】

(1) 确定为感染因素所致者,应给予相应的抗感染治疗。

(2) 由免疫因素引起的炎症主要使用免疫抑制剂治疗。

(3) 单侧受累者可给予糖皮质激素后Tenon囊下注射治疗。

二、几种特殊类型葡萄炎

(一) Vogt-Koyanagi-Harada 综合征

【诊断依据】

(1) 双侧肉芽肿性全葡萄膜炎。

(2) 常伴有脑膜刺激征、听力障碍、白癜风、毛发变白或脱落。

(3) FFA检查,早期出现多发性细小的荧光素渗漏点,以后扩大融合。

【治疗】

(1) 对初发者主要给予泼尼松口服。

(2) 复发的患者,一般应给予其他免疫抑制剂。

(二) 交感性眼炎

【诊断依据】

(1) 眼球穿通伤或内眼手术史。

(2) 双侧肉芽肿性葡萄膜炎。

(3) FFA 检查可见视网膜色素上皮和脉络膜水平的早期多灶性渗漏及晚期染料积存现象，可伴有视盘染色。

【治疗】

(1) 对眼前段受累者，可给予糖皮质激素点眼和睫状肌麻痹剂等治疗。

(2) 对于表现为后葡萄膜炎或全葡萄膜炎者，则应选择糖皮质激素口服或其他免疫抑制剂治疗。

(三) Behçet 病

【诊断依据】

(1) 复发性口腔溃疡(1 年内至少复发 3 次)。

(2) 下面四项中出现两项即可确诊：①复发性生殖器溃疡或生殖器瘢痕；②眼部损害(前葡萄膜炎、后葡萄膜炎、玻璃体内细胞或视网膜血管炎)；③皮肤损害(结节性红斑、假毛囊炎或脓丘疹或发育期后的痤疮样结节)；④皮肤过敏反应试验阳性。

【治疗】

(1) 应用免疫抑制剂。

(2) 糖皮质激素不宜长期大剂量使用。

(3) 睫状肌麻痹剂：用于眼前段受累者。

(4) 并发性白内障，应在炎症完全控制后考虑手术治疗。出现继发性青光眼，应给予相应的药物治疗，手术治疗应非常慎重。在炎症未完全控制时，手术易诱使葡萄膜炎复发。

三、葡萄膜囊肿和肿瘤

(一) 外伤性植入性虹膜囊肿

【诊断依据】

(1) 眼球穿通伤或内眼手术史。

(2) 虹膜局限性隆起。

【治疗】 激光或手术治疗。

(二) 脉络膜恶性黑色素瘤

【诊断依据】

(1) 局限性者表现为凸向玻璃体腔的球形隆起肿物，周围常有渗出性视网膜脱离。

(2) 弥漫性者沿脉络膜水平发展，呈普遍性增厚而隆起不明显。

(3) 超声、FFA、CT 及 MRI 等检查辅助诊断。

【治疗】

(1) 局限性脉络膜恶性黑色素瘤早期可考虑局部切除或激光光凝，也可行放射治疗。

(2) 后极部大范围肿瘤，宜做眼球摘除。

(3) 肿瘤已穿破眼球壁者，应做眼眶内容剜除。

第七节　玻璃体疾病

一、玻璃体后脱离

【诊断依据】

(1) 老年人或近视患者，突然出现飞蚊或闪光感。

(2) 检眼镜下见视盘前方有一环状混浊物。

(3) 三面镜下看见脱离的玻璃体后皮质。

【治疗】

(1) 玻璃体后脱离目前无有效治疗。

(2) 发生视网膜裂孔、黄斑裂孔及视网膜脱离等病变时给予相应治疗。

二、玻璃体积血

【诊断依据】

(1) 突然发生的红色漂浮物遮挡视野。

(2) 玻璃体内发现红细胞或其分解产物。

(3) 临床检查可能发现引起出血的原发性疾病。

【治疗】 首先查明病因和治疗原发病。

(1) 有新鲜出血时,病人应卧床休息,口服止血药,防止再出血。

(2) 玻璃体积血较少、混浊较轻者,首先药物治疗,包括止血剂、抗凝剂、降低血压黏稠度制剂、纤维溶酶剂、碘制剂、活血祛瘀中药如血栓通等。

(3) 玻璃体积血量多,眼压高时,需控制继发性青光眼。如药物治疗 1～3 个月后,玻璃体积血吸收困难,可行玻璃体切割术及眼内激光治疗原发病。

(4) 合并视网膜脱离时应及时行玻璃体手术及视网膜修复术。

(5) 及早做 FFA,并做激光治疗,以防再出血。

第八节 视网膜疾病

一、视网膜动脉阻塞

(一) 视网膜中央动脉阻塞

【诊断依据】

(1) 老年患者,单眼,无痛性,急性严重视力下降。

(2) 患眼瞳孔散大,直接对光反射消失或极迟钝,间接对光反射存在。视网膜动脉明显变细,视网膜水肿混浊,黄斑中心凹呈“樱桃红”改变。

(3) 眼底荧光素血管造影:阻塞后数小时至数日,表现为视网膜动脉充盈时间明显延迟或可见视网膜动脉充盈前锋。

【治疗】

(1) 急救措施:可用血管扩张剂,如吸入亚硝酸异戊酯或舌下含化硝酸甘油,球后注射妥拉唑啉;高压氧治疗;还可反复按摩眼球或行前房穿刺,以降低眼压,促使血管扩张。

(2) 寻找病因,对因治疗,预防另一只眼受累,如疑有巨细胞动脉炎,应给予全身皮质类固醇激素治疗。对疑有血栓形成或纤维蛋白原增高的患者可应用纤溶制剂。

(二) 视网膜分支动脉阻塞

【诊断依据】

(1) 视力可有不同程度下降,视野某一区域有固定暗影。

(2) 眼底见阻塞支动脉变细,受累动脉供血区视网膜灰白水肿。

(3) 眼底荧光素血管造影见病变分支动脉充盈时间明显延迟。

【治疗】 同视网膜中央动脉阻塞治疗。

(三) 视网膜毛细血管前微动脉阻塞

【诊断依据】

(1) 可影响视力,或有视野缺损。

(2) 视网膜出现棉絮斑,灰白色斑点状病灶,边界模糊,在5～7周消退。

(3) 眼底荧光素血管造影表现为无灌注区。

【治疗】 寻找系统性病因,对因治疗。

(四) 眼缺血综合征

【诊断依据】

(1) 视力逐渐丧失,伴眶区疼痛。

(2) 眼底见视网膜动脉变细,静脉轻度迂曲。视网膜散在暗红色斑点状出血和微动脉瘤,多分布在周边视网膜。

(3) FFA检查显示脉络膜充盈迟缓,视网膜循环时间延长。

(4) 虹膜新生血管:2/3出现,其中半数眼压升高。

(5) 颈部彩色超声多普勒检查可见颈动脉阻塞或狭窄。

【治疗】

(1) 针对全身病因治疗,如颈动脉内膜切除术或颈动脉支架。

(2) 虹膜新生血管伴眼压升高者,可行全视网膜光凝。

二、视网膜静脉阻塞

(一) 视网膜中央静脉阻塞

【诊断依据】

(1) 多为单眼发病,视力不同程度下降。

(2) 眼底见各象限的视网膜静脉迂曲扩张,视网膜内出血呈火焰状,沿视网膜静脉分布,可有视盘水肿及黄斑水肿。

(3) 临床区分为缺血型和非缺血型两种。

【治疗】

(1) 药物治疗效果不确切。

(2) 对于黄斑水肿,可行黄斑区格栅样光凝,存在血管炎时,可口服糖皮质激素。

(3) 对于缺血型,应行全视网膜光凝,防治眼新生血管性并发症。

(二) 视网膜分支静脉阻塞

【诊断依据】

(1) 视力不同程度下降,或视野缺损。

(2) 眼底见阻塞支静脉迂曲扩张,受阻静脉引流区视网膜浅层出血、视网膜水肿及棉絮斑。

(3) 临床区分为缺血型和非缺血型两种。

【治疗】 同视网膜中央静脉阻塞,对于缺血型,应行病灶区局灶性视网膜光凝。

三、视网膜静脉周围炎

【诊断依据】

(1) 患者多为青年男性,双眼多先后发病。

(2) 早期表现为视物模糊和眼前漂浮物,发生玻璃体积血时,患眼表现为无痛性急剧视力下降;出血可快速吸收,视力部分恢复,但玻璃体积血常反复发生。

(3) 眼底可见周边部一处或数处静脉小分支充盈、扭曲、附近有出血及或渗出病灶、静脉管壁白鞘或混浊。

(4) FFA:受累小静脉管壁着色,毛细血管扩张,染料渗漏。周边有大片毛细血管无灌注区和新生血管膜。

【治疗】

(1) 一般治疗:突然大量玻璃体出血的患者应卧床休息,包扎双眼。同时口服凉血止血中药,如云南白药、三七片等。陈旧性玻璃体积血,可试用碘剂。

(2) 病因治疗:重点为病因治疗,其目的是防止再发。

(3) 糖皮质激素:全身或球后注射均可试行。

(4) 光凝治疗:在玻璃体积血基本吸收后,在 FFA 指导下,对病变区光凝治疗,消除无灌注区,促进新生血管消退,减少出血。

(5) 手术治疗:对严重玻璃体积血,观察 3 个月无吸收好转,或发生牵拉性视网膜脱离,应行玻璃体切除术。

四、糖尿病视网膜病变

【临床分期或分级】 临床分级标准见表 14-8-1,表 14-8-2。

表 14-8-1 糖尿病性视网膜病变的临床分期

病变严重程度		眼底表现
非增殖性	Ⅰ	以后极部为中心,出现微动脉瘤和小出血点
(单纯性)	Ⅱ	出现黄白色硬性渗出及出血斑
	Ⅲ	出现白色棉絮斑和出血斑
增殖性	Ⅳ	眼底有新生血管或并有玻璃体积血
	Ⅴ	眼底新生血管和纤维增殖
	Ⅵ	眼底新生血管和纤维增殖,并发牵拉性视网膜脱离

表 14-8-2 糖尿病性视网膜病变新的国际临床分级标准

病变严重程度	散瞳眼底检查所见
无明显视网膜病变	无异常
轻度 NPDR	仅有微动脉瘤
中度 NPDR	微动脉瘤,存在轻于重度 NPDR 的表现
重度 NPDR	出现下列任一改变,但无 PDR 表现。 1. 任一象限中有多于 20 处视网膜内出血 2. 在 2 个以上象限有静脉串珠样改变 3. 在 1 个以上象限有显著的视网膜内微血管异常

续表

病变严重程度	散瞳眼底检查所见
PDR	出现以下一种或多种改变： 新生血管形成、玻璃体出血或视网膜前出血
糖尿病性黄斑水肿分级	
无明显糖尿病性黄斑	后极部无明显视网膜增厚或硬性渗出
轻度糖尿病性黄斑	后极部存在部分视网膜增厚或硬性渗出，但远离黄斑中心
中度糖尿病性黄斑	视网膜增厚或硬性渗出接近黄斑但未涉及黄斑中心
重度糖尿病性黄斑	视网膜增厚或硬性渗出涉及黄斑中心

【诊断依据】

(1) 明确的糖尿病史。

(2) 早期无自觉症状，病变发展到黄斑后始出现不同程度的视力减退。

(3) 双眼底病变基本对称，视网膜血管异常以微血管改变为主。可见微血管瘤、片状出血、硬性渗出、棉絮斑及新生血管等改变。

【治疗】

(1) 严格控制血糖，定期检查眼底。

(2) 对早期糖尿病视网膜病变(单纯型)可给予改善微循环药物治疗。

(3) 激光治疗：对于重度 NPDR 和 PDR，采取全视网膜光凝治疗，以防止或抑制新生血管形成，促使已形成的新生血管消退，阻止病变继续恶化。如有黄斑水肿，可行黄斑格栅样光凝。

(4) 玻璃体切割术：对已发生玻璃体积血长时间不吸收、牵拉性视网膜脱离，特别是黄斑受累时，应行玻璃体切除术，术中同时行全视网膜光凝。

五、孔源性视网膜脱离

【诊断依据】

(1) 发病初期有眼前漂浮物，闪光感及黑影遮挡，病变累及黄斑时视力明显减退。

(2) 眼底检查见脱离的视网膜呈灰白色隆起，表面呈波浪状起伏不平。严重者，视网膜表面增殖，可见固定皱褶。

(3) 散瞳后间接检眼镜或三面镜仔细检查，大多数裂孔可以找到，必要时可在巩膜压迫下检查，利于寻找赤道之前的远周边裂孔。

【治疗】 手术封闭裂孔。手术方法有巩膜外垫压术、巩膜环扎术，复杂病例选择玻璃体切除手术。

六、视网膜母细胞瘤

【诊断依据】

(1) 婴幼儿，多在 3 岁以下。出现白瞳征和斜视是患儿就诊的主要原因。

(2) 眼底检查可见视网膜上有圆形或椭圆形边界不清的灰白色实性隆起肿块，可向玻璃体隆起，也可沿脉络膜扁平生长。肿块表面的视网膜血管扩张、出血，可伴渗出性视网膜脱离。

(3) 肿瘤细胞可以播散到玻璃体内，还可形成假性的前房积脓。

(4) 眼外表现：眼球表面肿块，眼球突出；淋巴结或其他转移灶。

(5) B 型超声或 CT 检查可发现钙化斑。

(6) 部分病例有遗传史。

【治疗】

1. 眼球保留治疗

(1) 激光疗法:对于限制在视网膜内位于后极部的较小肿瘤(直径 4mm,厚度 2mm)可用激光光凝、TTT 及 PDT 治疗。

(2) 冷冻疗法:适于向前发展至赤道部难以行激光治疗的较小肿瘤。

(3) 巩膜表面敷贴放疗或称近距离放疗:适于肿瘤直径 12mm,厚度 6mm,不适于光凝和冷凝治疗且无广泛玻璃体种植的肿瘤。

(4) 外部放射治疗:适于肿瘤较大或分散,家属不愿行眼球摘除者。副作用较大,易发白内障、放射性视网膜病变和毁容。

(5) 化学疗法:可用在冷冻治疗后以巩固疗效。对于巨大肿瘤,采用化学减容法使肿瘤体积缩小,再进行局部治疗,可免于眼球摘除。

2. 去除眼球治疗

(1) 眼球摘除术:适于巨大肿瘤或化疗失败,切断视神经应尽量长些。

(2) 眼眶内容物摘除术:适于瘤组织已穿破眼球向眶内生长、视神经管扩大等。术后联合放射治疗,但大多预后不良。

第九节　视神经疾病

一、视神经炎

【诊断依据】

(1) 急性视力严重障碍,1～2 天内视力可由正常骤降,甚至无光感。

(2) 眼球转动时疼痛。

(3) 有的患者感觉在运动或热水浴后视力下降,此称为 Uhthoff 征。

(4) 患眼瞳孔常散大,直接光反应迟钝或消失,间接光反应存在。单眼受累者 RAPD 征(+)。

(5) 眼底检查见视乳头炎者视盘充血、轻度水肿,视网膜静脉增粗。球后视神经炎者眼底无异常改变。

(6) 视野检查:中心暗点或视野向心性缩小。

(7) 视觉诱发电位(VEP):P_{100}潜伏期延长、振幅降低。

(8) 磁共振成像(MRI):受累视神经信号增粗、增强;另通过观察颅内鞍区、蝶窦、筛窦和脑白质等情况,帮助进行病因的鉴别诊断。

【治疗】

(1) 首次发病,MRI 发现有脱髓鞘或正常者,用糖皮质激素冲击治疗。

(2) 既往已诊断多发性硬化或视神经炎的患者,复发期可应用糖皮质激素冲击疗法,或酌情选择免疫抑制剂、丙种球蛋白等,恢复期可使用维生素 B 族药及血管扩张剂。

(3) 感染性视神经炎针对病因治疗。

(4) 对自身免疫性视神经炎,针对全身免疫病进行免疫抑制治疗。

二、前部缺血性视神经病变

【诊断依据】

(1) 发病年龄多在 50 岁以上。

(2) 突然发生无痛、非进行性的视力减退。开始为单眼发病，数周至数年可累及另侧眼。

(3) 眼底检查：早期视盘轻度肿胀呈淡红色，随之呈局限性灰白色水肿，周围线状出血，后期出现视网膜神经纤维层缺损。

(4) 视野缺损：与生理盲点相连的弓形或扇形暗点。

(5) FFA：脉络膜期视盘象限性充盈迟缓。

(6) 临床分为动脉炎性和非动脉炎性。

【治疗】

(1) 治疗全身病，改善眼部动脉灌注。

(2) 全身应用糖皮质激素，以缓解循环障碍所致的水肿、渗出，对动脉炎性尤为重要。

(3) 静脉滴注血管扩张药，改善微循环。

(4) 降眼压治疗，相对提高眼灌注压。

三、视神经萎缩

【诊断依据】

(1) 视力逐渐下降。

(2) 原发性：视盘色淡或苍白，边界清楚，视杯可见筛孔，视网膜血管一般正常；可有原发疾病的临床表现。

(3) 继发性：视盘色淡、秽暗，边界模糊不清，生理凹陷消失。可见有视网膜血管性疾病改变。

(4) 视野检查可见中心暗点，鼻侧缺损、颞侧岛状视野、向心性视野缩小及双颞侧偏盲等。可有色觉障碍。

(5) 视觉电生理检测包括视网膜电图(ERG)、眼电图(EOG)和视诱发电位(VEP)等对诊断病情及预后等均有一定的辅助意义。

(6) 观察视网膜神经纤维层的情况有助于诊断。

【治疗】

(1) 积极治疗原发疾病。

(2) 可试用神经营养及血管扩张等药物治疗，禁烟酒。

(3) 脑垂体肿瘤压迫所致的视神经萎缩，术后常可获得惊人的视力恢复。

(4) 视神经管骨折如能及时手术也可收到较好的效果。

四、视神经乳头水肿

【诊断依据】

(1) 早期可出现一过性视力下降，晚期视力持续下降。

(2) 眼底早期可见视盘充血、水肿、隆起，晚期视盘苍白。

(3) 患者全身可无症状，也可出现颅内压增高症状。

(4) 视野检查生理盲点扩大，可发展为弓形视野缺损。

(5) 若 CT 及 MRI 不能说明视盘水肿的原因，应请神经科医生做腰椎穿刺。并考虑做甲状腺病、糖尿病或贫血方面的血液检查。

【治疗】 针对原发病进行治疗。

第十节 眼视光学

一、近 视

【分类】

1. 按近视的程度分类 ①－3.0D以内者，为轻度近视；②－3.25D～－6.00D，为中度近视；③大于－6.00D，为高度近视。

2. 按屈光成分分类 ①屈光性近视；②轴性近视眼。

3. 按照病程进展和病理变化分类 ①单纯性近视；②病理性近视。

4. 按照是否有动态屈光(既调节作用)参与分类 ①假性近视；②真性近视；③混合性近视。

【诊断依据】

(1) 远距离视物模糊，近距离视力好。

(2) 初期常有远距离视力波动，注视远物时喜眯眼。

(3) 高度近视者常伴有玻璃体液化和玻璃体后脱离，伴夜间视力差、飞蚊征、漂浮物、闪光感，并可发生程度不等的眼底改变。

(4) 验光有近视性屈光改变。

【治疗】

(1) 配戴合适的凹透镜。可选用框架眼镜，角膜接触镜。

(2) 屈光性手术：有选择的进行。

二、远 视

【分类】

1. 按远视度数分类 ①低度远视(＜＋3.00DS)；②中度远视(＋3.00DS～＋5.00DS)；③高度远视(＞＋5.00DS)。

2. 按屈光成分分类 ①屈光性近视；②轴性近视眼。

3. 按调节状态分类 ①隐性远视；②显性远视；③全远视；④绝对性远视；⑤功能性远视。

【诊断依据】

(1) 视力及视力障碍：轻度远视可被调节作用所代偿而不出现视力降低，但远视如不能被调节作用所代偿，常引起不同程度的视力降低。

(2) 视疲劳及全身症状：可有眼球沉重感、压迫感或酸胀感、头痛等，但经休息或戴上合适的凸透镜后，症状消失，还可能出现神经衰弱或功能紊乱等全身症状。

(3) 调节和集合联动失调：轻者成为内斜位，重者出现内斜视。

(4) 远视眼前段及眼底变化：中高度远视眼，眼球小，外观眼球轻度凹陷状，前房浅，瞳孔小，结膜充血，慢性结膜炎，睑腺炎者，眼底呈现假性视神经炎的改变。

(5) 验光有远视性屈光改变。

【矫治】

1. 配戴合适的凸透镜

(1) 轻度远视如无症状则不需矫正。

(2) 有视疲劳和内斜视，即使远视度数低也应戴镜。

(3) 中度远视或中年以上远视者应戴镜矫正视力。

2. 屈光性手术

三、散　光

【分类】

1. 散光类型

(1) 规则散光:顺规散光,逆规散光,斜性散光。

(2) 不规则散光。

2. 根据两条子午线聚焦与视网膜的位置关系分为　①单纯近视散光;②单纯远视散光;③复合近视散光;④复合远视散光;⑤混合散光。

【诊断依据】

(1) 视力减退。

(2) 视力疲劳。

(3) 验光有散光性屈光改变。

【矫治】

1. 框架柱镜矫正　此方法为首选。

2. 隐形眼镜(接触镜)　硬性角膜接触镜。

3. 手术治疗　主要适用于矫治高度散光。

四、老　视

【诊断依据】

(1) 远视力正常,近视力明显下降。

(2) 视近困难,近视者发生较晚。

(3) 阅读需要更强的照明度。

(4) 视近不能持久。

【矫治】

(1) 首先做远视力检查和验光,矫正屈光不正。

(2) 根据工作性质和阅读习惯,进行老视验配。

(3) 老视矫正选用凸透镜,可以用单光老视镜、双光老视镜或渐进多焦点眼镜。

五、弱　视

【分类】　①斜视性弱视;②屈光性弱视;③屈光参差性弱视;④形觉剥夺性弱视。

【程度】

(1) 轻度弱视:最佳矫正视力0.6～0.8。

(2) 中度弱视:最佳矫正视力0.2～0.5。

(3) 重度弱视:最佳矫正视力≤0.1。

【诊断依据】

(1) 视力低于正常同龄儿童或双眼视力相差大于视力表的两行。

(2) 拥挤现象。

(3) 将中等密度滤光片放在器质性弱视眼前可引起视力明显下降,但在斜视性弱视眼前视力不减退。

(4) 对比敏感度功能检查示弱视眼全频段降低,高峰左移。

(5) P-VEP检查可见P_{100}潜伏期延长,振幅下降。

【治疗】

(1) 去除形觉剥夺因素:如尽早摘除白内障,矫正完全性上睑下垂。

(2) 配戴合适眼镜。

(3) 单眼的斜视性弱视、屈光参差性弱视在矫正屈光不正后遮盖好眼。

(4) 弱视训练:包括后像疗法,压抑疗法,光栅刺激疗法,海丁格刷疗法。

说明:治疗弱视年龄因素非常重要,年龄越小,疗效越高。另外与弱视程度相关,轻度弱视疗效好,重度弱视疗效较差。与注视性质有关,中心注视疗效好,周边注视疗效差。弱视治疗目的之一是提高视力,然而更重要的是建立双眼立体视。

第十一节 眼 眶 病

一、眶蜂窝织炎

【诊断依据】

(1) 隔前蜂窝织炎主要表现眼睑充血水肿,疼痛感不甚严重,眼球不受累。

(2) 隔后蜂窝织炎

1) 临床症状较重,有明显的疼痛,有发热、恶心、呕吐、头痛等全身中毒症状。

2) 表现为眼球突出、眼球运动障碍甚至固定。

3) 眼睑红肿;球结膜充血、高度水肿,瞳孔对光反射减弱,视力下降,甚至完全丧失。

4) 眶尖综合征:炎症向颅内扩散,如感染经眼上静脉蔓延至海绵窦而引起海绵窦血栓,可危及生命。

【治疗】

(1) 早期治疗原发病。

(2) 全身给予广谱抗生素控制感染。

(3) 首先广谱抗生素控制感染,适当应用糖皮质激素。同时争取结膜囊细菌培养及药物敏感实验,及时调整抗生素。

(4) 应用脱水剂降低眶内压,保护视神经。眼部用抗生素眼药水、眼膏,保护角膜。

(5) 炎症局限化脓后,可在超声引导下抽吸脓液或切开引流。

(6) 发生海绵窦血栓,按败血症治疗原则抢救。

二、甲状腺相关眼病

【诊断依据】

1. 眼睑征 眼睑征是甲状腺相关眼病 TAO 的重要体征,主要包括眼睑回缩和上睑迟落。

2. 眼球突出 多为双侧眼球突出,但可先后发病,病程早期多为轴性眼球突出,后期可固定在某一眼位。

3. 复视及眼球运动障碍 为眼外肌纤维化所致限制性眼外肌病变。CT 显示肌腹肥厚,而肌肉止点多属正常。

4. 结膜和角膜病变 眼睑闭合不全发生暴露性角膜炎,角膜溃疡。

5. 视神经病变 眶内水肿,眶压增高,或眼外肌肿大,对视神经压迫所致。

6. CT 显示眼外肌梭型肥厚 为肌腹肥厚,而肌肉止点多属正常。

【治疗】 包括全身和眼部治疗。

1. 全身治疗 主要是控制甲状腺功能亢进,应在内分泌科医生指导下进行。

2. 眼部保护性治疗 眼液或眼膏。

3. 药物抗炎治疗 急性炎症应用糖皮质激素、免疫抑制剂等。

4. 放射治疗和手术治疗

第十二节 眼外伤

一、概述

【临床分类】

(1) 根据眼外伤的致伤因素,可分为机械性、非机械性眼外伤两大类。

(2) 根据眼外伤的轻重可分为轻伤、中度伤和重伤三类。

【眼外伤的一般检查】

(1) 全面询问病史:病史中的许多信息,对分析和判断伤情、决定如何紧急或后续处置、估计预后十分重要。

(2) 眼部检查:评估视力、瞳孔反应、眼球运动,有无传入性瞳孔障碍等。

(3) 疑有异物、眶骨骨折或眼球破裂,做CT、B型超声波等影像学检查。

【眼外伤的一般处理原则】

(1) 有休克应首先抢救生命,再行眼科检查处理。

(2) 化学伤,立即用大量水冲洗,至少15分钟。

(3) 开放性眼外伤,应肌内注射抗破伤风血清。

(4) 眼球穿通伤,滴0.5%地卡因溶液,修复眼球,缝合眼睑。

(5) 合理应用抗生素。

二、钝挫伤

(一) 眼附属器挫伤

【诊断依据】

(1) 眼睑组织水肿、出血或撕裂。

(2) 当内眦部睑缘离断时,常伴随泪小管断裂。

【治疗】

(1) 眼睑出血早期宜冷敷,1~2日后热敷。

(2) 眼睑皮肤破裂时,如伤口较深,应尽量保留原有组织,并予以逐层对位缝合,术中应特别注意修复提上睑肌,以免术后上睑下垂。

(3) 泪小管离断,争取显微镜下Ⅰ期吻合。术后酌情应用抗生素预防感染。

(二) 虹膜根部离断

【诊断依据】

(1) 可有单眼复视。

(2) 虹膜周边部可出现新月形黑色裂缝或破损,瞳孔呈"D"字形。

(3) 通过离断处可见晶状体周边部或睫状突,甚至玻璃体疝。

【治疗】

(1) 小而无症状的虹膜根部离断无需特殊处理。

(2) 离断范围较大,或伴随复视症状时,可行虹膜根部离断修复术。

（三）房角后退

【诊断依据】

（1）前房加深、虹膜震颤、房角增宽。

（2）晚期常因小梁网纤维组织增生、透明变性及萎缩，房水引流受阻，将导致继发性青光眼。

【治疗】

（1）早期一般予以抑制炎症、促进功能修复及对症治疗，密切观察眼压变化。

（2）晚期按原发性开角型青光眼治疗。

（四）前房积血

【诊断依据】

（1）微量出血时，房水中仅见红细胞。

（2）出血较多时，血液可沉积于前房下部。

（3）严重出血，前房可全部充满血液。

【治疗】

（1）卧床休息，半卧位。

（2）点用糖皮质激素眼液5天。

（3）眼压升高时，应用降眼压药物。

（4）积血多，吸收慢，伴眼压升高，经药物治疗眼压在5～7天不能控制，应做前房冲洗术或凝血块切除术。

（五）晶状体损伤

【诊断依据】

（1）散光或单眼复视。

（2）瞳孔区可见部分晶状体赤道部。

（3）晶状体全脱位时，可向前脱入前房或嵌顿于瞳孔区，引起急性继发性青光眼。向后脱入玻璃体，此时前房变深，虹膜震颤，出现高度远视。

【治疗】

（1）晶状体半脱位时，可试用眼镜矫正散光，但效果差。

（2）晶状体嵌顿于瞳孔或脱入前房，需急诊手术摘除。

（3）晶状体脱入玻璃体，可引起继发性青光眼、视网膜脱离等并发症，可行玻璃体手术切除。

（六）玻璃体积血

【诊断依据】

（1）视力不同程度下降。

（2）玻璃体区红色反光或积血。

【治疗】

（1）少量玻璃体积血一般可自行吸收。

（2）出血量大，不吸收的患者，在伤后2周至2个月玻璃体切除手术。

（七）视网膜震荡或挫裂伤

【诊断依据】

（1）损伤轻微，视网膜仅存轻度水肿，数天后视力即可恢复，伤后早期荧光血管造影仅显现轻度低荧光，无荧光渗漏和视网膜屏障功能破坏，即“视网膜震荡”。

（2）存在明显的光感受器损伤、视网膜外层变性坏死，黄斑部色素紊乱，视力明显减退，可称为“视网膜挫伤”。

【治疗】

（1）伤后早期应用糖皮质激素，减轻视网膜水肿引起的损害。

（2）神经营养药、血管扩张剂、维生素类药物的疗效尚未肯定。

三、眼球穿通伤

【诊断依据】

（1）伤眼剧烈疼痛、流泪、视力下降，甚至丧失。

（2）眼球壁开放性创口或伴眼内容物嵌钝。

【治疗】

（1）初期缝合伤口，恢复眼球完整性。

（2）防治感染等并发症。

（3）必要时行二期手术。

四、眼部异物伤

（一）角结膜异物

【诊断依据】

（1）患眼明显刺激症状，如刺痛、异物感、流泪、畏光不适等。

（2）角结膜异物多为铁屑、煤渣、灰尘、植物毛刺等。

【治疗】

（1）角膜浅层异物、结膜异物可于表面麻醉下用无菌湿棉签拭去。

（2）角膜深层异物可用异物针或注射针头剔除，残留铁锈斑应尽量一次刮除。

（二）球内异物

【诊断依据】

（1）外伤史，如敲击金属、爆炸伤等最可能怀疑有异物存留。

（2）角膜有线状伤口或全层瘢痕，相应的虹膜部位有穿孔，晶状体局限性混浊。

（3）X线检查、超声、CT扫描、MRI明确异物影像。

【治疗】 原则上球内异物一旦确诊，即应适时手术摘出，但手术必须以重建和恢复伤眼视功能为主要目的。

五、化学性眼外伤

【诊断依据】

（1）有明确的酸碱烧伤病史。

（2）轻度：眼睑与结膜轻度充血水肿，角膜点状脱落水肿，不留瘢痕，视力多不受影响。

（3）中度：眼睑皮肤可引起水疱和糜烂，结膜水肿，角膜有明显混浊水肿，上皮层完全脱落，治愈后遗留角膜斑翳，影响视力。

（4）重度：结膜出现广泛性缺血坏死，呈灰白色混浊膜样，角膜全层混浊甚至呈瓷白色。

【治疗】

(1) 争分夺秒就地取水彻底冲洗眼部,应至少冲洗 30 分钟。送至医疗单位后,再次冲洗。

(2) 局部和全身应用大量维生素 C。严重可结膜下注射,前房穿刺冲洗。

(3) 切除坏死组织,防止睑球粘连,需行全角膜板层移植术。

(4) 应用胶原酶抑制剂防止角膜穿孔。可滴用 10%枸橼酸钠溶液,或 2.5%~5%半胱氨酸滴眼。

(5) 抗生素滴眼控制感染。

(6) 酸性烧伤用弱碱冲洗,碱性烧伤用弱酸冲洗,石灰烧伤用依地酸二钠。

(7) 1%阿托品每日散瞳。

(8) 局部或全身使用皮质类固醇。

(9) 点用自家血清、纤维连接蛋白等。

(10) 晚期治疗针对并发症进行。

六、物理性眼外伤

(一) 热烧伤

【诊断依据】 轻度烧伤者,眼睑与结膜充血水肿、角膜轻度混浊。

【治疗】 预防感染,促进创面愈合及防止睑球粘连等并发症发生。

(二) 辐射性眼外伤

【诊断依据】 电光性眼炎常表现为双眼剧痛、畏光流泪、眼睑痉挛、角膜上皮剥脱。

【治疗】 对电光性眼炎患者,主要是缓解疼痛、滴用抗生素预防感染。

(三) 应激性眼损伤

【诊断依据】 气压突然降低导致减压性损伤,伤眼视力下降、视野缩小、结膜或视网膜出血。

【治疗】 主要是注意防护,必要时对症处理。

第二部分

耳鼻咽喉-头颈外科学

第三篇　耳鼻咽喉-头颈外科学临床实习指南

第十五章　鼻　科　学

第一节　外鼻炎性疾病

一、鼻前庭炎

病例 15-1-1

患者，男性，56 岁。左侧鼻孔发痒、灼热感 1 个月。患者 1 个月来无原因自觉左侧鼻孔发痒、干燥感、灼热感。该患者有经常挖鼻习惯。患有"糖尿病"2 年。查体：一般状态好，左侧鼻前庭皮肤结痂，鼻毛部分脱落，皮肤增厚、皲裂。鼻腔黏膜慢性充血，中、下鼻甲无明显肿大，右侧鼻腔未见异常。

问题：

1. 病例的诊断是什么？
2. 诊断依据是什么？
3. 治疗方案是什么？
4. 预防措施是什么？

参考答案及提示：

1. 诊断　慢性鼻前庭炎(左侧)。
2. 诊断依据　患者左侧鼻孔发痒、干燥感、灼热感 1 个月，患者有经常挖鼻习惯。患有"糖尿病"2 年。查体：左侧鼻前庭皮肤结痂，鼻毛部分脱落，皮肤增厚、皲裂。
3. 治疗方案　局部用 3%过氧化氢溶液清除痂皮，再涂用 1%黄降汞软膏或红霉素软膏。
4. 预防　①不挖鼻及拔鼻毛；②积极治疗糖尿病。

二、鼻　疖

病例 15-1-2

患者，男性，23 岁。鼻部肿痛 3 天，寒战、高热、头痛 3 小时。该患 3 天前挖鼻后右侧鼻前庭肿痛，低热，未予重视。1 天前鼻前庭内发现小脓包自行挤破。3 小时前突然高热、寒战、剧烈头痛、周身不适，伴右眼外突。急诊来院。查体：T 39.3，P 88 次/分，R 22 次/分，BP 120/75mmHg，神志清楚，一般状态欠佳，右侧鼻前庭、鼻翼皮肤红肿。右侧眼睑及结膜水肿，眼球外突。

问题：

1. 病例的诊断是什么？
2. 诊断依据是什么？
3. 需进一步做哪些辅助检查？
4. 治疗方案是什么？
5. 预防措施是什么？

参考答案及提示：

1. 诊断 右侧鼻前庭疖肿伴海绵窦血栓性静脉炎。

2. 诊断依据 该患有挖鼻病史，并在鼻前庭形成脓肿后挤压。突然高热、寒战、剧烈头痛、周身不适，伴右眼外突。查体：T 39.3℃，P 88 次/分，R 22 次/分，BP 120/75mmHg，神志清楚，一般状态欠佳，右侧鼻前庭、鼻翼皮肤红肿。右侧眼睑及结膜水肿，眼球外突。

3. 辅助检查 进一步需查血常规、眼底镜、头颅 CT、头颅 MRI。

4. 治疗方案 ①局部清洁消毒，促进引流；②外涂抗生素药膏，给予足量抗生素；③及时请眼科及神经科医师会诊。

5. 预防 ①不挖鼻及拔鼻毛；②鼻面部疖肿切勿挤压。

第二节 鼻腔炎症性疾病

一、急性鼻炎

病例 15-2-1

患者，女性，28 岁。鼻塞伴流涕 3 天。该患者 3 天前“着凉”后出现双侧鼻塞，伴打喷嚏，水样鼻涕，嗅觉减退及闭塞性鼻音。症状逐渐加重伴发热。查体：T 37.3℃，P 88 次/分，R 22 次/分，BP 120/75mmHg，神志清楚，一般状态欠佳。局部检查：外鼻无畸形，鼻中隔居中，双侧鼻黏膜充血、肿胀，总鼻道见较多黏液性分泌物。

问题：

1. 病例的诊断是什么？
2. 诊断依据是什么？
3. 鉴别诊断有哪些？
4. 治疗方案是什么？

参考答案及提示：

1. 诊断 急性鼻炎。

2. 诊断依据 ①患者“着凉”后出现双侧鼻塞，伴打喷嚏，水样鼻涕，嗅觉减退及闭塞性鼻音。②局部检查：双侧鼻黏膜充血肿胀，总鼻道见较多黏液性分泌物。

3. 鉴别诊断

(1) 变应性鼻炎：本病以鼻痒、阵发性喷嚏、大量水样涕、鼻塞为主要症状。局部检查：鼻黏膜苍白、充血或为浅蓝色。一般可找到过敏原，可鉴别。

(2) 血管运动性鼻炎：症状与变应性鼻炎相似，发作突然，消退迅速，有明显的诱因。

4. 治疗方案　急性期以支持疗法及对症处理为主，注意防止并发病。切忌用力擤鼻，以免引起中耳感染。如有并发病的可疑或有细菌感染征象，则应使用有效而足够的抗生素，并注意休息、营养、补充水分等。

末期则应帮助排出鼻腔分泌物，促进鼻生理功能的恢复。可给予温生理盐水冲洗，适当使用滴鼻液。

二、慢性鼻炎

病例 15-2-2

患者，男性，32 岁。双侧渐进性鼻塞 4 年。该患者 4 年前无明显诱因双侧交替性间歇性鼻塞。白天夏季鼻塞减轻。夜间冬季鼻塞加重。近 4 年来鼻塞渐进性加重。自用滴鼻净短期内有效，后来效果逐渐减弱，现在基本无效。现该患鼻塞呈持续性，伴黏稠涕不易擤出。并伴有头痛耳鸣，双侧嗅觉减退。局部检查：外鼻无畸形，鼻中隔居中，双侧下鼻甲黏膜充血肥厚，下鼻甲骨肥大，黏膜表面不平，呈桑葚样变，触压无凹陷。鼻底见黏脓性鼻涕。鼻窦区无压痛。

问题：

1. 病例的诊断是什么？
2. 诊断依据是什么？
3. 鉴别诊断有哪些？
4. 治疗方案是什么？

参考答案及提示：

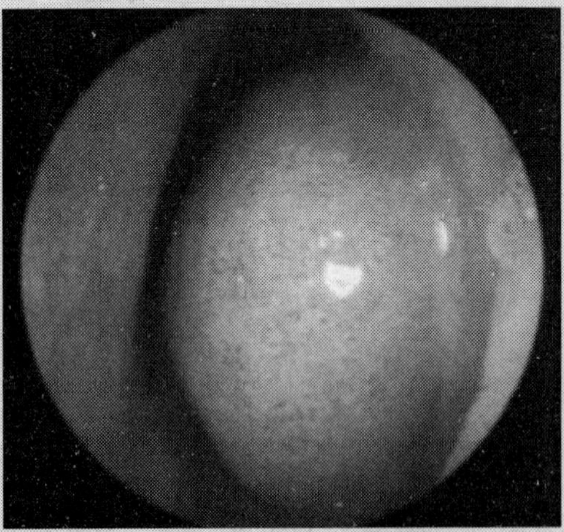

图 15-2-1　慢性肥厚性鼻炎

1. 诊断　慢性肥厚性鼻炎（图 15-2-1，彩图 21）。

2. 诊断依据　①该患以鼻塞为主要症状，开始为交替性后为持续性，应用血管收缩剂无效。伴有黏稠涕不易擤出，并伴头痛耳鸣，双侧嗅觉减退。②局部检查：鼻中隔居中，双侧下鼻甲黏膜充血肥厚，下鼻甲骨肥大，黏膜表面不平，呈桑葚样变，触压无凹陷。鼻底见黏脓性鼻涕。鼻窦区无压痛。

3. 鉴别诊断

（1）慢性单纯性鼻炎：鼻塞为间歇性交替性。不伴有黏脓性鼻涕，一般不伴有头痛耳鸣，嗅觉减退。局部检查：鼻甲肿胀但有弹性，柔软表面光滑，轻压有凹陷。对血管收缩剂有效。

（2）变应性鼻炎：本病以鼻痒、阵发性喷嚏、大量水样涕、鼻塞为主要症状。局部检查：鼻黏膜苍白、充血或为浅蓝色。一般可找到过敏原，可鉴别。

4. 治疗方案

(1) 保守治疗：下鼻甲硬化剂注射，激光、冷冻、微波、射频等治疗。

(2) 手术治疗：对于黏膜严重肥厚，尤其是下鼻甲骨肥大者经保守治疗无效者，应行手术治疗。手术方法包括下鼻甲部分切除术、下鼻甲黏膜下切除术、下鼻甲骨折外移术等。

临床思维：鼻腔炎症性疾病

鼻腔炎症性疾病是指病毒、细菌、变应原、各种理化因子以及某些全身性疾病引起的鼻腔黏膜的炎症。主要病理改变是黏膜充血、肿胀、渗出、增生、萎缩或坏死等，导致各种鼻症状。鼻腔炎症性疾病根据不同的病因、发病机制及病理改变，分为急性鼻炎、慢性鼻炎（慢性单纯性鼻炎、慢性肥厚性鼻炎）、变应性鼻炎、萎缩性鼻炎、干酪性鼻炎、药物性鼻炎、干燥性鼻炎等。

一、急 性 鼻 炎

急性鼻炎（acute rhinitis）是由病毒感染引起的鼻黏膜急性炎症性疾病。俗称"伤风"、"感冒"。四季均可发病，但冬季更多见。

【病因】 主要是病毒感染，继之合并细菌感染。病毒经飞沫传播，人体主要经直接吸入飞沫，其次是通过被污染的物体或食物进入鼻腔或咽部而感染。

【临床表现】 潜伏期1～3天。初期鼻内有灼热感及痒感、喷嚏，随即出现鼻塞、水样鼻涕、嗅觉减退及闭塞性鼻音。症状逐渐加重，继发细菌感染后鼻涕变为黏液性、黏脓性、进而脓性。全身症状轻重不一，大多有全身不适、倦怠、发热（37～38℃）和头痛等。鼻腔检查：鼻黏膜充血、肿胀，总鼻道或鼻底有较多分泌物，初期为水样，以后逐渐变为黏液性、黏脓性或脓性。若无并发症，上述症状逐渐减轻乃至消失，病程为7～10天。

【治疗】 以支持和对症治疗为主，同时注意预防并发症。

1. 全身治疗 多饮水，清淡饮食，疏通大便，注意休息。

(1) 发汗：早期用可减轻症状，缩短病程。如生姜、红糖、葱白煎水热服和解热镇痛药等。

(2) 中成药：抗病毒口服液，感冒通等。

(3) 全身应用抗生素：合并细菌感染或可疑并发症时用。

2. 局部治疗

(1) 血管收缩剂滴鼻：如1%（小儿用0.5%）麻黄碱生理盐水，盐酸羟甲唑啉喷雾剂等。使黏膜消肿，减轻鼻塞，改善引流。

(2) 穴位针刺：如迎香穴、鼻通穴。或做上述穴位按摩，可减轻鼻塞。

二、慢 性 鼻 炎

慢性鼻炎（chronic rhinitis）是黏膜和黏膜下层的慢性炎症。临床表现以黏膜肿胀、分泌物增多、无明确致病微生物感染、病程持续数月以上或反复发作为特征。

【临床类型】 慢性鼻炎在临床上分为慢性单纯性鼻炎（chronic rhinitis）和慢性肥厚性鼻炎（chronic hypertrophic rhinitis）两种类型。

（一）慢性单纯性鼻炎

【症状】 鼻塞特点：间歇性、交替性。一般为黏液涕，继发感染时有脓涕。

【检查】

(1) 鼻黏膜充血,下鼻甲肿胀,表面光滑,柔软,富于弹性,探针轻压凹陷,探针移开后立即复原,对血管收缩剂敏感(彩图 21)。

(2) 鼻腔底、下鼻道或总鼻道有较黏稠鼻涕。

【治疗】 根除病因,恢复鼻腔通气功能。

(1) 找出全身和局部病因,及时治疗全身性慢性疾病、鼻窦炎、邻近感染病灶和鼻中隔偏曲等。

(2) 鼻内用血管收缩剂:通常用 0.5%～1%麻黄碱生理盐水或盐酸羟甲唑啉喷雾剂。

(二) 慢性肥厚性鼻炎

【症状】 单侧或双侧持续性鼻塞,无交替性。鼻涕不多,黏液性或黏脓性,不易擤出。一般有闭塞性鼻音、耳鸣和耳闭塞感并有头痛、头昏、咽干、咽痛。少数病人可能有嗅觉减退。

【检查】

(1) 下鼻甲黏膜肥厚,鼻甲骨肥大。黏膜表面不平,呈结节状或桑葚样,下鼻甲前端游离缘和后端尤为明显。探针轻压无凹陷(有实质感),或虽有凹陷,但不立即复原。对血管收缩剂不敏感。

(2) 鼻腔底、下鼻道有黏液性或黏脓性鼻涕。

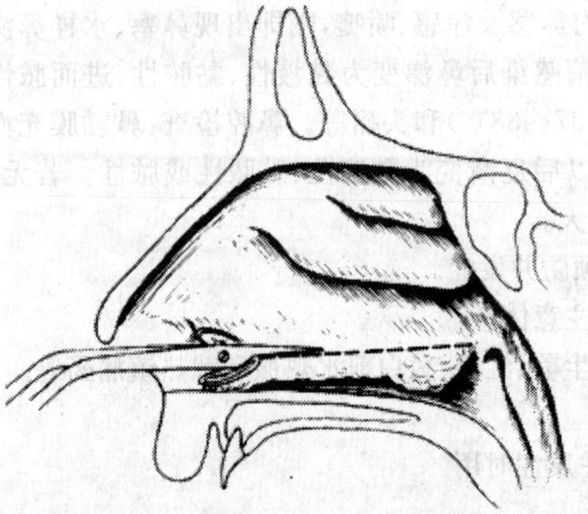

图 15-2-2 下鼻甲部分切除

【治疗】

(1) 保守治疗:鼻内用血管收缩剂后下鼻甲尚能缩小者,可用与慢性单纯性鼻炎相同的方法治疗,亦可用激光、冷冻或微波、射频、低温等离子等治疗。

(2) 下鼻甲部分切除术黏膜严重肥厚、对血管收缩剂无明显反应、尤其是有下鼻甲骨肥大者,应行下鼻甲部分切除术(图 15-2-2)。切除肥厚的下鼻甲黏膜,主要是下鼻甲下缘及后端肥厚的黏膜。原则上不应超过下鼻甲的 1/3,如切除过多,可引起继发性萎缩性鼻炎。下鼻甲骨肥大者,宜做下鼻甲黏—骨膜下切除术,既可改善鼻腔通气引流,又无损黏膜的生理功能。

第三节 变应性鼻炎

病例 15-3-1

患者,男性,27 岁,鼻痒、流清涕、打喷嚏 5 年。该患者近 5 年来每到夏季和秋季即发作鼻部发痒,阵发性喷嚏,每次 10 多个,伴流大量清水样鼻涕。发作严重时伴有鼻塞及眼结膜充血及双侧嗅觉减退。冬季缓解,无发作。局部检查:双侧鼻黏膜明显苍白、水肿,大量清水样鼻涕。辅助检查:皮肤点刺试验,榆(+),杨(+)。特异性 IgE 测定(+)。鼻分泌物涂片可见嗜酸粒细胞和嗜碱粒细胞浸润。

问题：

1. 病例的诊断是什么？

2. 诊断依据是什么？

3. 鉴别诊断有哪些？

4. 治疗方案是什么？

参考答案及提示：

1. 诊断　季节性变应性鼻炎。

2. 诊断依据　①该患鼻痒、流清涕、打喷嚏 5 年。②局部检查：双侧鼻黏膜明显苍白、水肿，大量清水样鼻涕。③辅助检查：皮肤点刺试验，榆(＋)，杨(＋)。特异性 IgE 测定(＋)。鼻分泌物涂片可见嗜酸粒细胞和嗜碱粒细胞浸润。

3. 鉴别诊断

(1) 血管运动性鼻炎(特发性鼻炎)：临床症状与变应性鼻炎相似，但究其病因是血管反应性增强。皮肤点刺试验为阴性。

(2) 急性鼻炎：发病与病毒感染有关，无季节性，非阵发性，皮肤点刺试验为阴性。

4. 治疗方案

(1) 非特异性治疗：包括外用及口服糖皮质激素、抗组胺药、抗胆碱药、鼻黏膜收缩剂、肥大细胞稳定剂等。

(2) 特异性治疗：包括避免与过敏原接触及免疫疗法。

临床思维：变应性鼻炎

变应性鼻炎(allergic rhintis，AR)又称过敏性鼻炎，是鼻腔黏膜的变应性疾病，并可引起多种并发症。近年来发病率有升高趋势。据统计，变应性鼻炎约占全部鼻炎的 40%。临床上一般分为常年性变应性鼻炎(perennial allergic rhintis，PAR)和季节性变应性鼻炎(seasonal allergic rhintis，SAR，又称"花粉症")两型。

【病因】　变应性鼻炎可发生于任何年龄，男女均有，易见于年轻人，主要原因：

1. 吸入性变应原　如室内、外尘埃、尘螨、真菌、动物皮毛、羽毛、棉花絮等，多引起常年性发作；植物花粉引起者多为季节性发作。

2. 食物性变应原　如鱼虾、鸡蛋、牛奶、面粉、花生、大豆等。特别是某些药品，如磺胺类药物、奎宁、抗生素等均可致病。

3. 接触物　如化妆品、汽油、油漆、乙醇等。

4. 其他　某些细菌及其毒素，物理因素(如冷热变化，温度不调)，内分泌失调或体液酸碱平衡失调等病因均可致病。

【临床表现】

(1) 常年性变应性鼻炎，随时可发作，时轻时重，或每晨起床时发作后而逐渐减轻。一般在冬季容易发病，常同全身其他变应性疾病并存。

(2) 季节性变应性鼻炎，呈季节发作，多在春、秋季发病。典型症状为鼻痒、阵发性喷嚏连续发作、大量水样鼻涕和鼻塞。局部检查：双侧鼻黏膜明显苍白、水肿，以下鼻甲最为明显，可见清水样鼻涕(彩图 22)。严重者可出现嗅觉障碍。

【治疗】　尽可能避免诱因和消除过敏因素，达到脱敏、消肿、通气的目的。

1. 脱敏疗法

(1) 避免疗法:找出致病的变应原后,设法避免接触是最有效的防治方法。

(2) 特异性脱敏疗法:用已找出的变应原作脱敏剂。经此法治疗的病人,体内可产生大量特异性 IgG 封闭抗体,可阻断抗原与 IgE 抗体的结合,降低介质细胞的敏感性,从而起到治疗作用。

2. 药物疗法

(1) 抗组胺药物:包括扑尔敏、西替利嗪等,为组胺 H_1 受体拮抗剂。

(2) 色甘酸钠:为肥大细胞稳定剂。以粉末喷入鼻腔。

(3) 类固醇激素:多局部应用,如二丙酸倍氯米松气雾剂,效果良好,无全身副作用,为目前较理想的药物。

3. 局部治疗 1%麻黄碱液滴鼻滴鼻。下鼻甲黏膜电灼、冷冻、激光等治疗皆可降低神经末梢的敏感性。

4. 手术疗法 为降低副交感神经的兴奋性,可施行翼管神经切断术或岩大浅神经切断术,有一定的治疗效果。

第四节 鼻中隔偏曲

病例 15-4-1

患者,男性,36 岁。左侧鼻塞伴少量出血 1 年。患者近 1 年来左侧持续性鼻塞,伴有少量鼻出血及涕中带血。无头痛,无脓性涕。幼年时有鼻外伤病史。专科检查:外鼻无明显畸形,鼻腔黏膜略充血,鼻中隔明显向左侧呈嵴状突起,最突起处与左侧鼻腔外侧壁相贴,左侧鼻腔狭窄。右侧下鼻甲代偿性肥大。双侧中鼻道未见新生物,各鼻窦无压痛。鼻窦 CT:鼻中隔偏曲(图 15-4-1,彩图 23)。

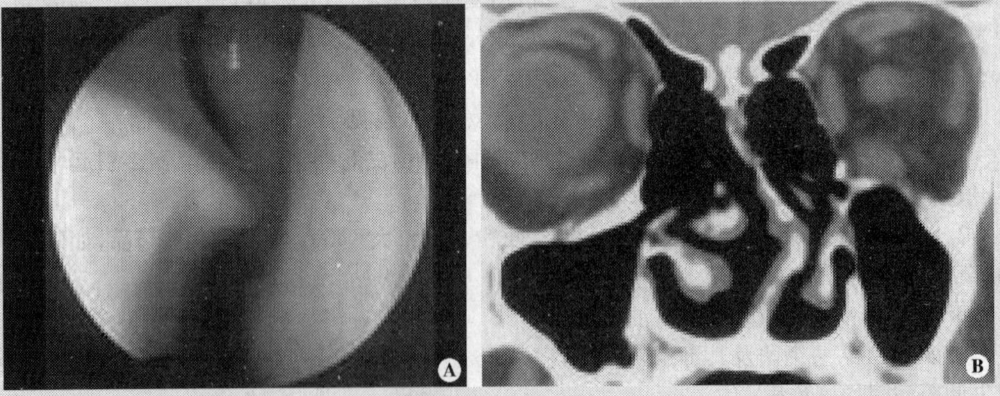

图 15-4-1 鼻中隔偏曲鼻内镜相(A)及 CT 相(B)

问题:

1. 病例的诊断是什么?
2. 诊断依据是什么?
3. 治疗方案是什么?

参考答案及提示:

1. 诊断 鼻中隔偏曲。

2. 诊断依据　①左侧鼻塞伴少量出血 1 年，幼年时有鼻外伤病史；②专科检查：鼻中隔明显向左侧呈嵴状突起，左侧鼻腔狭窄，右侧下鼻甲代偿性肥大；③鼻窦 CT：鼻中隔偏曲。

3. 治疗方案　手术矫正是唯一治疗方法。通常在鼻内镜下行鼻中隔黏膜下切除术。

临床思维：鼻中隔偏曲

鼻中隔偏曲是指鼻中隔偏离中线向一侧或两则弯曲或局部形成突起，引起鼻功能障碍或产生症状者，但鼻中隔正直者甚少，如无功能障碍，可不需处理。

【病因】　常见的病因：①肿瘤或异物压迫鼻中隔；②鼻中隔之骨和软骨发育不均衡；③外伤；④小儿腺样体肿大影响鼻通气，结果使鼻腔的底部上抬，渐使鼻中隔呈偏曲状态。

【临床表现】　症状轻重与鼻中隔偏曲的类型和程度有关：①鼻塞；②鼻出血；③头痛；④邻近器官症状：鼻阻塞妨碍鼻窦引流，继发鼻窦炎症；长期张口呼吸和鼻内炎性分泌物积蓄，使之易于感冒和上呼吸道感染。

【治疗】　手术矫正是唯一治疗方法。但若同时有鼻息肉或鼻甲肿大应先行鼻息肉和鼻甲手术，若鼻通气改善鼻部症状消失偏曲的中隔也可不做处理。

有如下情形之一者即应予以手术：①鼻中隔偏曲引起长期持续性鼻塞者；②鼻中隔高位偏曲影响鼻窦引流者；③因中隔偏曲致反复鼻出血者；④因鼻中隔偏曲而引起反射性头痛者；⑤有鼻中隔明显偏曲的血管运动性鼻炎（结构性鼻炎）。

鼻内镜下行鼻中隔矫正术，和传统手术相比，有照明好、术野清晰、易于剥离的优点，特别是对后端、高位偏曲暴露不充分的患者有较大的优势，提高了手术疗效。

第五节　鼻骨骨折

病例 15-5-1

患者，男性，22 岁，鼻外伤后 6 小时。该患者 6 小时前被他人以拳击伤鼻部，伤后双侧鼻出血，半小时后自止，伤后无意识丧失，无恶心、呕吐，诉鼻部胀痛伴鼻塞，急诊来笔者所在医院。专科检查：外鼻皮肤完整无裂伤，鼻梁及鼻背皮下淤血，右侧鼻背塌陷，鼻梁向左偏斜。触诊鼻背部压痛明显，双侧鼻前庭及鼻腔内见血性分泌物及血块，鼻中隔左偏，鼻黏膜充血肿胀，无活动性出血。鼻骨侧位片显示，鼻骨骨折。

问题：

1. 病例的诊断是什么？
2. 诊断依据是什么？
3. 常见并发症有哪些？
4. 治疗方案是什么？

参考答案及提示：

1. 诊断　鼻骨骨折。

2. 诊断依据　患者有明确的鼻外伤史，鼻梁及鼻背皮下淤血，右侧鼻背塌陷，鼻梁向左偏斜。鼻骨侧位片显示，鼻骨骨折。

3. 常见并发症 ①鼻外伤累及鼻中隔可导致偏曲，鼻中隔错位，鼻中隔血肿，如鼻中隔血肿继发感染可引起鼻中隔脓肿，可导致鼻中隔软骨坏死，鞍鼻畸形。②若合并鼻黏膜、骨膜、鼻泪管黏膜撕裂伤时，空气经创口可进入眼睑及颊部发生皮下气肿。

4. 治疗方案 鼻骨骨折应在外伤后 2～3 小时尽早处理，此时组织尚未发生肿胀。一般不超过 10 天，以免发生畸形愈合。错位性骨折可在鼻腔黏膜表面麻醉下行鼻内或鼻外法复位，对于开发性骨折应争取一期完成清创缝合与骨折复位。复位术后双侧鼻腔凡士林油纱条填塞 48 小时以利止血固定，全身应用抗生素预防感染。

临床思维：鼻外伤

外鼻突出于面部正中，易受外力撞击发生鼻骨骨折，鼻骨位于梨状孔上方与周围诸骨连接，受较严重外伤时可合并颌面骨、眼眶骨、颅底骨的骨折。

【临床表现】

(1) 最常见症状是鼻出血和局部疼痛。

(2) 单纯挫伤表现为外鼻肿胀及皮下淤血。

(3) 鼻骨骨折伴移位者，表现为鼻梁塌陷或鼻梁偏斜(彩图 24)。外伤 2～3 小时后外鼻软组织肿胀，可掩盖畸形。触诊局部明显压痛，可有骨擦音。

(4) 鼻骨骨折伴合并鼻黏膜、骨膜、鼻泪管黏膜撕裂伤时，空气经创口可进入眼睑及颊部发生皮下气肿。

(5) 鼻骨骨折伴合并鼻中隔骨折、脱位的常出现鼻塞，可见鼻中隔前端明显偏向一侧，如发生鼻中隔黏膜下血肿，可见鼻中隔向双侧膨隆，触之有波动感。

(6) 合并筛窦骨折，则临床表现复杂，临床上见鼻根部扁平宽大、内眦间距变宽、视力减退等。

(7) 鼻外伤合并颅底骨折可发生脑脊液鼻漏，表现为外伤后鼻腔流血性液体或无色液体。

【治疗】

(1) 单纯鼻骨骨折无移位的，鼻腔给予止血不做其他处理。

(2) 鼻骨骨折合并畸形者应在外伤后 2～3 小时尽早处理，此时组织尚未发生肿胀。一般不超过 10 天，以免发生畸形愈合。可在鼻腔黏膜表面麻醉下行鼻内或鼻外法复位(图 15-5-1)。

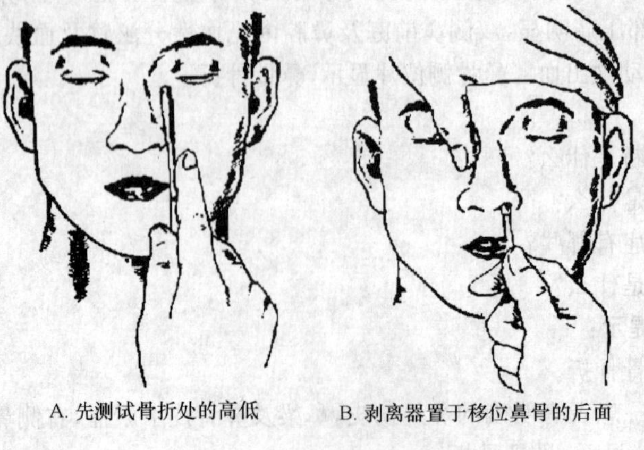

A. 先测试骨折处的高低　　B. 剥离器置于移位鼻骨的后面

图 15-5-1　鼻外复位法

(3) 对开放性鼻骨骨折，应争取一期完成清创缝合与鼻骨骨折的复位等。

(4) 鼻中隔损伤出现偏曲、脱位等情况时应行开放复位，有鼻中隔血肿时应切开引流。

(5) 鼻外伤合并视神经管骨折所做的视力下降，应行视神经管减压术。

(6) 鼻外伤合并颅底骨折所致的脑脊液鼻漏大多可以通过保守治疗痊愈，保守治疗无效的应行手术治疗。

第六节 鼻 出 血

病例 15-6-1

患者，男性，60岁，右侧鼻腔反复出血3天，患者3天前早晨6:00左右猛低头后突发右鼻出血，量中等，自行冰敷后血止，近3天内反复多次右鼻出血，量中等，可自止。于今日晨7:30左右无诱因再次发作右鼻出血，量大不能止，急来诊。查体：神志清楚，一般状态欠佳，T 36.5℃，P 84次/分，R 20次/分，BP 160/90mmHg，外鼻无畸形，中隔居中，右侧鼻腔见大量陈旧血，以及血性分泌物。鼻中隔后端见黏膜糜烂面，活动性出血。

问题：

1. 病例的诊断是什么？
2. 诊断依据是什么？
3. 需进一步做哪些辅助检查？
4. 鉴别诊断有哪些？
5. 治疗方案是什么？

参考答案及提示：

1. 诊断 右侧鼻出血。

2. 诊断依据 ①患者老年男性，右侧鼻腔反复出血3天。②体格检查：BP 160/90mmHg，外鼻无畸形，中隔居中，右侧鼻腔见大量陈旧血，以及血性分泌物。鼻中隔后端见黏膜糜烂面，活动性出血。

3. 辅助检查 需进一步查血常规、凝血功能、鼻窦CT。

4. 鉴别诊断

(1) 鼻腔血管瘤：多表现为反复单侧鼻出血，出血可能较剧烈，鼻部检查可见鼻中隔或鼻腔外侧壁带蒂充血肿物，可鉴别。

(2) 鼻咽纤维血管瘤：多发于青少年男性，主要表现为反复发作鼻出血、鼻塞。局部检查见鼻咽部光滑表面见血管纹之肿物，可鉴别。

(3) 鼻腔恶性肿瘤：多见于老年患者，慢性发病，临床表现为进行性鼻塞、血涕、鼻腔异味、颜面麻木、牙齿松动，局部检查及影像学检查可鉴别。

5. 治疗方案 ①前鼻孔填塞，可选用凡士林油纱条或膨胀止血海绵。②完善相关血常规，凝血功能，鼻窦CT等辅助检查，检测血压，必要时请内科会诊。③填塞期间需全身应用抗生素预防感染，必要时应用止血药。④如前鼻孔填塞不能控制出血，可考虑手术治疗，如鼻内镜下电凝止血术、蝶腭动脉结扎术等。

临床思维：鼻出血

鼻出血(epistaxis)是病理条件下人体最多见的出血，是耳鼻喉科常见病。鼻出血又称鼻衄，既可由鼻腔本身病变引起，也可由鼻周乃至全身性病变引起，故在治疗时应全面考虑。

【病因】 鼻黏膜内有丰富的血管，又与外界直接接触，故引起鼻出血的原因很多。

1. 局部原因

(1) 鼻黏膜溃疡、糜烂：常见于鼻中隔前下区(Little 区)，多由慢性炎症引起。化学性气体、高温、干燥空气皆可成为诱因。此外，鼻中隔棘突或矩状突、鼻中隔穿孔、萎缩性鼻炎，也可引起局部鼻黏膜溃疡形成而导致出血。

(2) 鼻、鼻窦的急性感染。

(3) 外伤：鼻外伤发生鼻腔黏膜撕裂及血管破裂，可引起鼻出血。

(4) 肿瘤：肿瘤所致鼻出血多系肿瘤本身表面溃烂引起，出血程度因肿瘤性质而异。恶性肿瘤晚期侵犯大血管时可发生致命性鼻出血。良性肿瘤中出血最严重的是鼻咽纤维血管瘤，多发生于男性青年，其次为出血性鼻息肉。鼻腔和鼻窦的毛细血管瘤出血也较多见。

2. 全身原因

(1) 头颈部静脉压力增高：见于慢性支气管炎、肺气肿、肺原性心脏病、充血性心力衰竭等病。患者咳嗽时，头颈部静脉压力升高，易使下鼻道后端的 Woodruff 静脉丛怒张破裂而发生出血。有时老年患者便秘用力也可引起鼻出血。

(2) 血管壁脆性增加：见于动脉硬化、维生素 C、维生素 K 等的缺乏。

(3) 遗传性毛细血管扩张症(Osler 病)。

(4) 血液凝血机制障碍：凡影响凝血机制的血液病皆可引起鼻衄，有时鼻衄可为这些疾病的首发症状。常见者有再生障碍性贫血、白血病、血小板减少性紫癜、过敏性紫癜、血友病等。特点是出血部位广泛，常波及周身黏膜和皮肤，鼻衄有长期性和反复性。

【诊断】 对鼻出血患者，应进行全面、精确检查，这关系到以后的治疗效果。

1. 询问病史　鼻出血严重者就诊是往往双侧皆有血迹，通过病史询问了解首先出血的一侧，该侧即为出血鼻腔，对以往主要相关疾病的了解也属必要。

2. 迅速找出血位置　以含有 0.1%肾上腺素棉片放于出血鼻腔内，1 分钟后取出，在鼻镜下寻找出血部位。

(1) 鼻中隔前下方 Little 区，是常见的出血部位。

(2) 鼻中隔前端底部：若该处有搏动性出血，可用手指压迫该侧上唇。如果出血减少或停止，表示上唇动脉鼻中隔支破裂，治疗时需考虑上唇动脉结扎术。

(3) 鼻腔顶部：头面部外伤时应注意鼻腔顶部检查，血液自鼻腔顶部下流，提示筛前动脉破裂。筛前动脉在筛窦气房中走行，筛窦骨折时可发生严重出血。

(4) 如头部外伤数日后发生严重鼻出血，应检查患者视力、眼肌功能，警惕中颅窝骨折、颈内动脉破裂形成的假性动脉瘤。

颈内假性动脉瘤的诊断依据：①头部外伤史；②视力减退或失明；③动眼神经麻痹；④经潜伏期后有大量鼻出血；⑤颅内血管杂音；⑥颅内血管造影。

(5) 鼻内窦镜检查：如出血发生在鼻中隔偏曲后方、鼻中隔后缘、中鼻甲后方、下鼻甲前后端及鼻底、鼻壁，可借助鼻内镜发现确切的出血部位。

3. 如时间允许者　应行鼻窦 X 线检查。

4. 严重鼻出血者　应迅速了解其全身状况。

(1) 体温、脉搏、心脏、血压和血常规化验。

(2) 观察周身皮肤、眼结膜、口腔黏膜等处有无出血或瘀斑，明确有无血液疾病。

(3) 对意识不清的鼻出血患者，需观察有无频繁的吞咽动作，必须行口咽部检查，以判断鼻出血是否继续进行而经咽部流入胃部。

【治疗】 鼻出血的治疗原则应是“先治标、后治本”，即首先尽快把血止住，然后施以病因治疗。从治疗方面考虑，鼻出血可分为小量出血、突发性严重出血两大类。

1. 小量出血 对这类鼻衄应首先查明出血点。由于出血量小，允许有充分时间仔细寻找出血点。用鼻镜发现出血部位后，治疗方法：填塞法、烧灼法、鼻内镜下电灼术等。

2. 突发性严重出血 此型鼻衄多来势凶猛，迅速止血甚为重要，然后再进一步查找病因进行治疗。止血措施主要有：

(1) 前鼻孔鼻腔填塞法：这是治疗严重鼻衄的首选措施。填塞物为无菌凡士林纱条、止血纱布、膨胀海绵、气囊等。

(2) 鼻后孔填塞法：若出血侧鼻腔经前鼻孔填塞后仍有血流入咽部或由对侧鼻孔涌出者，提示出血部位在鼻腔后部，此时应行后鼻孔填塞。

(3) 血管阻断术：鼻腔填塞仍不能有效止血者，应行血管阻断术。

3. 鼻出血的全身治疗

(1) 输血与输液：应根据失血量而定。若血压下降，面色苍白，出汗，精神萎靡，应予输血、输液，补充电解质。

(2) 止血药物的使用：可在实施前述止血措施之后使用，但对治疗鼻出血的疗效不够确切。

(3) 相关疾病的病因治疗。

第七节 鼻腔及鼻窦异物

病例 15-7-1

患者，男性，2 岁。将黄豆塞入左鼻孔半小时。因家长疏于看护，半小时前患儿玩耍时将 1 颗黄豆塞入左鼻孔，发病后患儿哭闹，无呼吸困难，无剧烈咳嗽，无声音嘶哑。家长无法取出，急诊来院。查体：神志清楚，生命体征平稳。哭闹，无呼吸困难，无喉鸣音，无三凹征。专科检查：外鼻无畸形，前鼻镜下见左侧下鼻道前段 0.5cm 直径大小黄豆样异物。

问题：

1. 病例的诊断是什么？
2. 诊断依据是什么？
3. 治疗方案是什么？

参考答案及提示：

1. 诊断 左侧鼻腔异物。

2. 诊断依据 ①患儿将黄豆塞入左鼻孔半小时；②专科检查：前鼻镜下见左侧下鼻道前段 0.5cm 直径大小黄豆样异物。

3. 治疗方案 安抚患儿情绪，用耵聍钩绕至异物后方快速勾出异物。

临床思维：鼻腔及鼻窦异物

鼻异物有内源性和外源性两大类。内源性异物如死骨、凝血块、鼻石、痂皮等。外源性异物有植物性、动物性和非生物性。鼻异物多见于学龄前儿童或幼儿好奇心强，容易调皮恶作剧，常将一些小玩具或其他小东西，如石头子、豆类、果核团等塞入鼻腔，或在睡眠时昆虫侵入所致。孩子鼻腔小，异物进入后不易取出。

【临床表现】 视异物性质、大小、形状、所在部位、刺激性强弱和滞留时间的长短而表现不同的症状。儿童鼻腔异物多有单侧鼻阻塞、流涕和鼻出血等症状。日久可导致贫血和营养不良。石块、木块和铁锈类异物常带有泥土，有引起破伤风的可能，应予注意。活的动物性异物（如水蛭）常有虫爬感，日久可致鼻窦炎、贫血等症状。

【诊断】 根据病史和临床表现不难诊断。儿童诉单侧鼻流鼻涕或血涕且伴恶臭者，应首先考虑鼻腔异物；检查鼻腔内可见异物。有时需要吸净鼻腔分泌物后方能发现异物；如异物存留过久，鼻腔内有肉芽组织生成，需用探针辅助检查。异物如在鼻腔以外部位，诊断的关键在定位，对碎石、木块以及金属类异物应行包括下颌骨在内的正位和侧位的头颅 X 线检查定位。必须进行 CT 检查定位。

【治疗】 根据异物大小、形状、部位和性质的不同，采用不同的取出方法。一般儿童鼻腔异物须用钩状或环状器械，轻轻从前鼻孔进入，绕至异物后方再向前钩出，切勿用镊子夹取。尤其是圆滑的异物可因夹取滑脱，将其推向后鼻孔或鼻咽部，甚至误吸入喉腔或气管内。动物性异物需先用 1% 地卡因溶液将其麻醉后，再用鼻钳取出。因爆炸或战伤所致的金属异物，需在明确定位后，经过充分估计和妥善准备，选择相应的手术进路和方法，必要时需在 X 线荧光屏观察下、施行手术取除，方可减少危险性，提高成功率。无症状细小金属异物若不处在危险部位，可不必取出，但需定期观察。

第八节　鼻窦炎症性疾病

一、急性鼻窦炎

病例 15-8-1

患者，男性，31 岁。右侧鼻塞伴头痛、脓涕 3 天。患者 3 天前感冒后出现发热，右侧鼻塞，呈持续性。伴较多脓涕，黄绿色。右侧前额部疼痛，晨起轻，午后重。查体：T 37.7℃，P 87 次/分，R 23 次/分，BP 120/80mmHg。专科检查：外鼻无畸形，鼻腔黏膜充血，鼻中隔前端轻度右偏，双侧下鼻甲肥大，右侧中鼻道见黄色脓性分泌物。右侧上颌窦区压痛。鼻窦 CT：右侧上颌窦炎症性改变。血常规检查：白细胞 13.5×10^9/L，中性粒细胞 0.72。

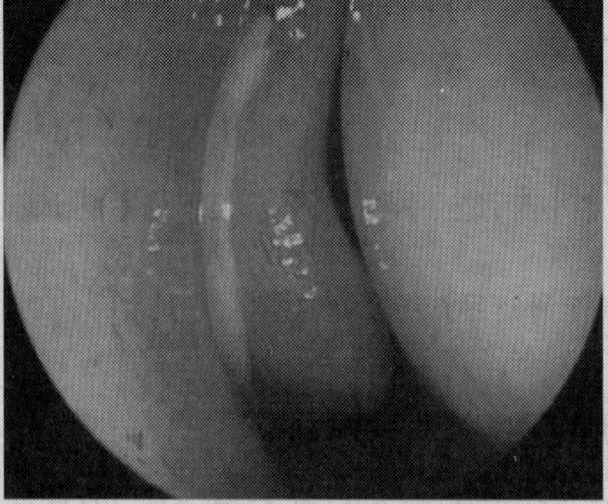

图 15-8-1　急性上颌窦炎

问题：

1. 病例的诊断是什么？
2. 诊断依据是什么？
3. 鉴别诊断有哪些？
4. 治疗方案是什么？

参考答案及提示：

1. 诊断　右侧急性上颌窦炎（图 15-8-1，彩图 25）。

2. 诊断依据　①右侧鼻塞伴头痛、脓涕 3 天。②查体：T 37.7℃。专科检查：外鼻无畸形，鼻腔黏膜充血，鼻中隔前端轻度右偏，双侧下鼻甲肥大，右侧中鼻道见黄色脓性分泌物。右侧上颌窦区压痛。③鼻窦 CT：右侧上颌窦炎症性改变。血常规检查：白细胞 13.5×10^9/L，中性粒细胞 0.72。

3. 鉴别诊断

(1) 上颌窦囊肿:无明显症状,有时表现为鼻塞,鼻腔黄褐色分泌物,继发感染可伴脓涕。鼻窦拍片示鼻窦内肿物为椭圆形,边界较清。

(2) 霉菌性上颌窦炎:患者鼻塞、脓涕、涕中带血,检查见窦腔内有坏死组织和干酪样物。拍片见窦腔阴影模糊,有钙化影或骨质破坏。病理或真菌培养可证实。

4. 治疗方案

(1) 一般治疗:患者应当卧床休息,保持室内适宜的温度和湿度,多饮水、进软食。

(2) 抗生素治疗:抗生素种类应按致病细菌而定,首先应用的抗生素为青霉素,也可根据细菌对药物的敏感试验选用。

(3) 上颌窦穿刺冲洗术。

临床思维:急性鼻窦炎

急性鼻窦炎(acute sinusitis)系鼻窦黏膜的急性炎症。多继发于急性鼻炎。急性传染病、牙根感染、变态反应、气压性损伤、鼻腔异物、肿物、腺样体肥大、慢性疾病以及机体抵抗力差等均可诱发。致病菌以化脓性球菌多见,如肺炎双球菌、链球菌、葡萄球菌等。真菌感染较少,主要症状为鼻塞、流脓涕、头痛、重者畏寒、发热、全身不适,以上颌窦及筛窦多见。X线检查为确诊手段之一。

【病因和发病机制】

1. 致病菌　急性鼻窦炎的致病菌最常见的为球菌属,即肺炎链球菌、金黄色葡萄球菌、乙型溶血性链球菌、卡他球菌,次为杆菌,如流感杆菌、肺炎杆菌、变形杆菌、大肠杆菌、绿脓杆菌,厌氧杆菌并不少见。混合性感染远远多于单一性感染,真菌性感染逐渐增多,鼻源性感染属需氧菌,无臭味;牙源性感染多为厌氧菌,有恶臭。

2. 全身病因　生活与工作环境不洁是诱发本病的常见的原因。过度疲劳、受寒受湿、维生素缺乏等引起机体抵抗力降低、特应性体质、全身性疾病(贫血及糖尿病)、内分泌疾病(甲状腺、脑垂体或性腺功能不足)、上呼吸道感染及急性传染病。

3. 局部病因

(1) 鼻腔疾病:如急性鼻炎、鼻中隔偏曲、中鼻甲肥大、变应性鼻炎、鼻腔异物及肿瘤等,均可堵塞窦口鼻道复合体,阻碍鼻窦的引流和通气引发鼻窦炎。

(2) 邻近器官的感染病灶:如扁桃体炎、腺样体炎、上列第2前磨牙和第1、2磨牙的根尖感染、拔牙损伤上颌骨等,均可引起上颌窦炎。

(3) 创伤性:鼻窦外伤骨折、异物进入窦腔、跳水不当或游泳后用力擤鼻导致污水进入窦腔等,可将致病菌直接带入鼻窦。

(4) 其他,如鼻腔填塞物留置过久、气压骤变引起非阻塞性航空性鼻窦炎等。

【临床表现】

1. 全身症状　常在急性鼻炎病程中患侧症状加重,出现畏寒、发热、周身不适、精神不振、食欲减退等,以急性牙源性上颌窦炎的全身症状较剧。儿童发热较高,可发生抽搐、呕吐和腹泻等症状。

2. 局部症状

(1) 鼻塞:因鼻黏膜充血肿胀和分泌物积存,可出现患侧持续性鼻阻塞及暂时性嗅觉障碍。

(2) 脓涕多:患侧鼻内有较多的黏脓性或脓性分泌物擤出,初起时涕中可能带少许血液,牙源性上颌窦者脓涕有臭味。

(3) 局部疼痛和头痛:急性鼻窦炎除发炎鼻部疼痛外常有较剧烈的头痛,这是由于窦腔黏膜肿胀和分泌物潴留压迫或分泌物排空后负压的牵引，刺激三叉神经末梢而引起，前组鼻窦接近头颅表面，其头痛多在额部及患侧局部，后组鼻窦在头颅深处，其头痛多在头顶部、颞部或后枕部。

3. 检查

(1) 局部红肿及压痛：前组急性鼻窦炎由于接近头颅表面，其病变部位的皮肤及软组织可能发生红肿、由于炎症波及骨膜，故在其窦腔相应部位有压痛。后组急性鼻窦炎由于位置较深，表面无红肿或压痛。

(2) 鼻腔检查：鼻腔黏膜充血肿胀，尤以中鼻甲、中鼻道及嗅沟等处为明显。前组鼻窦炎可见中鼻道积脓，后组鼻窦炎可见嗅沟积脓。

(3) 体位引流：如疑为鼻窦炎，鼻道未查见脓液，可行体位引流试验，以助诊断。

(4) X线鼻窦摄片、鼻窦CT：急性鼻窦炎时可显示鼻窦黏膜肿胀，窦腔混浊、透光度减弱，有时可见液平面。

【治疗】 治疗原则为控制感染；改善鼻腔的通气引流；根治病因，防止转为慢性。

(1) 盐水洗鼻，冲洗掉沾满病菌的黏液，疏通鼻道，避免恶性循环，减轻炎症。

(2) 一般治疗：患者应当卧床休息，保持室内适宜的温度和湿度，多饮水、进软食。

(3) 抗生素治疗：消炎药物应按致病细菌而定，首先应用的抗生素为青霉素，也可根据细菌对药物的敏感试验选用。

(4) 鼻黏膜肿胀可采用盐酸麻黄碱片或去甲麻黄碱片内服，同时再服抗组胺药，有协同作用，可消除鼻黏膜肿胀，有利于通气和引流。

(5) 有发热、头痛者可口服解热镇痛剂。

(6) 局部滴药常用1%麻黄碱液等血管收缩药，每日3次，用药时间不宜过长。

(7) 此外，必要时可行上颌窦穿刺冲洗术。

二、慢性鼻窦炎

病例 15-8-2

患者，男性，45岁。鼻塞、脓涕、嗅觉减退3年余。患者3年前，感冒后出现鼻塞，流涕，伴嗅觉减退，轻微头痛。此后嗅觉减退加重，鼻塞，流涕减轻，无涕中带血，无视物不清，无面部隆起，无牙痛，无耳鸣耳闷，未行治疗。于2年前在当地医院行鼻窦手术，术后病理：鼻息肉。术后鼻塞、嗅觉减退改善，1年后开始反复出现鼻塞，伴流脓涕，口服药物后，症状无缓解，至今效果不佳。专科检查：外鼻无畸形，鼻腔黏膜略充血，鼻中隔前端向右偏，双侧下鼻甲增生肥大，麻黄碱收缩反应可，双侧中鼻道内可见半透明肿物，各鼻窦无压痛。鼻窦CT：双侧上颌窦、筛窦炎，额窦炎。鼻中隔偏曲。

问题：

1. 病例的诊断是什么？
2. 诊断依据是什么？
3. 鉴别诊断有哪些？
4. 治疗方案是什么？

参考答案及提示：

1. 诊断　慢性鼻窦炎3型，鼻息肉(双侧)。

2. 诊断依据　①患者鼻塞、脓涕、嗅觉减退3年余，轻微头痛。2年前鼻窦手术史。②专科检查：外鼻无畸形，鼻腔黏膜略充血，鼻中隔前端向右偏，双侧下鼻甲增生肥大，麻黄素收缩反应可,双侧中鼻道内可见半透明肿物,各鼻窦无压痛。③鼻窦 CT:双侧上颌窦、筛窦炎,额窦炎。鼻中隔偏曲。

3. 鉴别诊断

(1) 鼻腔及鼻窦内翻性乳头状瘤:多为一侧患病,可表现为鼻塞及鼻内肿块,外观呈息肉状,表面不平,质较硬,触之易出血,常见 40 岁以上的男性,切除后易复发并有恶变倾向,病理能确诊。

(2) 上颌窦囊肿:无明显症状,有时表现为鼻塞,鼻腔黄褐色分泌物,继发感染可伴脓涕。副鼻窦拍片示窦腔内肿物为椭圆形,边界较清,但若囊肿较大时填满整个窦腔,难以与息肉及炎症鉴别。手术后病理可确诊。

(3) 霉菌性上颌窦炎:患者鼻塞、脓涕、涕中带血,检查见窦腔内有坏死组织和干酪样物。拍片见窦腔阴影模糊,有钙化影或骨质破坏。病理或真菌培养可证实。

(4) 上颌窦癌:表现为鼻塞、脓涕、涕中带血等,晚期有复视、头痛。鼻窦示窦腔内肿物不规则,有骨质破坏,易向周围组织破坏。病理可以确诊。

4. 治疗方案

(1) 手术治疗:鼻内镜下鼻息肉切除,全组鼻窦窦口开放+病灶清除术(双)。

(2) 药物治疗:包括术前术后应用局部类固醇激素、全身类固醇激素及抗生素。

(3) 术后鼻腔冲洗,出院后的定期随访。

临床思维:慢性鼻窦炎

慢性鼻窦炎(chronic purulent sinusitis)是鼻窦黏膜慢性化脓性炎症。较急性者多见,其中以慢性上颌窦炎最多,常与慢性筛窦炎合并存在,如一侧或两侧各鼻窦均有病变者,称多鼻窦炎(polysinusitis)或全鼻窦炎(pansinusits),单独的慢性筛窦炎或蝶窦炎只占少数病例。

【病因】

(1) 多因急性鼻窦炎未得到及时合理地治疗迁延而致。其他病因与急性化脓性鼻窦炎相似,感染、变应性鼻炎和鼻窦引流障碍是其主要原因。牙源性上颌窦炎可慢性起病。

(2) 慢性鼻窦炎的致病菌大多数是混合感染,近年来以流感杆菌、变形杆菌和链球菌多见。

【临床表现】

1. 全身症状 轻重不等,有时则无。较常见为精神不振、易倦、头痛头昏记忆力减退、注意力不集中等。

2. 局部症状

(1) 脓涕多:鼻涕多为脓性或黏脓性,黄色或黄绿色,前组鼻窦炎者,鼻涕易从前鼻孔擤出;后组鼻窦炎者,多流向咽喉部。单侧有臭味者,多见于牙源性上颌窦炎。

(2) 鼻塞:轻重不等,多因鼻黏膜充血肿胀和分泌物增多所致。

(3) 头痛:慢性化脓性鼻窦炎一般无明显局部疼痛或头痛。如有头痛,常表现为钝痛或头部沉重感,白天重,夜间轻。前组鼻窦炎多表现前额部和鼻根部胀痛或闷痛,后组鼻窦炎的头痛在头顶部、颞部或后枕部。患牙源性上颌窦炎时,常伴有同侧上列牙痛。

(4) 嗅觉减退或消失:多数属暂时性。乃因鼻黏膜肿胀、肥厚或嗅器变性所致。

(5) 视功能障碍:是本病的眶内并发症之一。主要表现为视力减退或失明(球后视神经炎所致),也有表现其他视功能障碍如眼球异位、复视等。多由后组筛窦炎和蝶窦炎累及管段视神经和眶内所致。近年发病率增多。

(6) 其他：由于脓涕流入咽部和长期用口呼吸，常伴有慢性咽炎症状，如痰多、异物感或咽干痛等。若影响咽鼓管，也可有耳鸣、耳聋等症状。

【检查及诊断】

1. 鼻腔检查 病变以鼻腔上部变化为主，可见中鼻甲水肿或肥大、息肉样变。有的有多发性息肉。前组鼻窦炎可见中鼻道及下鼻甲表面有黏脓性分泌物附着，后组鼻窦炎可见嗅沟及中鼻道后部存有黏脓液。

2. 口腔和咽部检查 在可疑牙源性上颌窦炎时，应进行有关牙的检查。后组鼻窦炎者咽后壁可见脓液或干痂附着。

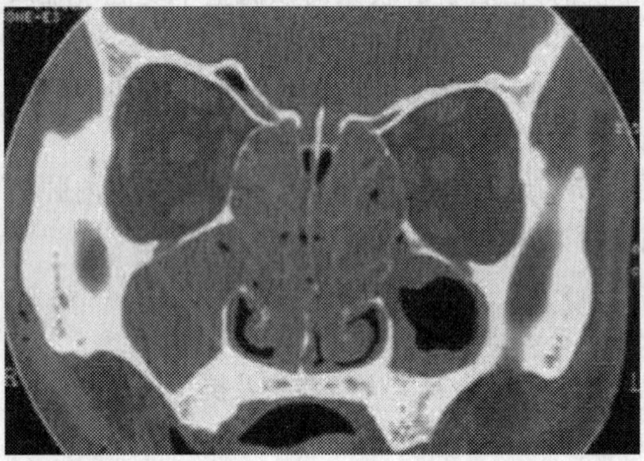

图 15-8-2 全组鼻窦炎鼻窦冠状位 CT

3. 影像学检查 鼻窦 CT 扫描（图 15-8-2），可显示窦腔大小、形态以及窦内黏膜不同程度的增厚、液平面或息肉阴影等。X 线鼻窦摄片亦可协助诊断。

4. 上颌窦穿刺冲洗术 上颌窦穿刺冲洗既是对上颌窦炎的一种诊断方法，也是一种治疗措施。冲出液宜做细菌培养及药物敏感试验。

【治疗】 宜采用综合治疗，包括手术、抗感染、抗免疫反应、改善黏液纤毛输送功能、解除临时的通气引流障碍。

1. 手术治疗

目的：解除鼻道、窦道机械性阻塞，纠正解剖异常。

原则：微创。

方式：功能性内镜鼻窦手术（FESS）：手术以切除窦口鼻道复合体（图 15-8-3）病变、特别是前组鼻窦的病变、恢复窦口的通气和引流为关键，无需行广泛的鼻窦黏膜切除。即通过小范围或局限性手术解除广泛的鼻窦病变。

FESS 具有照明清晰、全方位视野、操作精细、创伤小、面部无瘢痕以及能彻底切除病变又能保留正常组织和结构等优点，克服了传统鼻窦手术方式的缺点，使临床治愈率提高到 80%～90%。已经成为国内外鼻窦炎外科治疗的主要手术方式。

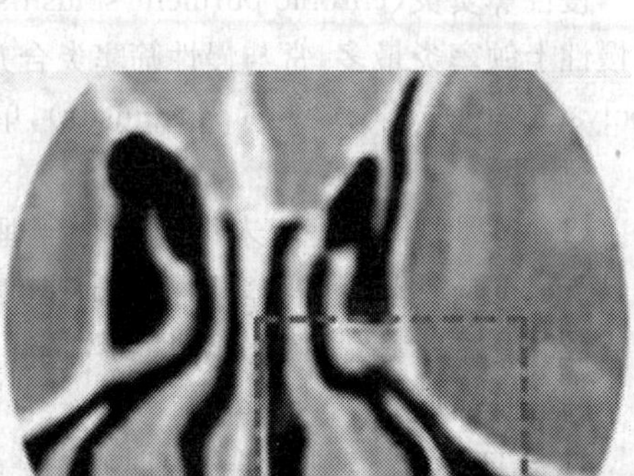

图 15-8-3 窦口鼻道复合体

2. 抗感染治疗

时机：急性鼻窦炎发生、慢性鼻窦炎急性发作、真菌性鼻窦炎明显合并细菌感染，围手术期，手术后脓性分泌物淋漓不尽。迅速控制细菌感染可有效防止病变向慢性发展或加重。

原则：选用敏感抗生素。

经验用药：选用广谱抗生素。

3. 抗免疫反应治疗

(1) 局部类固醇激素治疗：如二丙酸倍氯米松气雾剂，效果良好，无全身副作用。

(2) 全身类固醇激素的应用：可于围手术期应用。

4. 改善黏液纤毛功能 可应用改善纤毛活性和动力，稀化分泌物药物，如吉诺通、沐舒坦。

5. 解除临时鼻腔鼻窦通气引流障碍　可使用羟甲唑啉(达芬霖)。以减轻黏膜充血和水肿。

第九节　鼻真菌病

病例 15-9-1

患者,女性,65 岁。涕中带血 7 个月余,加重 20 天。患者 7 个月前晨起时回吸鼻涕时出现涕中带血,量较少伴鼻部干燥不适,无鼻塞,无流脓涕,无嗅觉减退,无头痛不适,无面部压迫感,自行口服抗感冒药(具体不详)病情好转,以后病情反复,病情迁延,一直未经治疗。20 天前患者出现持续性涕中带血,无鼻内疼痛不适,无鼻腔异味。专科检查:双鼻腔黏膜慢性充血,双中鼻甲肥大明显,鼻中隔稍向左偏曲,左侧下鼻道后端可见黏脓性分泌物聚集,双鼻腔内未见明显新生物。鼻窦 CT:左侧额窦、筛窦、上颌窦内可见软组织密度影,其内可见不均匀密度增高影。窦壁骨质可见增生,左侧上颌窦内可见积气影。

问题:

1. 病例的诊断是什么?
2. 诊断依据是什么?
3. 鉴别诊断有哪些?
4. 治疗方案是什么?

参考答案及提示:

1. 诊断　最可能的诊断是慢性真菌性鼻窦炎。

2. 诊断依据　①老年女性,有长期的涕中带血病史。②专科检查:双鼻腔黏膜慢性充血,双中鼻甲肥大明显,鼻中隔稍向在偏曲,左侧下鼻道后端可见黏脓性分泌物聚集,双鼻腔内未见明确新生物。③鼻窦 CT:左侧额窦、筛窦、上颌窦内可见软组织密度影,其内可见不均匀密度增高影。窦壁骨质可见增生,左侧上颌窦内可见积气影(图 15-9-1)。

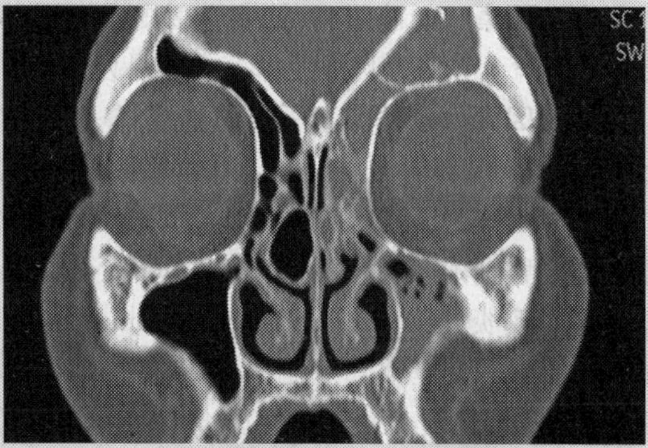

图 15-9-1　真菌性鼻窦炎鼻窦冠状位 CT

3. 鉴别诊断

(1) 慢性鼻窦炎:较常见表现为精神不振、易倦、头痛头昏记忆力减退、注意力不集中等。局部检查:病变以鼻腔上部变化为主,可见中鼻甲水肿或肥大、息肉样变。有的有多发性息肉。前组鼻窦炎可见中鼻道及下鼻甲表面有黏脓性分泌物附着,后组鼻窦炎可见嗅沟及中鼻道后部存有黏脓液。影像学检查无侵袭破坏征象,病理可鉴别。

(2) 鼻内翻性乳头状瘤:一般表现为单侧鼻塞,外形如多发性息肉,表面粗糙,色灰白或淡红。病理组织学上特点是上皮向基底方向呈内翻性生长。手术时易出血,术后易复发,并可恶变。影像学检查可有侵袭破坏征象,病理可鉴别。

(3) 鼻部恶性肿瘤:一般表现为单侧进行性鼻塞、鼻涕带血并伴有剧烈头痛、面部麻木者,均应考虑鼻部恶性肿瘤的可能,局部检查见鼻腔内灰白色菜花样肿物,需施行活检明确诊断。

4. 治疗方案

(1) 手术治疗:现多采用鼻内镜手术:解除鼻腔和鼻窦口的通气和引流障碍,清除鼻腔和鼻窦内的病变。

(2) 药物治疗:抗真菌药物可在术前和术后全身用药,也可在术中及术后行鼻腔冲洗用。

临床思维:真菌性鼻窦炎

真菌性鼻窦炎又称霉菌性鼻窦炎。真菌性鼻窦炎是鼻科临床常见的一种特异性感染性疾病,近年来为了适应国际交流的需要,学者提议改名为真菌性鼻-鼻窦炎(fungal rhino-sinusitis,FRS)。多在机体长期使用抗生素、糖皮质激素、免疫抑制剂或接受放射治疗等情况下发生,也可在一些慢性消耗性疾病如糖尿病、烧伤致机体抵抗力下降时发生。

【病因】

1. 病原菌 常见的致病菌主要是曲霉菌(aspergillus),占80%以上,其他有念珠菌(monilia)、Seeber 鼻孢子菌(rhinosporidium Seeber)、毛霉菌(mucoraceae)和申克孢子丝菌(sporotria Schenck)等。曲霉菌为条件致病菌,毛霉菌感染较少见,但相当险恶,因为其更倾向于侵入动脉弹性内膜层,形成血栓,继发缺血性血栓及出血性坏死,死亡率较高。

2. 外界环境 包括气候及生活环境。湿热气候如中国南方省份的发病率相对北方高;长期经常性从事接触土壤、花盆及家禽的工作人员易患病。

3. 全身因素 如糖尿病、长期应用皮质类固醇激素、抗肿瘤药物、长期使用广谱抗生素、放疗及艾滋病病人等均为真菌性鼻窦炎的易发人群。

4. 局部因素 各种因素所致的鼻腔、鼻窦通气引流受阻,包括解剖因素如中鼻道狭窄、中鼻甲反向弯曲等;局部的慢性炎症、水肿,窦腔的分泌物潴留;同侧上列牙齿的病变等。

【临床类型与病理】 真菌性鼻-鼻窦炎的临床类型是以其病理学为依据的。从病理学角度分为两大类型:非侵袭型真菌性鼻-鼻窦炎(noninvasive fungal rhino-sinusitis,NIFRS)和侵袭型真菌性鼻-鼻窦炎(invasive fungal rhino-sinusitis,IFRS)。非侵袭型者又依据其不同病理改变分为真菌球(FB)和变应性真菌性鼻-鼻窦炎(AFRS)。侵袭型者则分为急性侵袭性真菌性鼻-鼻窦炎(AIFRS)和慢性侵袭性真菌性鼻-鼻窦炎(CIFRS)。

1. 非侵袭型真菌性鼻-鼻窦炎 病理学特征是真菌感染局限在鼻窦腔内,黏膜和骨壁内无真菌侵犯。

(1) 真菌球:鼻窦内病变大体特征如肉芽肿样、干酪样或坏死样物,呈暗褐或灰黑色团块状。鼻窦内病变不断增大可压迫窦壁骨质变薄或吸收,镜下特征是见大量真菌菌丝、孢子、退变的白细胞和上皮细胞。鼻窦黏膜水肿或增生,但无真菌侵犯。

(2) 变应性真菌性鼻-鼻窦炎:鼻窦内病变大体特征为坚硬、易碎或黏稠如湿泥状物,黄绿色或棕色。病变组织 Gomori 染色(六胺银染色),可见大量真菌菌丝,或单个或成簇状分布,鼻窦黏膜表现水肿或增生,无真菌可见。

2. 侵袭型真菌性鼻-真窦炎 病理学特征是真菌感染不仅位于鼻窦腔,同时侵犯鼻窦黏膜和骨壁,并向鼻窦外周围结构和组织如眼眶、前颅底或翼腭窝等发展。

鼻窦内病变大体特征是表现为坏死样组织、干酪样物或肉芽样物,并有大量黏稠分泌物,或血性分泌物。镜下特征是见大量真菌。鼻窦黏膜和骨质可见真菌侵犯血管,引起血管炎、血管栓塞、骨质破坏和组织坏死等。

【临床表现与诊断】 真菌性鼻-鼻窦炎先单侧鼻窦起病，以上颌窦发病率最高，其次为蝶窦、筛窦，额窦罕见。进一步发展累及多窦。其临床表现视不同临床类型和严重程度而异。

1. 真菌球 多见于老人，女性多于男性。病人通常免疫功能正常。单侧鼻窦发病，以上颌窦发病率最高，其次为蝶窦、筛窦，额窦罕见。临床表现似慢性鼻窦炎，如单侧鼻塞、流脓涕，或有恶臭等。亦可不表现任何症状，仅在鼻窦影像学检查时发现。真菌球发展较大者，可有面部隆起和疼痛（压迫眶下神经），少有脓血涕和周围结构如眼眶受累症状，一般无全身症状。鼻窦 CT 显示单窦不均匀密度增高，70%可见高密度钙化斑或点，可有窦壁膨隆或吸收，无骨质破坏（图 15-9-2）。鼻窦 CT 检查是术前重要诊断参考，最终诊断依据病理。

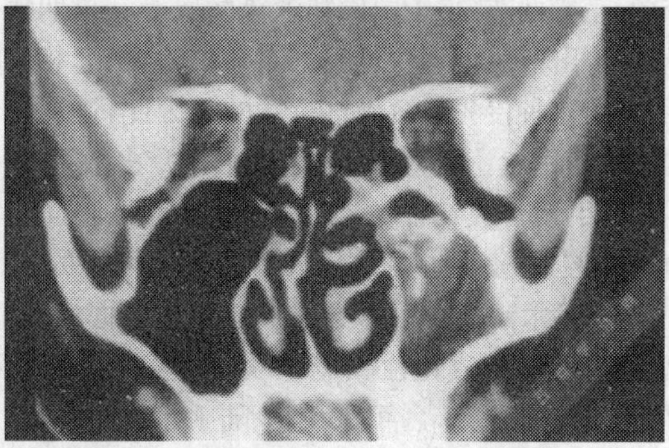

图 15-9-2 真菌球型鼻窦炎鼻窦冠状位 CT

2. 变应性真菌性鼻-鼻窦炎 多发生在有特应性体质的成人和青年人，常伴鼻息肉、支气管哮喘。长期反复发作的全鼻窦炎或鼻息肉，经历一次或多次鼻窦炎和鼻息肉手术，很难治愈。本病发病隐袭，进展缓慢，多累及一侧多窦。临床表现与慢性鼻窦炎/鼻息肉相似。多发生在额窦、筛窦和上颌窦。病变在鼻窦内扩展性发展，致鼻窦扩张性增大和鼻窦骨壁压迫性吸收。临床表现为眶侧或颌面部缓慢进展的隆起，隆起无痛、固定、质硬和呈不规则形，酷似鼻窦黏液囊肿、黏液脓囊肿和恶性肿瘤。隆起不断增大压迫眼眶则引起眼球突出、移位，进而眼球活动受限、复视、上睑下垂等。个别严重者可出现眶周软组织肿胀、疼痛，累及眶内和视神经可致视力减退或失明。鼻窦 CT 显示病变中央高密度的变应性黏蛋白影（较均匀的毛玻璃状或极不规则的线状，有星状分布的钙化点）（图 15-9-3）。Gomori 染色可见病变组织中有真菌菌丝，但鼻窦黏膜和骨质中无真菌侵犯，或真菌培养结果阳性。

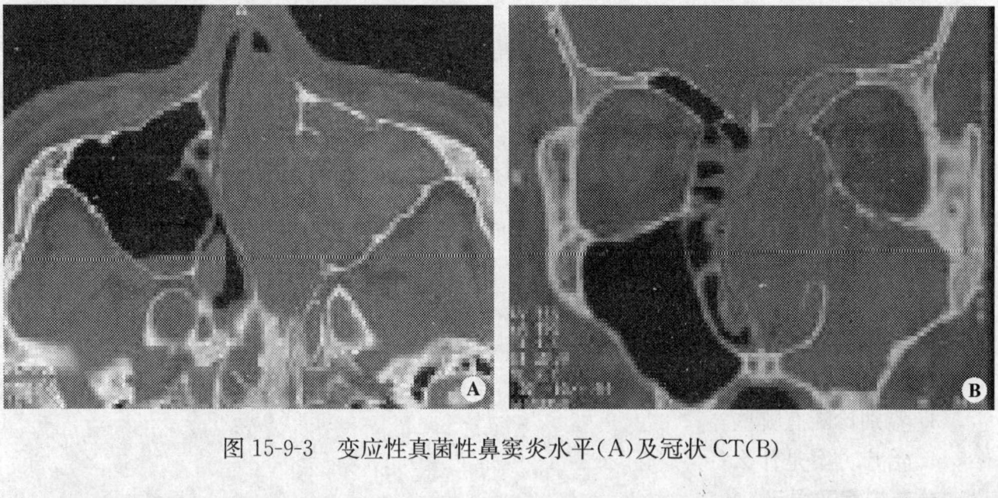

图 15-9-3 变应性真菌性鼻窦炎水平(A)及冠状 CT(B)

3. 急性侵袭性真菌性鼻-鼻窦炎 多发生于免疫功能低下或缺陷者。常见于糖尿病酮症酸中毒、器官移植、长期应用糖皮质激素或抗肿瘤药物或广谱抗生素、放疗及 HIV 病人。致病菌主要为曲霉菌和毛霉菌。本型起病急骤，病变进展迅速，病情凶险，死亡率甚高，临床表现为发热，鼻腔结构破坏、坏死、大量脓性结痂，眼眶周及面颊部肿胀、疼痛（侵犯眶下神经），或眼球突出、结膜充血、眼肌麻痹、视力减退及眶后疼痛等，或腭部缺损，或剧烈头痛、颅内高压、癫痫、意识模糊或偏瘫等，或眶尖综合征、海绵窦血栓性静脉炎等，若不及时诊治，可在数日内死亡。

4. 慢性侵袭性真菌性鼻-鼻窦炎 本病特点是具有缓慢进行性的组织侵犯。常见致病菌为曲霉菌、毛霉菌、链格子菌属和念珠菌属等。早期病变限于鼻窦时，临床表现与非侵袭型真菌性鼻-鼻窦炎相似，后期病变侵犯不同部位时，引起相应症状，临床表现与急性侵袭性真菌性鼻-鼻窦炎相似，但这种侵犯是缓慢进行性的。因此，进展缓慢、病程较长是与急性侵袭性真菌性鼻-鼻窦炎的主要鉴别点。早期诊断和合理的治疗多数可获得治愈。后期者治疗较困难，易复发，愈后较差。

【治疗】 真菌性鼻-鼻窦炎的治疗原则：①早期的手术治疗，侵袭型者一经确诊应尽早手术，清除鼻腔、鼻窦内真菌病原和坏死及不可逆的病变组织，恢复鼻窦的通畅引流。②药物治疗。

1. 手术治疗 手术方式和范围应根据病变范围和患者的具体情况而定。病变不严重的（如真菌球、变应性真菌性鼻-鼻窦炎、慢性侵袭性真菌性鼻-鼻窦炎）一般均可采用鼻内镜手术，病情严重，病变范围广者，可采用柯-陆手术（Caldwell-Luc operation）、鼻侧切开术（lateral rhinotomy）或与鼻内镜手术联合等术式。病变累及颅内时可采用颅面联合术式，并于术前应用抗真菌药物，术后可应用抗真菌药物冲洗鼻腔和鼻窦。

2. 药物治疗

（1）急性侵袭性真菌性鼻-鼻窦炎术后必须用抗真菌药物，伊曲康唑（itraconazole）和两性霉素 B（amphotericin B）为常用的抗真菌药物。

（2）变应性真菌性鼻-鼻窦炎手术后应用糖皮质激素是非常重要的辅助治疗。同时应用人工合成长效类固醇鼻内喷雾。

3. 对症支持治疗 增强抵抗力，恢复免疫功能，治疗原发病，停用抗生素及免疫抑制剂。必要时输全血或血浆。

第十节 鼻 囊 肿

一、鼻前庭囊肿

病例 15-10-1

患者，女性，53 岁，右侧鼻翼附着处隆起 3 个月。该患者 3 个月前发现右侧鼻孔下方小突起，无疼痛，无不适感。近 3 个月来隆起变大，累及右侧鼻翼附着处及上唇。自觉右侧鼻塞，鼻部及上唇肿胀感。无疼痛，无破溃。专科检查：右侧鼻前庭下壁、鼻翼附着处、右侧上唇明显隆起。右侧鼻唇沟变浅，触诊质地软、有弹性。无触痛。鼻窦冠状位 CT：右侧梨状孔底部低密度圆形阴影，边缘清楚、光滑。

问题：

1. 病例的诊断是什么？
2. 诊断依据是什么？
3. 鉴别诊断有哪些？
4. 治疗方案是什么？

参考答案及提示：

1. 诊断 右侧鼻前庭囊肿。

2. 诊断依据 ①右侧鼻翼附着处隆起 3 个月。②专科检查：右侧鼻前庭下壁、鼻翼附着处、右侧上唇明显隆起。右侧鼻唇沟变浅，触诊质地软、有弹性，无触痛。③鼻窦冠状位 CT：右侧梨状孔底部低密度圆形阴影，边缘清楚、光滑。

3. 鉴别诊断 牙源性囊肿:伴有上列牙病如缺牙或龋齿,囊液姜黄色、酱色、黄褐色,含胆固醇结晶。X线检查显示上颌骨牙槽突骨质破坏或囊内含牙。

4. 治疗方案 手术治疗,取唇龈沟横切口进路,剥离囊肿,彻底切除囊肿壁(图 15-10-1)。

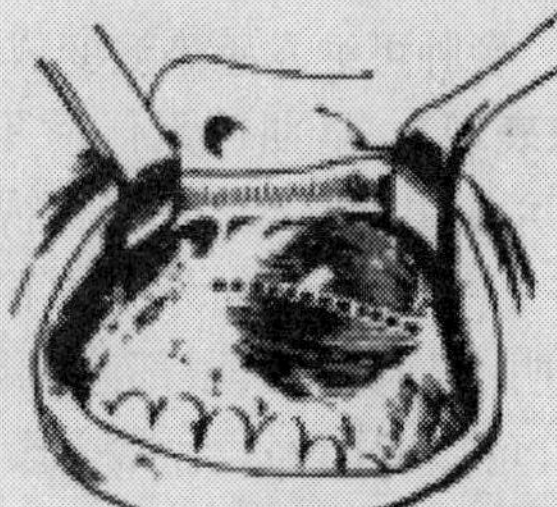

图 15-10-1 鼻前庭囊肿手术进路

二、鼻窦黏液囊肿

病例 15-10-2

患者,女性,60 岁。左眼内眦部隆起、左眼球向外移位半年。患者半年前无诱因出现左眼内眦部隆起、左眼球向外移位,伴左眼周疼痛,前额钝痛。无视物模糊,无鼻塞,无流涕,无嗅觉减退。专科检查:左眼内眦部隆起,隆起处皮肤正常,表面光滑,触诊乒乓球感,无触痛。双鼻腔黏膜慢性充血,左侧中鼻道及筛泡向下膨隆。无脓性分泌物,未见新生物,鼻窦CT:左侧筛窦囊肿阴影,密度均匀,边缘光滑,周围骨质受压吸收(图 15-10-2)。

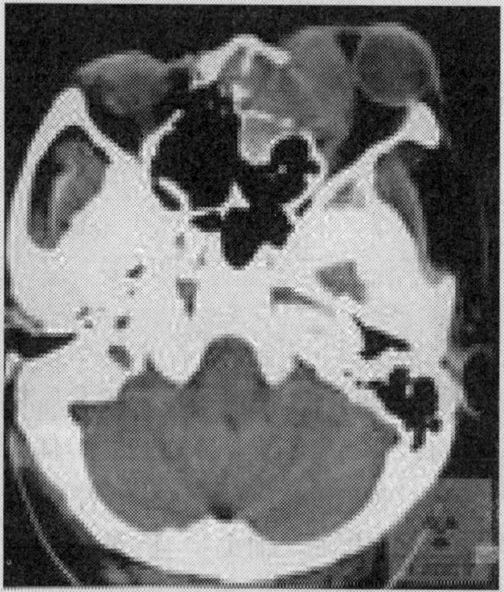

图 15-10-2 筛窦黏液囊肿鼻窦 CT

问题:

1. 病例的诊断是什么?
2. 诊断依据是什么?
3. 鉴别诊断有哪些?
4. 治疗方案是什么?

参考答案及提示:

1. 诊断 左侧筛窦黏液囊肿。

2. 诊断依据 ①左眼内眦部隆起、左眼球向外移位半年。②专科检查左眼内眦部隆起,隆起处皮肤正常,表面光滑,触诊乒乓球感,无触痛。双鼻腔黏膜慢性充血,左侧中鼻道及筛泡向下膨隆。③鼻窦 CT:左侧筛窦囊肿阴影密度均匀,边缘光滑,周围骨质受压吸收。

3. 鉴别诊断

(1) 慢性鼻窦炎:慢性发病,表现为鼻塞、头痛、眼痛及脓涕等,查体见中鼻道脓性分泌物及息肉。可鉴别。

(2) 脑膜脑膨出:多为先天性疾病,表现为鼻塞等,查体见源自嗅裂光滑肿物,伴搏动。鼻窦 CT 可鉴别。

4. 治疗方案 手术治疗,切除筛房,开放筛窦。术中避免损伤眼眶内壁。

临床思维:鼻窦黏液囊肿

鼻窦黏液囊肿为鼻窦囊肿中最常见者,多发于筛窦,其次为额窦,上颌窦较少见,原发于蝶窦罕见。本病多见于青年和中年人，10 岁以下儿童不患此病。本病多为单侧。囊肿增大可累及其他鼻窦。囊肿可继发感染演变成脓肿，危险性极大。

【临床表现】 早期可无任何不适，以后黏液囊肿逐渐增大，压迫囊壁，可引起头痛。若突入眶内可使眼球移位，并有复视、流泪、视力障碍等症状。囊肿发生于筛窦者眼球向外移位，发生于额窦者眼球向外下方移位。蝶窦黏液囊肿症状复杂，可致眼球突出，并因压迫眶尖而致失明、眼肌麻痹、眼部感觉障碍和疼痛等症征，称为眶尖综合征。若囊肿向上发展压迫脑垂体，可引起闭经、性欲减退、尿崩等内分泌失调现象；若压迫颈内动脉还可致该动脉发生血栓。若蝶窦黏液囊肿自然向前壁破溃，黏液排出到鼻腔（自发间歇性清亮鼻溢），则以上症状可暂时缓解，此现象有重要诊断意义。脓囊肿除上述局部症状外还可出现高热及周身不适等症状。

【诊断】

1. 鼻腔检查 可见表面覆有黏膜的肿块隆起于中鼻道内，中鼻甲或筛泡受压移位。

2. 蝶窦黏液囊肿于后鼻镜检查 可见鼻咽顶壁向下突出。上颌窦黏液囊肿，可见下鼻道外侧壁向鼻腔内移位，下鼻甲亦被推向鼻中隔致鼻腔狭窄，甚者面部隆起。

3. 鼻窦 X 线平片和 CT 定位检查

4. 局部隆起部穿刺 抽出淡黄、棕褐或淡绿色的黏稠液体，镜下见含胆固醇结晶则可做出最后诊断。

【治疗】 施行鼻窦囊肿切除术，并在受累鼻窦与鼻腔间建立宽畅的通道，以利引流、防止复发。

第十一节　鼻腔鼻窦肿瘤

一、鼻内翻性乳头状瘤

病例 15-11-1

患者，男性，48 岁，右侧鼻腔肿物摘除术后 4 年，右侧鼻塞 2 年。该患者 4 年前因右侧鼻塞于当地医院行“右侧鼻腔肿物摘除术”，术后病理回报：鼻内翻性乳头状瘤，术后恢复可，2 年前再次出现右侧鼻塞，逐渐加重，伴右侧偏头痛，右侧嗅觉减退，流黏脓性涕，偶有涕中带血。不伴有颜面麻木，无牙齿松动，无眼部症状。专科检查：外鼻无畸形，鼻中隔轻度左偏，右侧鼻腔见大量多发粉红色乳头状肿物，质软，触之易出血。辅助检查：鼻窦冠状位 CT，右侧鼻腔，上颌窦、筛窦低密度影，右上颌窦内侧壁骨质吸收。

问题：

1. 病例的诊断是什么？
2. 诊断依据是什么？
3. 需进一步做哪些辅助检查？
4. 鉴别诊断有哪些？
5. 治疗方案是什么？

参考答案及提示：

1. 诊断　最可能的诊断是右侧鼻腔鼻窦内翻性乳头状瘤。

2. 诊断依据 ①中年男性，右侧鼻塞2年，既往有右侧鼻腔肿物摘除手术史。术后病理回报：鼻内翻性乳头状瘤。②专科检查：外鼻无畸形，鼻中隔轻度左偏，右侧鼻腔见大量多发粉红色乳头状肿物，质软，触之易出血。③鼻窦冠状位CT：右侧鼻腔，上颌窦、筛窦低密度影，右上颌窦内侧壁骨质吸收。

3. 辅助检查 进一步行鼻腔肿物取病理活检术，明确肿物性质。

4. 鉴别诊断

(1) 鼻息肉：鼻腔内可见灰白色半透明新生物，表面光滑，呈荔枝肉状，触之质软，不易出血，病理可鉴别。

(2) 鼻咽纤维血管瘤：多发于青少年男性，主要表现为反复发作鼻出血、鼻塞。局部检查见鼻咽部光滑表面见血管纹之肿物，可鉴别。

(3) 鼻腔恶性肿瘤：多见于老年患者，慢性发病，临床表现为进行性鼻塞、血涕、鼻腔异味、颜面麻木、牙齿松动，局部检查及影像学检查可鉴别。

5. 治疗方案 鼻内翻性乳头状瘤对药物治疗及放疗不敏感，首选手术治疗，手术务求彻底，以减少复发率。

临床思维：鼻内翻性乳头状瘤

内翻性乳头状瘤是鼻腔、鼻窦最常见的良性肿瘤之一。尽管鼻内翻性乳头状瘤属良性肿瘤，但其特殊的生物学特性使其具有与一般良性肿瘤不同的鲜明特点。

第一，鼻内翻性乳头状瘤表现为局部侵袭性生长，常破坏肿瘤周边的骨质，甚至波及眼眶及颅内。

第二，手术切除后易发，复发率在25%～75%，多次复发及老年患者易恶变。手术彻底切除肿瘤是预防复发的主要方法。

【临床表现】 鼻内翻性乳头状瘤极少发生于青少年，常见于40岁以上的男性，50～70岁发病率最高。多为一侧患病，双侧发病少见，患者表现为鼻塞及鼻内肿块，可伴流涕，有时带血，可伴有头面部疼痛和嗅觉异常。随着肿瘤扩大和累及部位不同，可出现相应的症状和体征。局部检查见肿瘤外观呈息肉状，表面不平，质偏硬，触之易出血。

【治疗】 鼻内翻性乳头状瘤虽属良性肿瘤，但具有破坏性生长方式，发展快，手术后容易复发，多次复发及老年患者易恶变。因此，临床上常以恶性肿瘤对待，确诊后应当彻底切除肿瘤。

二、上颌窦癌

病例 15-11-2

患者，女性，54岁。左侧眼胀1年，加重伴面部麻木感半个月。患者1年前无诱因出现左眼肿胀，无头痛及发热，无视物模糊，未诊治，症状时轻时重，半月前症状加重，出现左侧鼻塞，鼻腔出现少量脓血性分泌物，伴左侧面部麻木感，嗅觉减退。专科检查：双鼻腔黏膜慢性充血，双中鼻甲肥大明显，鼻中隔稍向左偏曲，左侧下鼻道后端可见黏脓性分泌物聚集，左侧中鼻道见灰白色菜花样新生物。鼻窦CT示，左侧上颌窦，左侧鼻腔内组织肿块影，左侧上颌窦内侧壁、外侧壁及上壁骨质广泛破坏。

问题：

1. 病例的诊断是什么？

2. 诊断依据是什么？

3. 治疗方案是什么？

参考答案及提示：

1. 诊断　上颌窦癌。

2. 诊断依据　①左侧眼胀 1 年，加重伴面部麻木感半个月，左侧鼻腔出现少量脓血性分泌物；②左侧中鼻道见灰白色菜花样新生物；③鼻窦 CT 示，左侧上颌窦，左侧鼻腔内组织肿块影，左侧上颌窦内侧壁、外侧壁及上壁骨质广泛破坏。

3. 治疗方案

(1) 放射治疗：已确诊为上颌窦癌的病例可以先行术前放疗，放疗结束 3～4 周后手术。

(2) 手术治疗：是上颌窦癌的主要治疗方法。

(3) 化学治疗：主要采用经动脉插管区域性化疗的方法。

临床思维：上颌窦癌

上颌窦癌是耳鼻咽喉科常见的恶性肿瘤之一，占耳鼻咽喉各部恶性肿瘤总数的 20%。多发生于 40 岁以上的男性。

【临床表现】　早期，由于癌瘤局限于上颌窦内，患者可以较长期无症状而不被发觉。当肿瘤发展到一定程度后，才出现明显症状而引起患者注意。临床上，可根据肿瘤不同的原发部位而出现不同的症状，当肿瘤发生自上颌窦下壁时，则先引起牙松动、疼痛、颊沟肿胀。当肿瘤发生自上颌窦内壁时，常先出现鼻阻塞、鼻出血，一侧鼻腔分泌物增多；鼻泪管阻塞，有流泪现象；肿瘤发生自上壁时，常先使眼球突出，向上移位，可能引起复视；肿瘤发生自外壁时，则表现为面部及颊沟肿胀，以后皮肤溃破，肿瘤外露，眶下神经受累可发生面颊部感觉迟钝或麻木；肿瘤发生自后壁时，可侵入翼腭窝而引起张口受限。由于上颌窦癌临床表现的多样性，致使患者可首诊于各不同的临床科室。上颌窦癌常转移至下颌下及颈部淋巴结，有时可转移至耳前及咽后淋巴结。远处转移少见。

【诊断】　对上颌窦癌的影像学检查，CT 应作为首选(图 15-11-1，图 15-11-2)，可了解癌肿侵犯范围及骨质破坏情况。如见鼻腔有新生物或息肉样组织，应做活检。

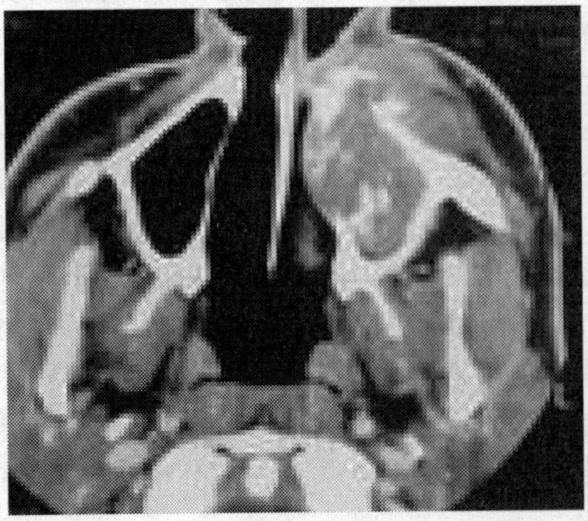

图 15-11-1　左侧上颌窦癌水平位 CT

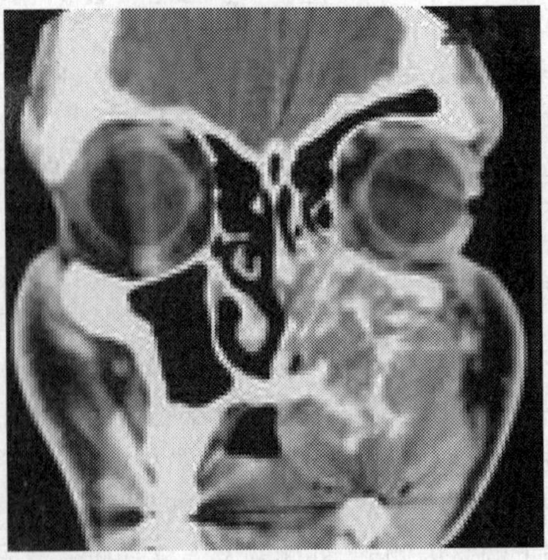

图 15-11-2　左侧上颌窦癌冠状位 CT

【治疗】　上颌窦癌的治疗应是以手术为主的综合治疗，特别是结合放疗的综合疗法。

1. 放射治疗 已确诊为上颌窦癌的病例可以先行术前放疗，放疗结束3～4周后手术。

2. 手术治疗 手术治疗是上颌窦癌的主要治疗方法。原则上应行上颌骨全切除术。如病变波及眶下板时，需行全上颌骨并包括眶内容物切除；如病变累及其他部位，应施行上颌骨扩大根治性切除术，甚至于施行颅颌联合切除术。

3. 化学治疗 主要采用经动脉插管区域性化疗的方法。药物可选用甲氨蝶呤、平阳霉素或氟尿嘧啶特点灌注，化疗结束后即行手术治疗。

复 习 题

一、名词解释

1. 窦口鼻道复合体 2. 慢性鼻窦炎 3. 功能性鼻内镜术 4. 利特尔区 5. 鼻疖 6. 鼻中隔偏曲 7. 真菌性鼻窦炎 8. 鼻内翻性乳头状瘤 9. 危险三角区 10. 鼻窦

二、简答题

1. 海绵窦血栓性静脉炎的发病机制是什么？
2. 人体有哪几组鼻窦？
3. 外鼻的软骨支架有哪些？
4. 怎样选择鼻骨骨折的治疗时机？
5. 鼻疖的并发症包括哪些？最严重的是什么？
6. 变应性鼻炎的主要临床表现？
7. 鼻出血最易发生的部位在哪里？为什么？
8. 慢性单纯性鼻炎与慢性肥厚性鼻炎临床上主要的鉴别点有什么？
9. 慢性鼻炎的致病因素有什么？
10. 慢性鼻窦炎的主要临床表现？
11. 真菌性鼻-鼻窦炎的临床类型有哪些？
12. 真菌性鼻-鼻窦炎的治疗原则。
13. 急性侵袭性真菌性鼻-鼻窦炎的临床表现？
14. 上颌骨根治切除术的适应证？
15. 小儿鼻腔异物处理不当可发生严重并发症是什么？怎样避免？
16. 鼻内翻性乳头状瘤的治疗方法？
17. 鼻腔鼻窦恶性肿瘤的常见症状有哪些？
18. 急性鼻炎的病因是什么？

三、问答题

1. 患者，男性，26岁，挖右侧鼻孔后右侧鼻孔周围明显肿胀、疼痛，未重视。两日后，鼻孔周疼痛加重，伴发热，伴上唇隆起，压痛，皮下捻发音。此患者最可能的诊断是什么？该病的其他并发症还有那些？最严重的并发症是什么？
2. 患者，女性，33岁。2年前“感冒”后出现鼻塞、流涕等症状，经治疗后症状消失，近2年来，反复发作“鼻炎”，现鼻塞呈持续性，应用“血管收缩剂”无效，局部检查:双侧中、下鼻甲黏膜肥厚，黏膜表面凹凸不平，触压无凹陷。此患者可能患有那种类型鼻炎？为什么？如何治疗？
3. 患者，因间歇性鼻塞1月余就诊，局部检查鼻黏膜充血肿胀，表面光滑、呈暗红色。下鼻甲黏膜柔软而富有弹性，以麻黄碱液作鼻黏膜收缩，下鼻甲迅速缩小，可诊断为哪种疾病？如何治疗？
4. 患者，男性，25岁。近6年来，每年春、夏季固定时期出现鼻痒、打喷嚏、大量清水样涕，在医院诊断为“变应性鼻炎”，请问此患者患那种类型变应性鼻炎，可能的变应原是什么？变应性鼻炎的发病机制是什么？
5. 患者，男性，31岁。3年前打篮球时鼻部受“肘击”受伤，未到医院就诊。伤后自觉右侧鼻塞，有时伴右侧偏头痛。无脓涕，无嗅觉减退。该患者可能的诊断是什么？最有效的治疗方法是什么？

6. 患者，男性，26 岁。在工地施工时被“铁板”砸伤鼻梁，伤后双侧鼻出血，鼻梁明显肿胀，皮下淤血，鼻梁塌陷。伤后第二天来医院就诊。该患者可能的诊断是什么？最确切的诊断方法是什么？损伤最小的治疗方法是什么？最佳治疗时机是何时？
7. 男性，患者，36 岁。因“慢性鼻窦炎 2 型 2 期”行功能性鼻内镜术。术后第一天患者左眼周青紫淤血，无视力障碍、眼球运动正常。1 周后眼周呈黄色沉着。出现这种情况应该考虑是那种并发症？最适宜的处理方法是什么？
8. 患者，女性，70 岁。患糖尿病酮症酸中毒，另患有恶性肿瘤，长期化疗。2 天前突然出现高热、双侧鼻塞、脓痂样涕、鼻出血，病情进展迅速，出现剧烈头痛，突眼，眼球固定，鼻窦 CT：多组鼻窦受累，伴有窦壁骨质破坏。可能的诊断是什么？最可能的致病菌是什么？
9. 患者，男性，45 岁。体检时拍摄颅脑 CT，发现右侧上颌窦底壁局限性黏膜下突起。患者平时无鼻部自觉症状。请问可能的诊断是什么？进一步需怎样治疗？
10. 患者，男性，66 岁。患“右侧鼻腔肿物”10 年，期间经历 3 次手术，术后病理回报为“鼻内翻性乳头状瘤”。半个月前再次出现右侧鼻塞，伴有少量鼻出血，鼻腔出现少量脓血性分泌物，伴左侧面部麻木感，嗅觉丧失。局部检查见右侧中鼻道见灰白色菜花样新生物。此患者最可能的诊断？治疗方法？
11. 患者，男性 43 岁，反复发作鼻塞 10 年，曾于外院多次行“鼻息肉摘除术”，查体：双侧鼻腔多发灰白色，半透明光滑肿物，鼻中隔向双侧不规则偏曲。鼻窦 CT 示全组鼻窦炎。该患确定诊断是什么？最适合的治疗方法是什么？

参考答案

一、名词解释

1. 窦口鼻道复合体：是指以筛漏斗为中心的附近区域，包括中鼻甲、钩突、筛泡、半月裂、筛漏斗、以及额窦、前组筛窦和上颌窦的自然开口，如发生解剖变异和病理改变，将直接影响鼻窦的通气引流，导致鼻窦炎。
2. 慢性鼻窦炎：慢性鼻窦炎是鼻窦黏膜慢性化脓性炎症。多因急性鼻窦炎反复发作未彻底治愈而迁延所致，可单侧发病或单窦发病，双侧或多窦发病常见。
3. 功能性内镜鼻窦手术(FESS)：手术以切除窦口鼻道复合体病变、特别是前组鼻窦的病变、恢复窦口的通气和引流为关键，无需行广泛的鼻窦黏膜切除。即通过小范围或局限性手术解除广泛的鼻窦病变。
4. 利特尔区：鼻中隔最前下部的黏膜下血管密集，分别由颈内动脉系统和颈外动脉系统的分支汇聚成血管丛，该区即利特尔区，是鼻出血的好发部位。
5. 鼻疖：是鼻前庭或鼻尖部毛囊、皮脂腺或汗腺的局限性急性化脓性炎症。
6. 鼻中隔偏曲：是指鼻中隔偏离中线向一侧或两则弯曲或局部形成突起，引起鼻功能障碍或产生症状者。
7. 真菌性鼻窦炎：又称霉菌性鼻窦炎，是鼻科临床常见的一种特异性感染性疾病，多在机体长期使用抗生素、糖皮质激素、免疫抑制剂或接受放射治疗等情况下发生，也可在一些慢性消耗性疾病如糖尿病、烧伤致机体抵抗力下降时发生。
8. 鼻内翻性乳头状瘤：是鼻腔、鼻窦最常见的良性肿瘤。本病的发生与人乳头状瘤病毒感染有关，鼻内翻性乳头状瘤表现为局部侵袭性生长，常破坏肿瘤周边的骨质，甚至波及眼眶及颅内。
9. 危险三角区：临床上将鼻根部与上唇三角形区域称为“危险三角区”。因该处皮肤感染可造成致命的海绵窦血栓性静脉炎。
10. 鼻窦：鼻窦为鼻腔周围颅骨含气空腔，按其所在颅骨命名为额窦、筛窦、上颌窦及蝶窦，共四对。

二、简答题　略。

三、问答题　略。

（王　鑫）

第十六章 咽 科 学

第一节 咽 炎

病例 16-1-1

患者，女性，35 岁，咽痛、痰多伴低热 4 天，加重 1 天。现病史：患者于 4 天前因过度劳累后，出现咽痛，呈持续性，吞咽时加重，但不影响进食，咳嗽，痰较多，为黏脓性，轻度发热、头痛、周身不适。查体：急性病容，表情痛苦。T 37.7℃，R 20 次/分，P 82 次/分，BP 130/70mmHg。咽部黏膜急性弥漫性充血、肿胀，咽后壁可见肿大的淋巴滤泡，表面可见黄白色点状渗出物，软腭水肿明显，扁桃体不大，表面无脓性分泌物。间接喉镜检查见喉腔黏膜急性充血，余未见异常。全身体格检查未见其他明确阳性体征。辅助检查：白细胞 8.5×10^9/L，中性粒细胞 0.78。

问题：

1. 该疾病的诊断最可能是什么？
2. 治疗方法是什么？
3. 该疾病的护理及预防要点有哪些？
4. 主要应与哪些疾病相鉴别？

参考答案及提示：

1. 最可能的诊断　急性咽炎。根据本病例特点，咽痛为主要症状，首先考虑为咽腔急性炎症。体格检查明确排除急性扁桃体炎、扁桃体周围脓肿、急性会厌炎等咽腔常见急性炎症性疾病。患者病程中出现咽部干燥、灼烧感等临床表现。故考虑为急性咽炎。

2. 治疗方法　急性咽炎的治疗手段比较简单，一般只要在没有发生并发症之前及时治疗都能治愈。

(1) 一般疗法：卧床休息，多喝水，减少局部刺激。咽痛剧烈或体温较高者可选用解热镇痛药物。

(2) 局部治疗：含服溶菌酶片、度灭芬喉片、碘含片、六神丸等；复方硼砂液、氯己定漱口液、淡盐水含漱。发病初期可用 1%碘甘油或 2%硝酸银液涂擦咽壁、雾化治疗等以助炎症消退。

(3) 抗感染治疗：病毒感染者可选用抗病毒药。细菌感染者可选用有效抗生素治疗。

3. 护理及预防要点　适当注意休息，多饮水，吃清淡易消化食物。平时注意加强体育锻炼，增强体质。

4. 主要的鉴别诊断

(1) 急性扁桃体炎：急性扁桃体炎的咽痛及全身症状均比急性咽炎严重，检查可见扁桃体红肿化脓，咽部黏膜虽受影响，但淋巴滤泡无化脓表现。

(2) 咽白喉：咽白喉全身中毒症状明显，精神委靡，咽部可见灰白色假膜，取分泌物检查可找到白喉杆菌。

(3) 急性传染病：如麻疹、猩红热、流感等疾病的鉴别。某些急性传染病如麻疹、水痘、猩红热等的前期常有类似急性咽炎的表现，应注意在发热 1～2 日后的口腔黏膜和皮肤有无特征性的斑疹出现，以及舌头有无杨梅舌样改变等，以免误诊。

病例 16-1-2

患者，女性，48 岁，教师。咽干、咽部异物感 4 年。患者于 4 年前无明显原因出现咽部持续性干痒、异物感，伴有间断性发作咽部灼热感及咽部微痛症状。感冒、受凉等情况下咽部症状可加重。曾多次就诊多家医院，行纤维喉镜、咽部 CT、食管镜、胃镜等检查，均未发现明显异常。自行用草珊瑚含片、金嗓子喉宝等含化治疗，症状稍减轻，停药后症状又发，异物感于空咽时加重，进食时消失。痰多，伴有吭咳声。查体：一般情况较好，咽腔黏膜呈弥漫性充血、增生。咽后壁有数个颗粒状物，并融合成团，有黏液性分泌物附着于咽后壁，扁桃体不大，颌下淋巴结无肿大及压痛。间接喉镜检查：会厌黏膜正常，双侧声带、室带无充血，活动闭合良好。全身体格检查未见其他明确阳性体征。

问题：

1. 该疾病的诊断最可能是什么？
2. 常见病因是什么？
3. 治疗方法是什么？
4. 该疾病的护理及预防要点有哪些？

参考答案及提示：

1. 考虑诊断　慢性咽炎。需排除下咽部、喉部、食管等恶性病变，除外茎突过长症等。

2. 常见病因　包括以下 6 类。

(1) 病原微生物：包括细菌、病毒、螺旋体、立克次体等，是急性咽炎的主要致病因素。

(2) 物理或化学性刺激：如讲话过多，喜食辛辣、烫热饮食，烟酒过度，化学性气体、粉尘等空气污染，均可损伤咽部黏膜上皮和腺体，破坏局部防御体系。

(3) 气候、季节因素：寒冷、干燥，冬春季节气候变化大，容易引起抵抗力下降和致病微生物入侵。

(4) 邻近器官疾病：鼻腔、鼻窦、口腔、牙齿、牙龈、喉、气管、支气管等邻近器官的急、慢性炎症均可导致咽炎。

(5) 全身疾病：过敏体质或患有全身疾病均可导致全身抵抗力下降、咽部血液循环障碍，进而引发咽炎。

(6) 其他：过度疲劳，精神紧张，睡眠不足等也是诱发咽炎的常见因素。

3. 治疗方法

(1) 去除病因是治疗本病的关键。

(2) 漱口液、含化药物的应用。

(3) 增生的滤泡可用药物烧灼、电凝、激光治疗。

(4) 咽腔封闭治疗：转移因子注射液咽后壁黏膜层注射，5 次为 1 疗程。

(5) 中医中药治疗：以滋阴利咽、清热润肺为主。

4. 护理及预防要点　戒烟、禁辛辣食物，治疗鼻炎、鼻窦炎、龋病等是预防本病的主要措施；避免高温、粉尘、有害毒气等环境。治疗全身慢性疾病，如静脉高压、便秘、甲状腺功能低下、内分泌功能紊乱等。

临床思维：咽炎

1. 急性单纯性咽炎　为咽部黏膜及黏膜下组织的急性炎症。咽淋巴组织亦常被累及。炎症早期可局限于某一部分，随病情进展常可涉及整个咽腔。原发性炎症主要由溶血性链球菌引起。根据病史、临床表现及咽部检查所见,此病易诊断。但应注意与急性传染病的前驱症状或并发症状相区别,在婴儿常为某些急性传染病如麻疹、猩红热、流感、风疹等的前驱症状或并发症状。在成人及较大儿童,常继发于急性鼻炎、鼻窦炎及扁桃体炎。此外,尚需与血液病相鉴别。此病情之轻重与多种因素有关,若为毒力强的细菌感染,其周围血像白细胞总数及中性粒细胞分类很高,其全身症状表现严重。为明确致病菌,常采用咽拭子培养及细菌药敏试验,必要时亦可进行抗体测定及机体免疫功能测定。

2. 慢性咽炎 为咽部黏膜、黏膜下及淋巴组织的慢性炎症。典型症状:咽部有异物感,干燥灼热,轻度疼痛等;常有黏稠分泌物附于咽后壁不易清除,夜间明显。可引起刺激性咳嗽,甚至恶心、呕吐。检查若见咽部黏膜弥漫充血,色暗红,并附有少量黏稠分泌物,即可诊断为慢性单纯性咽炎。慢性肥厚性咽炎的症状可见黏膜增厚,弥漫充血,或腭咽弓和软腭边缘增厚,咽后壁有多数颗粒状突起的淋巴滤泡。慢性咽炎疾病本身并不难诊断,但应注意许多全身性疾病的早期症状酷似慢性咽炎。因此,必须详细询问病史,全面仔细检查鼻、咽、喉、气管、食管、颈部乃至全身的隐匿病变,特别应警惕早期恶性肿瘤。在排除这些疾病之前,不应贸然或勉强做出慢性咽炎的诊断。所以慢性咽炎的临床诊断是一个完善各相关系统全面检查,逐步排除的其他相关性疾病的过程。由于咽腔的特殊解剖部位特点,使其与周围诸多系统发生联系,同时也容易受到各系统疾病的影响而表现出非特异性的咽腔症状。其与鼻腔、口腔、气管、食管、颈椎等部位相邻,导致例如慢性鼻窦炎、口腔黏膜病、哮喘、反流性食管炎、颈椎椎体增生等疾病均可引发咽腔的临床症状表现,所以慢性咽炎的临床诊断应建立在上述各系统完善检查、明确排除其他疾病的基础之上。

第二节 急性扁桃体炎

病例 16-2-1

患者,女性,35 岁,咽部疼痛伴发热 3 天,加重 1 天。患者自述 3 天前受凉后出现咽部疼痛,渐进性加重,伴高热、寒战,疲乏无力,头痛,食欲不振。近 1 天咽部疼痛加剧伴吞咽困难,急就诊于本院。查体:急性病容,表情痛苦,T 38.9℃,R 20 次/分,P 83 次/分,BP 130/80mmHg。咽部检查:咽部黏膜急性弥漫性充血,以扁桃体及两腭弓最为严重,双腭扁桃体肿大,表面可见黄白色脓点,易拭去。间接喉镜检查:喉咽黏膜亦弥漫性充血,会厌无水肿,双侧声带运动灵活关闭严,双下颌角淋巴结肿大,触痛阳性。辅助检查:白细胞 $10\times10^9/L$,中性粒细胞 0.79。

问题:

1. 该病例的最可能诊断是什么?
2. 诊断依据是什么?
3. 主要应与哪些疾病相鉴别?
4. 适合的治疗方法有哪些?

参考答案和提示

1. 考虑诊断 急性扁桃体炎(图 16-2-1,彩图 26)。

2. 诊断依据 根据本病例的典型临床表现:起病急,畏寒、发热、咽痛为主要症状。专科检查:咽部黏膜急性充血,双腭扁桃体红肿,表面可见黄白色脓点,且易拭去。

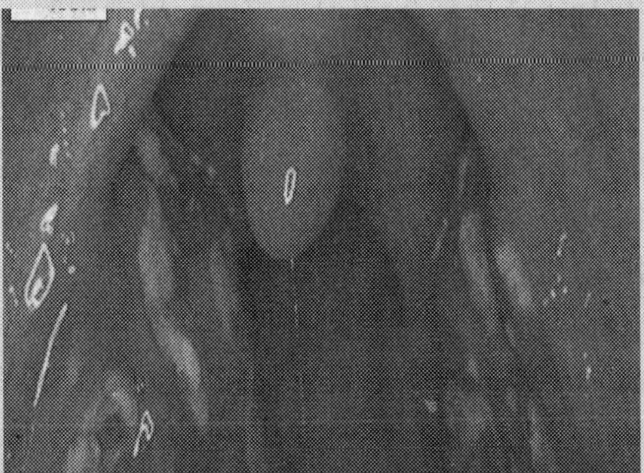
图 16-2-1 急性化脓性扁桃体炎

结合辅助检查：白细胞总数增多，中性粒细胞中度增多。故考虑诊断急性扁桃体炎。

3. 主要鉴别诊断

(1) 咽白喉：多见于儿童，白细胞不高，扁桃体的假膜常超出扁桃体以外，不易拭去，拭去后遗留出血创面，假膜涂片与培养可找到白喉杆菌。

(2) 猩红热：早期即为急性化脓性扁桃体炎的病象，1～2 天后，皮疹出现伴有杨梅舌。

(3) 樊尚咽峡炎：一侧扁桃体肿大充血，其上覆有灰色或灰黄色腐烂物的假膜，易拭去，遗留溃疡面，涂片可找到梭形杆菌和螺旋体。此种溃疡也可发生于牙龈或颊黏膜等处。

(4) 其他传染病：如麻疹、风疹、水痘、百日咳、流行性腮腺炎、斑疹伤寒等。

(5) 血液病：传染性单核细胞增多症、淋巴细胞白血病、粒细胞缺乏病等，血液检查可确诊。

4. 治疗方案

(1) 一般治疗：需隔离，卧床休息，进流质饮食及多饮水，加强营养及疏通大便。咽痛剧烈或高热时可口服退烧药及镇痛药

(2) 抗生素治疗：为主要治疗方法。青霉素应属首选，根据病情决定给药途径，激素可酌情应用。

(3) 局部治疗：可用复方硼砂溶液等漱口，西瓜霜含片、草珊瑚含片、华素片等含服，也有消炎止痛的作用。

临床思维：急性扁桃体炎

急性扁桃体炎俗称"乳蛾"、"喉蛾"，是腭扁桃体的急性非特异性炎症。往往伴有一定程度的咽黏膜及其他咽淋巴组织的炎症，是一种常见的咽部疾病，多发于儿童及青年。临床表现虽因其病理改变不同分为卡他型、隐窝型及滤泡型扁桃体炎等三型，但就诊断而言，可分为急性充血性扁桃体炎和急性化脓性扁桃体炎两种。该病起病急，恶寒、高热，体温可达 39～40℃，尤其是幼儿可因高热而出现抽搐、呕吐或昏睡、食欲不振、便秘及全身酸痛等。局部症状：咽痛明显，吞咽时尤甚，剧烈者可放射至耳部，幼儿常因不能吞咽而哭闹不安。儿童若因扁桃体肥大影响呼吸时可妨碍其睡眠，夜间常惊醒不安。

【临床表现】 病人呈急性病容，面颊赤红，口有臭味，舌被厚苔，颈部淋巴结，特别是下颌角处的淋巴结往往肿大，并且有触痛。白细胞明显增多。根据局部检查可见到不同类型扁桃体炎有不同变现。急性充血性扁桃体炎亦称卡他性扁桃体炎，主要表现为扁桃体充血、肿胀、表面无脓性分泌物。急性化脓性扁桃体炎含急性隐窝性扁桃体炎和急性滤泡性扁桃体炎，表现为扁桃体及腭弓明显充血，扁桃体肿大；隐窝型表现隐窝口有黄白色脓点，有时渗出物可融合成膜状，不超出扁桃体范围，易于拭去而不遗留出血创面；滤泡型主要表现为扁桃体实质的淋巴滤泡充血、肿胀、化脓，扁桃体形成蛋白色小隆起。

急性扁桃体炎可引起各种并发症，主要有颈淋巴结炎、中耳炎、鼻窦炎、气管支气管炎、肺炎、颈深部感染及风湿热、心脏病、肾炎和关节炎等。多发生于儿童及青年，在春秋两季气温变化时最易发病。扁桃体表面无渗出物时应与猩红热、上感、流感等鉴别。扁桃体表面有渗出物时应与咽白喉、溃疡性咽炎、扁桃体角化症等相鉴别

【治疗】

1. 一般疗法 本病具有传染性，故患者要适当隔离。卧床休息，进流质饮食及多饮水，加强营养及疏通大便，咽痛较剧或高热时，可口服解热镇痛药。

2. 抗生素为主要治疗方法　首选青霉素，根据病情轻重，决定给药途径。若治疗 2～3 日后病情无好转、高热不退，需分析其原因，改用其他种类抗生素，或酌情使用糖皮质激素。

3. 局部治疗　常用复方硼砂溶液、口泰（复方氯己定含漱液）或 1∶5000 呋喃西林液漱口。

4. 手术治疗　本病反复发作，特别是已有并发症者，应在急性炎症消退后施行扁桃体切除术。

第三节　慢性扁桃体炎

病例 16-3-1

患者，男性，40 岁，咽部疼痛反复发作 5 年。患者 5 年前无明显诱因开始出现咽部疼痛。曾就诊于当地医院，诊为急性扁桃体炎，予以抗感染对症治疗后症状缓解。近 5 年来咽部疼痛在感冒，受凉等情况下反复发作，平时感喉部发干、发痒，有异物感，口臭，睡时打鼾，常出现头痛、乏力、低热等症状。查体：慢性病容，表情忧虑。T 36.6℃，R 19 次/分，P 83 次/分，BP 125/85mmHg。咽部检查：双侧扁桃体 I 度肿大，呈慢性充血，黏膜呈暗红色，用压舌板挤压舌腭弓时，隐窝口有黄白色干酪样点状物溢出。全身体格检查未见明显阳性体征。

问题：

1. 该病例最可能的诊断是什么？
2. 主要应与哪些疾病相鉴别？
3. 治疗方案是什么？
4. 扁桃体切除的禁忌证和适应证有哪些？

参考答案及提示：

1. 考虑诊断　慢性扁桃体炎。

2. 主要的鉴别诊断

（1）扁桃体生理性肥大：多见于小儿和青少年，无自觉症状，扁桃体光滑、色淡，隐窝口清洁，无分泌物潴留，与周围组织无粘连，触之柔软，无反复炎症发作病史。

（2）扁桃体角化症：常易误诊为慢性扁桃体炎。角化症为扁桃体隐窝口上皮过度角化所致，而出现白色尖形砂粒样物，触之坚硬，附着牢固，不易拭去，如用力擦拭，则留有出血创面。类似角化物也可见于咽后壁和舌根等处。

（3）扁桃体肿瘤：一侧扁桃体迅速增大或扁桃体肿大并有溃疡，常伴有同侧颈淋巴结肿大，应考虑肿瘤的可能，需行活检确诊。

3. 治疗方案

（1）非手术疗法

1）本病治疗不宜仅限于抗菌药物或手术，而应结合免疫疗法或抗变应性措施，包括使用有脱敏作用的细菌制品（如用链球菌变应原和疫苗进行脱敏），以及各种增强免疫力的药物，如注射胎盘球蛋白、转移因子等。

2）局部用药、隐窝灌洗及激光疗法等。

3）加强体育锻炼，增强体质和抗病能力。

（2）手术疗法：行扁桃体切除术。

4. 扁桃体切除的禁忌证

（1）急性炎症时，一般不施行手术，宜在炎症消退 2～3 周后切除扁桃体。

(2) 造血系统疾病及有凝血机制障碍者，如再生障碍性贫血、血小板减少性紫癜、过敏性紫癜等，一般不手术。若扁桃体炎症会导致血液病恶化，必须手术切除时，应充分准备，精心操作，并在整个围手术期采取综合治疗。

(3) 严重全身性疾病，如活动性肺结核、风湿性心脏病、先天性心脏病、关节炎、肾炎、高血压病、精神病等。

(4) 在脊髓灰质炎及流感等呼吸道传染病流行季节或流行地区，以及其他急性传染病流行时，或患上呼吸道感染疾病期间，不宜手术。

(5) 妇女月经期前和月经期、妊娠期，不宜手术。

(6) 患者亲属中免疫球蛋白缺乏或自身免疫病的发病率高，白细胞计数特别低者，不宜手术。

5. 扁桃体切除的适应证

(1) 慢性扁桃体炎反复急性发作或多次并发扁桃体周脓肿。

(2) 扁桃体过度肥大，妨碍吞咽、呼吸及发声功能。

(3) 慢性扁桃体炎已成为引起其他脏器病变的病灶，或与邻近的器官病变有关联。

(4) 白喉带菌者，经保守治疗无效时。

(5) 各种扁桃体良性肿瘤，可连同扁桃体一并切除；对恶性肿瘤应慎重。

临床思维：慢性扁桃体炎

慢性扁桃体炎(chronic tonsillitis)多由急性扁桃体炎反复发作或因隐窝引流不畅，而致扁桃体隐窝及其实质发生慢性炎症病变。临床表现常有急性扁桃体炎或扁桃体周脓肿史，或伴有扁桃体源性全身性疾病症状；咽部不适，咽干燥感、微痛感、刺痒或异物感，常引起干咳或各种感觉异常。扁桃体肥大，多见于儿童，可有不同程度呼吸困难和吞咽困难，鼻通气不畅，睡眠时有鼾声，有口臭，因为扁桃体内有干酪样物或脓汁积存，内有厌氧菌生长。隐窝内脓栓及细菌常被吞入胃中，刺激消化道，引起食欲不振、消化不良、营养障碍、消瘦和贫血。隐窝内细菌毒素被吸收后可引起低热、头痛、肌肉关节痛，出现颈淋巴结炎、心肌炎、肾炎等并发症。

【临床表现】 可见扁桃体慢性充血、扁桃体表面不平、瘢痕、与周围组织有粘连，有时可见隐窝口封闭，呈黄白色小点，其上盖有菲薄黏膜或粘连物。隐窝开口处可有脓性分泌物或干酪样分泌物，挤压时分泌物外溢。舌腭弓及咽腭弓充血。下颌淋巴结肿大。扁桃体的外形大小分为Ⅲ度：扁桃体超出舌腭弓，但未遮盖咽腭弓者为Ⅰ度；已遮盖咽腭弓者为Ⅱ度；超出咽腭弓突向中线者为Ⅲ度。

【治疗】 如无禁忌证常行扁桃体切除术，手术方法有两种即剥离法和挤切法。

第四节　腺样体肥大

病例 16-4-1

患儿，女性，5 岁，主诉：张口呼吸 3 年，睡眠时呼吸有频繁暂停 1 年。现病史：患者于 3 年前起因“感冒”后出现鼻腔不通气，张口呼吸，经滴鼻药物治疗无好转，并逐渐加重，1 年前始睡眠时出现呼吸暂停，暂停时间长达 10 余秒，每晚可达 10 多次，不能安稳睡眠，智力发育迟缓。查体：面容呆痴，听力下降，口唇增厚，硬腭高拱，牙齿不齐。咽腔检查见扁桃体Ⅲ

度肿大，鼻咽部触诊，可触及 2cm×2cm×3cm 大小的包块，双侧鼓膜均有内陷、积液征，呈传音性聋。颅骨侧位片显示鼻咽部软组织影，阻塞气道（图 16-4-1）。

问题：

1. 该疾病的诊断最可能是什么？
2. 诊断依据是什么？
3. 治疗方法是什么？

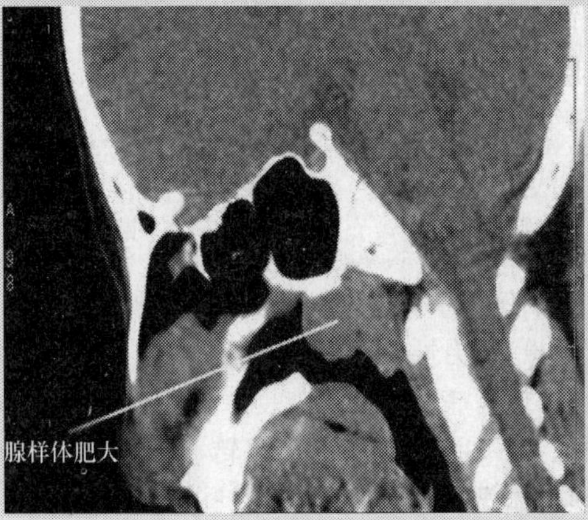

图 16-4-1　腺样体肥大

参考答案及提示：

1. 诊断　①腺样体肥大；②分泌性中耳炎。

2. 诊断依据

（1）睡眠时呼吸暂停，不能安稳睡眠。

（2）增殖体面容，增殖体肿大。

（3）两侧鼓膜内陷，有积液征，听力下降呈传音性聋。

（4）颅骨侧位片显示鼻咽部软组织影，阻塞气道。

3. 治疗方法　在全麻下行扁桃体剥离、腺样体切除术。

临床思维：腺样体肥大

腺样体又称咽扁桃体、增殖体，位于鼻咽顶壁和后壁交界处，两侧咽隐窝之间，相当于蝶骨体和枕骨底部（图 16-4-2）。腺样体在儿童出生后就存在，正常生理情况下，儿童 6～7 岁时腺样体发育最大，10 岁以后逐渐萎缩，到成人则基本消失。若腺样体增生肥大且引起相应症状者称腺样体增殖或腺样体肥大。本病多发生在 3～5 岁儿童，成人罕见。

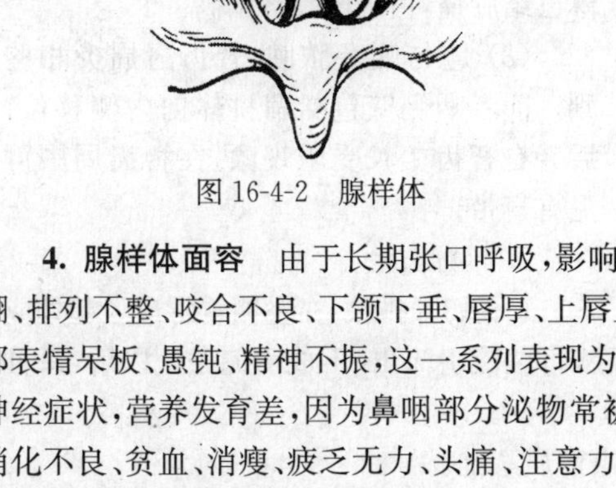

图 16-4-2　腺样体

【临床表现】

1. 耳部症状　腺样体肥大使咽鼓管堵塞，引起分泌性中耳炎出现传导性耳聋、耳鸣症状。

2. 鼻部症状　腺样体肥大可堵住后鼻孔，不但鼻通气不好，而且还可以使鼻腔分泌物不易排出，并发鼻炎和鼻窦炎。出现鼻堵、流涕、张口呼吸、闭塞性鼻音及睡眠时打鼾等症状。

3. 咽喉及呼吸道感染等症状　由于咽部分泌物下流，刺激咽喉及气管、支气管，引起相应的炎症。出现咽部不适、声音嘶哑、咳嗽吐痰、气喘等症状。

4. 腺样体面容　由于长期张口呼吸，影响面骨发育而致上颌骨狭长，硬腭高拱变窄、牙齿外翻、排列不整、咬合不良、下颌下垂、唇厚、上唇上翘、下唇悬挂、外眦下拉，鼻唇沟变浅、变平。面部表情呆板、愚钝、精神不振，这一系列表现为腺样体面容。全身症状表现为慢性中毒和反射性神经症状，营养发育差，因为鼻咽部分泌物常被咽入胃中，引起胃肠活动障碍，导致厌食、呕吐、消化不良、贫血、消瘦、疲乏无力、头痛、注意力不能集中、烦闷、性情暴躁、睡觉时磨牙、遗尿等。因呼吸不畅，肺扩张不全，胸廓畸形。

【体格检查】 视诊有典型的"腺样体面容",张口时可见咽后壁有脓性分泌物自鼻咽部向下流。间接鼻咽镜和纤维鼻咽镜检查可见鼻咽顶后壁有分叶状淋巴组织,表面不平,有5～6条纵行沟,沟中有脓性分泌物。腺样体可堵塞后鼻孔,甚至堵住全部后鼻孔,部分合作的小儿也可用手指自口中伸入触摸腺样体,可触知鼻咽顶后壁有软组织团块。鼻咽X线侧位相及CT扫描能显示腺样体大小、位置,也可与肿瘤区别。

第五节　扁桃体周围脓肿

病例 16-5-1

患者,男性,17岁,咽痛、发热8天,张口受限2天就诊。现病史:患者于8天前因受凉后,出现咽痛、骤起发热、畏寒,体温达40℃,进食时咽痛加重,并伴有左耳痛,经静脉滴注先锋霉素Ⅴ3.0g/d,无明显好转,并于3天前出现吞咽困难,不能进食,流口水,于2天前张口受限,体温居高不下。查体:扶入病室,急性病容,T 39.2℃,R 20次/分,P 86次/分,BP 120/75mmHg。患者用左手托左下颌,张口时最大口裂仅有1.5cm,咽部黏膜急性充血,软腭、腭垂、舌腭弓肿胀,呈鲜红色,并向右侧偏偏移,左侧扁桃体仅能窥及边缘,充血、有脓性分泌物,右扁桃体肿大、隐窝口有脓栓。双侧颌下淋巴结肿大压痛。在左侧软腭最隆起处穿刺有脓液抽出。血象检查:白细胞 22.3×10^9/L,中性粒细胞0.83。

问题:

1. 该疾病诊断最可能是什么?
2. 诊断依据是什么?
3. 治疗方法是什么?
4. 该疾病的护理及预防要点有哪些?

参考答案及提示:

1. 考虑诊断　扁桃体周围脓肿(图16-5-1,彩图27)。

2. 诊断依据

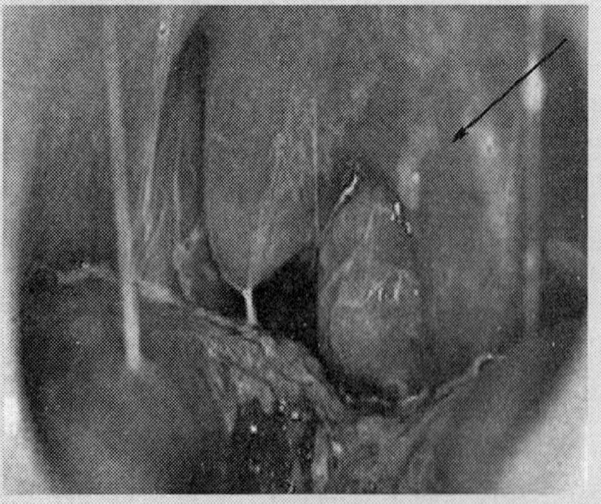

图16-5-1　扁桃体周围脓肿

(1) 病人为青年患者,骤起畏寒、高热、咽痛,经抗生素治疗无明显好转,并在发病5天病情加重,张口受限,流口水。

(2) 检查发现软腭、腭垂、舌腭弓肿胀,向右侧偏移,扁桃体表面有脓性物。颌下淋巴结肿痛,白细胞计数增高。

(3) 应与咽旁脓肿、智齿冠周炎相鉴别。前者咽侧壁包括扁桃体向内侧移位;后者有智齿生长受阻现象,在智齿周围可见有盲带。

3. 治疗方法

(1) 切开排脓:在左侧软腭最隆起处或在穿刺部位切开黏膜约1cm长,钝性分离至脓腔,将脓液引流出,不放引流条。以后,每日用血管钳扩张一次,至脓液消失为止。

(2) 全身应用抗生素及激素,补液纠正水、电解质紊乱。

(3) 待炎症消退后 2～3 周，行扁桃体摘除术；也可在化脓期在抗生素控制下，行扁桃体摘除术，其优点为排脓通畅，恢复快。

4. 护理及预防要点　注意锻炼身体，增强体质，加强抗病能力。在急性扁桃体炎发病时，积极治疗，应用大量抗生素以控制感染，以防止扁桃体周围炎发生。

临床思维：扁桃体周围脓肿

【临床表现】 扁桃体周围脓肿是扁桃体周围间隙内的化脓性炎症。早期为蜂窝织炎，称扁桃体周围炎，继之形成脓肿，称扁桃体周围脓肿。病人初起如扁桃体炎症状，3～4 日后，发热仍持续不退或又加重，咽痛加剧，吞咽时尤甚。常限于患侧，可放射至耳及颈部，再经 2～3 天后咽部疼痛加重，可伴吞咽困难，唾液外流，张口困难，语言不清，音调改变，体质衰弱。病情严重时患者头偏向患侧，颈呈假性僵直。语言时似口含物，口不能长大，口内有多量黏稠唾液沿口角外流。同侧下颌淋巴结肿大。

病人呈急性病容。局部检查可见咽黏膜充血，患侧软腭充血肿胀显著，脓肿常见于扁桃体上极与舌腭弓之间，该处明显隆起，软腭及腭垂被推向对侧。若脓肿位于扁桃体上极及舌腭弓之间，则舌腭弓上方隆起，扁桃体被遮盖且被推向内下方。若位于扁桃体与咽腭弓之间，则咽腭弓隆起，扁桃体被推向前下方。患侧颈及下颌淋巴结肿大。在最隆起处试验性穿刺抽脓可明确诊断。

【诊断】

1. 咽旁脓肿　为咽旁间隙的急性化脓性炎症，肿胀部位在一侧颈外下颌部，伴有压痛，病侧扁桃体和咽侧壁被推向中线，但扁桃体本身无病变可见。

2. 智齿冠周炎　多发生在下牙槽内侧，牙冠上覆盖肿胀组织，红肿可波及舌腭弓，但扁桃体和腭垂不受波及。

3. 急性白血病　有时咽峡部呈急性炎症现象，但疼痛轻，局部有出血坏死，牙龈部亦有出血灶，根据血象和骨髓象可确诊。

【治疗】 在脓肿尚未形成时，其治疗与急性扁桃体炎相同。全身应用抗生素，颈部理疗，漱口等。脓肿已形成则应及时行切开引流术。本病好复发，为防止复发，应行扁桃体切除术。可在急性炎症消退后 2 周行扁桃体切除术。也可在抗生素控制下，在穿刺抽脓后即时行扁桃体切除术，其优点为排脓通畅、恢复快。

第六节　咽 后 脓 肿

病例 16-6-1

患者，女性，2 岁，主诉：突起高热、拒食、进行性呼吸困难 2 天。现病史：患儿于 2 天前，突起畏寒、体温骤升，2 小时后体温达 39.3℃，哭闹不安，拒食，喂乳时乳液返流自鼻腔流出，于 10 小时前出现呼吸困难，逐渐加重，不能平卧。查体：T 40.1℃，R 20 次/分，P 92 次/分。呼吸困难，口唇发绀，有吸气期喉鸣及三凹症，哭声似小鸭叫。直达喉镜检查，见右侧咽后壁隆起，充血，中线向左移。血象检查：白细胞 19.3×10^9/L，中性粒细胞 0.85。

问题：

1. 该疾病的诊断最可能是什么？

2. 治疗方法是什么？

3. 该疾病的护理及预防要点有哪些？

参考答案及提示：

1. 考虑诊断　咽后脓肿。

2. 治疗方法　患儿平卧头低位，在麻醉喉镜或直接喉镜直视下，先用注射器抽出脓液，再用长柄尖刀片将脓肿切开。以后每日扩张一次至无脓液排出为止。全身应用足量抗生素、适量激素。呼吸困难严重者，应密切观察，必要时行气管切开术。

临床思维：咽后脓肿

【概念及分类】 咽后脓肿(retropharyngeal abscess)为咽后隙的化脓性炎症，按发病机制分为急性和慢性两种。①急性型多见于3岁以下婴幼儿的咽后隙化脓性淋巴结发炎。由于婴幼儿每侧咽后隙中有3～8个淋巴结，口、咽、鼻腔及鼻窦的感染，可引起这些淋巴结发炎，进而化脓，最后形成脓肿。其他原因，如咽部异物及外伤后感染，或邻近组织炎症扩散进入咽后隙，也可导致咽后脓肿。致病菌与扁桃体周脓肿相似。②慢性型多由咽后隙淋巴结结核或颈椎结核形成的寒性脓肿所致。

急性型起病较急，畏寒、高热、咳嗽、吞咽困难、拒食、吸奶时啼哭和呛逆，烦躁不安，说话含糊不清，似口中含物。常有呼吸困难，其程度视脓肿大小而定，入睡时加重，可有鼾声。如脓肿压迫喉入口处或并发喉部炎症，则吸入性呼吸困难更为明显。

慢性型者多数伴有结核病的全身表现，起病缓慢，病程较长，无咽痛，随着脓肿的增大，患者逐渐出现咽部阻塞感。

【临床表现】 患者呈急性面容，患侧或双侧颈淋巴结肿大，压痛。咽后壁一侧隆起，黏膜充血，较大的脓肿可将病侧的腭咽弓和软腭向前推移。外伤或异物引起的咽后脓肿多在喉咽部，需借助直接或间接喉镜方能发现。颈椎结核引起的脓肿，多位于咽后壁的中央，黏膜色泽较淡。

检查操作应轻柔，随时警惕脓肿破裂。如发生意外，立即将患儿头部朝下，防止脓液流入气管而发生窒息或引起吸入性肺炎。颈侧X线检查，可发现颈椎前的软组织隆起。若为颈椎结核引起者，可发现有骨质破坏征象。

影像学检查中，除颈侧位X线片外，CT检查更有诊断价值，可清晰显示大血管，并有助于脓肿与蜂窝织炎的鉴别。

【并发症】

1. 窒息与肺部感染　脓肿较大，可压迫喉腔或并发喉水肿，发生呼吸困难；脓肿破裂，脓液涌入下呼吸道，可引起吸入性肺炎，甚至窒息死亡。

2. 咽旁脓肿　咽后脓肿可能破入咽旁隙，而引起咽旁脓肿。

3. 出血　脓肿可能侵蚀颈部大血管，引起致命性大出血。

第七节　鼻　咽　癌

病例 16-7-1

患者，男性，58岁，主诉：鼻塞、涕中带血丝5个月，听力下降伴左颈部包块2个月。现病史：患者于5个月前无明显诱因出现涕中带血丝，以清晨回吸涕中带血较明显，并逐渐出现左侧鼻塞，未引起患者重视。于2个月前感左耳闷，听力下降，颈左侧有一包块逐渐增大，曾在当地医院检查，诊断为颈淋巴结炎，经消炎治疗无好转，且症状渐加重而就诊。查体：T 36.2℃，R 20次/分，P 86次/分，BP 120/75mmHg。鼻腔黏膜无充血，未见赘生物，经收缩鼻黏膜后，可见鼻咽部有表面不光滑的赘生物，间接鼻咽镜检查，可见鼻咽左侧有2.0cm×2.0cm大小的赘生物，表面粗糙，呈结节型。取材送病理检查，病理报告为未分化癌。

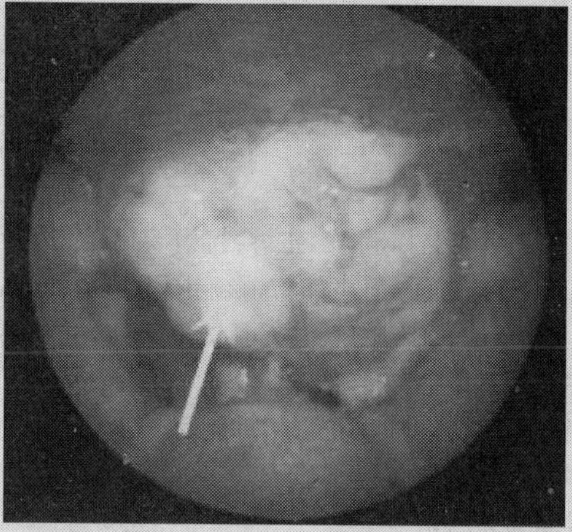

图 16-7-1 鼻咽癌

问题：

1. 该疾病诊断最可能是什么？
2. 诊断依据是什么？
3. 治疗方法是什么？
4. 该疾病的护理及预防要点有哪些？

参考答案及提示：

1. 考虑诊断 鼻咽癌（图 16-7-1，彩图 28）。

2. 诊断依据

（1）患者，女性，58岁，是鼻咽癌好发年龄。

（2）有鼻咽癌的症状：鼻塞、鼻涕带血丝、听力下降、淋巴结转移。

（3）鼻咽部检查有赘生物。

（4）病理检查证实为未分化癌。

3. 治疗方法 首选治疗方案为放射治疗，鼻咽癌对放疗较敏感，其放射野包括鼻咽部和颈部淋巴结。对放射治疗不敏感者，或放疗复发者，可用手术治疗、化学药物治疗等。

4. 预防要点 鼻咽部较隐蔽，发生恶性病变时较难早期发现，因此，对高发区，应进行癌前普查，发现可疑患者，及时全面检查。凡有鼻塞、鼻出血、耳闷、听力下降、颈部淋巴结肿大、偏头痛等症状者，均应行鼻咽部检查，包括鼻咽镜、鼻咽CT检查，以防发生误诊和漏诊。

临床思维：鼻咽癌

鼻咽癌的发病与种族易感性，病毒和遗传因素及环境因素有关。病理组织学检查发现多属低分化鳞状细胞癌。早期发生颈淋巴结转移及脑神经侵犯，晚期可有远处转移。

【临床表现】 为四大典型症状：

1. 鼻部症状 鼻出血、鼻涕带血，鼻塞常为晚期症状。

2. 颈部淋巴结肿大 可早期出现，转移淋巴结常位于下颌骨角后下胸锁乳突肌深面，质硬而固定。

3. 脑神经侵犯症状 好发症状依次为头痛、复视、一侧听力减退、面瘫、声嘶，检查所见，脑神经受侵以4、5常见，此外，9～14脑神经均可受侵。

4. 耳部症状 耳闷，检查可见鼓膜内陷。鼓室积液，耳聋为传导性聋。

5. 晚期症状 可出现远处转移，常见转移部位有：骨、肺、肝。

【查体】 常于鼻咽顶、咽隐窝处可见菜花状、结节样或溃疡性肿物（彩图 28）。辅助检查行CT断层扫描可显示肿瘤部位、范围、有无颅底骨质破坏及有无颅内侵犯。EB-VCA-IgA血清滴度可协助诊断，并可作为治疗后检测指标。此外，行涂片、活检、细胞学检查、鼻咽部涂片、颈部肿大淋巴结穿刺活检等亦有助于诊断。在间接或直接鼻咽镜下或自鼻腔采取活组织检查，仍是目前确定鼻咽癌的主要依据。鼻咽癌的治疗常采用鼻咽局部和颈部放射治疗，放射量 70～80Gy。鼻咽部残余病变可加用腔内照射。放疗后复发病例可采用再次放疗。对鼻咽部局部复发灶可采用经硬腭、颞下窝入路的局部病灶切除。颈部淋巴结复发灶也可选用颈淋巴结切除或改良式颈淋巴结廓清术。作为放疗或手术治疗后的辅助性化疗及有远隔转移灶的患者可选用全身联合化疗方案。

第八节　阻塞性睡眠呼吸暂停低通气综合征

病例 16-8-1

患者，男性，37 岁，主诉：打鼾 5 年，睡眠憋气 1 年余。现病史：患者于 5 年前起出现睡时打鼾，逐渐加重，鼾声如雷，影响同舍人员休息，近 1 年来，出现睡眠时憋气，最长憋气时间长达 40 余秒，每晚憋气次数可达 50 余次，并伴有血压增高，用降压药物效果不佳。白天困倦，注意力不集中，工作效率低下。查体：T 36.2℃，R 19 次/分，P 85 次/分，体质肥胖，咽黏膜肥厚，扁桃体Ⅱ度肿大，腭垂肥大与舌后根接触，咽腔狭小。鼻、下咽及喉部检查未见异常。多导睡眠监测仪检查显示，7 小时睡眠中呼吸暂停 41 次，暂停最短时间为 13 秒，暂停最长时间为 50 秒。

问题：

1. 该疾病诊断最可能是什么？
2. 诊断依据是什么？
3. 治疗方法是什么？
4. 该疾病的护理及预防要点有哪些？

参考答案及提示：

1. 考虑诊断　睡眠呼吸暂停综合征。

2. 诊断依据

(1) 打鼾 5 年，睡眠憋气 1 年病史。

(2) 专科检查：病人体质肥胖，咽黏膜肥厚，扁桃体Ⅱ度肿大，腭垂肥大与舌后根接触，咽腔狭小。

(3) 多导睡眠监测仪检查显示，7 小时睡眠中呼吸暂停 41 次，暂停最短时间为 13 秒，暂停最长时间为 50 秒。

3. 治疗方法

(1) 保守治疗：减肥和睡眠时侧卧能显著地减轻呼吸暂停症状；鼻面罩正压持续通气等

(2) 手术治疗：腭垂腭咽成形术(UPPP)，其目的是增加软腭、扁桃体窝和咽后壁间的间隙。

4. 护理及预防要点

(1) 本病长期存在，可严重影响患者身体健康，手术治疗有较好的效果，但手术并发症较高，如出血、感染、食物返流、吞咽疼痛、咽腔狭窄、猝死等。为了避免并发症的发生，围手术期的护理很关键，术前要做好患者的思想工作，做好各种术前检查，术后全麻者给予心电监护，每日口腔护理 2 次，对出现并发症者应立即给予相应的处理。

(2) 在未出现 OSAHS 之前，积极锻炼身体，避免过量食入高能量食物，保持中等体形。有打鼾者，尽早切除肥大的扁桃体、增殖体等。睡眠时采用侧卧位，以减少呼吸暂停。

临床思维:睡眠呼吸暂停综合征

阻塞性睡眠呼吸暂停低通气综合征(obstructive sleep apnea hypopnea syndrome,OSAHS)是指睡眠时上气道反复发生塌陷阻塞引起的呼吸暂停和通气不足,伴有打鼾、睡眠结构紊乱,频繁发生血氧饱和度下降、白天嗜睡等病征。以中年肥胖男性发病率最高。OSAHS不仅严重影响患者的生活质量和工作效率,并且易并发心脑血管疾病,具有潜在的危险性。

呼吸暂停(apnea)是指睡眠过程中呼吸气流消失≥10秒。呼吸暂停又可分为中枢性、阻塞性和混合性呼吸暂停。中枢性呼吸暂停是指无呼吸驱动的呼吸停止,呼吸暂停发生时口鼻无气流,同时丧失呼吸能力,胸腹呼吸运动停止,这种呼吸暂停发生时一般血氧饱和度下降比较少;阻塞性呼吸暂停是指呼吸暂停发生时口鼻气流消失,但胸腹的呼吸运动仍然存在,这种呼吸暂停发生时血氧饱和度下降相对比较多,结束时一般伴有微觉醒;混合性呼吸暂停是指1次呼吸暂停过程中开始时表现为中枢性呼吸暂停,继而表现为阻塞性呼吸暂停。

【病因】 目前研究表明本病成因主要为下述三方面因素:①上气道解剖结构异常导致起到不同程度的狭窄;②上气道扩张肌肌张力异常;③呼吸中枢调节功能异常。

【临床表现】

1. 睡眠打鼾 这是患者就诊的主要原因,随着年龄和体重的增加,打鼾症状可逐渐增加,并呈间歇性,出现反复的呼吸短暂停止现象,严重者可有夜间憋醒现象,呼吸暂停现象一般在仰卧位时加重,所以某些严重的患者不能仰卧位睡眠。

2. 白天嗜睡 患者另一主要的临床症状,程度不一,轻者表现为轻度困倦、乏力,对工作生活无明显的影响;重者可有不可抑制嗜睡,在驾驶甚至谈话过程中出现入睡现象。患者入睡很快,但醒后精神体力无明显恢复。

3. 其他 患者可有记忆力减退,注意力不集中,反应迟钝。晨起后口干,常有异物感。部分患者可有晨起后头疼,血压升高。部分重症患者可出现性功能障碍,夜尿次数增加甚至遗尿。病程较长的患者可出现烦躁、易怒或抑郁等性格改变。儿童患者还有遗尿、注意力不集中、学习成绩下降、生长发育迟缓、胸廓发育畸形等表现。

【治疗】 目前多导睡眠监测(polysomnograph,PSG)被认为是诊断OSAHS的实验室金标准。治疗常采用:

1. 一般治疗 减肥、戒烟、戒酒、加强体育锻炼、建立侧卧睡眠习惯等。

2. 内科治疗 持续正压通气治疗、口腔矫治器治疗等。尽管有较多药物治疗的尝试,但目前未发现明确有效地药物。

3. 手术治疗 手术治疗是目前治疗OSAHS的重要手段之一,针对OSAHS患者狭窄阻塞部位的不同,可供选择各种不同的术式,主要包括鼻腔、鼻咽手术,如鼻中隔偏曲矫正术、中鼻道开放术、下鼻甲骨折外移术、腺样体切除术等;口咽腔手术,如腭垂腭咽成形术(UPPP)、硬腭截短软腭前移术、软腭射频消融术等;喉咽部手术,如舌根部分切除术、颏前移术、舌骨悬吊术等。

在手术治疗时,不仅要重视手术适应证,同时更应关注个性化治疗方案的制定,针对不同的患者,根据不同的病因,选择不同的治疗方案。

复 习 题

名词解释

1. 咽淋巴环 2. 扁桃体周围间隙 3. 扁桃体窝 4. 腺样体 5. 腺样体面容 6. 扁桃体周围脓肿 7. 咽后隙 8. OSHAS 9. 腭扁桃体 10. 咽峡

参考答案

名词解释

1. 咽淋巴环：咽黏膜下淋巴组织丰富，较大淋巴组织团块呈环状排列，称为咽淋巴环（Waldeyer 淋巴环）。可分为内环和外环。内环主要由咽扁桃体（腺样体）、咽鼓管扁桃体、腭扁桃体、咽侧索、咽后壁淋巴滤泡及舌扁桃体构成。外环主要由咽后淋巴结、下颌角淋巴结、颌下淋巴结、颏下淋巴结等组成。
2. 扁桃体周围间隙：亦称扁桃体旁隙，内侧以扁桃体被膜为界，外侧为咽上缩肌与咽旁隙分开。
3. 扁桃体窝：两腭弓之间近似三角形深凹，为腭扁桃体所在之处。
4. 腺样体：位于鼻咽顶后壁的淋巴组织，形似橘瓣状，有 5～6 个纵沟，多在 10 岁逐渐萎缩。
5. 腺样体面容：腺样体肥大时，由于患儿长期张口呼吸，影响面骨发育而致上颌骨狭长，硬腭高拱变窄、牙齿外翻、排列不整、咬合不良、唇厚，鼻唇沟变浅、变平。面部表情呆板、愚钝、精神不振，这一系列表现为腺样体面容。
6. 扁桃体周围脓肿：是扁桃体周围间隙内的化脓性炎症。早期为蜂窝织炎，称扁桃体周围炎，继之形成脓肿，称扁桃体周围脓肿。
7. 咽后隙：位于椎前筋膜与颊咽筋膜之间，上起颅底，下至第 1～2 胸椎平面，中线处被咽缝分为左右两部分。咽后隙有疏松结缔组织和淋巴组织。
8. OSHAS：是指睡眠时上气道反复发生塌陷阻塞引起的呼吸暂停和通气不足，伴有打鼾、睡眠结构紊乱，频繁发生血氧饱和度下降、白天嗜睡等病征。
9. 腭扁桃体：习称扁桃体，位于口咽两侧腭舌弓与腭咽弓围成的三角形扁桃体窝内，为咽淋巴组织中最大者。6～7 岁时淋巴组织增生，腭扁桃体可呈生理性肥大，中年以后逐渐萎缩。
10. 咽峡：是指由上为腭垂与软腭游离缘，下为舌根，两侧为腭舌弓和腭咽弓，所围成的腔隙。

（王　云）

第十七章　喉　科　学

第一节　喉　外　伤

病例 17-1-1

患者，男性，35 岁。喉部外伤后声音嘶哑，憋气 2 小时。患者自述 2 小时前因车祸后颈部被撞，当时喉部疼痛，咯血，量不多，继之出现声音嘶哑，憋气，逐渐加重，急来医院就诊。查体：一般状态可，生命体征平稳，声音明显嘶哑，活动后可见吸气性呼吸困难，有吸气性喉鸣，颈前部皮肤肿胀、青紫，触诊有捻发音，并有压痛。三凹征(－)。电子喉镜检查发现声门上区解剖结构不清，杓间区变窄，喉部黏膜肿胀，喉入口明显变窄，声带不能窥及。喉部 CT：喉部气腔形态未见明显异常，两侧杓会厌皱襞略有增厚。

问题：

1. 最可能的诊断是什么？
2. 诊断依据是什么？
3. 治疗方案是什么？

参考答案和提示：

1. 诊断　喉外伤；急性喉阻塞Ⅱ度。

2. 诊断依据

(1) 患者有喉外伤史，当时喉部疼痛，咯血，量不多，伴声音嘶哑，憋气。

(2) 体格检查：声音明显嘶哑，活动后可见吸气性呼吸困难，有吸气性喉鸣，颈前部皮肤肿胀、青紫，触诊有捻发音，并有压痛。三凹征(－)。

(3) 电子喉镜：声门上区解剖结构不清，杓间区变窄，喉部黏膜肿胀，喉入口明显变窄，声带不能窥及。喉部 CT：喉部气腔形态未见明显异常，两侧杓会厌皱襞略有增厚。

3. 治疗方案

(1) 给予消炎、抗水肿药物治疗，如氨苄西林、头孢菌素类抗生素、地塞米松等。严密观察患者的呼吸及皮下气肿发展的情况。如无软骨骨折、环杓关节损伤及声带断裂，多数患者无需特殊治疗而逐渐恢复正常。

(2) 如有喉软骨骨折，尤其是环状软骨骨折，喉黏膜严重损伤撕裂、声带断裂、环杓关节脱位等需行软骨骨折复位、缝合撕裂的喉黏膜、复位环杓关节，术后必要时应放置喉模，防止喉狭窄。

(3) 如呼吸困难持续加重，用药无缓解，应做气管切开。

(4) 鼻饲：伤后 7～10 天内应予以鼻饲，这样可减少喉的运动，减轻喉部疼痛，以利于损伤部位的愈合。

第二节　喉的急性炎症性疾病

病例 17-2-1

患者，男性，40 岁。主因“咽痛、憋气伴吞咽困难 6 小时”就诊。该患者 6 小时前吃麻辣烫时不慎被烫到，当时感喉部疼痛，饮用凉水后好转，饭后返回家中休息，睡眠中突然感觉憋气，从而惊醒，伴有吞咽困难，说话如含物，咽不下亦咳不出，有剧烈咽痛，吞咽困难，急来诊。查体：T 36.5℃，P 80 次/分，R 26 次/分，BP 120/80mmHg，全身皮肤无黄染，浅表淋巴结无肿大，头颅无畸形，五官端正，颈部软，甲状腺无肿大，气管居中，胸廓对称，心肺未触及阳性体征，肝脾肋下未触及，腹软，无压痛及反跳痛，脊柱四肢活动良，生理反射存在，病理反射未引出。专科检查：耳部、鼻部、咽部未见明显异常，喉部检查见喉黏膜充血，会厌充血肿胀明显，肿大如球，阻挡声门，声带不能窥及，血常规检查：白细胞 16.5×10^9/L，中性粒细胞 0.82。

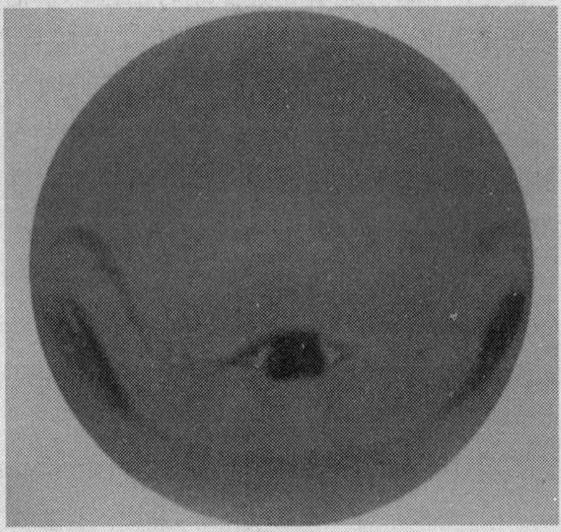

图 17-2-1　急性会厌炎

问题：

1. 最可能的诊断是什么？
2. 诊断依据是什么？
3. 鉴别诊断有哪些？
4. 治疗方案是什么？

参考答案和提示：

1. 诊断　急性会厌炎（图 17-2-1，彩图 29）。

2. 诊断依据

(1) 患者有咽喉部烫伤史，当时感喉部疼痛，睡眠中突然感觉憋气，从而惊醒，说话如含物，咽不下亦咳不出，有剧烈咽痛，吞咽困难。

(2) 查体：喉部检查见喉黏膜充血，会厌充血肿胀明显，肿大如球，阻挡声门，声门区视不及。

(3) 辅助检查：血常规示白细胞 16.5×10^9/L，中性粒细胞 0.82，明显升高。

3. 鉴别诊断

(1) 急性喉炎：为喉部黏膜的急性卡他性炎症。病因有感染、用声过度等。症状有声嘶、咳嗽、咳痰、喉痛严重者可出现呼吸困难等。检查见喉黏膜弥漫性充血，尤其是声带充血肿胀，由白色变为粉红色或红色。会厌可充血但无明显肿胀，可鉴别。

(2) 会厌囊肿：囊肿小时常无自觉症状，囊肿大时，可有声嘶、咳嗽、喉阻塞感。囊肿过大时，引起呼吸困难。合并感染时可伴有咽喉疼痛及吞咽痛。喉镜检查：囊肿多位于舌面，呈淡红色或淡黄色，表面光滑、半透明。穿刺可吸出乳白色或棕褐色液体。

(3) 急性咽炎：起病急骤，初起时咽部干燥、灼热、继之疼痛，吞咽时加重，并可放射至耳部。全身症状一般较轻。检查口咽及鼻咽部黏膜呈弥漫性充血、肿胀。咽后壁淋巴滤泡隆起，表面可见黄白色点状渗出物。腭垂及软腭水肿。下颌角淋巴结肿大并有压痛。间接喉镜检查会厌多无异常或轻度充血。

(4) 急性扁桃体炎：起病急，恶寒、高热可达 39～40℃，咽部疼痛明显，吞咽时尤甚，剧烈者可放射至耳部。扁桃体及腭弓明显充血，扁桃体肿大，隐窝口有黄白色脓点，有时渗出物可融合成膜状。

4. 治疗方案

(1) 抗感染：全身应用足量抗生素和糖皮质激素，如氨苄西林、头孢菌素类抗生素、地塞米松等。

（2）气管切开术：如患者有呼吸困难，静脉使用抗生素和糖皮质激素后，呼吸困难无改善，应及时行气管切开。

（3）其他：如会厌脓肿形成，可在喉镜下切开排脓。进食困难者予以静脉补液等支持疗法。

病例 17-2-2

患者，女性，30 岁。主因“声音嘶哑 1 日”就诊。该患者 1 日前突遭家庭变故，亲人去世，悲伤至极下突然出现声音嘶哑症状，伴有喉部疼痛，咳嗽、咳痰症状不明显，为求医治前来笔者所在医院。查体：T 36.5℃，P 80 次/分，R 20 次/分，BP 110/70mmHg，全身检查未见异常。专科检查：耳部、鼻部、咽部未见明显异常，喉部检查见喉黏膜充血，会厌上举可，室带充血，双侧声带充血，活动不佳，闭合有缝隙，梨状窝光滑。辅助检查：电子喉镜示声带充血，活动闭合有缝隙，声门区未见新生物。血常规示白细胞 11.5×10^9/L，中性粒细胞 0.72。

问题：

1. 最可能的诊断是什么？
2. 诊断依据是什么？
3. 鉴别诊断有哪些？
4. 治疗方案是什么？

参考答案和提示：

1. 诊断　急性喉炎（图 17-2-2）。

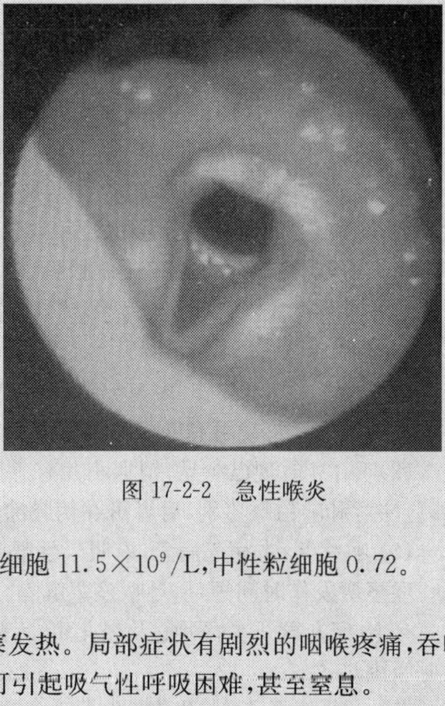

图 17-2-2　急性喉炎

2. 诊断依据

（1）患者为急性炎症起病，病程短，声音嘶哑伴有喉部疼痛，咳嗽、咳痰症状不明显。

（2）查体：喉部检查见喉黏膜充血，会厌上举可，室带充血，双侧声带充血，活动良好，闭合有缝隙。

（3）辅助检查：电子喉镜示声带充血，活动闭合有缝隙，声门区未见新生物。血常规示白细胞 11.5×10^9/L，中性粒细胞 0.72。

3. 鉴别诊断

（1）急性会厌炎：全身症状为起病急，有畏寒发热。局部症状有剧烈的咽喉疼痛，吞咽时加重。讲话语音含糊不清。会厌高度肿胀时可引起吸气性呼吸困难，甚至窒息。

（2）慢性肥厚性喉炎：以室带肥厚多见，肥厚的室带可遮盖部分声带，或两侧室带前部互相靠在一起，声门不能完全打开。

（3）声门型喉癌：癌肿发生于声带，以前、中 1/3 交界处较多。早期症状为声嘶，随着肿物增大，声嘶逐渐加重，如进一步增大，则阻塞声门，引起呼吸困难，病理确诊。

4. 治疗方案

（1）尽量少讲话，使声带休息。

（2）超声雾化吸入，常用雾化药液为庆大霉素和地塞米松，也可在热水内加入薄荷、复方安息香酊等药物，慢慢吸入。

（3）如病情较重，有细菌感染时可全身应用抗生素和糖皮质激素。

病例 17-2-3

患儿,男性,2岁。主因"发热、声音嘶哑1日"来诊。患儿1日前因感冒致发热,烦躁不安,无力,症状逐渐加重,出现声音嘶哑,伴有咳嗽,呈"空""空"样。吸气时有喉部喘鸣音,活动后呼吸困难加重。查体:T 38.5℃,P 110次/分,R 25次/分。体重20kg,声音嘶哑,可闻及犬吠样咳嗽,鼻部有黄涕,咽黏膜充血,双侧扁桃体Ⅱ度肿大,充血,表面无炎性分泌物。直达喉镜下见喉部黏膜充血,会厌充血,无肿胀,室带及声带均充血红肿,声门下黏膜充血肿胀。辅助检查白细胞17.4×10^9/L,中性粒细胞0.76。

问题:

1. 最可能的诊断是什么?
2. 诊断依据是什么?
3. 鉴别诊断有哪些?
4. 治疗方案是什么?

参考答案和提示:

1. 诊断　小儿急性喉炎。

2. 诊断依据

(1) 患儿有感冒病史,导致发热,烦躁不安,无力,出现声音嘶哑,犬吠样咳嗽,呈"空""空"样。吸气时有喉部喘鸣音,活动后呼吸困难加重。

(2) 查体:T 38.5℃,P 110次/分,R 25次/分。体重20kg,咽黏膜充血,双侧扁桃体Ⅱ度肿大,充血,表面无炎性分泌物。直达喉镜下见喉部黏膜充血,会厌充血,无肿胀,室带及声带均充血红肿,声门下黏膜充血肿胀。

(3) 辅助检查:白细胞17.4×10^9/L,中性粒细胞0.76。

3. 鉴别诊断

(1) 气管支气管异物:多有异物吸入史,病儿有剧烈呛咳、呼吸困难等症状。胸部听诊、X线检查及支气管镜可有助于这两种疾病的鉴别。

(2) 咽白喉:现已少见,但遇小儿有急性喉炎临床表现,咽部或喉部检查见灰白色伪膜时,应注意和喉白喉鉴别,后者可在伪膜涂片和培养中找到白喉杆菌。

(3) 喉痉挛:本病起病急,有吸气性喉喘鸣、吸气性呼吸困难,但无声嘶和"空""空"样咳嗽。喉痉挛发作时间短,一旦喉痉挛解除,患儿即恢复正常。

4. 治疗方案　本病可危及患儿生命,故一旦诊断小儿急性喉炎应立即采取措施解除病儿呼吸困难。

(1) 及早使用足量抗生素控制感染,应用糖皮质激素减轻和消除喉黏膜的肿胀。抗生素可选用青霉素类和头孢菌素类。根据病情,采用肌内注射或静脉滴注糖皮质激素如地塞米松等。

(2) 如有重度喉阻塞,药物治疗无好转,则应及时行气管切开术。

(3) 支持疗法:注意补充液体,维持水、电解质平衡。适当使用镇静剂,使患儿安静,避免哭闹,减少体力消耗,减轻呼吸困难。

临床思维:小儿急性喉炎

1. 急性会厌炎　又称急性声门上喉炎,是一种危及生命的严重感染,可引起喉阻塞而窒息死亡。全身症状为起病急,有畏寒、发热。局部症状有剧烈的咽喉疼痛,吞咽时加重。讲话语音含糊不清。会厌高度肿胀时可引起吸气性呼吸困难,甚至窒息。治疗主要以抗感染为主,全身应用足量抗生素和糖皮质激素，如病人有呼吸困难，用药后呼吸困难无改善，应及时行气管切开。

2. 急性喉炎　常为上呼吸道急性感染的一部分，主要为喉部黏膜的急性卡他性炎症。病因有感染、用声过度等。症状有声嘶、咳嗽、咳痰、喉痛严重者可出现呼吸困难等。检查见喉黏膜弥漫性充血，尤其是声带充血肿胀，由白色变为粉红色或红色。患病后不宜过多讲话，重者应噤声，服用抗生素和激素。

3. 小儿急性喉炎　好发于 6 个月～3 岁的儿童，临床表现与成人有所不同，原因是小儿喉部黏膜下组织较疏松，炎症时容易发生肿胀，小儿的喉腔和声门又较小，因此小儿急性喉炎时容易发生喉阻塞，引起呼吸困难。小儿咳嗽力量不强，下呼吸道和喉部的分泌物不易咳出，因此小儿急性喉炎病情常比成人重，如诊断治疗不及时，会引起患儿死亡。主要症状为声嘶、犬吠样咳嗽、吸气性喉喘鸣和吸气性呼吸困难。如行喉镜检查，可见喉部黏膜充血、肿胀，声带由白色变为粉红色或红色，有时可见黏脓性分泌物附着。声门下黏膜因肿胀而向中间隆起。由于小儿不合作，在实际临床工作中很少对小儿行喉镜检查。

第三节　喉的慢性炎症性疾病

病例 17-3-1

患者，男性，45 岁，教师，主因“声嘶、喉部不适干燥感 2 年，加重 1 周”来诊。2 年前因感冒致咽痛，喉部不适感，干燥感，未在意，自用几天消炎药后好转，停药，随后的 2 年中只要感冒或身体抵抗力下降时首先出现嗓子痛，声嘶症状，讲话过多后也出现声音嘶哑症状，近 1 周来因讲课过多致声嘶、喉部干燥感加重，并偶有黏痰咳出，为求医治前来笔者所在医院就诊。查体：T 36.5℃，P 80 次/分，R 20 次/分，BP 120/90mmHg，咽部未见明显异常，电子喉镜示喉部黏膜弥漫性充血，室带肥厚，双侧声带充血明显，活动较好，闭合有缝隙，声门区未见新生物，梨状窝光滑(图 17-3-1，彩图 30)。

问题：

1. 最可能的诊断是什么？
2. 诊断依据是什么？
3. 鉴别诊断有哪些？
4. 治疗方案是什么？

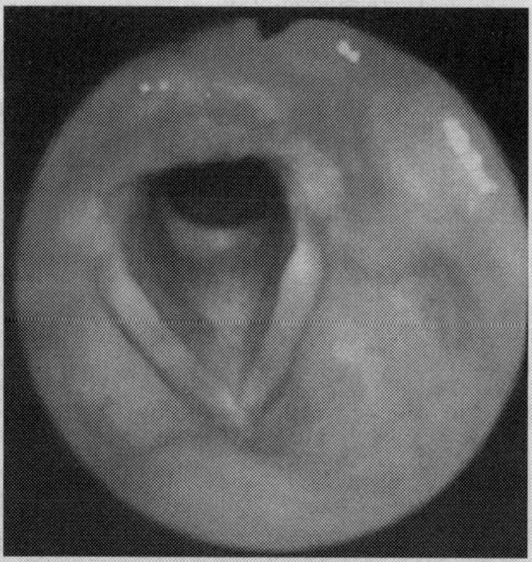

图 17-3-1　慢性喉炎

参考答案和提示：

1. 诊断　慢性喉炎。

2. 诊断依据

(1) 该患者为教师，长期用声，有上感病史，伴咽痛、喉部不适感、干燥感 2 年，抗炎治疗可好转，停药后病情反复。近 1 周来症状加重。

(2) 查体：电子喉镜示喉部黏膜弥漫性充血，室带肥厚，双侧声带粉红色，活动较好，闭合有缝隙。

3. 鉴别诊断

(1) 喉乳头状瘤：多见于 10 岁以下儿童，病程较长，可单发或多发，肿瘤呈乳头状突起，病变限于黏膜表层，无声带运动障碍。

（2）声带小结：主要症状为声音嘶哑，早期程度较轻，为声音稍“粗”或基本正常，仅用声多时感疲劳，时好时坏，呈间歇性。以后逐渐加重，由间歇性发展为持续性，因声嘶演员不能唱歌或教师无法上课。喉镜检查：见双侧声带前、中 1/3 交界处有对称性结节状隆起，病程短的早期小结呈粉红色息肉样，病程长者，则白色结节状小的隆起，表面光滑。发生时两侧的小结互相靠在一起，使声门不能完全闭合。

（3）声门型喉癌：癌肿发生于声带，以前、中 1/3 交界处较多。早期症状为声嘶，随着肿物增大，声嘶逐渐加重，如进一步增大，则阻塞声门，引起呼吸困难，病理确诊。

4. 治疗方案

（1）去除病因：如避免长时间过度用声，戒除烟酒。

（2）雾化吸入：用庆大霉素注射剂 4 万～8 万 U 和地塞米松 5mg，雾化吸入，每日 1 次，4～6 次一个疗程。

（3）中药：可选用黄氏响声丸、清音丸等。

病例 17-3-2

患者，男性，45 岁，教师。因近 2 年来间歇性声嘶，时好时坏，用声过多时加重，一直按“慢性喉炎”治疗，曾服用金嗓散结丸等。近 2 个月来逐渐加重，声嘶为持续性，有时无法讲课，来笔者所在医院门诊就诊，行电子喉镜检查发现双侧声带中前 1/3 交界处有白色结节状小隆起，表面光滑，发生时两侧小隆起互相靠在一起，声门不能完全闭合（图 17-3-2，彩图 31）。梨状窝光滑，未见新生物。

问题：

1. 最可能的诊断是什么？
2. 诊断依据是什么？
3. 鉴别诊断有哪些？
4. 治疗方案是什么？

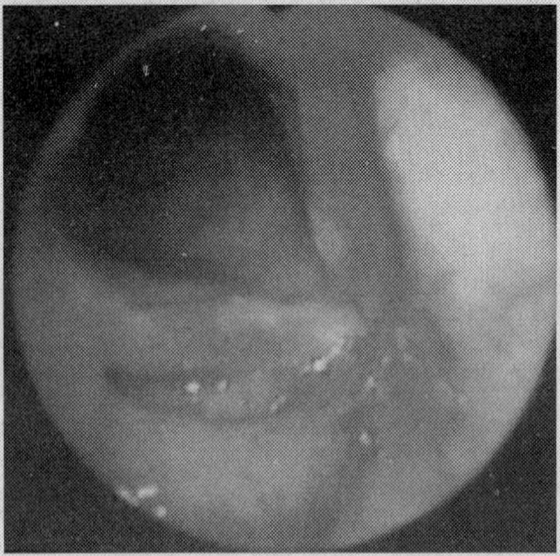

图 17-3-2　声带小结

参考答案和提示：

1. 诊断　声带小结。

2. 诊断依据

（1）患者间歇性声嘶 2 年，加重 2 个月，声嘶为持续性。

（2）电子喉镜检查：双侧声带中前 1/3 交界处有白色结节状小隆起，表面光滑，发生时两侧小隆起互相靠在一起，声门不能完全闭合。

3. 鉴别诊断

（1）声带息肉：声带息肉好发于一侧声带的前、中 1/3 交界处边缘，为半透明、白色或粉红色表面光滑的肿物，多为单侧，也可为双侧，是常见引起声音嘶哑的疾病之一。主要是较长时间声嘶，其程度和息肉大小有关。喉镜检查可见一侧声带前、中 1/3 附近有半透明、白色或粉红色肿物，表面光滑可带蒂，也可广基、带蒂的息肉有时随呼吸上下运动。

(2) 声门型喉癌：癌肿发生于声带，以前、中 1/3 交界处较多。早期症状为声嘶，随着肿物增大，声嘶逐渐加重，如进一步增大，则阻塞声门，引起呼吸困难，病理确诊。

(3) 慢性肥厚性喉炎：以室带肥厚多见，肥厚的室带可遮盖部分声带，或两侧室带前部互相靠在一起，声门不能完全打开。

4. 治疗方案

(1) 早期声带小结通过噤声，让声带充分休息，可自行消失。儿童的声带小结也可能在青春发育期自行消失。

(2) 经保守治疗无效者可在表面麻醉下经电子喉镜或纤维喉镜行声带小结切除，也可在全麻支撑喉镜下行喉显微手术将小结切除。术后应噤声 2 周，并用抗生素及糖皮质激素雾化吸入。

病例 17-3-3

患者，男性，30 岁，装卸工，约 1 年前重感冒后出现低热，咽喉疼痛，声音嘶哑。当时按“感冒，急性喉炎”治疗，病情好转，近 3 个月声嘶症状加重，有时失声，当地医院就诊，行“纤维喉镜”检查见右侧声带前、中 1/3 交界处一粉红色椭圆形肿物，半透明状，大小约 2mm×3mm，表面光滑，基底广（图 17-3-3，彩图 32），余处未见异常。

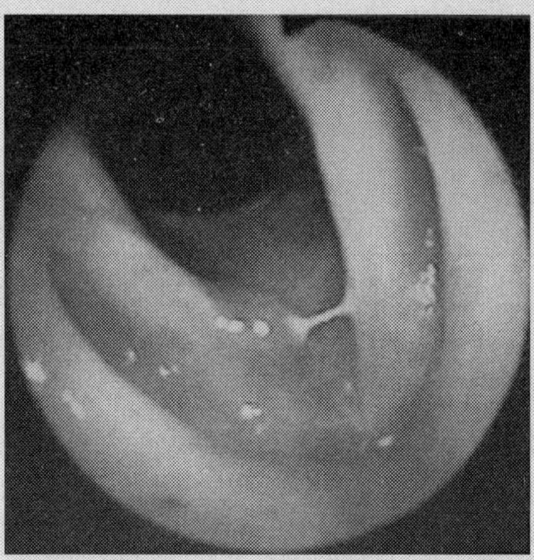

图 17-3-3　声带息肉

问题：

1. 最可能的诊断是什么？
2. 诊断依据是什么？
3. 治疗方案是什么？

参考答案和提示：

1. 诊断　声带息肉。

2. 诊断依据

(1) 患者有较长时间的声嘶，近 3 个月声嘶症状加重，有时失声。

(2) 纤维喉镜检查见右侧声带前、中 1/3 交界处一粉红色椭圆形肿物，半透明状，大小约 2mm×3mm，表面光滑，基底广，余处未见异常。

3. 治疗方案　手术切除。诊断为声带息肉后应采取手术切除，手术方法有多种，可视其具体情况而定，目前有电子喉镜或纤维喉镜下切除法，间接喉镜下切除法，支撑喉镜下切除法。

临床思维：慢性喉炎

慢性喉炎是指喉部黏膜的一般性病菌感染所引起的慢性炎症。因病变程度的不同，可分为慢性单纯性喉炎、肥厚性喉炎和萎缩性喉炎。

【病因】　病因至今不明，可能与下列因素有关：

(1) 用声过度。

(2) 长期吸收有害气体或粉尘。

(3) 鼻腔、鼻窦、咽部慢性炎症。

(4) 急性喉炎长期反复发作或迁延不愈。

(5) 下呼吸道有慢性炎症，长期咳嗽及脓性分泌物刺激喉部黏膜。

【临床表现】 本病的临床表现为声音嘶哑；喉部不适、干燥感，说话时有喉痛感；喉部分泌物增加，形成黏痰，咳出后感觉轻松。

【检查】 喉镜检查见：

1. 慢性单纯性喉炎 喉黏膜弥漫性充血，有时有轻度肿胀，声带由白色变成粉红色，边缘变钝。声带表面有时可见黏痰，并在两侧声带之间形成黏液缘丝。

2. 肥厚性喉炎 以室带肥厚多见，肥厚的室带可遮盖部分声带，以致间接喉镜下看不见声带前部。声带肥厚，边缘变钝，严重者两侧声带互相靠拢，声门不能完全打开。

3. 萎缩性喉炎 喉黏膜变薄、干燥，严重者表面有痂皮形成，声门闭合时有梭形裂隙。

【诊断】 可根据长期声音嘶哑病史，结合喉镜检查所见，通常不难做出诊断。

【治疗】

1. 去除病因 避免长期用声及用声过度，戒烟戒酒，改善工作环境，积极治疗鼻腔鼻窦的慢性炎症，解除鼻阻塞，控制咽部及下呼吸道感染。

2. 雾化吸入 每日 1 次，4～6 次一个疗程。

3. 中药 可用黄氏响声丸、清音丸等。

第四节 喉 肿 瘤

病例 17-4-1

患者，男性，32 岁。因“渐进性声音嘶哑 2 年余”来诊。患者于 2 年前因重感冒后发热、咳嗽、声音嘶哑，急送当地医院就诊，以“急性喉炎”治疗后有所好转，但此后一直声嘶，近 1 周来症状明显加重。纤维喉镜检查：双侧室带近前联合处见粉红色、表面不平的乳头状肿物，右侧声带中前 1/3 处见一粉红色，表面不平的乳头状肿物，肿物与周围组织边界清晰，基底广(彩图 33)。

问题：

1. 最可能的诊断是什么？
2. 诊断依据是什么？
3. 鉴别诊断有哪些？
4. 治疗方案是什么？

参考答案和提示：

1. 诊断 喉乳头状瘤。

2. 诊断依据

(1) 渐进性声音嘶哑 2 年余。

(2) 纤维喉镜检查：双侧室带近前联合处见粉红色、表面不平的乳头状肿物，右侧声带中前 1/3 处见一粉红色，表面不平的乳头状肿物，肿物与周围组织边界清晰，基底广。

3. 鉴别诊断

(1) 喉结核：主要症状为喉部疼痛和声嘶。发生低弱，甚至失声。喉痛剧烈，常妨碍进食。喉镜检查见喉黏膜苍白、水肿，有浅溃疡，上覆有黏脓性分泌物，偶见结核瘤呈肿块状。病变多发生于喉的后部。胸廓 X 线检查，多患有进行性肺结核。喉部活检可作为鉴别时的重要依据。

(2) 喉癌:根据癌肿发生的部位,症状表现不一。声门型喉癌癌肿发生于声带,以前、中 1/3 交界处较多。早期症状为声嘶,随着肿物增大,声嘶逐渐加重,如进一步增大,则阻塞声门,引起呼吸困难,病理确诊。

(3) 喉梅毒:患者声嘶而有力,喉痛轻。喉镜检查病变多见于喉前部,黏膜红肿,常有隆起之梅毒结节和深溃疡,破坏组织较重,愈合后瘢痕收缩粘连,致喉畸形。血清学检查及喉部活检可确诊。

4. 治疗方案 成人的乳头状瘤以手术为主,多次复发者,要注意有癌变可能。儿童患者易复发,需反复多次手术。支撑喉镜下应用 CO_2 激光切除肿瘤是目前最常用的方法之一。

病例 17-4-2

患者,女性,59 岁。因"持续性声音嘶哑 3 个月"来诊。患者约 3 个月前无明显诱因出现声音嘶哑,并逐渐加重,在当地医院就诊,按"慢性喉炎"治疗,曾用阿莫西林等消炎药和激素,效果欠佳,近 2 周来症状加重。发病以来,无发热、盗汗、咳痰、咯血、胸痛等。患者嗜好烟酒,有 30 余年的吸烟史,1 天 1 包。体格检查:血压、心率、体温等正常。喉部外观正常,颈部淋巴结、甲状腺无肿大。电子喉镜检查示右侧声带中前 1/3 处见新生物(图 17-4-1,彩图 34),大小约 0.2cm×0.3cm,表面不光滑,呈菜花样,左侧声带光滑,表面未见新生物。双侧声带运动良好,闭合有缝隙。梨状窝黏膜光滑。

问题:

1. 最可能的诊断是什么?
2. 诊断依据是什么?
3. 应进一步做哪些检查?
4. 治疗方案是什么?

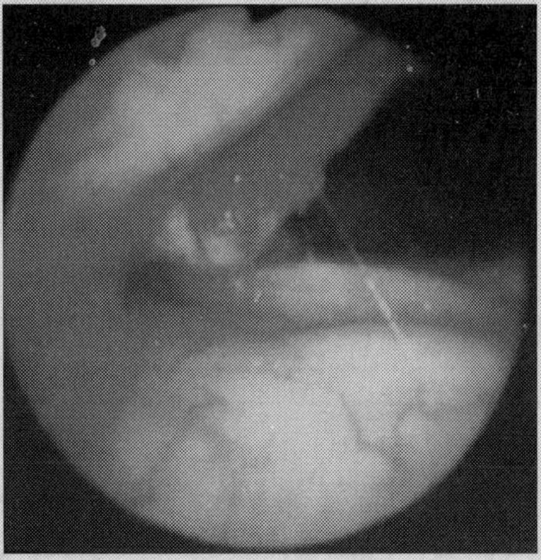

图 17-4-1 喉癌

参考答案和提示:

1. 诊断 喉癌声门型,$T_1N_0M_0$。

2. 诊断依据

(1) 持续性声音嘶哑 3 个月。逐渐加重,自用消炎药症状无好转,近 2 周来症状加重,发病以来,无发热、盗汗、咳痰、咯血、胸痛等。患者嗜好烟酒,有 30 余年的吸烟史,1 天 1 包。

(2) 体格检查:右侧声带中前 1/3 处见新生物,0.2cm×0.3cm,表面不光滑,呈菜花样,左侧声带光滑,表面未见新生物,双侧声带运动良好,闭合有缝隙。梨状窝黏膜光滑。

3. 辅助检查 对可疑病变,应在间接喉镜、直接喉镜下进行活检,以确定诊断。喉部 X 线检查如侧位片,断层摄片,喉部 CT 及 MRI 检查有助于癌肿的浸润范围。

4. 治疗方案 手术治疗。根据癌肿范围可行部分喉切除术。术后酌情加用放疗。

病例 17-4-3

患者,男性,60 岁,汉族。声音嘶哑半年。查体:慢性病面容,心肺等重要器官无明显改变,全身浅表淋巴结未扪及肿大,喉外观无畸形,纤维喉镜检查示会厌抬举佳,黏膜光滑,左侧声带中前段可见菜花状新生物,右侧声带活动良好,左侧声带活动受限,室带对称,表面尚光滑,喉室消失,声门变窄,声门下区不能窥及,梨状窝黏膜光滑,无新生物(图 17-4-2,彩图 35)。颈部 CT 检查:声门上区至声门下区声襞呈弥漫性增厚,左侧声带见肿物生长,喉腔变窄,梨状窝存在,左喉室间隙消失,双侧甲状腺结构正常。脑部及肺部 CT 检查均未见肿物,腹部彩超未见异常。

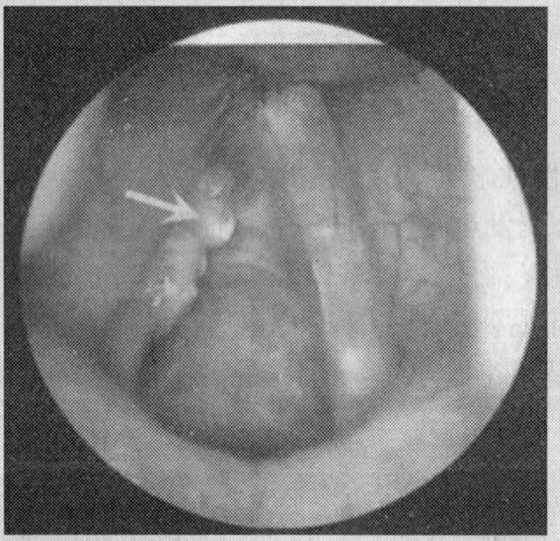

图 17-4-2 喉癌

问题:

1. 最可能的诊断是什么?
2. 诊断依据是什么?
3. 治疗方案是什么?

参考答案和提示:

1. 最可能的诊断 喉癌声门型,$T_2N_0M_0$。
2. 诊断依据

(1) 声音嘶哑半年。

(2) 纤维喉镜检查:喉外观无畸形,会厌抬举佳,黏膜光滑,左侧声带中前段可见菜花状新生物,右侧声带活动良好,左侧声带活动受限,喉室消失,梨状窝黏膜光滑。

(3) 颈部 CT 检查:声门上区至声门下区声襞呈弥漫性增厚,左侧声带见肿物生长,喉腔变窄,梨状窝存在,左喉室间隙消失,双侧甲状腺结构正常。脑部及肺部 CT 检查均未见肿物,腹部彩超未见异常。

3. 治疗方案 手术治疗。根据癌肿的范围可考虑行左侧半喉切除术。术后可酌情加用放疗。

病例 17-4-4

患者,男性,70 岁,汉族。咽部异物感 3 个月,右颈部包块无痛性生长 1 个月。3 个月前无明显诱因出现咽部异物感,无咽喉部疼痛,无咳嗽、咳痰及咯血症状,无吞咽困难。1 个月前发现右侧颈部有包块生长,压之无痛,自服抗炎药物无好转,肿块逐渐长大,由最初的花生米大逐渐增大至鸡蛋大,近半月出现咽喉疼痛,右耳部疼痛,活动后呼吸费力,为求诊治前来就诊。查体:消瘦,右侧颈部胸锁乳突肌前缘中断可触及一肿大淋巴结,质硬,活动差,无压痛。咽部黏膜轻度充血,纤维喉镜检查示会厌喉面菜花状新生物,表面白膜覆盖,声门大部分被遮盖(图 17-4-3,彩图 36),仅见双侧声带后端黏膜光滑,活动良好,梨状窝黏膜光滑,无新生物、糜烂等。

问题:

1. 最可能的诊断是什么?
2. 诊断依据是什么?
3. 需要补充哪些检查?
4. 治疗方案是什么?

参考答案和提示：

1. 诊断　喉癌、声门上型、右颈部淋巴结转移。

2. 诊断依据

(1) 咽部异物感5个月，右颈部包块无痛性生长1个月。口服抗炎药物无好转，基本可排除淋巴结炎。

(2) 体格检查：右侧颈部胸锁乳突肌前缘中断可触及一肿大淋巴结，质硬，活动差，无压痛。纤维喉镜检查示会厌喉面菜花状新生物，表面白膜覆盖，声门大部分被遮盖。考虑原发会厌喉面肿瘤伴有右侧颈部淋巴结转移。

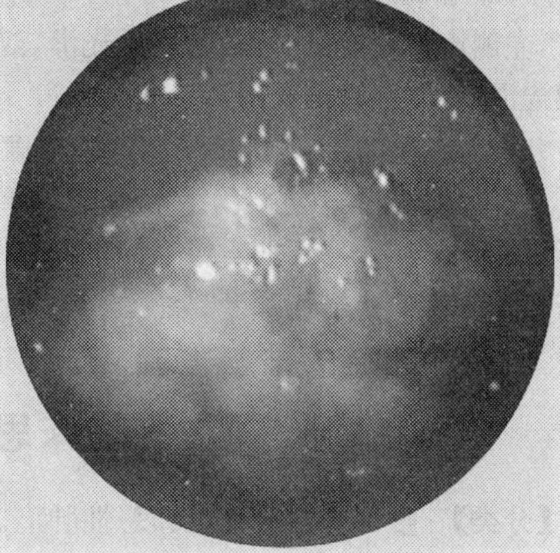

图 17-4-3　喉癌

3. 需要补充的检查

(1) 肿物取材送病理检查以进一步确定诊断。

(2) 颈部CT检查明确肿物周围侵犯的范围及颈部肿物与周围组织的关系，必要时增强CT检查。

(3) 全身检查除外远处转移。

4. 治疗方案　根据癌肿的范围及扩散情况，选择手术治疗为主要治疗手段。

(1) 手术治疗：为该患治疗的主要手段。原则是在彻底切除癌肿的前提下，尽可能保留或重建喉的功能，以提高患者的生存质量。可行水平半喉切除术或全喉切除术。同时行右侧颈淋巴结清扫术。

(2) 放射治疗：术后也可加用放疗，防止复发。

病例 17-4-5

患者，女性，55岁，农民。主因“声音嘶哑2个月”来诊。该患者2个月前无明显诱因出现声音嘶哑症状，近3天声嘶加重，故来诊。该患有吸烟史，约30年，每日量较大。病程中无呼吸困难。查体：一般状态良好，生命体征平稳，全身皮肤无黄染，浅表淋巴结无肿大，咽黏膜稍充血，扁桃体不大，纤维喉镜下见会厌上举可，右侧声带前、中1/3处可见黏膜溃疡，表面不光滑，有脓性分泌物附着，左侧声带轻度充血，黏膜表面光滑，双侧声带活动良好，闭合有缝隙，双侧室带及喉室黏膜光滑，双侧梨状窝光滑。于右侧声带取材送病理，病理报告：右声带鳞状细胞重度不典型增生，考虑原位癌。

问题：

1. 最可能的诊断是什么？
2. 诊断依据是什么？
3. 治疗方案是什么？

参考答案和提示：

1. 诊断　右声带癌 Tis。

2. 诊断依据

(1) 声音嘶哑2个月。

(2) 纤维喉镜见：右侧声带前、中 1/3 处可见黏膜溃疡，表面不光滑，有脓性分泌物附着，左侧声带轻度充血，黏膜表面光滑，双侧声带活动良好，闭合有缝隙，双侧室带及喉室黏膜光滑，双侧梨状窝光滑。

(3) 病理报告：右声带鳞状细胞重度不典型增生，考虑原位癌。

3. 治疗方案　主要为手术治疗。可行微创手术治疗，这种术式损伤小，恢复快，已被广泛应用于早期喉癌。如支撑喉镜下 CO_2 激光肿瘤切除术，适于早期声门型和原位癌。也可行喉裂开右侧声带切除术。

临床思维：喉部肿瘤

【分类】 喉部肿瘤分良性和恶性肿瘤。良性肿瘤最常见的是喉乳头状瘤，恶性肿瘤以喉鳞状细胞癌最多见。

1. 喉乳头状瘤　喉乳头状瘤是喉良性肿瘤中最常见者。可能是由病毒所致，亦有人认为与内分泌有关。临床上，喉乳头状瘤可分为幼儿型和成人型。幼儿型以多发性居多，生长较快，易复发。有广泛的喉黏膜浸润，甚至蔓延至咽或气管等处，亦造成喉阻塞。成人型者以单发性多见，常局限于一处，但有恶变的趋势，被认为是癌前期的病变，发生癌变率大约为 3%。

喉乳头状瘤生长缓慢，病程长达数年之久。声嘶是主要症状。由于局部刺激，患者常有咳嗽。幼儿因呼吸困难而有痰鸣，可发展至喉阻塞。

喉镜检查：幼儿型者见喉内有带蒂或基底较宽而多发的肿瘤，呈乳头状或颗粒状，色苍白或暗红，可发生在喉的各处。成人型者以单个带蒂者较多，呈乳头状，常发生于声带，由于肿瘤仅累及黏膜表面，故声带运动一般不受限制。

应手术治疗。有条件者应在全麻下行喉显微手术以彻底切除。术后可有复发，尤其幼儿型者。放射治疗无明显疗效，可诱发恶变，不采用。成人型者经多次摘除而复发者，即使反复活检未发现癌变，仍需警惕有恶变的可能。有喉阻塞者应及时做气管切开术。

近年来较多见幼儿型喉尖锐湿疣，为其特殊类型，多为产道感染。术后很快复发，容易阻塞呼吸道。应高度警惕。确诊需做病理组织化学检验。

2. 喉癌　发病率占全身肿瘤的 1%～5%，在耳鼻喉科领域中仅次于鼻咽癌和鼻腔，鼻窦癌，居第三位。其男女性别发病率差别很大，男多于女。喉癌高发年龄为 50～70 岁。发病率城市高于农村，空气污染重的重工业城市高于污染轻的轻工业城市。

【病因】 可能与下列因素有关：

1. 吸烟　吸烟者喉癌发病率高于不吸烟者。烟草可使呼吸道纤毛运动迟缓或停止，黏膜充血水肿，上皮增厚和鳞状化生，成为致癌的基础。

2. 饮酒　声门上区癌可能与饮酒有关。吸烟与饮酒共存时，可发生重叠致癌作用。

3. 空气污染　长期大量吸入生产性粉尘或废气，如石棉、芥子气、镍等，有致癌的可能。因此，应该重视工业中的防护。

4. 病毒感染　分子生物学研究认为，HPV 的部分亚型可能与喉癌的发生、发展有关。

5. 癌前期病变　所谓癌前期病变是指某些比正常黏膜或其他良性肿瘤更易发生癌变的病理学变化。喉癌前期病变主要有喉白斑病，包括喉角化症、成人型慢性肥厚型喉炎及成人型乳头状瘤。

6. 性激素　喉癌的发病可能与性激素及其受体相关，但确切关系待进一步研究。

【临床表现】 根据癌肿发生的部位，症状表现不一。

1. 声门上型 包括原发部位在会厌、室带、喉室、杓会厌襞、杓间区等处的喉癌。早期常无显著症状，仅有喉部不适感或异物感。以后癌肿表面溃烂时，可出现咽喉疼痛，放射至耳部，吞咽时疼痛加重。肿瘤侵蚀血管后痰中带血，常有臭味；向下侵及声带时才出现声嘶、呼吸困难等。由于该区淋巴管丰富，易向颈深上组位于颈总动脉分叉处淋巴结转移。

2. 声门型 癌肿发生于声带，以前、中 1/3 处较多。早期症状为声嘶，随着肿物增大，声嘶逐渐加重，如进一步增大，则阻塞声门，引起呼吸困难，由于该区淋巴管较少，不易向颈淋巴结转移。

3. 声门下型 即位于声带以下，环状软骨下缘以上部位的癌肿。因位置隐蔽，早期症状不明显，常规喉镜检查不易发现。肿瘤溃烂则有咳嗽及痰中带血，肿瘤向上侵及声带时，可出现声嘶。肿物增大，可阻塞声门下腔出现呼吸困难，亦可穿破环甲膜至颈前肌肉及甲状腺，也可侵犯食管前壁。该区癌肿常有气管前或气管旁淋巴结转移。

4. 声门旁型 也称贯声门癌或跨声门癌，是尚在探讨的一种类型，UICC 组织尚未确认。是指原发于喉室的癌肿，跨越两个解剖区域即声门上区及声门区，以广泛浸润声门旁间隙为特点，癌在黏膜下浸润扩展。早期可无症状，当出现声嘶时，常已先有声带固定，而喉镜检查仍未能窥见肿瘤。癌肿向声门旁系扩展，侵及甲状软骨。

【检查】 喉镜检查见喉癌的形态有菜花型、溃疡型、结节型及包块型。详细检查喉的各部分，特别注意会厌喉面，前联合、喉室及声门下区，观察声带运动是否受限或固定。还要仔细触摸颈部有无肿大淋巴结，喉体是否增大，颈前软组织和甲状腺有无肿块。

【诊断】 根据症状、检查和活检等。凡年龄超过 40 岁，有声嘶或咽喉部不适、异物感者，均需用喉镜仔细检查，以免漏诊。对可疑病变，应在间接喉镜、直接喉镜或纤维喉镜下进行活检，确定诊断。喉部 X 线检查如侧位片、断层摄片、喉部 CT 及 MRI 检查等有助于了解癌肿的浸润范围。

【治疗】 包括手术、放疗、化疗及免疫治疗等。根据癌肿的范围及扩散情况，选择合适的治疗方案，目前多主张手术加放疗的综合治疗。

1. 手术治疗 为治疗喉癌的主要手段。原则是在彻底切除癌肿的前提下，尽可能保留或重建喉的功能，以提高患者的生存质量。根据切除的方式主要分为喉部分切除术及喉全切除术。同时根据病情行颈淋巴结清扫术。

2. 放射治疗 适应证：①声带癌 Tis、T1a、T1b 病变，声带运动正常；②声带小于 1cm 的声门上癌；③全身情况差，不宜手术者；④病变范围较广，波及喉咽的癌肿，可先行术前放疗。根治性放疗总量为 60～70Gy。术前放疗通常在 4 周内照射 45～50Gy，放射结束后 2～4 周行手术切除。术后放疗通常在手术切口愈合后进行。其放疗量根据具体情况而定。

3. 其他治疗 包括化学药物治疗及生物治疗。

第五节 喉 阻 塞

病例 17-5-1

患者，男性，60 岁。主因"憋气、呼吸费力 3 日"来诊。该患者 1 年前因持续性声嘶到当地医院就诊，行纤维喉镜检查见左侧声带中前 1/3 处有新生物生长，表面不平，呈菜花样，行病理检查，回报：鳞状细胞癌。之后行放射治疗，当时效果较好，复查纤维喉镜肿物消失，返回家中，1 年后声嘶复又出现，3 日前突然出现憋气感，伴有呼吸困难症状，逐渐加重，今急来我院就诊。查体：T 36.5℃，P 110 次/分，R 30 次/分，BP 110/80mmHg，一般状态不佳，发育正常，营养差，痛苦面容，扶入病室，查体欠配合。全身皮肤无黄染，浅表淋巴结无肿大，五官端正，颈部软，甲状腺不大，气管居中，可闻及哮鸣音，胸廓对称，心肺未及阳性体征，肝脾肋下未触及，腹软无压痛，脊柱四肢活动良。神经系统未见异常。专科检查见喉部会厌充血肿胀，双侧杓会厌襞充血肿胀，左侧声带表面见菜花样肿物，较大，阻塞声门，紧余一小缝隙，吸气性呼吸困难明显，胸骨上窝、锁骨上窝、肋间隙均凹陷。

问题：

1. 最可能的诊断是什么？
2. 诊断依据是什么？
3. 鉴别诊断有哪些？
4. 治疗方案是什么？

参考答案和提示：

1. 诊断　急性喉阻塞；喉癌放疗术后复发。

2. 诊断依据

(1) 该患主因"憋气、呼吸费力 3 日"来诊。既往喉癌病史 1 年，曾行放射治疗，现有声嘶，3 日前突然出现憋气感，伴有呼吸困难症状，3 日来逐渐加重。

(2) 查体：会厌充血肿胀，双侧杓会厌襞充血肿胀，左侧声带肿物，较大，阻塞声门，紧余一小缝隙，吸气性呼吸困难明显，胸骨上窝、锁骨上窝、肋间隙均凹陷。

3. 鉴别诊断

(1) 急性会厌炎：起病急，有畏寒、发热，如为老年人或儿童，症状更重，可表现为精神萎靡，面色苍白。局部症状有剧烈的咽喉疼痛，吞咽时加重。讲话语音含糊不清。喉镜下见会厌充血肿胀，严重者可引起吸气性呼吸困难，甚至窒息。

(2) 喉结核：主要症状为喉部疼痛和声嘶。发生低弱，甚至失声。喉痛剧烈，常妨碍进食。喉镜检查见喉黏膜苍白、水肿，有浅溃疡，上覆有黏脓性分泌物，偶见结核瘤呈肿块状。病变多发生于喉的后部。胸廓 X 线检查，多患有进行性肺结核。喉部活检可作为鉴别时的重要依据。

(3) 喉乳头状瘤：多见于 10 岁以下儿童，病程较长，可单发或多发，肿瘤呈乳头状突起，病变限于黏膜表层，无声带运动障碍。

4. 治疗方案

(1) 紧急行气管切开。

(2) 应用抗炎药。

(3) 全身检查明确有无远处转移后考虑行手术治疗或化疗。

临床思维：喉阻塞

喉阻塞是喉部或邻近器官的病变使喉部气道变窄以致发生呼吸困难者。其并非一独立的疾病，而是一组综合征。由于喉阻塞可引起缺氧，如处理不及时，可引起窒息，危及患者生命。由于发病急、缓不同，喉阻塞分急性和慢性两类。

【病因】　包括炎症、喉部异物、喉外伤、肿瘤、水肿、畸形、双侧喉返神经麻痹等。

【临床表现】

(1) 吸气性呼吸困难。

(2) 吸气性喉鸣：因气流通过狭窄的喉腔产生振动和涡流而发生的喉鸣。当声门下黏膜肿胀时，可产生犬吠样咳嗽。

(3) 吸气性软组织凹陷：由于吸气时胸腔内产生负压，使胸壁的软组织内陷而出现胸骨上窝、锁骨上窝、肋间隙、上腹部等处的吸气性凹陷(四凹征)(图 17-5-1)。

(4) 声音嘶哑：病变在声带处，由于声带活动障碍而发生嘶哑症状。

(5) 发绀：因缺氧引起，面色青紫、坐卧不安、心律不齐、心力衰竭。

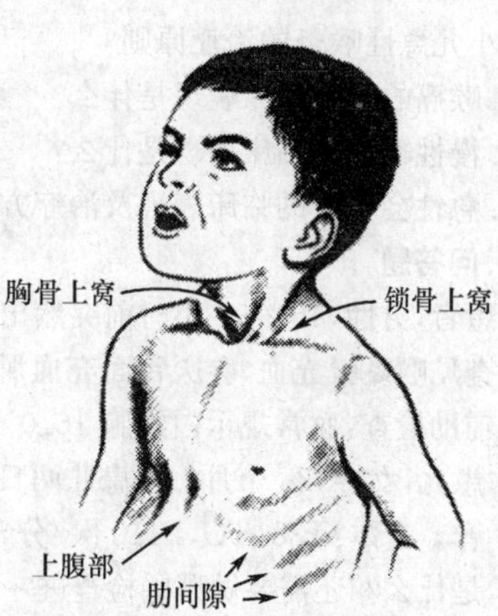

图 17-5-1　四凹征

【检查】 根据病情轻重，喉阻塞可分为四度：

一度：平静时无症状，哭闹、活动时有轻度吸气性呼吸困难，轻度吸气性喉喘鸣和轻度吸气性四凹征。

二度：安静时有轻度吸气性呼吸困难、吸气性喘鸣和四凹征，活动时加重，但不影响睡眠和进食，缺氧症状不明显。

三度：吸气期呼吸困难明显，喉鸣声较响，胸骨上窝、锁骨上窝等胸廓周围软组织吸气期凹陷明显。因缺氧出现烦躁不安、难以入睡、不愿进食。患者脉搏加快，血压升高，心跳强而有力，即循环系统代偿功能良好。

四度：呼吸极度困难。由于严重缺氧和体内二氧化碳积聚，患者坐卧不安，出冷汗、面色苍白或发绀，大小便失禁，脉搏细弱，心律不齐，血压下降。如不及时抢救，可因窒息及心力衰竭而死亡。

【治疗】 喉阻塞能危及生命，必须高度重视，积极处理。应按呼吸困难的程度和原因，采用药物或手术治疗。

一度：应明确病因，积极治疗。由喉部炎症引起者，应及时使用激素加抗生素，配合蒸汽吸入或雾化吸入等。

二度：积极治疗病因，严密观察病情变化，做好气管切开准备。如为异物，应立即取出；如为肿瘤，可考虑气管切开。

三度：根据病因、医疗条件，患者体质等全面衡量而决定。如为异物及时取出，如为肿瘤，则应立即行气管切开术。

四度：立即行气管切开术。若情形紧急，可先行环甲膜切开术，或先气管插管，再气管切开。

病因治疗在一定情况下可先采用，如喉异物取出、咽后脓肿切开等，可立即解除喉阻塞。而对危重病人，应先行气管切开，待呼吸困难解除后，再根据病因给予相应治疗。

复 习 题

一、名词解释

1. 声门裂　2. 四凹征　3. 喉阻塞　4. 声带小结　5. 环状软骨　6. 急性会厌炎

二、简答题

1. 喉的生理功能是什么？
2. 喉阻塞分几度？各有什么表现？
3. 喉癌根据癌肿发生部位分哪几型？预后最不好的是哪一型？预后最好的是哪一型？为什么？
4. 为什么小儿喉炎比成人重，易危及生命？
5. 支配喉的神经主要有哪些？
6. 喉主要由哪几块软骨组成？
7. 气管切开术适应证是什么？
8. 临床上哪侧喉返神经麻痹多见，为什么？

9. 小儿急性喉炎的治疗原则？

10. 喉癌的主要临床表现是什么？

11. 慢性喉炎的临床表现是什么？

12. 急性会厌炎的临床表现及治疗方法是什么？

三、问答题

1. 患者，男性，46 岁，9 小时前突然出现咽痛，尤以吞咽时明显，逐渐加重，伴有憋气感，急来诊喉部检查见喉黏膜充血，会厌舌面充血肿胀明显，喉面与咽后壁尚有缝隙，声门区因会厌阻挡无法窥及。辅助检查：血常规示白细胞 $16.0\times10^9/L$。该患者最可能的诊断是什么？如何治疗？

2. 患儿，女性，27 个月。该患儿两日前因感冒后出现犬吠样咳嗽，伴有声音嘶哑。吸气时有喉部喘鸣音。查体：T38.8℃，P110 次/分，R25 次/分，声音嘶哑，可闻及犬吠样咳嗽。该患儿最可能的诊断是什么？还需要做哪些检查进一步确定诊断？最可靠的检查方法是什么？如何治疗？

3. 患者，女性，40 岁。该患两年来出现间歇性声嘶，时好时坏，用声过多时加重，可能的诊断有哪些？最需要做什么检查以确定诊断？

4. 患者，男性，64 岁。因咽喉不适 1 年伴声音嘶哑、右侧颈部肿块生长 1 个月就诊，纤维喉镜检查见会厌喉面菜花样肿物生长，向下波及前联合及右侧声带，伴声带固定，梨状窝未见异常。病理检查结果回报：鳞状细胞癌。颈部彩超：右侧多发淋巴结肿大，最大直径 4.5cm×4.0cm，左侧多发淋巴结肿大，最大直径 1.5cm×1.0cm。根据喉癌 TNM 分区分期标准，该患确定诊断是什么？最好采取什么术式进行治疗？

5. 患者，男性，65 岁，40 年吸烟饮酒史，声音嘶哑 1 年病史。纤维喉镜检查：喉外观无畸形，会厌抬举佳，黏膜光滑，左侧声带中前段可见菜花状新生物，左侧声带活动受限，右侧声带活动良好，颈部淋巴结未触及肿大。试问可能的诊断及分级分期。

6. 一喉咽癌晚期病人，吸气性呼吸困难，喉鸣声较响，胸骨上窝、锁骨上窝等胸廓周围软组织吸气期凹陷明显，病人坐卧不安，出冷汗、面色苍白，血压下降。试问病人喉阻塞的分度及治疗方案。

7. 2 岁幼儿，发热流涕两日，哭声嘶哑，吸气性呼吸困难，咽喉部检查不能配合，列出病儿可能的三种诊断。

8. 50 岁男性病人，声音嘶哑半月，纤维喉镜检查：左侧声带麻痹，声门闭合不严。试问病人需要做哪些检查及可能的几种诊断？

参考答案

一、名词解释

1. 声门裂：声带张开时，出现一个等腰三角形的裂隙，称为声门裂。

2. 四凹征：上呼吸道梗阻时，由于吸气时气体不易通过声门进入肺部，胸腹辅助呼吸肌均代偿性加强运动，将胸部扩张，以助呼吸进行，而肺叶不能相应的膨胀，故胸腔内负压增加，使胸壁及其周围软组织，如胸骨上窝、锁骨上、下窝，剑突下或上腹部、肋间隙于吸气时向内凹陷，临床上称之为四凹征。

3. 喉阻塞：又称喉梗阻，系因喉部或其邻近组织病变，喉部通道阻塞而引起的呼吸困难。

4. 声带小结：又称为歌者小结，典型的声带小结为双侧声带前、中 1/3 交界处对称性结节状隆起。

5. 环状软骨：位于甲状软骨之下，第一气管环之上，形状如环，前部较窄为环状软骨弓，后部较宽为环状软骨板。时喉气管中唯一完整的环形软骨，对保持喉气管的通畅至关重要。

6. 急性会厌炎：又称声门上喉炎，是一种危及生命的严重感染，可引起喉阻塞而窒息死亡。

二、简答题 略。

三、问答题 略。

（温海涛）

第十八章　气管食管科学

第一节　气管支气管异物

病例 18-1-1

患者，男性，1 岁又 12 天，因误吸花生米后呛咳 3 天。患者家长自述 3 天前患儿在玩笑时误吸花生米后出现剧烈呛咳，随后咳嗽缓解，仅有轻微咳嗽伴喘鸣，今晨起患儿出现发热，咳喘加重，就诊本院。体格检查：急性病容，表情痛苦。T 38.5℃，R 23 次/分，P 104 次/分。肺部听诊右肺呼吸音极低，可闻及喘鸣音。做胸片发现右肺肺不张。全身体格检查未见其他明确阳性体征。辅助检查：白细胞 9.6×10^{9}/L，中性粒细胞 0.82。

问题：

1. 该病例最可能的诊断是什么？

2. 适合的治疗方法是什么？

参考答案和提示：

1. 考虑诊断　右支气管异物。根据本病例特点，有明确的异物吸入史，首先考虑是气管支气管异物。查体：肺部听诊右肺呼吸音极低，可闻及喘鸣音。做胸片发现右肺肺不张。故考虑为右支气管异物。

2. 治疗　该患儿有发热，咳喘，白细胞 10.6×10^{9}/L，故考虑有局部感染，应先行全身抗炎治疗，待感染控制后行支气管镜检查及异物取出术。

临床思维：气管支气管异物

气管、支气管异物是耳鼻咽喉科常见急症之一，多发生于 5 岁以下儿童，3 岁以下最多，可占 60%～70%，偶见于成人。

【病因】

(1) 年幼儿牙齿发育不全。

(2) 儿童口含玩物玩耍、成人口含物品作业。

(3) 全麻或昏迷病人吞咽功能不全。

(4) 鼻腔异物钳取不当等。

【病理】　异物进入气管、支气管后，所引起的病理反应与异物的性质、大小、形状及停留时间和有无感染等密切相关。

(1) 异物的性质：植物类异物因含游离脂酸，可刺激呼吸道黏膜引起急性弥漫性炎症反应，表现为黏膜充血、肿胀，分泌物增多甚至发生支气管阻塞，并可出现全身症状。

(2) 异物的大小、形状及停留的时间不同，不仅影响落入气管的部位和对黏膜的刺激程度，还影响管腔的阻塞程度，引起不同的病理改变。

1) 不完全性阻塞：异物较小、局部黏膜肿胀较轻时，气道部分受阻，吸气时由于支气管扩张，空气可吸入，而呼气时关闭回缩，管腔变小，空气排出受阻，远端肺叶出现肺气肿(图 18-1-1，图 18-1-3)。

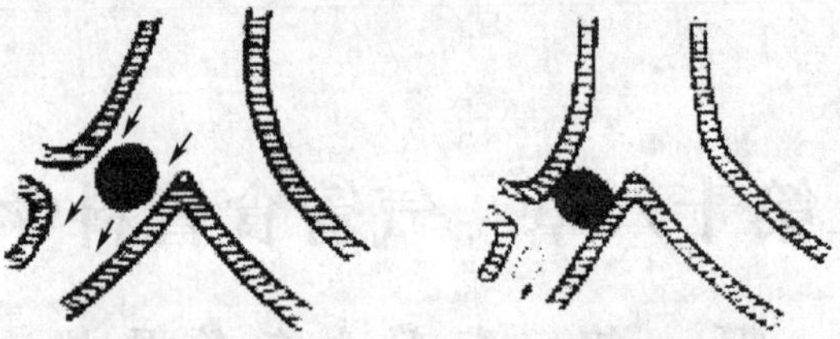

图 18-1-1　不完全性阻塞型(引起肺气肿)

2）完全性阻塞：停留时间长的较大异物黏膜肿胀明显，使支气管完全阻塞，空气吸入呼出均受阻，导致阻塞性肺不张(图 18-1-2，图 18-1-3)。

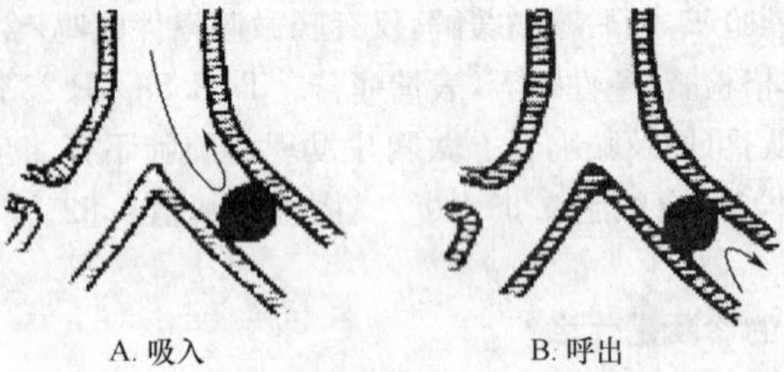

图 18-1-2　完全性阻塞型(引起肺不张)

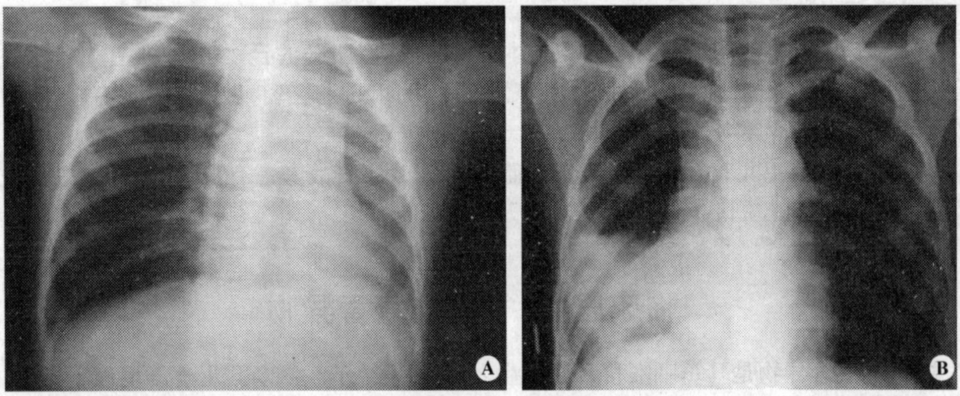

图 18-1-3　肺气肿(A)与肺不张(B)

【临床表现】 异物停留在气管或支气管内表现的症状各有其特点：

1. 气管异物　异物经喉进入气管，刺激黏膜立即引起剧烈呛咳及反射性喉痉挛而出现憋气、面色青紫等。较小异物进入气管后，若黏附于气管壁，症状可暂时缓解；若异物较轻而光滑，如西瓜子等则常随呼吸气流在气管内上下活动，引起阵发性咳嗽，当异物被气流冲向声门下时产生拍击声，在咳嗽及呼气末期可闻及，用听诊器在颈部气管前可听到异物撞击声，手置于此处可触到撞击感。当异物阻塞部分气管腔时，气流通过变窄的气道可产生喘鸣音。

2. 支气管异物　早期症状与气管异物相似。异物进入支气管后，停留在支气管内，刺激减少，咳嗽减轻。但若为植物类异物，脂酸刺激引起支气管黏膜炎症，可引起咳嗽、痰多、喘鸣及发热等全身症状。如一侧支气管异物，多无明显呼吸困难。双侧支气管异物时，可出现呼吸困难。并发肺气肿、肺不张时，肺部听诊患侧呼吸音减低或消失，肺炎则可闻及湿啰音(图 18-1-4)。

【诊断】 气管支气管异物的诊断并不难，异物吸入史是诊断的重要依据。但少数患者，异物史不明确，若有突然发生而又久治不愈的咳喘，并伴有或不伴有发热、憋气，或反复发生的支气管肺炎的患者，尤其是儿童，应考虑异物的可能，注意与支气管炎、支气管肺炎等疾病鉴别。

【治疗】 呼吸道异物有危及生命的可能，而且取出异物是唯一的治疗方法。因此应及时诊断，尽早行异物取出术，以防止窒息及其他并发症的发生。如有呼吸困难，应立即手术，伴有高热、心力衰竭等情况时，给予适当处理，必要时在心电监护下，及时取出异物。

(1) 经直接喉镜异物取出术，临床也称"守株待兔法"，适用于气管内活动的异物。

(2) 经支气管镜异物取出术，绝大多数气管、支气管异物需经支气管镜取出，应在全身麻醉下进行。成人多采用直接插入法，小儿一般经直达喉镜插入。

(3) 纤维支气管镜或电子支气管镜异物取出术，位于支气管深部小的异物，可经纤维支气管镜或电子支气管镜钳取。

(4) 开胸异物取出术，支气管镜下确实难以取出的较大并嵌顿的异物，必要时需行开胸术取出。

(5) 术后应密切观察病情，酌情给予抗生素及糖皮质激素类药物，以控制感染并防止喉水肿发生。术前、术后有其他并发症时，应进行相应治疗。

【预防】

(1) 避免给 2 岁以下小儿吃整个的花生、瓜子、豆类食物和能放入口、鼻内的小玩具。

(2) 进食时不要嬉笑、哭闹、打骂，以免深吸气时将异物误吸入气道。

(3) 教育儿童不要口含物玩耍，如已发现，应婉言劝说，使其吐出，不能用手指强行掏取，以免引起哭闹吸入气道。成人应避免口含物作业。

(4) 加强对昏迷及全麻患者的护理，防止呕吐物吸入下呼吸道，活动的义齿应取下。

第二节　呼吸功能失常与下呼吸道分泌物潴留

病例 18-2-1

患者，男性，67 岁，脑梗死 1 个月，患者意识不清，卧床，伴有肺部感染。4 天前出现呼吸困难，有痰，不能咳出，伴有低热，神经科吸痰不易吸出，且痰液较黏稠，故请耳鼻喉科会诊。查体：患者意识不清，表情淡漠，T 37.8℃，R 20 次/分，P 76 次/分，BP 135/90mmHg。患者有混合性呼吸困难，有痰鸣音，无吸气性喉喘鸣及吸气四凹征。咽喉部检查由于患者不配合未能明视。辅助检查：白细胞 8.58×10^9/L，中性粒细胞 0.78。

问题：

1. 该病例最可能的诊断是什么？

2. 该病例最适合的治疗方法是什么？此治疗方法的主要作用是什么？

参考答案和提示：

1. 考虑诊断　呼吸功能失常与下呼吸道分泌物潴留。根据本病例特点，呼吸困难为主要症状，有痰，不能咳出，且有脑梗死病史，首先考虑呼吸功能失常与下呼吸道分泌物潴留。体格检查见呼吸困难为混合性且有痰鸣音，明确排除急性喉梗阻，故考虑为呼吸功能失常与下呼吸道分泌物潴留。

2. 治疗方法

(1) 该病例最适合的治疗方法是气管切开术。

(2) 主要作用

1) 便于吸除下呼吸道分泌物，有利于气体交换。

2) 减少呼吸道无效腔，增加有效气体交换量。

3) 便于施行辅助呼吸和给氧。

4) 降低呼吸道阻力，减轻患者呼吸时体力消耗，从而降低其耗氧量，缓解了呼吸困难。

临床思维：下呼吸道分泌物潴留

【病因】

1. 呼吸系统疾病 呼吸道的炎症，如肺部严重感染、老年慢性支气管炎；呼吸道烧伤或重度胸部外伤，由于气管、支气管黏膜肿胀，分泌物增多，影响肺泡气体交换；咳嗽功能减弱，使下呼吸道分泌物潴留，出现呼吸困难、缺氧和二氧化碳蓄积。

2. 循环系统疾病 风湿性心脏病、肺源性心脏病及心力衰竭时，肺微循环障碍，产生肺水肿、呼吸道分泌物增多，气体交换受阻。

3. 神经系统疾病 由于呼吸中枢受影响而致呼吸功能失常、吞咽功能及咳嗽反射减弱或消失，易发生下呼吸道分泌物潴留，如脑炎、脑血管意外等；周围神经病变，可致呼吸肌功能障碍。

【临床表现】

1. 呼吸困难 无喉鸣及四凹症，表现为呼吸频率和深度的改变。呼吸、循环系统疾病引起的为呼吸频率加快，中枢神经系统疾病颅内压增高时，呼吸变慢，多发性神经根炎时，呼吸变浅。

2. 缺氧及二氧化碳蓄积的症状 心率加快，心搏出量增多，肺循环阻力增加，可致右心衰竭。

3. 动脉血血气分析 血氧分压降低，二氧化碳分压升高，或血 pH 降低。

【治疗】

1. 一般治疗 ①吸氧；②抗生素控制感染；③纠正酸碱失衡及电解质紊乱。

2. 保持呼吸道通畅

(1) 雾化吸入，给予化痰及改善呼吸道黏膜黏液纤毛运载系统功能的药物，以促进下呼吸道分泌物的排出。

(2) 用纤维支气管镜吸除下呼吸道分泌物。病情严重且分泌物较多的患者，最好采用气管切开术。

(3) 气管切开术：便于吸除下呼吸道分泌物，有利于气体交换；减少呼吸道无效腔，增加有效气体交换量；便于施行人工呼吸和给氧；降低呼吸道阻力减轻患者呼吸时体力消耗和耗氧量。

第三节 食管异物

病例 18-3-1

患者，男性，25 岁，误食鱼骨后吞咽痛 8 小时。患者自述 8 小时前误食鱼骨后咽部疼痛，吞咽时疼痛加重。在家自行吃馒头向下噎，鱼骨未下去，故来诊。查体：咽黏膜轻度充血，间接喉镜下见成人型会厌，会厌谷及舌根等处未见异物，双侧梨状窝积液，声带运动良好。急诊做食管吞钡棉照片发现第 5 胸骨水平可见异物影，并有钡剂潴留。

问题：

1. 最可能的诊断是什么？
2. 请问异物卡在第几狭窄？
3. 该患者可能出现哪些并发症？
4. 治疗方案是什么？

参考答案和提示：

1. 考虑诊断 食管异物。根据本病例特点，有误食鱼骨病史，咽部疼痛且吞咽时疼痛加重，首先考虑为食管异物。体格检查见双侧梨状窝积液，食管吞钡棉照片发现第5胸骨水平可见异物影，并有钡剂潴留。

2. 异物位置 异物卡在第三狭窄处，相当于第5胸椎平面，为左主支气管压迫食管前壁所致(图18-3-1)。

3. 可能出现的并发症

(1) 食管穿孔或损伤性食管炎。

(2) 颈部皮下气肿或纵隔气肿。

(3) 食管周围炎及颈间隙感染或纵隔炎。

(4) 大血管破裂。

(5) 气管食管瘘。

4. 治疗方案 尽早行食管镜检查，发现异物及时取出。估计术中可能损伤食管黏膜时，术后应禁食1～2天，给静脉补液及全身支持疗法，疑有穿孔者，应行胃管鼻饲饮食。局部感染时，应给予足量抗生素。

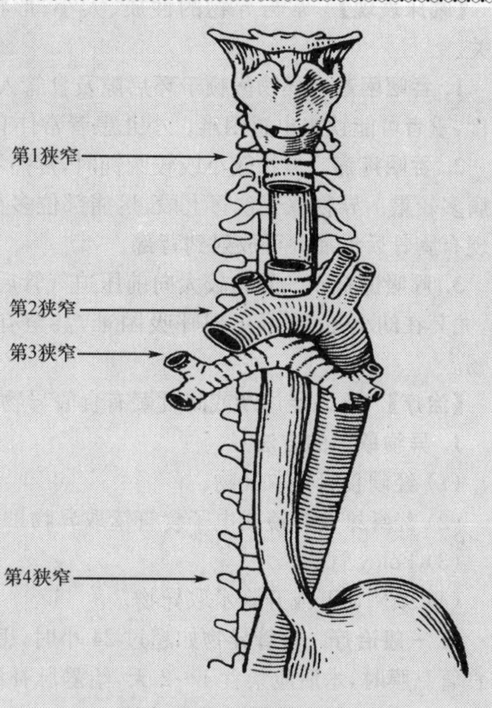

图18-3-1 异物位置

临床思维：食管异物

【病因】

(1) 老人因牙齿脱落或使用义齿，咀嚼功能差，口内感觉欠灵敏，食管口较松弛，易误吞异物。

(2) 儿童多因口含玩物误吞引起。

(3) 成人也有因嬉闹、轻生而吞咽较大物品，或进食不当、神志不清，吞入较大或带刺物品引起。

(4) 食管本身疾病，如食管狭窄或食管癌。

【食管异物的种类】

1. 动物类 如鱼刺、鸡骨、肉块。

2. 金属类 如硬币、针钉。

3. 化学合成类及植物类 如义齿、塑料玩具、枣核(图18-3-2)。

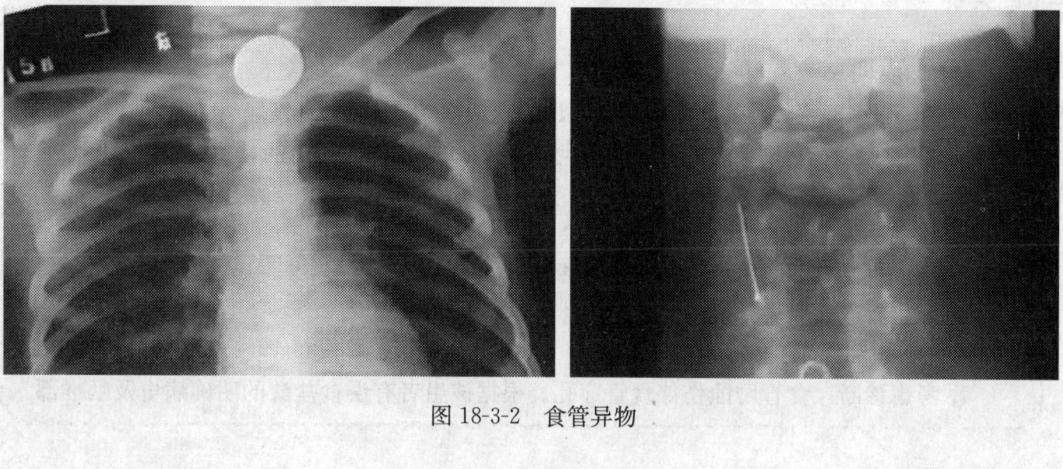

图18-3-2 食管异物

【临床表现】 常与异物的性质、大小、形状以及停留的部位和时间以及有无继发感染等有关。

1. 吞咽困难 异物嵌顿于环后隙及食管入口时，吞咽困难明显。轻者可进食半流质或流质饮食，重者可能饮水也感困难。小儿患者常伴有流涎症状。

2. 吞咽疼痛 异物较小或较圆钝时，疼痛不明显或仅有梗阻感。尖锐的异物或继发感染时疼痛多较重。异物位于食管上段，疼痛部位多在颈根部或胸骨上窝处；异物位于食管中段时，常表现有胸骨后疼痛并可放射到背部。

3. 呼吸道症状 异物较大向前压迫气管后壁，或异物位置较高部分未进入食管而压迫喉部时，尤其在幼小儿童，可出现呼吸困难，甚至有窒息致死的可能。应及时处理，以保持呼吸道通畅。

【治疗】 已确定诊断或高度疑有食管异物，应尽早行食管镜检查，发现异物及时取出。

1. 异物取出的方法

(1) 经硬食管镜取异物。

(2) 经纤维食管镜或电子食管镜取异物。

(3) Foley 管法。

(4) 颈侧切开或开胸术取异物。

2. 一般治疗 食管异物如超过 24 小时，患者进食困难，术前应进行补液。估计术中可能损伤食管黏膜时，术后应禁食 1～2 天，给静脉补液及全身支持疗法，疑有穿孔者，应行胃管鼻饲饮食。局部感染时，应给予足量抗生素。

3. 出现食管周围脓肿或咽后壁脓肿 应行颈侧切开引流。食管穿孔、纵隔脓肿时，请胸外科协助处理。

【预防】

(1) 进食不宜过于匆忙，尤其吃带有骨刺类的食物时，不要饭菜混吃，要仔细咀嚼将骨刺吐出，以防误咽。

(2) 老年人有义齿时，进食要当心，不要进黏性强的食物，义齿松动或有损坏时及时修整，睡眠前取下。全麻或昏迷的患者，如有义齿，应及时取下。

(3) 教育儿童纠正将硬币及玩具等放在口内玩耍的不良习惯。

(4) 误咽异物后，切忌强行用吞咽饭团、馒头、韭菜等方法企图将异物推下，以免加重损伤，出现并发症，并增加手术难度，应立即就医及时取出异物。

第四节 食管腐蚀伤

病例 18-4-1

患者，男性，35 岁，因误食稀盐酸后立即被送入医院，入院时有发热、昏睡，咽喉部疼痛，吞咽时疼痛加重。查体：咽喉部黏膜充血，无明显水肿，背部有叩击痛，胸片示有纵隔气肿。

问题：

1. 该病例最可能的诊断是什么？

2. 给该患者立即服用大量苏打水是否正确？为什么？

3. 该患者应如何进行全身治疗？

参考答案和提示：

1. 考虑诊断 食管腐蚀伤伴食管穿孔。根据该患者有误食盐酸的明确病史及咽喉部疼痛的临床症状即可诊断，该患者为酸性腐蚀剂损伤。胸片示有纵隔气肿，提示有食管穿孔。

2. 该患者不能用苏打水中和　因用苏打水中和，可产生大量二氧化碳，加重纵隔气肿。

3. 全身治疗

(1) 全身应用足量有效抗生素控制感染。

(2) 给予止痛、镇静治疗。

(3) 给予静脉输液，及时纠正电解质紊乱和血容量不足。

(4) 待病情稳定后，可小心插入胃管鼻饲并留置一段时间，既可维持营养，又起到维持管腔的作用。

病例 18-4-2

患者，男性，43 岁，因误吞强碱性腐蚀剂后，咽痛难忍，呼吸困难 4 小时来诊。患者 4 小时前做实验时，口含吸管直接吸取强碱性试剂而误吞入口中并咽下，立即用清水漱口，自觉咽部剧烈疼痛，不敢吞咽。3 小时前出现声嘶和呼吸困难，并逐渐加重，故来诊。查体：体温、脉搏、血压均正常。发育正常，表情痛苦，口唇无发绀，口腔内有唾液潴留，口腔黏膜水肿、糜烂。间接喉镜下见会厌明显肿胀，近球形，声门区视不清。

问题：

1. 患者初步诊断及诊断依据是什么？

2. 该患者初步治疗方案是什么？

参考答案和提示：

1. 初步诊断　①咽食管腐蚀伤(急性期)；②呼吸道梗阻(2 度)。

咽食管腐蚀伤的诊断依据：有误吞强碱性腐蚀剂病史，有咽部剧痛、吞咽困难等症状，检查见口腔黏膜水肿、糜烂。呼吸道梗阻的诊断依据：患者有呼吸困难，间接喉镜下见会厌明显肿胀。

2. 治疗方案　立即给予食醋或柠檬汁漱口或分次少量服用。

全身治疗：给予止痛、镇静药物，静脉输液维持血容量和电解质平衡，给予足量广谱抗生素预防感染。适量应用糖皮质激素消除水肿。保证营养供给，可暂时静脉输入营养液，病情稳定后下鼻饲。密切观察病情变化，如呼吸困难严重应及时行气管切开术，以保持呼吸道通畅。

临床思维：食管腐蚀伤

【腐蚀剂的种类】

1. 酸性腐蚀剂　如硫酸、盐酸、硝酸。易引起局部黏膜干性坏死，穿透力较弱，但高浓度的强酸腐蚀剂，也可引起严重损伤。

2. 碱性腐蚀剂　如氢氧化钠(火碱、灰水)、氢氧化钾、碳酸氢钠(食用或清洁用碱)。有强烈的吸水性，并有脂肪皂化、蛋白质溶解作用，引起组织液化坏死，病变易向深层发展，穿透力强。

【病理】　病变程度与腐蚀剂的性质、浓度、剂量和停留时间有关，按其损伤程度可分为 3 度。

1 度(轻型)：病变局限于黏膜层，黏膜表面充血肿胀，坏死脱落，创面愈合后，不留瘢痕狭窄。

2 度(中度)：病变深达肌层，局部溃疡形成，表面有渗出或伪膜形成，后期常形成瘢痕而致食管狭窄。

3 度(重度):食管壁全层受损,并累及食管周围组织,可能发生食管穿孔及纵隔炎等并发症。

【临床表现】

1. 急性期 1～2 周。口、咽、胸骨后或背部疼痛;吞咽困难,常伴有唾液外溢、恶心等;声嘶及呼吸困难;病情严重者可出现全身中毒症状,表现为发热、脱水、昏睡或休克等症状。

2. 缓解期 发病 1～2 周后,全身症状好转,创面逐渐愈合,疼痛及吞咽困难缓解,饮食逐渐恢复正常,轻者 2～3 周愈合。

3. 狭窄期 病变累及肌层者,缓解期过后,由于局部结缔组织增生,继之瘢痕收缩而致食管狭窄,再度出现吞咽困难,逐渐加重,轻者可进流质食物,重者饮水困难,出现脱水及营养不良等全身症状。

【检查及诊断】

1. 急症患者 检查口唇及口腔、咽喉部黏膜有无充血、肿胀、黏膜脱落、溃疡及假膜形成等。

2. 行 X 线胸、腹透视及拍片或 CT 扫描检查 可了解病变性质、部位与程度。

3. 食管镜检查 直接观察食管内受损情况的重要方法。应在适当时机进行,一般在受伤 2 周后进行第一次检查,过早易引起食管穿孔。

【治疗】

1. 急性期

(1) 应用中和剂:应在受伤后立即服用。碱性腐蚀剂可用食醋溶液、2%醋酸溶液、橘汁或柠檬汁漱口或分次少量服用。酸性腐蚀剂可用氢氧化铝凝胶或氧化镁乳剂中和,然后再服用牛奶、蛋清、植物油等,禁用苏打水,以免产生大量二氧化碳导致食管穿孔。

(2) 足量广谱抗生素预防感染。

(3) 应用糖皮质激素:可减少创伤反应,有抗休克、消除水肿、抑制成纤维肉芽组织的形成、防止瘢痕狭窄的作用。

(4) 全身给予止痛、镇静、纠正电解质紊乱及抗休克治疗。

(5) 气管切开:适用于喉阻塞症状明显时,以保持呼吸道通畅。

2. 缓解期 根据病情调节抗生素及糖皮质激素剂量。可做食管钡剂 X 线检查及食管镜检查,以了解有无食管狭窄发生,及时处理。

3. 瘢痕期

(1) 食管镜下探条扩张术。

(2) 吞线扩张术。

(3) 金属钛或记忆合金支架扩张术。

(4) 外科手术治疗。

复 习 题

一、名词解释

1. Killian 三角　2. Laimer 三角　3. 气管隆嵴　4. 纵隔摆动　5. 下呼吸道分泌物潴留　6. 食管腐蚀伤

二、简答题

1. 试述气管异物的主要病因及其诊断、处理原则?
2. 哪侧支气管异物多见?为什么?
3. 简述气管切开术在下呼吸道分泌物潴留治疗上的主要作用。
4. 呼吸功能失常及下呼吸道分泌物潴留的主要临床表现是什么?
5. 简述食管的生理狭窄及其临床意义。

6. 异物最好发于食管的哪个部位,为什么?
7. 简述硬质食管镜检查的禁忌证。
8. 简述食管异物的并发症。
9. 简述食管腐蚀伤的治疗原则。

三、问答题

1. 患者,女性,65 岁,于 2 小时前吃饭时,不慎将假牙脱落吞咽,当即感到胸骨后噎胀、疼痛、不能进食,X 线胸片:有一"双 S"状牙托影横于第四胸椎平面,纵膈内无积气征。该患者食道异物唯一哪个狭窄部位?应如何治疗?该狭窄处发生食道异物会出现哪些并发症?
2. 患儿,女性,18 个月,因不明原因的咳嗽、发热半月入院。患儿于半个月前曾有进食时哭闹呛咳史,之后偶有阵发性呛咳,3 日后出现不明原因的发热,体温 37.6~38.6℃,伴有咳嗽,在县医院儿科诊断为"支气管肺炎",给予"头孢哌酮舒巴坦钠、阿奇霉素"静脉滴注 2 周,病情不见好转。入院查体:体温 37.8℃,脉搏 87 次/分,呼吸 23 次/分,神志清晰,发音清亮,自动体位,呼吸平稳,无喉鸣音,气管居中,双肺触诊右侧语颤增强,叩诊右侧较实音,听诊左肺呼吸音增粗,右肺呼吸音减弱,可闻及干湿罗音,心浊音界无扩大,肝脾肋下未触及。X 线检查:右肺中叶阻塞性感染,含气不全。血常规示:WBC13.8×10^{9}/L,N67.7%,L25.5%,M6.8%。该患儿最可能的诊断是什么?最有效的确诊手段是什么?如何治疗?
3. 3 岁幼儿,疑似吞食 5 角硬币两日病史,仅能进食少许流食,试问可行哪些检查以明确诊断及治疗方案?

参考答案

一、名词解释

1. Killian 三角:又称为环咽肌上三角区,食管口后壁环咽肌的肌肉薄弱区之一,其位于喉咽部两边为咽下缩肌,底为环咽肌。食管镜检查时应注意避免损伤此三角。
2. Laimer 三角:又称为环咽肌下三角区,是食管入口后壁的环咽肌下的一个倒置的三角形肌肉薄弱区,底在上,为环咽肌,两边为食管的纵性肌纤维,是食管入口后壁的最薄弱及最易损伤的部位,食管镜检时应注意勿损伤。
3. 气管隆嵴:位于左右主支气管交角形成的气管杈内,为一边缘光滑锐利的矢状嵴突,称气管隆嵴。是支气管镜检查的重要标志。
4. 纵隔摆动:异物引起一侧支气管部分阻塞时,呼吸时两侧胸腔压力失去平衡,使纵隔向两侧摆动,如异物固[illegible]活瓣,因呼气时气管变窄,空气排出受阻,使患侧肺内压力大于健侧,纵隔向健侧[illegible]肿。若为活动性异物,异物随吸气下移,形成吸气性活瓣,吸气时空气进入受阻[illegible]较健侧少,深吸气时纵隔向患侧移动。
5. 下[illegible]潴留:是指由于各种原因所致的气管、支气管及支气管肺泡分泌物是潴留。
6. 食[illegible]:由于误吞或有意吞服腐蚀剂引起的食管损害称食管腐蚀伤。

二、简[illegible] 略。

三、问答题 略。

(姜胤辉)

第十九章　耳　科　学

第一节　先天性耳前瘘管

病例 19-1-1

患者，8 岁，左耳前上方有一瘘口，偶有分泌物溢出。患者出生后不久，即见左耳前上方有一小瘘口，偶有分泌物溢出，经久不愈。检查：左耳轮脚前方有一小瘘口，有少量分泌物，周围皮肤暗红。左鼓膜完整，外耳道内未见分泌物或瘘口。全身体格检查未见其他明确阳性体征。辅助检查：血常规白细胞 4.3×10^9/L，X 线检查未见明显病变。

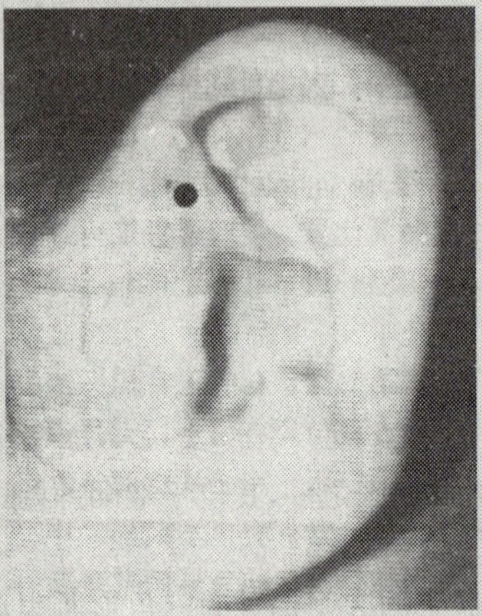

图 19-1-1　耳前瘘管

问题：

1. 该病例最可能的诊断是什么？
2. 主要应与哪些疾病相鉴别？
3. 适合的治疗方法是什么？

参考答案和提示：

1. 最可能的诊断　先天性耳前瘘管(左耳)(图 19-1-1，彩图 37)。

根据本病例特点：该患者出生后不久即发现左耳前上方有一小瘘口，间或有分泌物溢出，周围皮肤暗红色，考虑是瘘口感染后皮肤愈合所遗留色素沉着所致。

2. 主要的鉴别诊断　需与第一鳃裂瘘相鉴别，后者多数开口于外耳道，亦称先天性外耳道瘘，可有反复发作的间歇性耳道流脓或有豆渣样物排出。

3. 治疗方案　该患者曾有过感染，现在是感染控制后，已基本愈合，是手术适应证。

临床思维：先天性耳前瘘管

先天性耳前瘘管是一种最常见的先天耳畸形。为胚胎时期形成耳廓的第 1、2 腮弓的 6 个小丘样结节融合不良或第一鳃沟封闭不全所致。

【临床表现】

1. 症状　平时无症状，继发感染时出现局部红肿疼痛或化脓。

2. 检查　瘘管多为单侧性，也可为双侧。耳前瘘管瘘口多位于耳轮脚前，另一端为盲管。挤压时有少量白色黏稠性或干酪样分泌物从管口溢出。反复感染可形成囊肿或脓肿，破溃后则形成脓瘘或瘢痕。

【治疗】　无感染史者，可暂不做处理。急性感染全身应用抗生素，对已形成脓肿者，应先切开引流，待感染控制后行手术切除。手术适应证：①曾有过继发感染，已基本愈合者；②未曾继发感染，但局部搔痒，有分泌物溢出者；③无症状，但患者要求手术者。

术前瘘管内注入少许亚甲蓝溶液，并以探针为引导，将瘘管及其分支彻底切除。

（张　艳　姜胤辉）

第二节 耳 外 伤

病例 19-2-1

患者，男性，37 岁。车祸导致左侧头部损伤，左侧耳部皮肤肿胀、撕裂，左耳及鼻腔出血，左侧面瘫 3 小时，当时神志清楚，患者感觉耳部疼痛，左侧面部麻木，听力下降，耳鸣，无明显眩晕。查体：T 37.2℃，R 28 次/分，P 90 次/分，BP 140/80mmHg。神志清楚，生理反射存在，病理反射未引出。专科检查：左耳廓外侧多处裂伤，创面不规整，耳软骨部分外露，左侧外耳道有血水样分泌物，鼓膜结构不清。清除血水样分泌物后可见鼓膜后下方有一约 3mm 长弧形裂口，口角歪斜，左口角漏水漏气，左侧额纹消失。左眼睑不能闭合。辅助检查：耳部 CT 可见左侧颞部线状低密度影，与岩骨长轴平行。CT 诊断：左侧颞骨纵形骨折。电测听：左耳传导性耳聋，气导 40dB，骨导 25dB。面肌电图：左侧面神经损伤。

问题：

1. 最可能的诊断是什么？

2. 诊断依据是什么？

3. 治疗方案是什么？

4. 预后如何治疗？

参考答案和提示：

1. 最可能的诊断 ①左耳廓外伤；②左鼓膜外伤性穿孔；③左颞骨纵行骨折；④左侧周围性面瘫；⑤左耳传导性耳聋。

2. 诊断依据

(1) 头面部外伤后左侧面瘫 3 小时。

(2) 专科检查：左耳廓外侧多发裂伤，创面不规整，耳软骨部分外露，左侧外耳道有血水样分泌物，鼓膜结构不清，清除血水样分泌物后可见鼓膜后下方有一约 3 mm 长弧形裂口，口角歪斜，左口角漏水漏气，左侧额纹消失，左眼睑不能闭合。

(3) 辅助检查 CT：左颞骨骨折。电测听：左耳混合性聋，气导 40dB，骨导 25dB。面肌电图：左侧面神经损伤。

3. 治疗方案

(1) 耳廓外伤清创时尽量保留皮肤，然后对位准确用小细针线缝合，轻松包扎。全身应用抗生素，以防感染后形成化脓性软骨膜炎使耳廓畸形。

(2) 在严格消毒下，清除外耳道积血及脏物，禁止局部滴药及外耳道填塞，以防感染进入中耳及颅内。左耳鼓膜外伤性穿孔经 3 个月可自行愈合，也可行修补术。

(3) 如后遗听骨链中断和传导性聋可行鼓室探查术重建传音结构，以求恢复听力。

(4) 面瘫发生后，经 2～5 周的保守治疗无效后可行面神经减压术。

4. 预后 颞骨纵行骨折线可从外耳道后上壁延至颅中窝的棘孔和破裂孔，主要损伤中耳，引起的传音性耳聋，预后较好；颞骨纵行骨折引起的面瘫一般损伤较轻，多为面神经受压（水肿、血肿、碎骨片压迫）所致，预后好。

临床思维：耳外伤

耳外伤包括耳廓外伤（auricle trauma）、鼓膜外伤和颞骨骨折，三者可单独发生，也可同时发生。

1. 耳廓外伤

(1) 挫伤(contusion):多因钝物撞击所致。轻者局部皮肤红肿;重者软骨膜下或皮下血肿。如处理不当,血肿机化致耳廓增厚变形。大血肿继发感染,引起软骨坏死,导致耳廓畸形。小血肿应在无菌操作下抽出积血,加压包扎。如仍有渗血或血肿较大者,应行手术切开同时应用抗生素预防感染。

(2) 撕裂伤(laceration):轻者仅为一裂口,重者有组织缺损,甚至耳廓部分或完全断离。应早期清创缝合,尽量保留皮肤,保持耳廓外形,对位缝合,应用抗生素防治感染。

2. 耳廓化脓性软骨膜炎 耳廓化脓性软骨膜炎(suppurative perichondritis of auricle)是耳廓损伤后在软骨和软骨膜间有脓液形成,造成耳廓软骨坏死及畸形,影响耳廓正常形态和生理功能。耳廓红肿、触痛明显,脓肿形成后有波动感,有的破溃出脓。并能造成耳廓软骨坏死及畸形,应及早诊治。全身应用敏感抗生素控制感染。早期可做局部理疗,促进局部炎症消退。如脓肿形成,切开引流,刮除肉芽组织,切除坏死软骨。抗生素控制感染。后遗严重畸形有碍外貌时,可做整形修复术。

3. 鼓膜外伤(tympanic membrane trauma)

(1) 临床症状:突感耳痛、听力减退、耳鸣,少量出血和耳内闷塞感。有内耳损伤,出现眩晕、恶心及混合性聋。检查见鼓膜穿孔多呈不规则状或裂隙状,边缘有少量血迹,外耳道有时可见血迹或血痂。若有水样液流出,示有颞骨骨折或颅底骨折所致脑脊液耳漏。

(2) 对于难以判断的鼓膜穿孔可行声导抗检查。

(3) 治疗:包括应用抗生素预防感染,禁止外耳道冲洗或滴药,避免感冒,切勿用力擤鼻涕,以防来自鼻咽的感染。穿孔愈合前,严禁游泳或任何水液入耳。绝大多数的外伤性穿孔可于3～4周自行愈合,较大而经久不愈的穿孔可行鼓膜修补术。

4. 颞骨骨折(temporal bone fracture) 往往合并有颅脑外伤,可合并鼓膜外伤和耳廓外伤,常分为四种类型:纵行骨折、横行骨折、混合型骨折及岩尖骨折,其中纵行骨折最常见。

(1) 临床表现:颅脑损伤后的神经系统症状,出血、听力下降及耳鸣、脑脊液耳漏、鼻漏、耳鼻漏、眩晕和面瘫等,其中纵行骨折后出现听力下降程度轻,眩晕和面瘫的发生率低,预后相对较好。

(2) CT 检查:可明确颞骨骨折的走向,听骨链及面神经管损伤程度,也可反映出颞骨内积血、积气情况。颅骨骨折常伴有颅脑损伤。

(3) 以外科治疗为主:耳科则需全身应用抗生素,在严格消毒情况下清除外耳道积血及脏物,不需局部滴药及外耳道填塞,以防感染进入中耳颅内,若严重的出血可用无菌凡士林纱条或碘仿纱条填塞;若听力损失为传导性聋,则在全身情况允许下行鼓室探查术,以求恢复听力;若面瘫发生后,经 2～5 周的保守治疗无效,可行面神经减压术。

(张 艳 姜胤辉)

第三节 外耳疾病

一、耵聍栓塞

病例 19-3-1

患者,女性,34 岁。听力渐进性减退、耳鸣、耳发痒 3 个月余。偶有慢性咳嗽,活动和体位改变时加重,洗头、洗脸时耳道进水觉耳内闷胀感,听力减退加重,同时,出现左耳痛,来耳鼻喉科就诊。专科检查：双侧外耳道内见周边松软，中心质硬黑褐色团块，阻塞外耳道，窥视不到鼓膜，左耳道轻度红肿，有触痛。耳廓牵拉痛轻，余未见有异常发现。

问题：

1. 最可能的诊断是什么？
2. 诊断依据有哪些？
3. 鉴别诊断有哪些？
4. 治疗方案是什么？

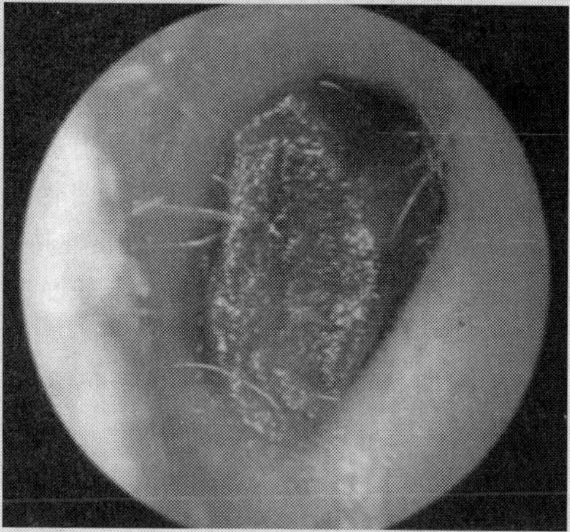

图 19-3-1　外耳道耵聍栓塞

参考答案和提示：

1. 最可能的诊断　①外耳道耵聍栓塞(图 19-3-1,彩图 38)；②外耳道炎(左耳)。

2. 诊断依据

(1) 症状：听力减退、耳鸣、耳发痒 3 个月。

(2) 专科检查：双侧外耳道内见周边松软，中心质硬黑褐色团块，阻塞外耳道，窥视不到鼓膜，左耳道轻度红肿，有触痛。耳廓牵拉痛轻。

3. 鉴别诊断　需与外耳道异物鉴别，后者一般有明确的异物史，根据异物性质、形状和位置不同，会对外耳道形成不同的刺激，产生相应的临床症状。

4. 治疗　左耳患有外耳道炎者，应先控制炎症：口服抗生素，同时 1%～3%酚甘油和 3%～5%碳酸氢钠滴耳液每日 3 次交替滴耳。控制炎症软化耵聍。3 日后取出耵聍。

二、外耳道炎症

病例 19-3-2

患者，男性，37 岁。左耳剧痛伴流黄水 3 天，加重伴耳鸣及耳闷 1 天。近日患者咽痛、流清水样鼻涕，不发热。3 天前出现左耳疼痛，不伴有流黄水，逐渐加重，近 1 天耳内剧痛伴流淡黄色分泌物伴耳鸣及耳闷，给予抗生素治疗，症状缓解欠佳，无发热、无头痛等全身症状。专科检查：左外耳道皮肤肿胀充血，后下部局限性隆起，窥视不到鼓膜，可见少量淡黄色分泌物，耳廓有牵拉痛。左侧耳周淋巴结肿大，触痛(+)。血常规：白细胞 $9.8\times10^{9}/L$，淋巴细胞 0.43。

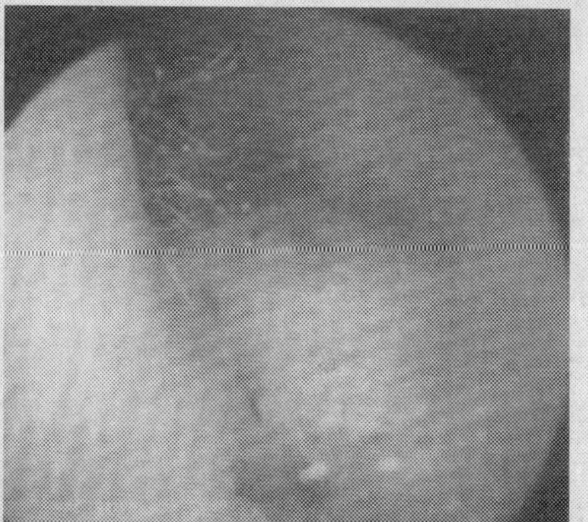

图 19-3-2　外耳道疖(左耳)

问题：

1. 最可能的诊断是什么？
2. 诊断依据有哪些？
3. 鉴别诊断有哪些？
4. 治疗方案是什么？

参考答案和提示：

1. 最可能的诊断　外耳道炎，外耳道疖(左耳)(图 19-3-2,彩图 39)。

2. 诊断依据

(1) 左耳剧痛伴流黄水3天,加重伴耳鸣及耳闷1天为主要症状。

(2) 专科检查:左外耳道皮肤肿胀充血,后下部局限性隆起,外耳道变窄,鼓膜窥视不到,可见少量淡黄色分泌物,耳廓有牵拉痛。左侧耳周淋巴结肿大,触痛(+)。

3. 鉴别诊断

(1) 坏死性外耳道炎:坏死性外耳道炎是一种特殊的外耳道炎症,常引起外耳道骨髓炎和广泛的进行性坏死,可导致颞骨和颅骨骨髓炎,并发面神经麻痹最为常见。

(2) 外耳道肿瘤:大多数为原发性良性肿瘤,少数为恶性肿瘤。根据肿瘤形态、浸润范围、起源、生长速度等进行区分。良性肿瘤生长较慢,肿瘤明显疼痛和血性分泌物提示恶性可能性大。

4. 治疗

(1) 早期局部热敷或做超短波透热等理疗。

(2) 严重者应用抗生素控制感染。疼痛剧烈时服用镇静、止痛剂。

(3) 局部用1%～3%酚甘油或10%鱼石脂甘油滴耳,或用上述液纱条敷于患处,每日更换纱条2次。

(4) 疖肿成熟后及时挑破脓头或切开引流。

(5) 积极治疗感染病灶如化脓性中耳炎,诊治全身疾病。

三、外耳湿疹

病例 19-3-3

患儿,女性,1岁。右外耳部痒、疼痛1周。1周以来患儿无明显诱因搔抓右耳,哭闹不止。近阶段未更换奶粉及爽身粉。给予抗炎治疗后症状有所缓解,几天后症状又复发,并伴右耳流黄水,结黄痂,向周围蔓延,故来笔者所在医院诊治。查体:一般状态良好,生命体征平稳。专科检查:双耳廓外形正常,右外耳皮肤红肿,右耳道口可见散在红斑、粟粒状小丘疹及半透明小水泡,周围有黄色痂皮。水泡抓破后出现红色糜烂面,并流出淡黄色水样分泌物。

问题:

1. 该病诊断是什么?
2. 诊断依据有哪些?
3. 鉴别诊断有哪些?
4. 治疗方案是什么?

参考答案和提示:

1. 诊断　外耳湿疹(右耳)。

2. 诊断依据

(1) 右外耳部痒、疼痛1周。

(2) 专科检查:双耳廓外形正常,右外耳皮肤红肿,右耳道口可见散在红斑、粟粒状小丘疹及半透明小水泡,周围有黄色痂皮。水泡抓破后出现红色糜烂面,并流出淡黄色水样分泌物。

3. 鉴别诊断

(1) 外耳道炎:外耳道皮肤弥漫性红肿,无丘疹和小泡及流黄水;慢性外耳道湿疹皮肤增厚、颜色加深,但为暗红色,而非鲜红色。同时有皲裂、表皮脱屑。

（2）耳廓软骨膜炎：耳廓软骨的急性炎症，由于炎症渗出液压迫可是软骨缺血坏死，还可导致耳廓瘢痕畸形。

（3）急性中耳炎：中耳黏膜的急性炎症，为耳深部疼痛，同时，明显影响听力。局部外观炎症表现在鼓膜。

4. 治疗

（1）一般治疗：查找致敏因素，予以避免。

（2）局部治疗：用3%双氧水清洗患处后，局部涂用氧化锌糊剂。

（3）全面治疗：口服抗生素和抗过敏药，可适当注射10%葡萄糖酸钙溶液，补充维生素C等。

四、外耳道真菌病

病例 19-3-4

患者，男性，45岁。左耳内发痒、闷胀感半年，疼痛、流脓1周。半年前无明显诱因出现左耳内发痒、闷胀感，无明显的听力障碍、耳鸣、头晕等症状，当时未给予重视，此后症状逐渐加重，给予抗炎对症治疗，症状无缓解，近1周疼痛加重，伴流脓、耳鸣等。专科检查：双侧外耳道通畅，外耳道壁无红肿，无耳廓牵拉痛，左耳鼓膜及其与外耳道交界处可见散在灰白色菌落，周围黏膜潮湿，卷棉子擦拭容易脱落，无臭味。

问题：

1. 最可能的诊断是什么？
2. 诊断依据有哪些？还需进一步做哪些检查？
3. 鉴别诊断有哪些？
4. 治疗方案是什么？

参考答案和提示：

1. 最可能的诊断　外耳道真菌病（左耳）（图19-3-3，彩图40）。

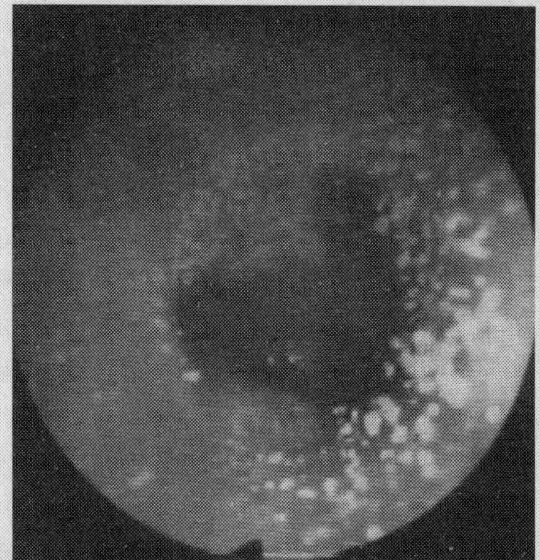

图 19-3-3　外耳道真菌病(左耳)

2. 诊断依据

（1）左耳内发痒、闷胀感半年，疼痛、流脓1周为主要症状。

（2）专科检查：左耳鼓膜及其与外耳道交界处可见散在灰白色菌落，以及褐色痂皮。周围黏膜潮湿，卷棉子擦拭容易脱落，无臭味。

（3）需将清除的菌落及痂皮作涂片，于显微镜下可查见菌丝和孢子。

3. 鉴别诊断

（1）外耳道炎：外耳道皮肤及皮下组织的弥漫性炎症，表现为红肿，疼痛及炎性渗出形成黄色脓液。慢性期表现为耳痒，耳内不适，但不会有褐色痂皮和菌落。涂片无菌丝和孢子。

（2）坏死性外耳道炎：真菌可以引起坏死性外耳道炎，治疗以抗真菌为主。外耳道有肉芽和脓血性分泌物。可以有骨质破坏。

4. 治疗　清除耳道内的所有痂皮和分泌物，用1%～2%柳酸乙醇、1%～2%麝香草酚乙醇或1∶1000苯扎溴铵乙醇滴耳。也可用制霉菌素喷于外耳道或涂用咪康唑霜剂。尽量保持外耳道干燥。

五、耳廓假性囊肿

病例 19-3-5

患者，男性，38 岁。左耳碰伤后隆起 1 个月，伴胀感及痒感为主诉。该患者 3 个月前工作中不慎左耳部碰到硬物后耳部疼痛、肿胀，经抗炎治疗后，症状缓解。近 1 个月耳廓前上方逐渐隆起并发胀，抗炎对症治疗效果差。专科检查：左耳廓前面上方局限性隆起约 1.0cm×1.2cm，肿胀范围清楚，皮肤无红肿。波动感不明显，透光度良好，穿刺抽出淡黄清液。

问题：

1. 最可能的诊断是什么？
2. 诊断依据有哪些？
3. 鉴别诊断有哪些？
4. 治疗方案是什么？

参考答案和提示：

1. 最可能的诊断　左耳廓假囊肿。

2. 诊断依据

(1) 左耳碰伤后隆起 1 个月，伴胀感及痒感。

(2) 专科检查：左耳廓前面上方局限性隆起约 1.0cm×1.2cm，肿胀范围清楚，皮肤无红肿。波动感不明显，透光度良好，穿刺抽出淡黄清液。

3. 鉴别诊断

(1) 外耳良性肿瘤：很少伴有全身症状，肿瘤长大压迫周围组织引起症状，瘤体为实性的。

(2) 耳廓血肿：耳廓受外伤后立即出现的局限性隆起，为毛细血管破裂所致，抽出液体为鲜血或血凝块。透光度查差。

(3) 外耳脓肿：为外耳急性炎症未得到控制，病情进一步发展，形成脓肿。抽出液体为脓液，伴发热、头痛等全身症状。

4. 治疗

(1) 可以紫外线照射或超短波理疗。

(2) 在无菌操作下穿刺抽液，抽液后注入硬化剂等，为防积液复发，局部加压包扎，石膏固定。

六、外耳道胆脂瘤

病例 19-3-6

患者，男性，36 岁，主诉右耳流脓 4 个月伴耳痛、听力下降。该患者自幼时起就无明显诱因右耳流黄色水样物，量少，间断性发作，每年发作 3～4 次，可自行缓解，受凉、洗澡后双耳不适，1 年前患者自觉右耳有肿物、听力下降，无耳鸣、头晕，4 个月前因受凉后发热，右耳流分泌物，稀薄状，浅黄色，臭味，耳痛，经过抗感染治疗，半月后耳痛缓解。专科检查：右外耳道可见黄白色肿物，质稍硬，触之无疼痛、不出血，堵塞外耳道，清除后，见外耳道异常宽大，鼓膜完整，充血、内陷。电测听：右耳传导性聋。声阻抗示右耳 B 型。双颞骨 CT 显示右侧中耳乳突炎、右外耳道内肿物。

问题：

1. 最可能的诊断是什么？
2. 诊断依据有哪些？
3. 鉴别诊断有哪些？
4. 治疗方案是什么？

参考答案和提示：

1. 最可能的诊断　右侧外耳道胆脂瘤。

2. 诊断依据

(1) 右耳流脓 4 个月伴耳痛、听力下降。

(2) 专科检查：右外耳道可见黄白色肿物，质稍硬，触之无疼痛、不出血，堵塞外耳道，清除后，见外耳道异常宽大，鼓膜完整，充血、内陷。

(3) 辅助检查：①电测听，右耳传导性聋；②声阻抗，右耳 B 型曲线（图 19-3-4）；③颞骨 CT，右侧中耳乳突炎、右外耳道内肿物。

3. 鉴别诊断

(1) 中耳胆脂瘤：耳长期持续流脓，有特殊恶臭，鼓膜松弛部或紧张部后上方有边缘性穿孔。从穿孔处可见鼓室内有灰白色鳞屑状或豆渣样物质，奇臭。一般有较重传导性聋，如病变波及耳蜗，耳聋呈混合性。耳部 CT 示上鼓室、鼓窦或乳突有骨质破坏区，边缘多浓密、整齐。可导致一系列颅内、外并发症。

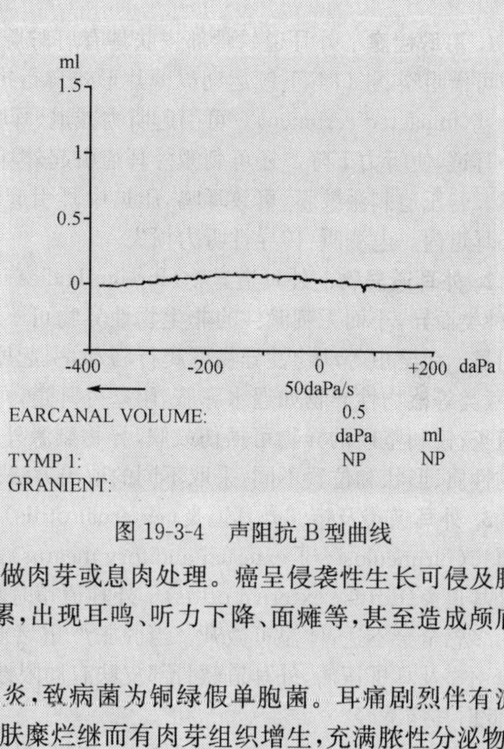

图 19-3-4　声阻抗 B 型曲线

(2) 外耳道癌：外耳道鳞癌、腺样囊性癌常伴慢性化脓性感染，当长期耳漏患者突然出现耳痛、流脓血水、面瘫时应想到此病的可能。检查见耳道内有溃疡、肉芽组织或息肉样瘤体充满外耳道，早期易被误做肉芽或息肉处理。癌呈侵袭性生长可侵及腮腺、中耳、乳突及造成第Ⅶ、Ⅷ、Ⅸ脑神经受累，出现耳鸣、听力下降、面瘫等，甚至造成颅底骨质破坏，晚期有邻近淋巴结转移。

(3) 坏死性外耳道炎：亦称恶性外耳道炎，致病菌为铜绿假单胞菌。耳痛剧烈伴有流脓，病情呈进行性发展。检查可见外耳道皮肤糜烂继而有肉芽组织增生，充满脓性分泌物，耳周软组织肿胀，压痛明显。早期症状类似急性外耳道炎，表现为剧烈耳痛和持续性流脓。

4. 治疗

(1) 无合并感染的胆脂瘤较易取出，清除方法同耵聍取出术。可用 3%硼酸甘油或 3%～5%碳酸氢钠溶液（合并感染时忌用）滴耳，使其软化后再取。

(2) 合并感染时，应注意控制感染。同时清除胆脂瘤。

(3) 感染严重，取出十分困难者可在全麻及显微镜下进行。同时全身应用抗生素控制感染。术后应随诊观察，清除残余或再生的胆脂瘤。2%水杨酸乙醇滴耳或可预防复发。

(4) 外耳道胆脂瘤侵入中耳乳突者应按乳突根治术或改良乳突根治术手术治疗。

【鉴别诊断】 外耳道胆脂瘤(ear canal cholesteatoma)病因不明。大多认为是外耳道皮肤受到各种病变的长期刺激(如耵聍栓塞、炎症、异物、真菌感染等)而产生慢性充血,致使局部皮肤生发层中的基底细胞生长活跃,角化上皮细胞脱落异常增多,若其排除受阻,便堆积于外耳道内,形成团块。久之其中心腐败、分解、变性,产生胆固醇结晶。无继发感染的小胆脂瘤可无明显症状。胆脂瘤较大时,可出现耳内堵塞感,耳鸣。如继发感染可有耳痛、头痛、外耳道有分泌物,有臭味。检查见外耳道深部为白色或黄色胆脂瘤堵塞,其表面被多层鳞片状物质包裹。较大的胆脂瘤清除后可见外耳道骨质遭破坏,吸收,外耳道骨部明显扩大。鼓膜完整,可充血、内陷。巨大的外耳道胆脂瘤可破坏外耳道后壁侵犯乳突,广泛破坏乳突骨质,并发胆脂瘤型中耳乳突炎,也可引起周围性面瘫。根据病史及外耳道有特征性的白色胆脂瘤团块即可做出诊断,取胆脂瘤送病检可确诊。注意和原发于中耳的胆脂瘤、外耳道癌及坏死性外耳道炎鉴别,必要时做颞骨 CT 扫描或乳突 X 线检查。

临床思维:外耳道胆脂瘤

1. 耵聍栓塞 外耳道软骨部皮肤具有耵聍腺,分泌淡黄色黏稠液体,称耵聍。正常情况下耵聍可借咀嚼、张口等下颌运动以薄片形式自行排出。若耵聍逐渐凝聚成团,阻塞外耳道,称耵聍栓塞(impacted cerumen)。可引起听力减退、耳鸣、耳痛,甚至眩晕。遇水后耵聍膨胀,完全阻塞外耳道,使听力下降。还可刺激外耳道引起外耳道炎。刺激外耳道迷走神经耳支引起发射性咳嗽。若压迫刺激鼓膜,可致耳鸣,压迫中耳引起眩晕。检查可见棕黑色或黄褐色硬块状物堵塞外耳道内。电测听:传导性听力损失。

2. 外耳道异物 外耳道异物(foreign bodies in external auditory meatus)临床表现因异物大小、种类而异,小而无刺激性的非生物性异物可不引起症状。一般异物愈大、愈接近鼓膜,症状愈明显。活昆虫等动物性异物可爬行骚动,引起剧烈耳痛、噪声,使患者惊恐不安,甚至损伤鼓膜;豆类等植物性异物如遇水膨胀,阻塞外耳道,可引起耳闷胀感、耳痛及听力减退,并可继发外耳道炎;锐利坚硬的异物可损伤鼓膜,异物刺激外耳道、鼓膜偶可引起反射性咳嗽或眩晕。根据异物性质、形状和位置不同,采取不同的取出方法。

3. 外耳道炎及疖 外耳道炎(external otitis)可分为两类,一类为局限性外耳道炎,又称外耳道疖(furunculosis of external auditory meatus);另一类为外耳道皮肤的弥漫性炎症,又称弥漫性外耳道炎(diffuse external otitis)。外耳道疖时耳痛剧烈,张口咀嚼时加重,并可放射至同侧头部。多感全身不适,体温可微升。当肿胀严重堵塞外耳道时,可有耳鸣及听力减退。检查有耳廓牵引痛及耳屏压痛,外耳道软骨部皮肤有局限性红肿。红肿成熟破溃后,外耳道内积脓流出耳外,此时耳痛减轻。

弥漫性外耳道炎急性者表现为耳痛、灼热,可流出少量分泌物。检查亦有耳廓牵拉痛及耳屏压痛,外耳道皮肤弥漫性红肿,外耳道壁上可积聚分泌物,外耳道腔变窄,耳周淋巴结肿痛。慢性者外耳道发痒,少量渗出物。外耳道皮肤增厚、皲裂、脱屑,分泌物积存,甚至可造成外耳道狭窄。

坏死性外耳道炎是一种特殊的弥漫性外耳道炎,常引起外耳道骨髓炎和广泛的进行性坏死,可导致颞骨和颅骨骨髓炎,并发面神经麻痹最为常见,故有“恶性外耳道炎”之称,并非恶性肿瘤。重者感染可侵及颞下窝,也可引起脑膜炎、脑脓肿、脑软化而死亡。

4. 外耳湿疹 外耳湿疹(eczema of external ear)是指发生在耳廓、外耳道及其周围皮肤的变应性皮肤表浅性炎症。小儿多见,一般分急性、亚急性、慢性三类。

(1) 急性湿疹:局部剧痒,伴有烧灼感,如出现继发感染则感疼痛、体温升高。检查:外耳皮肤红肿,散在红斑、粟粒状小丘疹及半透明小水泡,水泡抓破后出现红色糜烂面,并流出淡黄色水样分泌物,分泌物干燥凝结形成痂皮,2~3 周可治愈,但易复发。

(2) 亚急性湿疹:常因急性湿疹久治未愈,迁延所致。仍觉痒,但症状比急性轻,红肿和渗液不多,有鳞屑,结痂。

(3) 慢性湿疹:常因急性、亚急性湿疹反复发作或久治不愈而来,表现为外耳道皮肤增厚、粗糙,表皮皲裂、苔藓样变、脱屑、色素沉着、自觉剧痛,常反复的急性发作。

5. 外耳道真菌病　外耳道真菌病(otomycosis external)是外耳道的真菌感染性疾病。真菌易在温暖潮湿环境中生长繁殖。当外耳道进水或积存分泌物、长期滴用抗生素液等情况下、较易受真菌感染。常见有青霉菌、曲霉菌及白色念珠菌等。耳内发痒,有时感奇痒,以夜间为甚。检查见外耳道和鼓膜覆盖有黄色或白色粉末状或绒毛状薄膜,有时分泌物或痂皮呈筒状,除去后见患处略充血潮湿。

6. 耳廓假性囊肿　耳廓假性囊肿(aural pseudocyst)又称为耳廓软骨膜炎,可分为浆液性和化脓性两种。病变是在耳廓软骨和软骨膜间有血清渗出(浆液性)或脓液形成(化脓性)。

耳廓浆液性软骨膜炎是软骨膜的无菌性炎症反应,病因不明,可能与反复机械刺激有关。检查有耳廓局限肿起,有弹性感,不红,无明显疼痛,有的局部有发胀、灼热和发痒感,穿刺可抽出淡黄色浆液性液体,培养无细菌生长。

化脓性软骨膜炎是耳廓软骨膜和软骨的急性化脓性炎症,常因外伤、手术、冻伤、烧伤、耳廓血肿继发感染所致。由于炎症渗出液压迫可使软骨缺血坏死,而致耳廓瘢痕挛缩畸形。

(张　艳　姜胤辉)

第四节　中耳炎性疾病

一、大疱性鼓膜炎

病例 19-4-1

患者,男性,24 岁。因左耳痛 3 小时,伴听力下降来院就诊。该患者近 2 日轻微流涕,偶有轻咳,无痰。不发热。未予治疗。今天突感左耳深部剧烈疼痛,为刺痛;有耳闷胀感,逐渐加重,同时,听力下降。速来笔者所在医院就诊。既往无外伤、中耳炎病史。查体:一般状况良好,生命体征平稳。专科检查:左侧外耳道通畅,鼓膜及邻近外耳道皮肤充血,鼓膜后上方见一个紫色大疱,位于鼓膜表层内。鼓膜无穿孔。右耳正常。乳突 X 线检查正常。血常规检查:白细胞正常,淋巴细胞升高。

问题:

1. 最可能的诊断是什么?
2. 鉴别诊断有哪些?
3. 治疗方案是什么?

参考答案和提示:

1. 最可能的诊断　大疱性鼓膜炎(左耳)。

该患者近 2 日轻微流涕,偶有轻咳,不发热。说明患者上呼吸道感染,成为诱发大疱性鼓膜炎的诱因。该病发病突然,在鼓膜的上皮层下方有血性液体渗出,导致鼓膜张力增加,引起剧烈疼痛,同时外观鼓膜为紫色。逐渐隆起的血泡影响鼓膜的传音功能,导致自觉听力下降,逐渐加重。

2. 鉴别诊断

(1) 急性鼓膜炎：鼓膜急性充血，但一般无血疱形成，病变局限在鼓膜。

(2) 急性中耳炎：鼓膜急性充血，但一般无血疱形成。其主要病变部位在中耳，大疱性鼓膜炎主要病变在鼓膜。急性中耳炎主要用抗生素治疗，大疱性鼓膜炎主要用抗病毒药物治疗。

(3) 特发性血鼓室：特发性血鼓室指中耳原因不明的出血而蓄积咖啡色分泌物，鼓膜呈蓝色的临床现象。需要经颞骨CT扫描，鼓室—乳突探查及组织学检查而确诊。

3. 治疗方案

(1) 抗病毒治疗，抗生素预防感染。

(2) 4%硼酸酒精擦拭外耳道1～3次/天，清除外耳道血性分泌物。

(3) 局部处理：鼓膜血疱较大者，用无菌细针头刺破，放出血性液体。

二、分泌性中耳炎

病例 19-4-2

患者，女性，35岁，因左耳闷胀、耳痛2周就诊，自述2周前乘飞机时出现右耳痛及耳闷胀感，按压耳屏后症状缓解，未予治疗。近1周来右耳闷胀感明显、间歇性低音调耳鸣。并伴听力下降，尤以接电话时明显，好似耳道被棉花塞住一样，改变体位时，偶有缓解。查体：双外耳道通畅，双鼓膜完整，右鼓膜橘黄色，光锥消失。锤骨短突明显外突，可见弧形毛发线。凹面向上，头位变动时，其与地面平行的关系不变。电测听：右耳传导性耳聋，听力曲线为上升型(图19-4-2)；声阻抗B型曲线。颞骨CT：中耳乳突炎症改变。

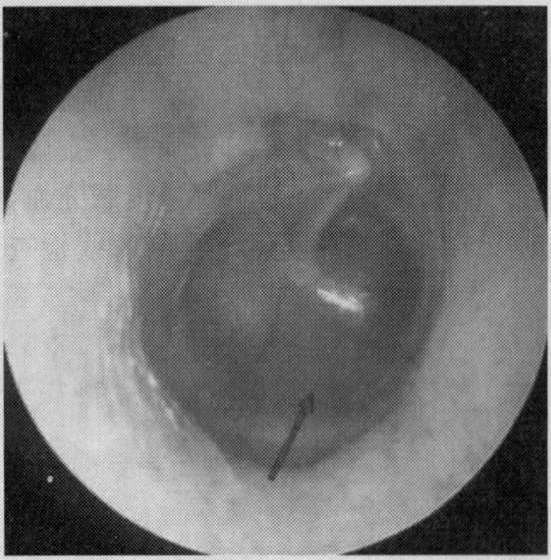

图 19-4-1　分泌性中耳炎

问题：

1. 最可能的诊断是什么？
2. 鉴别诊断有哪些？
3. 治疗方案是什么？

参考答案和提示：

1. 最可能的诊断：分泌性中耳炎(右耳)(图19-4-1，彩图41)。

患者乘飞机后出现耳痛、耳闷，提示有咽鼓管功能障碍，使其不能正常开放向中耳送气体，来平衡鼓室内压力与外界大气压平衡。飞机上升和下降过程中，内外大气压不均衡，刺激鼓膜，引起症状。1周后右耳听力下降，提示鼓室内原有气体被吸收后，血管内液体渗出，积存于鼓室，使听骨链活动障碍，听力下降，鼓膜呈橘黄色，电测听：右耳传导性耳聋，听力曲线为上升型，证明听力损失以低频为主。声阻抗B型曲线。符合分泌性中耳炎的症状。

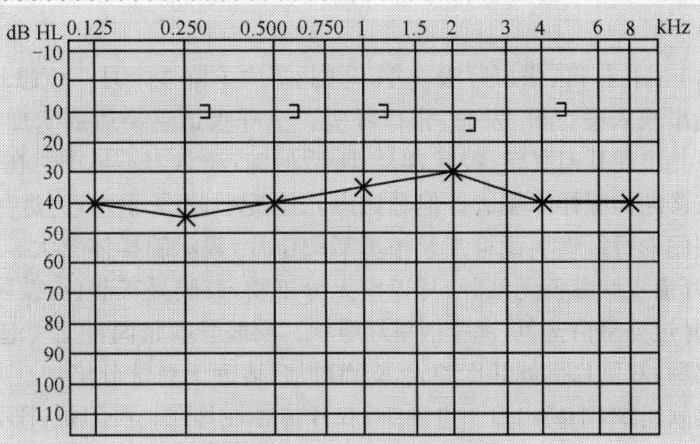

图 19-4-2　分泌性中耳炎

2. 鉴别诊断　①鼻咽癌；②鼓室硬化；③听骨链中断；④脑脊液耳漏；⑤胆脂瘤肉芽肿；⑥颈静脉球瘤。

3. 治疗方案　治疗原则是清除中耳积液，改善中耳通气及治疗病因，改善咽鼓管功能。清除中耳积液可采取：

(1) 鼓膜穿刺抽液，清除鼓室内积液(图 19-4-3)。

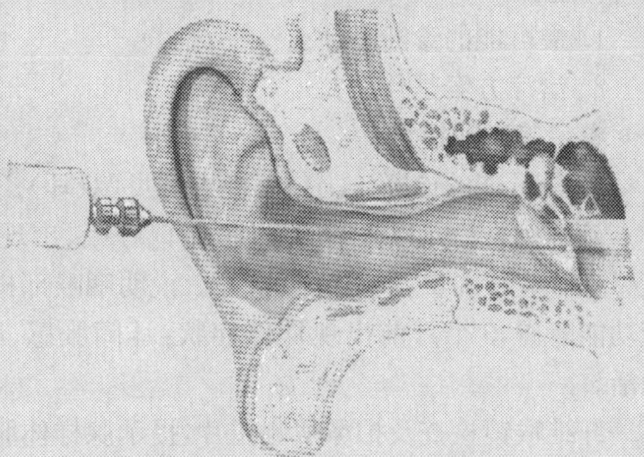

图 19-4-3　鼓膜穿刺示意图

(2) 鼓膜切开术：对于液体黏稠无法抽吸干净者，小儿不能合作鼓膜穿刺者，于鼓膜前下或后下弧形切开，勿伤及鼓室内壁(图 19-4-4)。

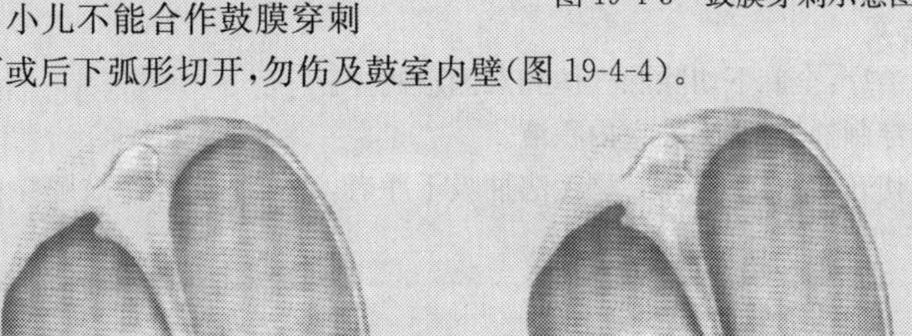

图 19-4-4　鼓膜切开术

A、B 为鼓膜切口

对病情迁延不愈，反复发作，中耳积液黏稠不易排出者，头颈部放疗后咽鼓管功能短期内难以恢复者，均应行鼓膜置管术。

(3) 病因治疗：改善咽鼓管功能，治疗上呼吸道感染，改善鼻腔通气，吹张咽鼓管，应用抗生素，抗变态反应药物及激素可达到一定治疗目的，如 1%麻黄碱滴鼻液，滴鼻 3～4 次/日，盐酸氨溴素、强力稀化黏素、泼尼松片等口服。

病例 19-4-3

患者,男性,6 岁。打鼾、张口呼吸 1 年,耳闷、听力下降 3 个月。该患儿于入院前 1 年无明显诱因逐渐出现入睡打鼾、发憋,张口呼吸。上呼吸道感染后症状加重,偶有呼吸暂停。近 3 个月患儿出现耳闷胀感、经常揉耳,听话迟钝,注意力不集中。在当地医院就诊,行纤维喉镜检查诊断为腺样体肥大。但考虑患儿年龄小,不予手术,为进一步诊治遂来笔者所在医院。在门诊行纤维喉镜检查及拍鼻咽侧位片,提示腺样体肥大。专科检查:双侧外耳道通畅,外耳道皮肤黏膜无红肿,耳道内无分泌物,鼓膜呈灰蓝色,鼓膜紧张部可见扩张的微血管,锤骨短突呈白垩色,锤骨柄呈浮雕状。咽鼓管吹张偶可见气泡。咽部充血,咽后壁有脓性分泌物;双侧扁桃体Ⅱ度肿大,充血肿胀,表面无脓性分泌物。鼻烟指诊可触及鼻咽顶后壁有柔软组织,不易出血。电测听:双耳传导性耳聋。声阻抗:B 型曲线。纤维喉镜检查及鼻咽侧位片,提示腺样体肥大。

问题:

1. 最可能的诊断是什么?

2. 治疗方案是什么?

参考答案和提示:

1. 最可能的诊断　①分泌性中耳炎(双耳);②腺样体肥大。

该病例为患儿以入睡时打鼾、张口呼吸、出现发憋等咽喉部症状为首发症状。上呼吸道感染后症状加重,偶有呼吸暂停。说明咽喉部机械性梗阻程度较重,病情发展,导致咽鼓管功能障碍,3 个月前出现耳部症状:耳闷胀感、听力下降。注意力不集中严重影响患儿生活。

纤维喉镜检查及拍鼻咽侧位片,提示腺样体肥大。电测听:双耳传导性耳聋。声阻抗:B 型曲线。根据病史可见为咽鼓管功能障碍所致分泌性中耳炎的典型发病过程。

2. 治疗方案

(1) 病因治疗:全麻下切除腺样体和双侧扁桃体。

(2) 鼓膜穿刺抽液,清除鼓室内积液。

(3) 鼓膜切开术:对于液体黏稠无法抽吸干净者,小儿不能合作鼓膜穿刺者,于鼓膜前下或后下弧形切开。

临床思维:分泌性中耳炎

分泌性叶耳炎(secretory otitis media)是中耳黏膜的非化脓性炎症,临床上以鼓室积液和听力下降为主要特征,中耳内积液可为浆液性漏出液或渗出液,也可为黏液,中耳积液黏稠而成胶胨状称为胶耳。

【病因】

1. 咽鼓管功能障碍

(1) 机械性阻塞:如小儿腺样体肥大、肥厚性鼻炎、鼻咽部肿瘤或淋巴组织增生及长期鼻咽部阻塞。

(2) 功能障碍:司咽鼓管开闭的肌肉收缩无力,咽鼓管软骨弹性较差,当鼓室内负压状态时,咽鼓管软骨段管壁容易发生塌陷。因小儿咽鼓管短而宽并近于水平,故小儿分泌性中耳炎发病率较高。

2. 上呼吸道感染及鼻、鼻咽部慢性炎症

3. 中耳局部炎症 约近50%的中耳积液中细菌培养为阳性，致病菌主要为流感嗜血杆菌和肺炎链球菌。细菌产生内毒素在病变迁延为慢性的过程中可能起到一定的作用。

4. 变态反应 变态反应是小儿分泌性中耳炎发病率较高的原因之一。

【临床表现】

1. 症状

(1) 听力下降：头位前倾或偏向健侧，因积液离开蜗窗，听力可暂时改善(变位性听力改善)，积液黏稠时，无变位性听力改善。

(2) 耳闷胀或耳闭塞感：按压耳屏或擤鼻向咽鼓管内鼓气后可暂时缓解。

(3) 耳鸣：间歇性低调，当头部运动或打哈欠时耳内可产生气过水声。

2. 检查

(1) 鼓膜内陷：鼓膜松弛部或鼓膜紧张部内陷，表现为光锥变短、变形或消失。锤骨柄向后上移位，锤骨短突明显外突。

(2) 鼓室积液：鼓膜失去珍珠灰色，呈淡黄、橘红或琥珀色。慢性者可呈灰蓝色或乳白色。

(3) 鼓气耳镜检查：鼓膜活动受限。

3. 辅助检查

(1) 听力学检查

1) 电测听：传导性听力下降，多为低频听力损失。

2) 声阻抗：B型平坦曲线、C型负压型曲线提示咽鼓管功能不良，部分有鼓室积液。

(2) 颞骨CT扫描：可见中耳气房内有不同程度的密度增高。

【治疗】 病因治疗，改善中耳通气引流及清除中耳积液为本病的治疗原则。

1. 非手术治疗

(1) 抗生素：急性期可根据病变严重程度选用合适的抗生素。

(2) 保持鼻腔及咽鼓管通畅：可用1%麻黄碱液和含有激素的抗生素滴鼻液交替滴鼻，每日3～4次，注意一定要采用头低位的滴鼻体位。

(3) 促纤毛运动及排泄功能：稀化黏素类药物有利于纤毛的排泄功能，降低咽鼓管黏膜的表面张力和咽鼓管开放的压力。

(4) 糖皮质激素类药物地塞米松或泼尼松等口服，做辅助治疗。

2. 手术治疗

(1) 咽鼓管吹张：慢性期可采用捏鼻鼓气法、波氏球法或导管法进行咽鼓管吹张，配合鼓膜按摩。

(2) 鼓膜穿刺抽液：必要时可于1～2周后重复穿刺，亦可于抽液后注入糖皮质激素类药物。

(3) 鼓膜切开术：液体较黏稠，鼓膜穿刺不能吸尽；小儿不合作，局麻下无法做鼓膜穿刺时，应全麻下做鼓膜切开术。

(4) 鼓室置管术：病情迁延不愈或反复发作者，中耳积液过于黏稠不易排出者，头部放疗后咽鼓管功能短期内难以恢复正常者，均可考虑做鼓室置管术，以改善通气引流。促使咽鼓管恢复功能。通气管留置时间一般为6～8周(彩图44)。

(5) 长期反复不愈，怀疑中耳乳突腔有肉芽组织等不可逆病变形成，特别是发现有听小骨破坏时，根据病变所在部位，应尽早行单纯乳突凿开术，上鼓室开放术，或后鼓室切开等手术清理病灶。

(6) 积极治疗鼻咽或鼻腔疾病：如腺样体切除术、鼻中隔矫正术、鼻息肉切除术等。

三、急性化脓性中耳炎

病例 19-4-4

患者，女性，8岁。左耳痛、耳闷胀感、发热1周，加重2天。该患者近1个月学习游泳，经常耳内进水后有闷胀感，感觉耳内潮湿、不适，经过擦拭后症状多可缓解。近1周出现左耳痛、耳闷胀感，影响听力；畏寒、发热，T38℃。口服抗炎药物未见明显缓解。近2天症状加重，并出现低音调耳鸣。查体：一般状况差，精神萎靡。T 38.8℃，P 115次/分，R 25次/分，BP 120/80mmHg。专科检查：左耳外耳道内未见脓血分泌物，鼓膜弥漫性充血肿胀，向外膨出。正常标志难以辨认。乳突区无压痛。电测听：左耳传导性耳聋，听力损失45dB，以低频为主。血常规：白细胞 11×10^9g/L，中性粒细胞0.78。

问题：

1. 最可能的诊断是什么？

2. 鉴别诊断有哪些？

3. 治疗方案是什么？

参考答案和提示：

1. 最可能的诊断　急性化脓性中耳炎（左耳）。

患者有游泳耳内反复进水病史1个月，是急性化脓性中耳炎的典型诱因。近1周出现明显临床症状：左耳痛、耳闷胀感，听力下降；同时伴有感染症状：畏寒、发热、体温升高。经过抗炎治疗，症状没有得到控制，病情进一步发展，出现低音调耳鸣。电测听示左耳传导性耳聋。血常规：白细胞升高，符合耳内进水，细菌通过咽鼓管途径逆行传染到中耳引起的发病过程。

2. 鉴别诊断

(1) 急性外耳道炎：有耳廓牵拉痛，外耳道口及耳道内肿胀；晚期局限性疖肿，鼓膜表面可有轻微炎症改变；听力一般正常。

(2) 急性鼓膜炎：多并发于流感及耳带状疱疹，耳痛剧烈，无耳漏，听力下降不明显。检查见鼓膜充血形成大疱。一般无鼓膜穿孔。

3. 治疗方案

(1) 全身治疗

1) 及早、足量应用抗菌药物控制感染，务求彻底治愈。一般可用青霉素类、头孢菌素类等药物。

2) 注意休息，疏通大便。全身症状重者给以补液等支持疗法。

(2) 局部治疗

1) 用1%酚甘油滴耳，消炎止痛，1%麻黄碱液和含有激素的抗生素滴鼻液交替滴鼻（仰卧悬头位），可改善咽鼓管通畅度，减轻局部炎症。

2) 如鼓膜明显膨出。经一般治疗后无明显减轻，应在无菌操作下行鼓膜切开术，以利通畅引流。

病例 19-4-5

患者,男性,25 岁。右耳痛、耳闷胀感、发热 3 天。该患者 1 周前上呼吸道感染,症状较重,咽痛、鼻塞、流涕、咳嗽、畏寒及发热,体温持续 38℃左右,给予抗感染治疗,效果不佳,仍时有高热。近 3 天症状加重,并出现右耳闷胀感,耳刺痛,耳鸣,听力明显下降,偶有眩晕。伴有食欲不振、恶心、呕吐等消化道症状。今晨耳痛减轻、体温稍降。查体:T 37.5℃,P 105次/分,R 23 次/分,BP 130/85mmHg,一般状况差,精神萎靡。颈软,无颈强。专科检查:右耳外耳道内可见少量脓血分泌物,卷棉子清拭外耳道后见鼓膜弥漫性充血肿胀,向外膨出。正常标志不清。局部可见小穿孔,有搏动性亮点。电测听:右耳传导性耳聋,听力损失 50dB,以低频为主。血常规:白细胞 15.8×10^9g/L,中性粒细胞 0.84。

问题:

1. 最可能的诊断是什么?

2. 治疗方案是什么?

参考答案和提示:

1. 最可能的诊断 急性化脓性中耳炎(右耳,图 19-4-5,彩图 42)。

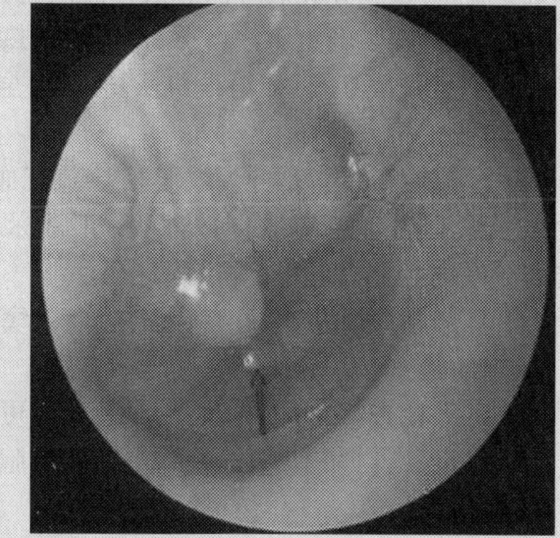

图 19-4-5 急性化脓性中耳炎

患者有上呼吸道感染病史 1 周,成为诱发本病的主要原因。虽然经过抗炎治疗,但效果不佳,病情进一步发展,引起耳部症状:右耳痛、耳鸣、耳闷胀感,听力下降。消化道中毒症状:食欲不振、恶心、呕吐及腹泻。今晨症状缓解,考虑为鼓膜穿孔后部分脓液排出,毒素吸收减少的原因。耳部检查见外耳道内见脓血分泌物及鼓膜局部可见小穿孔,有搏动性亮点。进一步证实膜穿孔存在。电测听示右耳传导性耳聋。血常规:白细胞升高。符合上呼吸道感染引起:急性化脓性中耳炎的发病过程。

2. 治疗方案

(1) 全身治疗

1) 足量应用抗菌药物控制感染,务求彻底治愈。

2) 注意休息,疏通大便。给予支持疗法。

(2) 局部治疗

1) 用 3%过氧化氢溶液彻底清洗并拭净外耳道脓液或用吸引器将脓液吸净(注意吸引器负压不可过大)。

2) 局部用抗生素滴耳液滴耳,如 0.3%氧氟沙星(泰利必妥)滴耳液、复方利福平液等。

3) 脓液减少、炎症逐渐消退时,可用甘油或乙醇制剂滴耳。

4) 感染完全控制、炎症完全消退后,部分患者的鼓膜穿孔可自行愈合。

(3) 病因治疗:针对咽痛、鼻塞、流涕等鼻咽部症状积极对症治疗。

临床思维:急性化脓性中耳炎

急性化脓性中耳炎(actue suppurative otitis media)是中耳黏膜的急性化脓性炎症,好发于儿童,冬春季多见,常继发于上呼吸道感染。

【病因】 主要致病菌为肺炎球菌、流感嗜血杆菌、溶血性链球菌、葡萄球菌等。较常见的感染途径有:

1. 咽鼓管途径 婴幼儿咽鼓管管腔短、内径宽、鼓室口位置低，咽部细菌或分泌物易经此途径侵入鼓室。例如，平卧哺乳时，乳汁可经咽鼓管流入中耳。

2. 外耳道鼓膜途径

【临床表现】

1. 症状

(1) 耳痛：多数患者鼓膜穿孔前疼痛剧烈，向同侧头部或牙齿放射，鼓膜穿孔流脓后耳痛减轻。

(2) 听力减退及耳鸣：病程初期患者常有明显耳闷、低调耳鸣和听力减退。鼓膜穿孔排脓后耳聋反而减轻。耳痛剧烈者，听觉障碍常被忽略。有的患者可伴眩晕。

(3) 流脓：鼓膜穿孔后耳内有液体流出，初为脓血样，以后变为脓性分泌物。

(4) 全身症状：轻重不一。可有畏寒、发热、倦怠、纳差。小儿全身症状较重，常伴消化道中毒症状。一旦鼓膜穿孔，体温很快恢复正常，全身症状明显减轻。

2. 体征

(1) 耳镜检查：起病早期，鼓膜松弛部充血，锤骨柄及紧张部周边可见放射状扩张的血管。继之鼓膜弥漫性充血、肿胀、向外膨出，正常标志难以辨识，局部可见小黄点（彩图 42）。如炎症不能得到及时控制，即发展为鼓膜穿孔。

(2) 耳部触诊：乳突部可有轻微压痛，鼓窦区较明显。

3. 辅助检查

(1) 听力检查：多为传导性聋，少数患者可因耳蜗受累而出现混合性聋或感音神经性聋。

(2) 血常规：白细胞总数增多，中性粒细胞增加。鼓膜穿孔后血象渐趋正常。

【预防】

(1) 普及有关正确擤鼻及哺乳的卫生知识。

(2) 积极防治上呼吸道感染和呼吸道传染病。

(3) 有鼓膜穿孔或鼓室置管者避免参加游泳等可能导致耳内进水的活动。

【治疗】 控制感染，通畅引流，祛除病因为其治疗原则。

四、急性乳突炎

病例 19-4-6

患者，男性，10 岁。右耳痛、发热 5 天。患者 5 天前因感冒，咽痛、流脓涕、咳嗽、发热，体温持续 38℃左右，全身不适、乏力、纳差。其父母按感冒给予对症服药（阿莫西林、感冒通片等），症状无明显缓解，逐渐出现右耳闷胀感，耳刺痛，耳鸣，听力减退，伴有恶心、呕吐等消化道症状。今晨耳痛减轻、耳内有脓血流出，体温高达 40℃。速来院就诊。查体：T 40℃，P 125 次/分，R 28 次/分，BP 130/85mmHg，一般状况差，精神萎靡，反应迟钝。无颈强。心率 125 次/分，律齐，未闻及杂音。专科检查：右耳外耳道内可见脓血分泌物，清拭后见鼓膜弥漫性充血肿胀，鼓膜穿孔，有脓液流出，见搏动性亮点。右耳乳突区红肿，有压痛。耳廓耸向前外方。电测听：右耳传导性耳聋，听力损失 50dB，以低频为主。血常规：白细胞 18×10^9g/L，中性粒细胞 0.86。颞骨 CT 示右侧鼓窦、乳突区密度增高，均匀一致。

问题：

1. 最可能的诊断是什么？

2. 鉴别诊断有哪些?

3. 治疗方案是什么?

参考答案和提示:

1. 最可能的诊断　急性乳突炎(右耳)。

患者有上呼吸道感染病史 7 天,成为诱发本病的主要原因。经过抗炎治疗,但效果不佳,病情仍然一再发展,先后引起耳部症状消化道中毒症状。今晨耳痛虽然缓解,但体温却突然升高。血常规:白细胞 18×10^9g/L,中性粒细胞 0.86。考虑中耳炎症没有完全控制,向乳突部扩散所致。耳部检查见右耳外耳道内见脓血分泌物,清拭后见鼓膜弥漫性充血肿胀,鼓膜穿孔,有脓液流出,见搏动性亮点。右耳乳突区红肿,有压痛。颞骨 CT 示右侧鼓窦、乳突区密度增高,均匀一致。进一步证实乳突受累。符合急性化脓性中耳炎由于致病菌毒力强,儿童机体抵抗力弱,病情加重发展为急性乳突炎的发病过程。

2. 鉴别诊断

(1) 外耳道炎疖:无急性化脓性中耳炎病史。而有掏耳等外耳道外伤史,全身症状轻。外耳道疖位于外耳道口后壁时,有明显的耳廓牵拉痛。虽也可有耳后沟肿胀,但无乳突区压痛。检查鼓膜正常,可见疖肿或疖肿破溃口。

(2) 耳道先天瘘管感染:也会出现局部红肿疼痛和化脓,但可见瘘管口,反复感染可形成囊肿或脓肿。颞骨 CT 一般正常。

3. 治疗方案

(1) 全身治疗

1) 足量应用抗菌药物控制感染,改善局部引流,务求彻底治愈。

2) 注意休息,疏通大便。给予支持疗法。

(2) 病因治疗:积极治疗急性化脓性中耳炎。

1) 局部用抗生素滴耳液滴。

2) 脓液减少、炎症逐渐消退时,可用甘油或乙醇制剂滴耳。

(3) 若引流不畅,出现并发症应立即行乳突切开术。

临床思维:急性乳突炎

急性乳突炎(actue mastoiditis)是乳突气房黏膜及其骨壁的急性化脓性炎症。常见于儿童,多由急性化脓性中耳炎加重发展而来,故亦称为急性化脓性中耳乳突炎。

【临床表现】

(1) 急性化脓性中耳炎鼓膜穿孔后耳痛不减轻,或减轻后又逐日加重;耳流脓增多,引流受阻时流脓突然减少及伴同侧颞区头痛等,应考虑本病。全身症状亦明显加重,如体温正常后又有发热,重者可达 40℃以上。儿童常伴消化道症状。

(2) 乳突部皮肤轻度肿胀,耳后沟红肿压痛,耳廓耸向前外方,鼓窦外侧壁及乳突尖有明显压痛。

(3) 骨性外耳道内段后上壁红肿、塌陷(塌陷征)。鼓膜充血、松弛部膨出。一般鼓膜穿孔较小,穿孔处有脓液搏动,脓量较多。

(4) 乳突 X 线检查早期表现为乳突气房模糊,脓腔形成后房隔不清,融合为一透亮区。颞骨 CT 扫描中耳乳突腔密度增高,均匀一致。

(5) 血常规:白细胞增多,中性粒细胞增加。

【治疗】 及早应用足量抗生素类药物,改善局部引流,炎症控制而痊愈。若引流不畅,感染未能控制,或出现可疑并发症时,应立即行乳突切开术。

五、慢性化脓性中耳炎

病例 19-4-7

患者，女性，48岁。以“左耳反复流脓20年，加重1个月，伴头痛”为主诉。患者10年前因游泳左耳进水后出现左耳疼痛并流水流脓，对症治疗后，耳痛、流脓消失，以后每逢感冒或进水后左耳即出现相应症状，耳部滴用抗生素滴耳剂后可缓解。自觉听力无明显减退。近1个月来左耳流脓不止，伴头痛、耳痛、发热，偶有恶心、呕吐及腹泻，故前来就诊。查体：精神萎靡，体温达38.5℃，未引出病理反射，左耳后红肿压痛，左外耳道后壁红肿，无法窥及鼓膜全貌，仅见鼓膜前上方明显充血，少许脓性分泌物，有臭味。听力检测：左耳传导性耳聋。气导损失达55dB。颞骨CT显示左上鼓室、鼓窦扩大，其内有软组织影，蹬骨残缺不全，锤砧骨尚存。血常规：白细胞16×10^9/L，中性粒细胞0.82。

问题：

1. 最可能的诊断是什么？
2. 鉴别诊断有哪些？
3. 治疗方案是什么？

参考答案和提示：

1. 最可能的诊断　慢性化脓性中耳乳突炎急性发作(左耳)。

患者有左耳反复流脓史20年，20年前左耳最初出现的疼痛、流水流脓，抗炎对症治疗后症状消失。这是一个典型的急性化脓性中耳变的病史，分析其左鼓膜已穿孔。此后左耳长期反复流脓，尚不影响工作生活，对症处理可缓解停止流脓，未经正规医院诊治过。近1个月来左耳流脓加重，伴头痛、发热是中耳乳突炎急性再次发作的表现，从流脓量多，伴有头痛，说明炎症范围较以前扩大，程度加重。脓液味臭是骨疡及胆脂瘤型中耳炎的特征，患者精神萎靡，体温、血象升高，明确提示全身感染情况存在，查体乳突区红肿、压痛，左外耳道后上壁红肿，颞骨CT示左耳上鼓室、鼓窦扩大，其内有软组织影，听骨缺失等均提示慢性化脓性中耳乳突炎，并且是有急性发作的典型表现。

2. 鉴别诊断

(1) 中耳癌：好发于中年以上，多有耳流脓史，分泌物多为血性，并有肉芽样新生物形成阻塞外耳道，影像学可有外耳道、中耳乳突的骨质破坏，晚期可有面瘫，张口困难及颅神经受损症状，病理活检可确诊。

(2) 结核性中耳乳突炎：多有肺部结核或身体其他部位的结核感染，起病隐袭，耳流脓液稀薄，鼓膜为紧张部中央或边缘性穿孔，有时可见苍白肉芽，传导性听力损失。颞骨CT可显示骨质破坏或死骨形成，通过耳脓液涂片培养及肉芽病理检查有助于诊断。

(3) 坏死性外耳道炎：患者多为年老、糖尿病及全身抵抗力差的患者，出现耳疼痛，耳流水、流脓，并伴有颞骨及颅骨骨髓炎或骨质坏死，引发颅神经麻痹，感染扩散可引发脑膜炎、脑脓肿而死亡，痛程进展较快，多为铜绿假单胞菌感染，难以控制。

3. 治疗方案　治疗原则：消除病因、控制感染、清除病灶、通畅引流，尽可能恢复听力。具体措施：

(1) 全身应用抗生素控制感染。

(2) 急诊行左乳突根治术：消除病灶，通畅引流。

病例 19-4-8

患者,男性,62 岁。自幼左耳反复流脓伴听力下降,近 2 周左耳淌水不断,并伴左侧头痛入院。患者自记事起就常常有左耳流脓淌水,量不多,黄白色,无臭味,流脓时轻时重,从未正规诊治过,近 1 年来左耳很少流脓,但出现左侧头痛,影响生活,在当地医院就诊发现,左外耳道深处有粉红色肉芽样新生物,表面有黄色脓液,清洗脓液并钳取肉芽后,出现左半面抽搐并立即有左眼闭合力弱,示齿口角向右侧偏斜等,来院进一步诊治。

查体:患者一般情况尚可,体温、血压、脉搏正常,左侧额纹变浅,左眼闭合时眼裂 0.8mm 缝隙不能闭合,左鼻唇沟变浅,示齿口角偏斜向右侧。专科检查:左外耳道深处可见粉红色肉芽组织,掩盖鼓膜,肉芽表面少许黄色脓液。电测听:左耳传导性耳聋,气导损失 65dB。颞骨 CT:中耳鼓室、鼓窦、乳突气房扩大,融合为一个大腔,其内有软组织影,听骨缺失,面神经水平段骨质破坏(图 19-4-6)。

问题:

1. 最可能的诊断是什么?
2. 诊断依据是什么?
3. 采用什么方法治疗?

参考答案和提示:

1. 最可能的诊断 左侧慢性化脓性中耳乳突炎(胆脂瘤型)。

2. 诊断依据

(1) 患者自幼有左耳流脓的病史。

(2) 专科检查:左外耳道深处有粉红色肉芽组织,表面有脓液,肉芽被钳取后即出现左面部抽搐及面瘫,说明行走在鼓室内的面神经已暴露。

(3) 颞骨 CT:中耳鼓室、鼓窦、乳突气房扩大,融合为一个大腔,其内有软组织影,听骨缺失,面神经水平段骨质破坏。

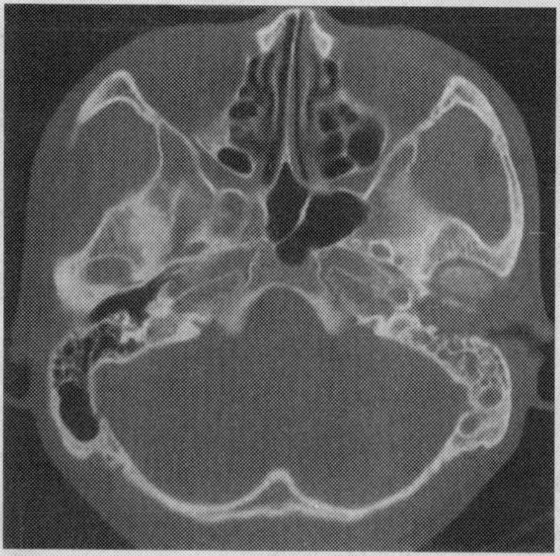

图 19-4-6 胆脂瘤型中耳炎(左耳)

(4) 电测听:听力下降,气导损失 65dB,提示听骨链消失。

3. 治疗方法

(1) 全身应用抗生素控制感染。

(2) 手术行乳突根治术,探查鼓室、鼓窦、乳突、听骨链及面神经,目的是去除病灶,通畅引流,尽可能恢复听力。

临床思维:慢性化脓性中耳炎

慢性化脓性中耳炎(chronic suppurative otitis media)是指急性化脓性中耳炎病程超过 6～8 周,炎症侵及中耳黏膜、骨膜深达骨质,造成不可逆的炎症损伤,并常合并有慢性乳突炎者称为慢性化脓性中耳炎。常见的致病菌为变形杆菌、铜绿假单胞菌、大肠埃希菌、金黄色葡萄球菌等,其中以革兰阴性杆菌较多见,可有两种以上细菌混合感染。

【病因】

(1) 急性化脓性中耳炎治疗不及时或治疗不彻底；或用药不当，身体抵抗力低下；或细菌及病毒的毒力过强，造成急性化脓性中耳炎迁延不愈，演变为慢性。

(2) 鼻腔、鼻窦、咽部的慢性病灶易导致中耳炎的反复发作。

【临床表现及病理类型】

1. 单纯型 最为常见，病变主要局限在中耳鼓室黏膜，无肉芽及息肉形成。

特征：耳间歇性流脓，呈黏液性或黏脓性，无臭味，鼓膜紧张部中央穿孔，大小不一，听力损失为轻度传导性耳聋。

2. 骨疡型 病变超过黏膜，伴有不同程度的骨质破坏，造成听小骨坏死，鼓环、鼓窦及鼓室区骨质破坏，肉芽组织形成。

特征：待续耳流脓，脓液黏稠，常带臭味。如发生肉芽或息肉出血，脓液带血迹或耳流血，鼓膜松弛部或紧张部边缘性穿孔，或者鼓膜紧张部大穿孔或完全鼓膜缺失，鼓室内常有肉芽或息肉形成(图 19-4-7，彩图 43)，并可阻塞穿孔，阻塞外耳道，影像学检查可见上鼓室、鼓窦及乳突区密度增高，软组织阴影，伴有骨质破坏，引发颅内、外各种并发症。

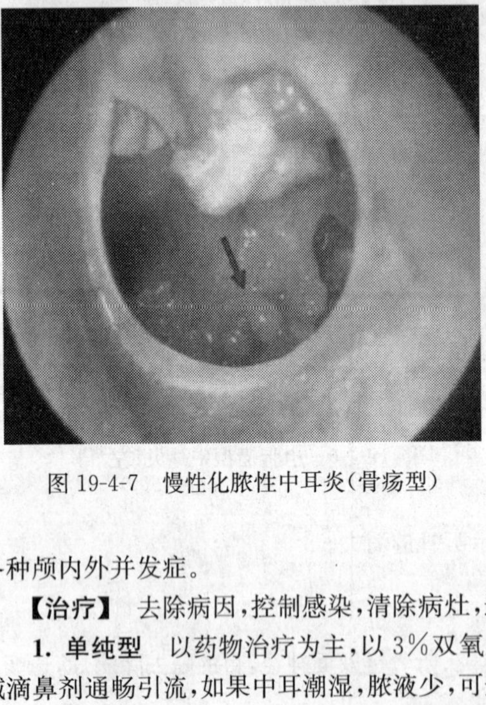

图 19-4-7 慢性化脓性中耳炎(骨疡型)

3. 胆脂瘤型 胆脂瘤是由鼓膜、外耳道的复层鳞状上皮经穿孔向上鼓室、鼓窦生长，鳞状上皮脱屑在其中堆积成团，内含有脱落坏死上皮，角化物和胆固醇结晶，故称之为胆脂瘤。为非真性肿瘤，胆脂瘤对周围骨质直接压迫，并因其基质分泌产生多种酶和生物活性因子，致使周围骨质脱钙，骨壁破坏。

特征：长期耳流脓，脓量多少不等，味奇臭，有时带血丝，鼓膜松弛部或紧张部边缘性穿孔，边缘不整齐，穿孔处可见黄白色鳞屑或豆渣样分泌物，外耳道后上壁可塌陷，上鼓室外侧壁向外膨隆，听力检查为不同程度的传导聋，严重者可为混合型耳聋。影像学检查见鼓室、鼓窦、乳突区的骨质破坏，有边缘锐利的透光区，常引发各种颅内外并发症。

【治疗】 去除病因，控制感染，清除病灶，通畅引流，尽可能恢复听力。

1. 单纯型 以药物治疗为主，以 3%双氧水洗耳后，滴入抗生素滴耳剂，鼻腔滴用 1%麻黄碱滴鼻剂通畅引流，如果中耳潮湿，脓液少，可选用 4%硼酸乙醇滴耳液。

2. 骨疡型 通畅引流，局部滴用抗生素滴耳剂，中耳肉芽或息肉形成者可予以烧灼或刮除，如果引流不畅者或疑有并发症者，尽早行乳突根治术。

3. 胆脂瘤型 尽早施行乳突根治术，清除病灶，通畅引流，预防并发症。乳突根治术之目的：彻底清除中耳病灶，重建听力，力求干耳，防止复发。

(张 艳 姜胤辉)

第五节　耳源性颅内外并发症

病例 19-5-1

患者，女性，8岁，左耳反复流脓3年，伴耳后红肿疼痛2周。该患者于3年前因感冒后出现左耳疼痛，流脓伴发热，在当地医院抗炎治疗后，症状逐渐消失，此后常有左耳流水或流脓，无耳痛及发热。2周前，又感冒后出现左耳肿痛，伴流脓发热，抗炎治疗症状反复。近1周患儿精神差，自述左半头痛来院就诊。查体：一般情况差，精神萎靡，扶入病房。T 39.2℃ 左外耳道后上壁肿胀，耳道内见多量黄色脓性分泌物，鼓膜不能明视，左耳后红肿，耳后沟消失，左耳廓向前下移位，触之剧痛。颞骨CT：左耳鼓室、鼓窦及乳突密度增高，可见软组织影；乳突外侧板骨质不连续，其外侧软组织肿胀。电测听：左耳混合性聋，气导损失60dB，骨导损失30dB，右耳听力正常，血常规：白细胞 14×10^9/L，中性粒细胞0.78，病理反射未引出。

问题：

1. 最可能的诊断是什么？

2. 治疗方案是什么？

参考答案和提示：

1. 最可能的诊断　①左侧慢性化脓性中耳炎；②耳后骨膜下脓肿。

左耳有3年反复流脓痛史，说明3年前的那次感冒引发了左急性化脓性中耳炎，但炎症迁延，反复发作，时轻时重，未予系统治疗，已形成慢性化脓性中耳炎，2周前再因感冒再次出现左耳疼痛、流脓，伴发热，提示中耳慢性炎症再次急性发作，感染程度较前重。抗炎治疗症状反复，说明炎症未能控制，近1周出现左半头痛表明炎症进一步扩展。专科检查：左外耳道后上壁红肿，塌陷，耳道内多量黄色脓性分泌物，提示中耳炎症侵及外耳道后上壁骨。左耳后沟消失，乳突区红肿，说明炎症已突破乳突外侧壁骨质进入耳后骨膜下，颞骨CT提示鼓室、鼓窦及乳突区有炎性渗出或肉芽形成。乳突外侧壁骨质已破坏，炎症侵入耳后骨膜下，左耳混合性听力损失是骨疡型或胆脂瘤型中耳炎的必然结果。血常规：白细胞及中性粒细胞的增高，提示存在全身感染。

2. 治疗方案　治疗原则：通畅引流，清除病灶，控制感染。全麻下行左耳改良乳突根治术。

术中所见：乳突外侧壁有0.3cm×0.3cm大小的骨质破坏，乳突腔融合成一个大空腔，其中有多量肉芽组织，鼓窦扩大，鼓室、上鼓室、鼓窦内大量肉芽。上鼓室外侧壁破坏。鼓膜消失，仅残存锤骨。彻底清除肉芽及坏死骨质，通畅引流，术后全身应用抗生素，1周后体温、血常规均正常，切口愈合。

病例 19-5-2

患者，男性，45岁，因眩晕伴右耳听力下降半年。加重伴左耳痛9天入院，半年前无明显诱因出现旋转性眩晕，每次发作数十分钟至数小时不等，伴左耳听力渐进性下降，左耳道内用卷棉子蘸出有臭味的分泌物，在外院按梅尼埃病对症治疗后，眩晕有所缓解，但听力无变化，9天前因受凉后出现眩晕加重，伴左耳疼痛、恶心、呕吐，来笔者所在医院就诊。查体：一般情况差，被抬入病房，双目紧闭，自发性眼震呈水平性，Ⅱ～Ⅲ度，快相向患耳，左外耳道畅，鼓膜松弛部可见灰白色痂皮，瘘管试验阳性，颞骨CT示左耳乳突硬化型，上鼓室、鼓窦软组织占位，鼓窦扩大，外半规管处似有骨质破坏。电测听：左耳混合性耳聋，气导损失55dB，骨导损失30dB。

问题：

1. 最可能的诊断是什么？
2. 鉴别诊断有哪些？
3. 治疗方案是什么？

参考答案和提示：

1. 最可能的诊断 ①左耳慢性化脓性中耳炎；②迷路炎。

患者有半年的眩晕病史，眩晕呈典型的旋转性眩晕，伴恶心、呕吐、听力下降，似梅尼埃病的临床表现，抗眩晕治疗可缓解症状，由于无左耳明确流脓史，仅有棉签蘸取耳道内有少许分泌物，味臭，而放松了警惕，近9天来因受凉而引起上述症状加重，并出现左耳疼痛，引起患者的重视，来院就诊。查体发现左鼓膜松弛部灰白色痂皮，是松弛部囊袋内陷形成胆脂瘤的体征，瘘管试验阳性，提示半规管骨质有破坏，炎症可由此入侵迷路，引起迷路的感染，颞骨CT发现有鼓窦扩大，外半规管似有骨质破坏，与瘘管试验阳性相符合。

2. 鉴别诊断

(1) 梅尼埃病：是一种特发性内耳疾病，为膜迷路积水，发作性旋转性眩晕，每次持续20分钟或数小时，睁眼或转头时加重，伴恶心、呕吐，但始终意识清楚。伴有水平或旋转性眼震，波动性感音神经性听力减退，耳鸣，耳闷胀感，颞骨CT无异常发现。

(2) 前庭神经炎：多发生于20～60岁，半数以上患者有上呼吸道感染病史，可能是多发性颅神经炎的一种表现，有自愈性，表观为突然发作性旋转性眩晕，伴恶心、呕吐、平衡障碍、水平性或水平旋转性眼震，偏向健侧，伴耳鸣和听力障碍。

3. 治疗方法

(1) 抗炎对症治疗：应用抗生素或抗眩晕药物。

(2) 及早进行乳突根治术，清除病变，寻找瘘管，修复瘘管。

病例 19-5-3

患者，女性，25岁。因左耳持续流脓5年余，伴听力下降，加重1周，伴发热、头痛、耳痛入院。患者自幼即有左耳流脓史，时轻时重，反复发作，听力较右耳明显下降，1周前因感冒后出现左耳流脓量增多。伴有发热、头痛、耳痛、恶心，但无呕吐，即来院就诊。体格检查：T 39℃，P 110次/分，BP 125/78mmHg。神清语利，但精神较差，颈部无压痛，颈软无抵抗，神经系统无病理性体征，左外耳道见多量黄黏脓液，吸净后见鼓膜松弛部较大穿孔，穿孔处可见黄色黏性分泌物，味臭，乳突部无明显红肿但有压痛，电测听：左耳传导性耳聋，气导损失45dB。血常规：白细胞 2.1×10^9/L，中性粒细胞0.89。颞骨CT：左耳上鼓室，鼓窦密度增高，其内见软组织影，乙状窦骨板有1 cm×1 cm的骨质缺损，余结构未见异常。

问题：

1. 最可能的诊断是什么？
2. 诊断依据是什么？
3. 辅助检查有哪些？
4. 治疗方案是什么？

参考案和提示：

1. 最可能的诊断 ①慢性化脓性中耳炎急性发作(左耳)；②左乙状窦血栓性静脉炎。

2. 诊断依据

(1) 左耳10年余的耳持续流脓史，近1周出现急性发作。

(2) 患者精神差，急性病容，畏寒，发热，T 39℃，脉搏加快，P 110次/分，BP 125/78mmHg 左侧耳疼痛，伴有左半头痛，耳后乳突区压痛。

(3) 血常规：白细胞 2.1×10^9/L，中性粒细胞0.89。

颞骨CT：左耳上鼓室，鼓窦密度增高，其内见软组织影，乙状窦骨板有1cm×1cm的骨质缺损。

3. 辅助检查

(1) 血管数字减影造影：确定乙状窦内血栓形成、范围以及有无脓肿形成有较高的诊断和定位意义。

(2) Tobey-Ayer试验：腰椎穿刺测脑脊液压力时。先压迫健侧颈内静脉，此时出现脑脊液压力迅速上升，可超出原来压力的1～2倍，然后压迫病例颈内静脉。若乙状窦内有闭塞性血栓，则脑脊液压力不升或仅升高0.1～0.2kPa，此现象称Tobey-Ayer试验阳性，但阴性者不能排除本病。

(3) 眼底检查(Growe试验)：患侧视乳头可能有水肿，视网膜静脉扩张，压迫预内静脉，观察眼底静脉的政变。若压迫颈内静脉时眼底静脉无改变，说明颈内静脉有血栓形成。

4. 治疗方案

(1) 全身治疗：应用抗生素及支持疗法。

(2) 手术行乳突根治术，清除病灶，除去乙状窦内血栓及乙状窦壁周围脓肿，通畅引流。

术中见鼓窦、上鼓室、乳突腔内大量胆脂瘤及肉芽组织，并有黄白色、味臭脓液，乙状窦板有1.5cm×1.3cm骨质破坏，乙状窦表面有肉芽组织，轻压乙状窦周围有脓液溢出，穿刺乙状窦有血液抽出，开放乙状窦板至正常健康组织处，清除胆脂瘤、肉芽及炎症骨质，听骨链仅存锤骨、砧骨体和蹬骨。

病例 19-5-4

患者，男性，35岁。右耳持续流脓半年，加重伴耳痛、发热5天。患者幼年曾经有右耳流脓病史，经治疗后不再流脓，只感右耳听力差，洗澡进水后会有黄水流出，卷棉子蘸吸后，即无不适，近半年来无明显诱因出现右耳持续流臭味脓，量不多，全身疲乏，懒言少语，轻度头痛、低热。近5天来耳流脓减少，头痛剧烈，发热，时有恶心、呕吐。查体：精神状态差，面色苍白，表情淡漠，BP 110/75mmHg，P 60次/分，T 39.5℃。专科检查：右外耳道内可见黄色脓液，松弛部穿孔，有胆脂瘤皮堆积，左侧上肢活动受限，双侧瞳孔不等大(左＞右)，对光反射迟钝，左侧中枢性面瘫。头颅CT：右侧颞部靠近颅骨内板处见范围较广泛的新月形低密度区，中线左移。血常规：白细胞 12.6×10^9/L，中性粒细胞0.90。

问题：

1. 最可能的诊断是什么？
2. 诊断依据是什么？
3. 治疗方案是什么？

参考答案和提示：

1. 最可能的诊断 ①右耳慢性化脓性中耳炎；②右侧硬膜下脓肿。

2. 诊断依据

(1) 右耳流脓的中耳炎病史，近半年耳流脓加重，伴头痛，乏力，低热，懒言少语，面色苍白，为硬膜外脓肿的隐匿期。近5天高热、恶心、呕吐、头痛重，伴有右耳流脓减少。

(2) 查体：精神状态差，面色苍白，表情淡漠，T 39.5℃，右鼓膜松弛部穿孔，胆脂瘤皮堆积。

神经系统检查：左上肢活动受限，左眼瞳孔增大，对光反射迟钝，左中枢性面瘫。头颅CT：右颞区硬膜外新月形低密度影。血常规：白细胞升高，中性粒细胞分类增加。

3. 治疗方案

(1) 一般治疗：抗炎，降颅压，维持电解质平衡。

(2) 手术治疗：可根据患者具体情况先后进行两个部位的手术，可先由神经外科医生行颞叶硬膜下脓肿切除术，待全身情况稳定后，二期行乳突根治术。乳突根治术中见鼓窦盖有5mm×3 mm骨质缺损，清除上鼓室、鼓窦、乳突内胆脂瘤皮及脓液，见听骨链消失，面神经水平段骨管破坏，乙状窦板完好。

临床思维：颅内外并发症

由于中耳解剖学上的特殊性，急、慢性中耳乳突炎极易向邻近或远处扩散，引起各种并发症，称为“耳源性并发症”，根据并发症的部位分为颅内、颅外两大类，其中颅内并发症最危险。

【常见病因】

1. 脓液引流不畅　鼓膜穿孔被胆脂瘤上皮、肉芽、息肉或痂皮堵塞，或急性化脓性中耳炎，鼓膜穿孔小，脓液引流不畅，炎症扩散。

2. 骨质破坏严重　中耳乳突骨质破坏。最多见于胆脂瘤型中耳炎，骨疡型中耳炎次之。

3. 机体抵抗力下降　全身慢性疾患、营养不良、年老体弱或儿童抵抗力差，中耳感染易扩散而出现并发症。

4. 致病菌毒力强　对常用抗生素不敏感或已产生耐药性。

【感染途径】

1. 经过破坏或缺损的骨壁　感染可通过鼓窦、鼓室、乙状窦骨壁及窦脑膜角破坏的骨壁，向颅内扩散。乳突外壁或乳突尖内侧壁骨壁穿孔，脓液可顺此流入耳后骨膜下或颈深部。

2. 通过正常解剖途径或尚未闭合的骨缝　小儿可经未闭合的岩鳞缝播散感染，炎症可通过前庭窗、蜗窗侵入内耳，化脓性迷路炎可通过蜗水管、前庭水管或内耳道等正常解剖途径向颅内扩散炎症。

3. 血行途径　中耳黏膜内的小血管、乳突导血管及骨小管中的小静脉可与脑膜及脑组织表面的血管沟通，感染可经此蔓延至颅内。

【分类】

1. 颅外并发症　耳后骨膜下脓肿、颈部贝佐尔德脓肿、迷路炎、岩锥炎、周围性面瘫。

2. 颅内并发症　硬脑膜外脓肿、硬脑膜下脓肿、脑膜炎、脑炎、脑脓肿、脑积水、乙状窦血栓性静脉炎。

【诊断】　根据病史、临床表现及辅助检查(如CT、MRI、造影、眼底检查、脑脊液检测、血常规检测等)进行分析，做出诊断，其中颅内并发症的发生有如下特征性改变应高度重视：

(1) 慢性化脓性中耳炎乳突炎，脓液奇臭。急性发作期出现耳流脓液突然减少或突然增加，伴头痛、耳痛及全身不适。

(2) 乳突区红肿压痛，颈部有条索状硬条，鼓膜松弛部穿孔，有胆脂瘤皮或肉芽组织阻塞。

中耳乳突手术后进行性头痛剧烈，夜间明显。

(3) 畏寒、发热、精神委靡、懒言少语。

(4) 脑膜刺激症状，颅内压增高表现，颅神经麻痹表现及中枢局灶性定位体征。

(5) 眼底改变，腰穿及脑脊液改变。

(6) 颞骨 CT 扫描有骨质破坏，如乙状窦骨板、鼓窦及乳突盖破坏等。

(7) 颅脑 CT 见大脑中线移位，脑室扩大。

(8) 血管造影明确血栓性静脉炎的诊断。

(9) MRI 增强后对血栓性静脉炎和脑脓肿诊断率提高，尤其是对多房性脑脓肿确诊率高达95%以上。

【治疗原则】

(1) 通畅引流，清除病灶，包括乳突探查术，乳突根治术或改良乳突根治术，面神经减压术，脓肿穿刺、冲洗，切开引流术等。

(2) 及时、足量、对号选择应用抗生素，颅内并发症应选择 2 种以上抗生素联合用药。

(3) 支持疗法补液、输血、输血浆、氨基酸、白蛋白等。

(4) 对症治疗颅内压增高，应脱水，20%甘露醇溶液每次 1～2g 快速静脉滴注。

（张 艳 姜胤辉）

第六节 耳硬化症

病例 19-6-1

患者，男性，36 岁。双耳渐进性听力下降伴耳鸣 3 年余。左耳较重，耳鸣为间歇性低调耳鸣，在喧闹环境中感觉听力改善。否认双耳流脓史。体格检查：一般状况良好。专科检查：双耳廓无畸形，外耳道通畅，鼓膜完整，标志清晰，咽鼓管通畅，乳突区无红肿、压痛。听力学检查：音叉试验，RT 左耳(±)、右耳(－)；WT→右；左耳(－)、右耳(＋)；GT 双耳(－)。纯音测听，左耳为混合性聋、右耳为传导性聋。声导抗测试，鼓室导抗图左耳 A 型、右耳 As 型，镫骨肌声反射双耳均未引出(图 19-6-1，图 19-6-2)。

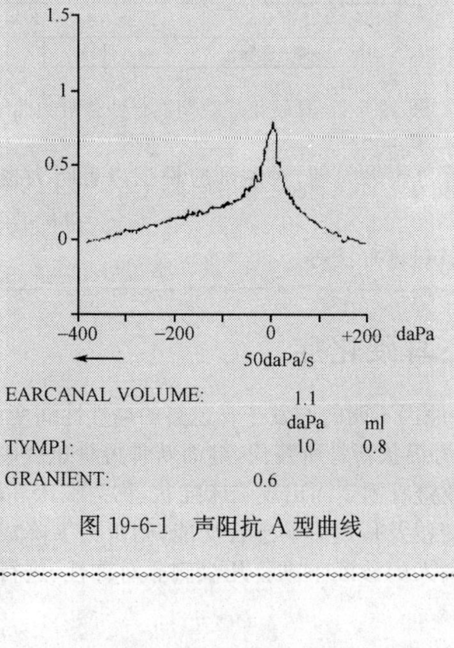

图 19-6-1 声阻抗 A 型曲线

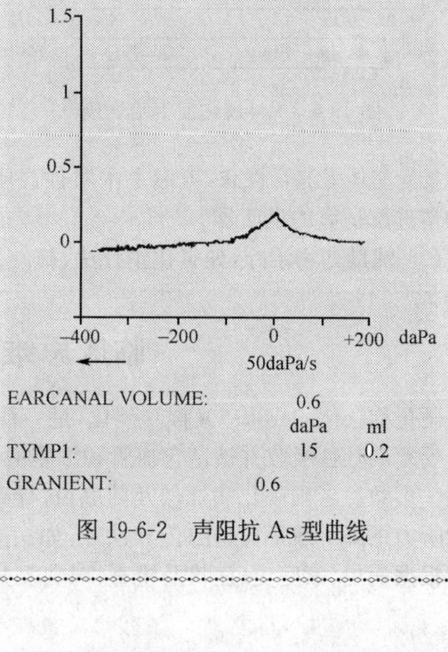

图 19-6-2 声阻抗 As 型曲线

颞骨 CT:双耳乳突气房发育良好,听小骨及内耳无畸形,左耳迷路骨质密度不均、欠规则,双耳镫骨底板明显增厚,前庭窗边缘有部分硬化灶。

问题:

1. 最可能的诊断是什么?

2. 诊断依据有哪些?

3. 治疗方案是什么?

参考答案和提示:

1. 最可能的诊断 耳硬化症(双耳)。

2. 诊断依据 患者为青年男性,双耳不对称、渐进性听力下降伴低调耳鸣 3 年余,在喧闹环境中感觉听力改善(威利斯误听)。专科检查:双耳廓无畸形,外耳道通畅,鼓膜完整,标志清晰,咽鼓管通畅,乳突区无红肿、压痛。听力学检查:音叉试验,RT 左耳(±)、右耳(−);WT→右;左耳(−)、右耳(+);GT 双耳(−)。纯音测听,左耳为混合性聋、右耳为传导性聋(图 19-6-3,图 19-6-4)。声导抗测试,鼓室导抗图左耳 A 型、右耳 As 型,镫骨肌声反射双耳均未引出。

颞骨 CT:双耳乳突气房发育良好,听小骨及内耳无畸形,左耳迷路骨质密度不均、欠规则,双耳镫骨底板明显增厚,前庭窗边缘有部分硬化灶。

3. 治疗方案

(1) 对右耳行手术探查,根据术中探查情况选择合适手术方式,如镫骨撼动术及各种类型镫骨切除术、人工镫骨术。

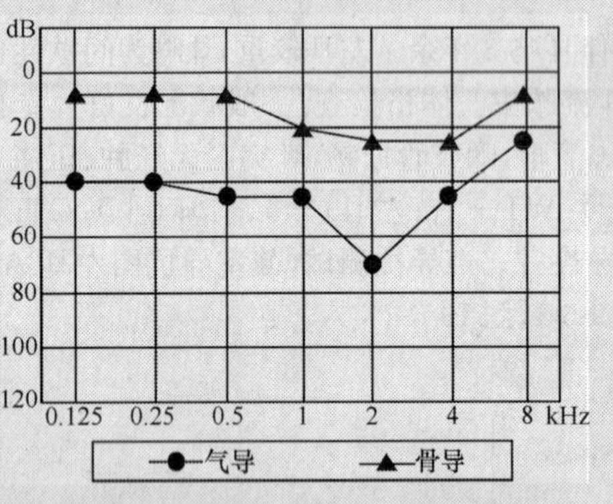

图 19-6-3 耳硬化症卡哈切迹

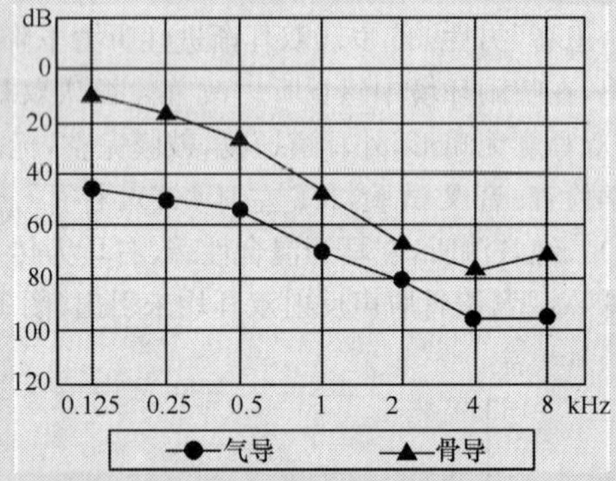

图 19-6-4 耳硬化症晚期混合性聋听力曲线

(2) 左耳为混合性聋,考虑手术对提高听力效果欠佳,对左耳应根据患者听力损失情况酌情选配适宜的助听器。

(3) 辅助药物治疗:如氟化钠疗法、硫酸软骨素疗法等。

临床思维:耳硬化症

耳硬化症(otosclerosis)又称耳硬化,是一种原因不明的原发于骨迷路的局灶性病变,为骨迷路发生反复局灶性吸收并被富含血管和细胞的海绵状新骨所替代,继而新骨再骨化变硬而产生的疾病。多数患者因硬化病灶侵及前庭窗,导致镫骨固定而出现临床症状,称为临床耳硬化,故患者的听力下降一般呈典型的传导性聋,如病变侵及耳蜗影响感音功能,则听力下降成为混合性聋。根据病史、家庭史、症状及检查,对典型病人的诊断不难。凡双侧非对称性、进行性传导性聋，鼓膜正常，咽鼓管功能良好，Gelle 试验阴性，鼓室导抗图 As 型，声反射消失者，临床耳硬化症即可做出初步诊断，其确诊依靠手术探查。但值得注意的是伴有中耳病变的耳硬化症，常被其中耳疾病的症状所掩盖，Gelle 试验亦可能为阴性，诊断比较困难。此时，只有在手术探查后方能对耳硬化症做出明确诊断。

（张 艳 姜胤辉）

第七节 耳聋及其防治

病例 19-7-1

患者，男性，22 岁。以左耳听力下降 5 年为主诉。该患者 5 年前接电话时偶然发现左耳听不清，未予重视，今来笔者所在医院常规体检。追问病史，既往幼时曾有腮腺炎病史。查体：一般情况良好，心、肺、腹无明显异常。专科检查：双耳廓无畸形，外耳道通畅，鼓膜完整，标志清晰。鼓膜活动度好，双乳突区无红肿、压痛。听力学检查：音叉试验，RT 双耳(＋)；WT→右；ST 左耳(－)、右耳(±)。纯音测听，左耳感音神经性聋(极重度)，右耳听力正常。声导抗测试，鼓室导抗图双耳 A 型，镫骨肌声反射左耳同侧及右耳对侧未引出，余均引出。耳声发射检查，左耳来引出，右耳均引出。ABR，左耳 100dBnHL 未引出波形，右耳 100dBnHL，各波分化良好，潜伏期及波间期均正常。颞骨 CT，乳突气化良好，听骨链及内耳无畸形，内听道无扩大。

问题：

1. 感音神经性聋最可能的病因是什么？
2. 应给予该患者何种处理？

参考答案和提示：

1. 感音神经性聋最可能的病因 腮腺炎病毒感染所致。
2. 治疗方案 由于左耳感音神经性聋为极重度，且发病时间较长，因此，再给予任何药物治疗也无法使其听力康复。唯一的办法就是保护好右耳听力，包括避免接触强噪声、避免使用耳毒性药物、避免使用耳机式播放器(如 MP3、随身听)及定期复查等。

病例 19-7-2

患者，男性，33 岁。以“右耳突然耳鸣伴听力下降 2 小时”为主诉入院。今晨起床时突感右耳耳鸣，听力下降，并有右侧头部闷重感。近期因自家装修而休息欠佳。否认高血压、糖尿病等全身性疾病。查体：一般情况良好，心、肺、腹无明显异常。专科检查：双耳廓无畸形，外耳道通畅，鼓膜完整，标志清晰，鼓膜活动度良好，双乳突区无红肿及压痛。听力学检查：音叉试验，RT 双耳(＋)；WT→左；ST 右耳(－)、左耳(±)。纯音测听，右耳感音神经性聋(重度)，左耳听力正常。声导抗测试，鼓室导抗图双耳 A 型，镫骨肌声反射右耳同侧及左耳对侧未引出，余均引出。耳声发射检查，右耳未引出，左耳均引出。ABR，右耳 100dBnHL 未引出波形，左耳 100dBnHL 各波分化良好，潜伏期及波间期均正常。颞骨 CT，乳突气化良好，听骨链及内耳无畸形，内听道无扩大。

问题：

1. 最可能的诊断是什么？
2. 诊断依据有哪些？
3. 如何鉴别诊断？
4. 如何治疗是什么？

参考答案和提示：

1. 最可能的诊断　右耳突发性聋。

2. 诊断依据

(1) 右耳突然耳鸣伴听力下降2小时，并有右侧头部闷重感。

(2) 发病前的疲劳史可能为发病的诱因。

(3) 听力检查示右耳感音神经性聋(重度)。

(4) 颞骨CT：乳突气化良好，听骨链及内耳无畸形，内听道无扩大。

3. 鉴别诊断

(1) 梅尼埃病：反复发作性眩晕、波动性耳聋、耳鸣及耳胀满感为其主要临床特征，早期听力损失为低频听力损失，损失较轻等可助鉴别。

(2) 听神经瘤：多表现为缓慢发生的耳鸣、听力减退、眩晕以及步态不稳等耳蜗与前庭功能障碍的症状，但亦可见突发性聋(约占10%)。内听道CT、MRI可助鉴别。

(3) 功能性聋：发病前多有精神心理因素，多表现为双侧发病，纯音测听多为重度聋或全聋，而声导抗测试、耳声发射、听性脑干反应(ABR)等客观测听多无异常发现。

4. 治疗方案

(1) 药物治疗：使用血管扩张剂降低血液黏稠度和血栓溶解药物、神经营养药物以及能量合剂等，可酌情选用。

(2) 高压氧疗法：需与药物治疗联合应用，有助于提高疗效。

病例 19-7-3

患者，女性，45岁。以“右耳突然听力下降7小时伴耳鸣”为主诉入院。该患者7小时前无明显诱因突然右耳听力下降，近距离大声交谈困难，左耳中耳炎反复发作病史多年，原本听力减退。双耳耳鸣，持续轰鸣声，伴失眠，心烦意乱，脾气暴躁。无眩晕。近日双耳无流脓。专科检查：双耳廓对称，无畸形，外耳道通畅，左耳鼓膜松弛部穿孔，干耳。右耳鼓膜完整，标志清晰，无红肿。听力学检查：电测听示，双耳0.5、1、2kHz平均听力损失，右耳70dB，左耳65dB。OAE：右耳耳蜗重度受损。ABR，双耳反应阈升高各波参数正常。声阻抗，右耳呈A型，左耳未引出。

问题：

1. 最可能的诊断是什么？
2. 诊断依据有哪些？
3. 为进一步明确诊断需要做何辅助检查？
4. 治疗方案是什么？

参考答案和提示：

1. 最可能的诊断　①突发性耳聋(右)；②混合性耳聋(左)；③神经性耳鸣(双)。

2. 诊断依据

(1) 右耳突然听力下降7小时伴耳鸣、左耳中耳炎病史多年。

(2) 双耳廓对称,无畸形,外耳道通畅,左耳鼓膜松弛部穿孔,干耳。右耳鼓膜完整,标志清晰,无红肿。

(3) 听力学检查

电测听:双耳0.5、1、2kHz平均听力损失,右耳70dB,左耳65dB。

OAE:右耳耳蜗重度受损。

ABR:双耳反应阈升高各波参数正常。

声阻抗:左耳鼓室压力图呈B型,右耳呈A型。

3. 进一步诊断需要 颞骨CT了解中耳和颅内情况,排除占位性病变。

4. 治疗方案 给予扩张血管、调节和营养神经药物,降低血液黏稠度和血栓溶解药物治疗。

病例19-7-4

患者,女性,14岁,以双耳听力陡降1小时为主诉来就诊。该患者为初中三年级学生,平时学习较刻苦,因期中测试英语成绩不理想,英语课上突感听力下降,无耳鸣及眩晕等症状。查体:神志清楚,表情呆滞,不语,双耳廓、外耳道无异常,对问话及动作指令均无反应。专科检查:鼻、咽喉正常,双侧声带运动良好,不能发声。纯音听阈测试:双耳气导平均听阈大于100dB,双耳骨导消失,诊断为极重度聋。声导抗测试:双耳鼓室导抗图A型曲线,镫骨肌反射未引出。耳声发射测试:双耳畸变产物耳声发射正常引出。听性脑干反应:双耳Ⅰ、Ⅲ、Ⅴ波均正常引出。双耳波反应阈30dBnHL以上检查结果:双耳听力客观结果正常。

问题:

1. 最可能的诊断是什么?

2. 诊断依据有哪些?

3. 治疗方案是什么?

参考答案和提示:

1. 最可能的诊断 功能性聋。

2. 诊断依据

(1) 发病前有精神心理因素:平时学习刻苦,期中测试英语成绩不理想。

(2) 双耳听力陡降1小时。

(3) 纯音听阈测试,双耳极重度聋。声导抗测试、听性脑干反应等客观听力检查结果正常。

3. 治疗方案

(1) 查明并祛除病因。

(2) 暗示疗法:2%利多卡因溶液或10%葡萄糖酸钙溶液缓慢静脉注射,并配以语言暗示。一般效果奇佳。

(3) 模拟手术暗示、催眠法或麻醉疗法均可试用。

临床思维:耳聋

耳聋(hearing loss)是听觉传导通路器质性或功能性病变导致不同程度听力损害的总称。程度较轻的耳聋有时也称重听(hard of hearing),显著影响正常社交能力的听力减退称为聋(deafness)。

【分类】 根据耳聋的发生部位与性质，可将耳聋分为三类：传导性聋、感音神经性聋和混合性聋。

【鉴别诊断】

1. 传导性聋（conductive hearing loss） 病史多为耳痛、流脓、耳闷、听力减退及低调耳鸣等；耳镜检查常可见患耳鼓膜充血、穿孔、鼓室积液、积脓、肉芽或胆脂瘤等；听力检查在传导性聋的确定诊断中尤为重要，音叉试验中患耳 RT（－）或（±），WT 偏向患耳，ST（＋），纯音听阈测试表现为气导听阈提高，而骨导听阈基本正常，骨-气导间距≥10dB，声导抗测试鼓室导抗图多为“B”或“C”型，声反射消失或高阈值引出。

2. 感音神经性聋（sensorineural hearing loss） 病史多为听力减退伴高调耳鸣，先天性聋或幼儿早期聋患者可致哑；耳镜检查可见患耳鼓膜正常或基本正常；听力检查中，音叉试验患耳 RT（＋），WT 偏向健耳，ST（－），纯音听阈测试表现为气、骨导听阈均提高，骨-气导无间距，声导抗测试鼓室导抗图多为“A”型，声反射正常、高阈值引出或消失。

3. 混合性聋（mixed hearing loss） 中耳、内耳病变同时存存，病史常表现为听力在原有减退的基础上进一步加重；耳镜检查常可见鼓膜穿孔、粘连、鼓室或鼓膜钙化灶、鼓室积脓、肉芽或胆脂瘤等；纯音听阈测试表现为气、骨导听阈均提高，但骨-气导间距≥10dB，声导抗测试鼓室导抗图多为“B”或“C”型，声反射消失。

（张　艳　姜胤辉）

第八节　梅尼埃病

病例 19-8-1

患者，女性，35 岁。以“反复发作性眩晕伴听力下降、耳鸣 3 年，加重 5 周”为主诉入院。3 年前无明显诱因突发眩晕，发作时感自身和周围物体旋转，伴恶心、呕吐及高调耳鸣，持续时间约为 1 小时，经内科对症治疗后缓解。此后类似发作 4 次，持续时间为半天到 1 天，经内科对症治疗均缓解。间歇期无任何不适。近 5 天再次发生旋转性眩晕，伴耳鸣、听力下降、恶心及呕吐，持续 1 天，经内科对症治疗稍有好转，但仍感头晕。查体：一般情况良好。专科检查：双耳廓无畸形，外耳道通畅，鼓膜完整，标志清晰，咽鼓管通畅，乳突区无红肿、压痛。听力学检查：音叉试验，双耳 RT（＋），WT 试验居中，ST 试验（－）；纯音测听，双耳中度感音神经性聋；声导抗测试，鼓室导抗图双耳 A 型，镫骨肌声反射双耳均引出，且其阈值与双耳纯音听闻之差＜60dB；耳声发射检查，双耳 DPOAE 幅值低于正常。前庭功能检查提示双耳前庭功能减退。甘油试验：250Hz、500Hz、1kHz 三个频率范围均提高 15dBHL。影像学检查：CT 未发现颅内占位病变。

问题：

1. 最可能的诊断是什么？
2. 诊断依据有哪些？
3. 治疗方案是什么？

参考答案和提示：

1. 最可能的诊断　梅尼埃病。

2. 诊断依据

（1）患者为青年女性，反复发作旋转性眩晕伴耳聋、耳鸣 3 年，发作期持续 2 小时至 1 天不等，间歇期无任何不适。

（2）听力学检查：音叉试验及纯音测听均示近期发作听力损失为感音神经性聋。

1）声导抗测试：鼓室导抗图双耳 A 型，镫骨肌声反射双耳均引出，且其阈值与双耳纯音听阈之差<60dB，提示有重振，病变在耳蜗。

2）耳声发射检查：双耳 DPOAE 幅值低于正常，提示双耳蜗外毛细胞功能稍差。

3）前庭功能检查：提示双耳前庭功能减退。

4）影像学检查：CT 未发现颅内占位病变。

5）甘油试验：250Hz、500Hz、1kHz 三个频率范围均提高 15dBHL，提示膜迷路积水，故考虑梅尼埃病。

3. 治疗方案

（1）因患者目前仍有眩晕症状，故首先积极对症处理，尽快缓解眩晕、恶心、呕吐。可选用脱水剂、抗组胺药、镇静剂或自主神经调节药物。

（2）待眩晕症状完全控制后，治疗重点则为预防眩晕再次发作，防止听力进一步下降。

1）防止眩晕急性发作：生活规律，减少精神、情绪刺激，低盐饮食，每日限定盐在 1.5g 以下，建议患者避免咖啡、酒、烟和紧张，可防止眩晕发作。

2）药物治疗：常选用血管扩张剂，如倍他司汀、尼莫地平等，改善内耳微循环。

临床思维：梅尼埃病与眩晕

梅尼埃病（Meniere's disease）是以膜迷路积水为基本病理基础，以发作性眩晕、波动性耳聋、耳鸣和耳胀满感为临床特征的特发性内耳疾病。首发年龄30～50岁居多。单耳患病者约占85%，累及双侧者常在 3 年内先后患病。

【诊断依据】 ①反复发作的旋转性眩晕，持续 20 分钟至数小时，至少发作 2 次以上；常伴恶心、呕吐、平衡障碍，无意识丧失；可伴水平或水平旋转型眼震；②至少 1 次纯音测听为感音神经性聋；③间歇性或持续性耳鸣；④耳胀满感；⑤排除其他可引起眩晕的疾病。

【确诊步骤】 ①对患者主诉眩晕进行综合分析，排除类似眩晕的非眩晕症状如头晕、头昏、站立不稳、头重脚轻以及晕厥等；②区别中枢性与周围性眩晕，排除中枢性眩晕；③排除非耳性疾病引起的眩晕如颈部疾病、中枢神经系统疾病、精神性疾患等；④排除其他耳蜗、前庭系统疾病；⑤最后确诊。

【鉴别诊断】

1. 突发性聋 其特点是眩晕为首次发作，听力损失达重度及以下，且眩晕一般不会反复发作；而梅尼埃病的特点为眩晕反复发作，常伴发耳鸣，听力减退较轻，早期仅表现在低频区，间歇期可恢复，反复发作方可致听力明显减退。

2. 前庭神经炎 追问病史时仅 30%病人在眩晕发作前有感冒病史，其特点为眩晕重、持续时间长，一般数天以上，而梅尼埃病眩晕持续时间短，一般为 20 秒至数小时，很少达数天。

3. 良性阵发性位置性眩晕 其主要特点为发作与体位或头位变动有关，不伴发耳部症状，持续时间多为数秒，变位试验常为阳性。而梅尼埃病眩晕发作一般与体位或头位变动无关，且伴有耳鸣、听力减退等耳部症状。

4. 脑血管供血不足 常发生于伴有高血压、动脉硬化的老年人，高刺激率 ABR 异常可提示该病，MRI 脑血管成像可确诊。而梅尼埃病常见于 30～50 岁的中年人。

梅尼埃病确诊较难，必须系统询问病史，全面检查，综合分析，有时甚至需要长期随访。

【治疗方案】

1. 药物治疗尚无特效疗法

（1）发作期按急诊处理常规，尽快缓解眩晕、恶心、呕吐，选择脱水剂、抗组胺药、镇静剂或自主神经调整药物。

（2）间歇期可试用以下几类药物或疗法：①血管扩张剂；②抗组胺药；③中效或弱效利尿剂；④钙离子拮抗剂；⑤庆大霉素等鼓室内注射（应慎用，一般限于双耳听觉功能已完全丧失者）；⑥维生素类；⑦中成药制剂。

2. 手术治疗 适用于发作频繁、症状较重、病程较长，并对工作、生活有明显影响者。可根据情况选择以下术式：①内淋巴囊手术；②前庭神经切断术；③鼓索神经切断术；④颈交感神经切断术；⑤经前庭窗减压术；⑥迷路切除术。

（全庆忠　姜胤辉）

第九节　面神经疾病

病例 19-9-1

患者，女性，28岁。因右侧面瘫2周来院就诊，自述2个月前乘长途车出差途中在车窗旁睡着，醒后感觉喝水自右口角流水，右面部酸胀不适，第2天晨起发现张口时口角向左偏斜，即去当地医院注射抗生素及针灸治疗，效果欠佳。查体：患者精神佳，一般情况良好，右侧鼻唇沟消失，右侧额纹消失，右眼不能闭合，不能皱眉，张口时口角向左偏斜，示齿，讲话时尤为明显。鼓腮右侧漏气。双外耳道通畅，双鼓膜完整，各标志清晰。

问题：

1. 最可能的诊断是什么？
2. 鉴别诊断有哪些？
3. 治疗方案是什么？

参考答案和提示：

1. 最可能的诊断　贝尔麻痹。

患者在发病前有在受凉病史，出现右口角漏水，右半面酸胀不适，此后症状进行性加重，发展出现张口口角向左偏斜，示齿，讲话时尤为明显。应用抗生素及针灸效果欠佳，查体所见为典型右侧周围性面神经麻痹。

2. 鉴别诊断　中枢性面瘫：额纹不消失，皱眉正常，多伴有偏瘫等。

3. 治疗方案

（1）激素治疗：给与适量可的松、地塞米松或泼尼松静脉滴注。

（2）血管扩张剂：可选用烟酸、复方丹参、川芎嗪、灯盏细辛或银杏叶片等。

（3）维生素：维生素 B_{12}、维生素 B_1 等。

（4）抗病毒治疗：静脉滴注利巴韦林等抗病毒药物。

（5）针灸及理疗。

临床思维：贝尔麻痹

周围性面瘫为耳科重要疾病，是最常见面肌麻痹，其中贝尔麻痹发病率较高，几乎占周围性面瘫80%以上，85%可自愈，15%遗留永久性面瘫。

【病因】 受凉、血管痉挛、病毒感染、自身免疫反应、遗传、代谢或内分泌紊乱等因素，

【诊断】 临床典型表现：患侧面部表情运动丧失，额纹消失，不能皱眉与闭口，鼻唇沟变浅。

口角侧向健侧歪斜，示齿，讲话时尤为明显，鼓腮时口角漏气，进食口角漏液现象（图 19-9-1）。

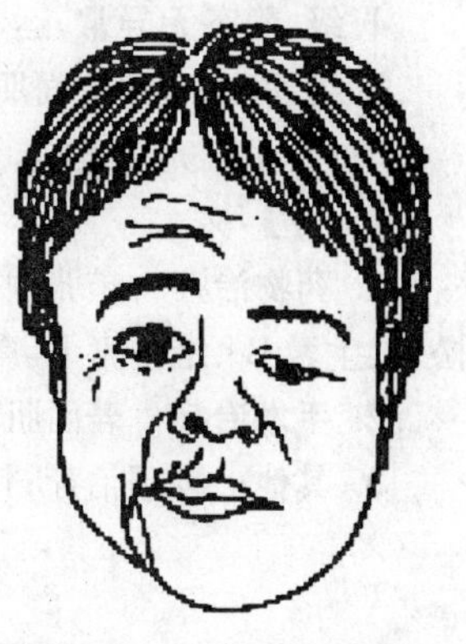
图 19-9-1　周围性面瘫

【鉴别诊断】

1. 中枢性面瘫　病损位于皮层的运动神经细胞体或其向面神经核投射的突触。由于面部上份肌肉神经支配来自双侧神经纤维，所以表现为不完全性麻痹，主要影响面部下份的肌肉运动。无肌萎缩现象。因面部非随意运动受锥体外系控制，此时面部肌肉的随意运动受影响，但无表情缺失现象。

2. 慢性化脓性中耳炎并发面瘫　有耳流脓史，有鼓膜穿孔。颞骨 CT：中耳有肉芽及骨质破坏。因胆脂瘤或肉芽组织生长，通过神经毒性或直接破坏面神经引起面瘫。

3. Hurt 综合征并发面瘫　因带状疱疹病毒侵犯了膝状神经节，发生面瘫、耳鸣、耳疼痛、耳带状疱疹。听力检测：感音神经性耳聋。

【面瘫的定位检测】

1. 角膜反射试验　患者注视使眼球不动，将棉棒尖部于受试者视线外向患者眼部移动。双眼分别测试。

（1）正常反应：轻触巩膜无瞬目反射。触及角膜出现瞬目反射。

（2）异常反应：当棉棒触发角膜时，受试者有感觉，但只在对侧眼出现瞬目反射，说明面神经受损引起运动障碍。当棉棒触及角膜时，受试者感觉下降且无瞬目反射，提示三叉神经受损。

2. 流泪试验　用 0.5cm 宽的滤纸片放在双眼下穹隆，5 分钟后比较泪液渗湿的长度。病变一侧泪液渗透将减少或无渗湿。泪液分泌减少提示病变位于或靠近膝状神经节。

3. 镫骨肌反射　当镫骨肌反射可引出时，说明病变位于镫骨肌突起远端。镫骨肌反射存在说明面瘫程度为不完全性，神经尚未发生完全变性，因而预后相对较好。

4. 唾液腺分泌试验　用细管分别收集双侧下颌下腺分泌的唾液，同时用柠檬汁刺激唾液分泌，在面瘫发生的第 1 天当唾液分泌减少 25%以上时，预示恢复不完全。

5. 电味觉试验　当在舌部施予微小正电流时，可感到一种金属苦味。为检测鼓索神经功能，可在舌尖部施予电流并可测出电味觉阈值，可早于临床检查发现某些病变。面瘫患者的味觉功能恢复较面肌运动恢复要早数周。

6. 睑反射试验　于眶下神经孔处给予电刺激眶下神经引起眼轮匝肌收缩。电刺激反应由脑桥反射和三叉神经反射共同构成。阳性反应说明面神经仍然保持解剖上的完整性。

【面瘫的定位诊断】

1. 损害位于鼓索神经远端　仅有面肌麻痹。

2. 损害位于鼓索神经与镫骨肌支之间　面肌麻痹、舌前 2/3 味觉缺失、听力下降。

3. 损害位于膝状神经节与骨肌支之间　面肌麻痹、舌前 2/3 味觉缺失、听力下降、听觉过敏。

4. 损害位于内耳道与膝状神经节之间　面肌麻痹、唾液腺分泌和泪液分泌减少、舌前 2/3 味觉缺失、听力下降，听觉过敏。

5. 损害位于颅后窝　面肌麻痹、唾液腺分泌和泪液分泌减少、听力下降、听觉过敏、脑干或其他脑神经受损表现。

【面瘫程度评价】　一般采用国际通用的 6 级判断法（1985 年）

Ⅰ级：功能正常。

Ⅱ级：静态无明显异常，动态时需以强制运动才能勉强维持面肌对称。

Ⅲ级：静态无明显异常，面部运动时不能维持面肌对称。

Ⅳ级：静态无异常，运动时面肌不对称，闭目不完全。

Ⅴ级：静态时两侧面肌不对称，运动时部分面肌有微弱运动。

Ⅵ级：面肌完全瘫痪，无任何运动。

【治疗】

1. 药物治疗 扩张血管，营养神经，消除水肿，选择复方丹参、烟酸、川穹嗪、灯盏细辛、泼尼松、维生素 B_1、维生素 B_{12} 等药物。

2. 手术治疗 若面肌功能损失 90%以上，或 3 个月面肌功能不恢复者，应考虑面神经减压术。

3. 其他 物理治疗；针灸治疗。

（全庆忠）

复习题

一、名词解释

1. 耵聍 2. 大疱性鼓膜炎 3. 分泌性中耳炎 4. 急性乳突炎 5. 咽鼓管 6. 耳源性并发症
7. 颈部贝佐尔德脓肿(Bezold，sabscess) 8. 乙状窦血栓性静脉炎 9. 耳硬化
10. 威利斯听觉倒错 11. Schwartze 征 12. 卡哈切迹 13. 耳聋 14. 传导性聋
15. 感音神经性聋 16. 内耳道 17. 骨传导 18. 梅尼埃病 19. 听骨链 20. 周围性面瘫
21. 膜迷路

二、简答题

1. 试述鼓膜外伤的临床表现及体征。
2. 试述弥漫性外耳道炎的病因及常见致病菌。
3. 简述外耳道炎及疖的临床表现。
4. 简述外耳道真菌病的临床表现。
5. 慢性化脓性中耳炎分几型？
6. 简述分泌性中耳炎的鉴别诊断。
7. 以咽鼓管功能不良作为发病机制，简述分泌性中耳炎的病理变化和恢复过程。
8. 分泌性中耳炎的临床表现及治疗原则。
9. 简述慢性化脓性中耳炎的临床特点。
10. 简述大疱性鼓膜炎的临床表现。
11. 简述急性化脓性中耳炎的临床表现。
12. 耳源性颅内、外并发症的病因有哪些？
13. 简述耳源性颅内、外并发症的治疗原则。
14. 简述局限性迷路炎的临床表现。
15. 简述耳源性脑脓肿的治疗原则。
16. 简述乙状窦血栓性静脉炎的临床表现。
17. 简述化脓性迷路炎的临床表现及治疗原则。
18. 耳硬化的临床表现。
19. 简述慢性化脓性中耳炎的治疗原则。
20. 简述威利斯听觉倒错（即韦氏错听）的原理。
21. 简述声音从外耳到内耳，最后形成听觉的主要途径。
22. 简述传导性聋的病因。
23. 耳聋分哪几类？
24. 简述感音神经性聋的预防和治疗。

25. 简述国内传统的耳聋分级标准和世界卫生组织1980年推出的国际耳聋分级标准。
26. 人工耳蜗植入的适应证。
27. 简述骨迷路、膜迷路、外淋巴和内淋巴之间的解剖关系。
28. 简述梅尼埃病的诊断依据。
29. 简述梅尼埃病的治疗原则。
30. 简述周围性面瘫的病变部位。
31. 简述周围性面瘫的常见病因。
32. 为什么中枢性面瘫和周围性面瘫临床表现不一样?

三、问答题

1. 患者,男性,53岁,2小时前自高处跌落摔伤,右耳内流血,患者意识清楚,自觉听力下降、有“嗡嗡”样耳鸣。检查发现右耳鼓膜穿孔,可见血水样物流出该患最可能的诊断是什么?还需行哪些辅助检查?对该患应采取哪些治疗措施?
2. 患者,男性,42岁,双耳对称性听力下降8年,伴高调耳鸣。患者自诉处于嘈杂环境中听力反而好,无眩晕,无耳痛,无耳内流脓病史。查体:T 36.4 C°,P 81次/分,BP 120/75mmHg. 一般情况良好,心肺腹未见异常。专科检查:外耳道通畅,鼓膜标志清,双侧乳突区无红肿压痛。纯音测听为混合性耳聋,双语频气导听阈67dB HL,气骨导差距40dB,鼓室压力曲线A型,双耳同侧及交叉镫骨肌反射均未引出,Gelle试验(—)。该患最可能的诊断是什么?该病的主要诊断依据是什么?该病的治疗原则是什么?
3. 患者,男性,37岁,5日前出现左耳部剧烈疼痛,2日后发现左侧耳甲腔出现疱疹,于昨日出现左侧面部不适,额纹变浅,左眼闭合困难、鼻唇沟变浅、口角下垂。该患的初步诊断是什么?如何治疗?
4. 患者,女性,49岁,右耳反复流脓30余年,每遇受凉后症状又反复发作,近半年来症状加重,且自觉脓液臭,偶带血性,伴右耳听力明显下降,有时出现右侧头痛、短时眩晕,无明显耳鸣,无面部麻木。专科检查:外耳道被红色肉芽样新生物充满,鼓膜情况不能查清,左耳正常。气导平均听阈:左耳30dB,右耳85dB,骨导平均听阈左耳15dB,右耳50dB。右耳为混合性耳聋。颞骨薄层CT:右侧乳突表面软组织增厚,乳突外侧壁、外耳道后壁有骨质破坏,有硬化边缘,外耳道、鼓室、鼓窦密度增高,为软组织充满,听小骨结构看不清,鼓室窦扩大,左侧未见异常。双侧内听道未见增宽。该患最可能的诊断是什么?需与哪些疾病相鉴别?该病的治疗原则是什么?
5. 患者,男性,24岁,因突发性眩晕8小时入院。入院前1周曾出现低热、咽痛,伴鼻塞、流涕,当时给予抗感冒治疗后好转。8小时前突然出现眩晕、视物旋转、不能睁眼,伴有冷汗、恶心、呕吐,无明显头痛、意识障碍及肢体活动障碍,无明显耳鸣、耳闷及耳聋,立即给予对症治疗无好转。查体:神志清楚,查体合作,被动体位,痛苦面容,心肺腹未见异常,双耳道正常,鼓膜标志清楚,眼震呈水平型,快相向左。纯音测听:听力无明显异常。该患初步诊断是什么?需与哪些疾病相鉴别?还需做哪些辅助检查?
6. 患者,男性,20岁,20天前患者骑摩托车摔伤左耳廓,当时左耳廓皮肤外伤出血,伴有皮肤缺损,软骨暴露,当地医师处理不当,未清创缝合,只给予局部包扎换药。患者外伤后左耳廓即出现疼痛,于7天前左耳廓肿痛加剧,伴有体温升高,自耳廓伤口流出大量脓性分泌物,当地医师给予抗生素及局部换药处理无明显好转。专科检查:左耳廓明显充血红肿、增厚、坚硬、弹性消失、触痛明显,局部有波动感,伤口边缘有肉芽组织增生,压之有脓性分泌物溢出,外耳道及鼓膜未见异常。该病最可能的诊断是什么?如何治疗?
7. 患者,女性,62岁,3天前因情绪波动突然出现左耳耳鸣,伴有耳闷、眩晕、恶心、呕吐,随即发现左耳耳聋,无明显头痛,无肢体活动障碍,无复视、视力下降等。既往高血压病史10余年,无慢性化脓性中耳炎病史。体格检查:双外耳道正常,双侧鼓膜标志清楚。无明显眼震。纯音测听示:左侧感音神经性耳聋。听力曲线为高频听力下降型。鼓室导抗图双耳均为A型。心电图大致正常。头颅CT扫描未见异常。该患最可能的诊断是什么?需与哪些疾病相鉴别?该病的治疗原则是什么?
8. 患者,女性,25岁,因突发头痛、呕吐、发热10天入院。10天前无明显诱因突然出现持续性头痛,同时伴有恶心、呕吐,呕吐物为胃内容物,喷射性,T 38.5 C°左右,热型为稽留热。曾在当地医院输注青霉素等治疗 10 天,病情无好转。既往右侧慢性化脓性中耳炎病史 10 余年,伴听力下降 3 年。专科检查:右外耳道狭窄闭塞,少量淡黄色脓液存留外耳道,右侧乳突区压痛。颞骨薄层 CT:鼓窦及乳突区边缘模糊低密度灶,听小骨标志不清,鼓窦盖破坏,外耳道闭塞,胆脂瘤形成伴右侧颞部脑脓肿。该病最可能的诊断是什么?此病最危险的并发症是什么?如何治疗?

参考答案

一、名词解释

1. 耵聍:外耳道皮肤耵聍腺分泌的一种淡黄色黏稠液体,有抑菌和保护外耳道皮肤的作用。
2. 大疱性鼓膜炎:是鼓膜及其邻近外耳道的急性炎症。以剧烈耳痛和鼓膜上出现血疱为特征。
3. 分泌性中耳炎:以鼓室积液和传导性耳聋为主要特征的中耳非化脓性炎性疾病。
4. 急性乳突炎:乳突气房黏膜及其骨质的急性化脓性炎症,多由急性化脓性中耳炎发展而来。
5. 咽鼓管:沟通鼓室与鼻咽的管道,成人全长约 35mm,是维持中耳气压与外界一致的重要通道。
6. 耳源性并发症:中耳、乳突的急、慢性化脓性炎症向周围扩散而引起的各种并发症的总称。
7. 颈部贝佐尔德脓肿(Bezold,sabscess):乳突内炎性病灶穿破骨质薄弱的乳突尖内侧骨壁,脓液循此破口流入胸锁乳突肌深面,在颈侧形成脓肿。
8. 乙状窦血栓性静脉炎:是伴有血栓形成的乙状窦静脉炎,为常见的耳源性颅内并发症。
9. 耳硬化:又称耳硬化症,是骨迷路发生反复的局灶性吸收并被富含血管和细胞的海绵状新骨所替代,继而血管减少,骨质沉着,形成骨质硬化病灶而产生的疾病。
10. 威利斯听觉倒错:不少患者在喧闹环境中反较在安静环境下的听觉为好,临床将此现象称为威利斯听觉倒错或威利斯误听。
11. Schwartze 征:耳硬化患者有时可在鼓膜后上象限透见鼓岬骨膜显著充血而变红的区域,此现象称 Schwartze 征,为临床耳硬化特征之一。
12. 卡哈切迹:纯音测听骨导听力曲线可在 1000Hz 或 2000Hz 区呈 V 形下降,称卡哈切迹,提示镫骨底板固定,为耳硬化特征之一。
13. 耳聋:是听觉传导通路发生器质性或功能性病变导致不同程度听力损害的总称。
14. 传导性聋:因声波传导径路即外耳、中耳病变导致的听力障碍(严格地说,因两窗固定使内耳淋巴液振动受阻导致的耳聋也应纳入传导性聋的范畴。但因其形式上以骨导听力损害为主,为便于临床分类、描述和鉴别诊断,以其听力损害的形式归入感音神经性聋)。
15. 感音神经性聋:因声波感受与分析径路(包括中枢的神经传导径路)即内耳、听神经和听中枢病变导致的听力损害。
16. 内耳道:是位于颞骨岩部内的骨性管道。向内开口于桥小脑角,以内耳道底与其外侧的迷路结构毗邻。内耳道内有面神经、中间神经、听神经和供应迷路的血管通过,是内耳与中枢交流的重要解剖通道。
17. 骨传导:指声波直接经颅骨途径使耳蜗外淋巴发生相应波动的传导方式。
18. 梅尼埃病:以膜迷路积水为基本病理改变,以发作性眩晕、耳聋、耳鸣和耳胀满感为临床特征的特发性内耳疾病。
19. 听骨链:听骨链为人体中最小的一组小骨,包括锤骨、砧骨和镫骨。三者相互衔接而成听骨链,介于鼓膜和前庭窗之间,将鼓膜感受到的声波传入内耳。
20. 周围性面瘫:面神经核或面神经核以下的周围神经结构受损,造成同侧面部表情肌的迟缓性瘫痪。
21. 膜迷路:膜迷路由膜管和膜囊组成,借细小网状纤维束悬浮于外淋巴液中,自成一密闭系统,称内淋巴系统。膜迷路内包含司平衡和听觉的结构。

二、简答题 略。

三、问答题 略。

（姜胤辉）

第二十章 颈 科 学

第一节 颈部先天性疾病

病例 20-1-1

患者，女性，10 岁，因发现颈前一无痛性包块 3 个月来诊。该患者 3 个月前无意中发现颈前有一包块，无疼痛及其他不适。3 个月来包块生长缓慢，今来诊。查体：颈前正中有一囊性包块，呈圆形，表面光滑，边界清楚，与周围组织及皮肤无粘连，无压痛，质软，有囊性感，可随吞咽上下运动。

问题：

1. 该患者最可能的诊断是什么？
2. 该病需与哪些疾病相鉴别？

参考答案和提示：

1. 最可能诊断 甲状舌管囊肿。患者颈前无意中发现一无痛包块，随吞咽上下运动。查体：包块呈圆形，表面光滑，边界清楚，与周围组织及皮肤无粘连，无压痛，质软，有囊性感。

2. 鉴别诊断 ①皮样囊肿；②颏下淋巴结炎；③移位甲状腺。

临床思维：甲状舌管囊肿及瘘管

【临床表现】

1. 甲状舌管囊肿 囊肿大小不一，一般无症状。囊肿呈圆形，表面光滑，边界清楚，与周围组织及皮肤无粘连，无压痛，质软，有囊性感，可随吞咽上下运动，有些囊肿上部可摸到一条索样物。并发感染时，囊肿迅速增大，且伴有局部疼痛及压痛。

2. 甲状舌管瘘管 外瘘口位于颈前正中或略偏一侧，瘘口较小，常有分泌物溢出，继发感染时瘘口周围红肿，有脓液溢出。

【诊断及鉴别诊断】

1. 诊断 囊肿或瘘管位于颈前正中，可随吞咽上下运动，即可做出诊断。

2. 鉴别诊断

(1) 皮样囊肿：为先天性囊肿，位于颈前正中，囊肿与皮肤粘连，不随吞咽上下运动。

(2) 颏下淋巴结炎：可有临近组织如牙周、下颌、下唇等处的炎症，肿块质地较硬，有压痛，不随吞咽上下运动。

(3) 移位甲状腺：多位于舌根部，少数位于喉前正中者易误为甲状舌管囊肿，B 超及放射性核素^{131}I 检查可做出鉴别诊断。应注意在颈前正常位置上有无甲状腺组织。

【治疗】 手术切除，将囊肿连同瘘管彻底切除，以免术后复发。

病例 20-1-2

患者，女性，4 岁，因右颈侧发现一椭圆形无痛肿块 2 周来诊。该患者 2 周前无意中发现右颈侧有一肿块，无疼痛及其他不适。2周来肿块无明显生长，今来诊。查体：右颈侧位于胸锁乳突肌前缘中1/3处有一囊性包块，呈椭圆形，表面光滑，边界清楚，与周围组织及皮肤无粘连，无压痛，质软，有囊性感。

问题：

1. 该患者最可能的诊断是什么？
2. 该病需与哪些疾病相鉴别？

参考答案和提示：

1. 最可能的诊断　第2鳃裂囊肿。
2. 鉴别诊断　①淋巴结结核；②化脓性中耳炎；③囊状水瘤。

临床思维：鳃裂囊肿及瘘管

【分型】

1. 第1鳃裂囊肿及瘘管　较少见，由第1、2鳃弓未正常融合所致，瘘管的外瘘口多位于下颌角后下方至舌骨平面的胸锁乳突肌前缘，内瘘口位于外耳道软骨部、耳屏、乳突等处。瘘管与面神经关系密切且变异较大。囊肿可位于瘘管的任何部位。

2. 第2鳃裂囊肿及瘘管　多见，由第2鳃弓或第3鳃沟闭合不全引起，大多数外瘘口位于胸锁乳突肌前缘下1/3处，瘘管经颈阔肌下沿颈动脉鞘上行，穿越颈动脉分叉，到达腭扁桃体窝，内瘘口位于此处。囊肿多位于胸锁乳突肌前缘中1/3处。

3. 第3鳃裂囊肿及瘘管　较少见，外瘘口位于胸锁乳突肌前缘下端，瘘管经颈动脉之前入梨状窝，内瘘口位于此处。

【临床表现】

1. 鳃裂囊肿

(1) 一般无症状，颈侧有一圆形或椭圆形无痛性肿块，大小不一，可活动，呈囊性感，与周围组织无粘连。

(2) 继发感染时则肿块迅速增大，局部压痛。囊肿向咽侧壁突出，可有咽痛、吞咽困难等。

2. 鳃裂瘘管

(1) 颈侧部有一瘘管口，间歇性有分泌物溢出。

(2) 继发感染时，瘘管口周围红肿疼痛，有脓性分泌物溢出，且感染反复发作。

【鉴别诊断】

(1) 淋巴结结核。

(2) 化脓性中耳炎：见于第1鳃裂瘘伴耳内流脓者。

(3) 囊状水瘤：位于颈后三角区，囊肿透亮呈多房性，透光试验阳性。

【治疗】　彻底切除囊肿及瘘管。如继发感染，先控制感染，然后手术。

第二节　颈部炎性疾病

病例 20-2-1

患者，女性，57岁，因发热、左颈部疼痛肿胀2天来诊。该患者2天前因受凉后出现发热，左颈部疼痛肿胀伴左咽部疼痛，吞咽时疼痛加重。无声嘶及呼吸困难。自行口服阿奇霉素1天，病情不见好转且逐渐加重，故来诊。查体：T 39.4℃，P 81次/分，R 21次/分，BP 148/83mmHg。左侧咽黏膜急性充血，扁桃体充血，Ⅱ度肿大，表面无脓性分泌物。间接喉镜检查喉腔无异常。左侧下颌角下方可触及两个肿大的淋巴结，质中，直径大小约1.0cm，表面光滑，可活动，与周围组织无粘连，压痛阳性。血细胞分析：白细胞 17.5×10^9/L，中性粒细胞0.89。

问题：

1. 该患者最可能的诊断是什么？
2. 该病需与哪些疾病相鉴别？
3. 该患者的诊断依据是什么？

参考答案和提示：

1. 最可能的诊断　急性左颌下淋巴结炎，急性扁桃体炎。
2. 鉴别诊断　颈部淋巴结结核、恶性淋巴瘤、转移性恶性肿瘤。
3. 诊断依据

(1) 病史：发热、左颈部疼痛肿胀2天。

(2) 查体：T39.4℃，左侧咽黏膜急性充血，扁桃体充血，Ⅱ度肿大，表面无脓性分泌物。左侧下颌角下方可触及两个肿大的淋巴结，质中，直径大小约1.0cm，表面光滑，可活动，与周围组织无粘连，压痛阳性。

(3) 实验室检查：血细胞分析，白细胞 17.5×10^9/L，中性粒细胞0.89。

临床思维：颈部急、慢性淋巴结炎

【病因】

(1) 多由上呼吸道感染及邻近器官炎症引起，如咽炎、扁桃体炎、龋齿、外耳道炎等。

(2) 致病菌：金黄色葡萄球菌和溶血性链球菌。

(3) 慢性淋巴结炎常因急性淋巴结炎治疗不彻底，原发灶未解除或机体抵抗力差演变而来。

【临床表现】

1. 全身症状　急性淋巴结炎有畏寒、发热、头痛、乏力、全身不适及食欲减退等。

2. 原发感染病灶症状　咽痛、吞咽疼痛、喉痛、咳嗽、牙痛等。

3. 局部症状　一侧或双侧颈部淋巴结肿大，可有压痛，质中，表面光滑，可活动。肿大淋巴结的数目及大小不一，急性者局部常有红肿、发热、疼痛。慢性者无疼痛，但仍可摸到。

【诊断依据】

(1) 颈部淋巴结肿大，有压痛，淋巴引流区内的器官有急性炎症。

(2) 有畏寒、发热等症状。

(3) 血细胞分析：白细胞计数中性粒细胞增高。

(4) 颈部超检查：可确定淋巴结的部位、大小数目及与周围组织的关系。

【治疗】　治疗原发感染病灶：抗感染及对症治疗。

病例 20-2-2

患者，男性，46岁，因右颈部破溃、流脓2周来诊。该患者2周前因过度疲劳后出现右颈部皮肤破溃，破溃处有少量苍白色稀薄脓液流出，无明显疼痛。夜间偶有低热、盗汗，自觉乏力、食欲不振。查体：T 37.1℃，P 92次/分，R 21次/分，BP 136/76mmHg。右颈部胸锁乳突肌前缘有一皮肤破溃区，大小约 2.0cm×1.5cm，破溃处有少量苍白色稀薄脓液流出。结核菌素试验阳性，血沉加快。肺部 X 线：右肺陈旧性结核。

问题：

1. 该患者最可能的诊断是什么？

2. 该病的诊断依据是什么？

3. 该病的治疗原则是什么？

4. 诊断该病可做哪些辅助检查？

参考答案和提示：

1. 最可能的诊断　右颈部淋巴结结核。

2. 诊断依据　①右颈部破溃、流脓 2 周；②夜间偶有低热、盗汗，自觉乏力、食欲不振；③右颈部胸锁乳突肌前缘有一皮肤破溃区，大小约 2.0cm×1.5cm，破溃处有少量苍白色稀薄脓液流出；④结核菌素试验阳性，血沉加快。肺部 X 线：右肺陈旧性结核。

3. 治疗原则

①一般治疗；②抗结核治疗；③局部治疗；④免疫疗法；⑤手术切除。

4. 需要的辅助检查　①肺部 X 线检查；②肺部 CT 扫描；③间接喉镜检查；④后鼻镜检查；⑤结核菌素试验；⑥结核抗体；⑦血沉检查。

临床思维：颈部淋巴结结核

【病因】

1. 致病菌　结核杆菌。

2. 淋巴途径　鼻咽部、口腔、喉部结核多通过黏膜下淋巴回流感染颈部淋巴结。

3. 血循环途径　肺部结核可通过血行或淋巴途径感染颈部淋巴结。

【临床表现】

1. 结核中毒症状　乏力、低热、盗汗、食欲不振、消瘦等。

2. 局部症状　一侧或双侧颈部浅层或深层颈部淋巴结肿大。

(1) 部位：下颌下及胸锁乳突肌前、后缘或深部。

(2) 特点：初期，肿大淋巴结相互分离，可移动，无疼痛；继之肿大淋巴结相互粘连，呈串珠状，有轻压痛，若继发感染压痛明显，肿大淋巴结常与皮肤和周围组织粘连，活动度差。后期，肿大淋巴结可发生干酪性坏死，形成寒性脓肿，局部皮肤发亮呈紫红色，触之有波动感，脓肿破溃后，形成不易愈合的溃疡或瘘管，瘘口处有稀薄样脓液溢出。

3. 邻近器官的症状　肺结核及喉结核的症状，如声嘶、咯血、喉痛等。

【诊断依据】

(1) 典型症状：一侧或双侧颈部出现多个肿大淋巴结，呈串珠状，与皮肤和周围组织粘连，或溃破皮肤形成迁延不愈的瘘管。

(2) 肺部 X 线或 CT 扫描。

(3) 间接喉镜及后鼻镜检查。

(4) 实验室检查：结核菌素试验、结核抗体、血沉检查。

【治疗】

1. 一般治疗　加强营养，增强体质。

2. 抗结核治疗　常用药物有链霉素、异烟肼、比嗪酰胺、甲哌利福毒素等。

3. 局部治疗　已形成脓肿或瘘管者，可局部抽脓、冲洗，再注入抗结核药物。

4. 免疫疗法　可用转移因子、左旋咪唑、免疫核糖核酸、死卡介苗皮肤划痕、卡介苗多糖核酸肌内注射。

5. 手术切除　适用于较大的孤立性淋巴结保守治疗无效时。

临床思维：颈部蜂窝织炎

【病因和病理】

1. 致病菌　溶血性链球菌、金黄色葡萄球菌、厌氧菌。

2. 感染途径　①皮肤或软组织损伤后感染；②局部化脓性感染灶直接扩散或经淋巴、血液传播。

3. 病理特点　病变与周围组织无明显界限，不易局限，病变可迅速弥漫扩散，特别是溶血性链球菌引起的急性蜂窝织炎，由于链激酶和透明质酸酶的作用，病变更易扩散。

【临床表现】

1. 浅表的蜂窝织炎　局部有明显的红肿热痛，病变迅速扩大，与周围正常组织无明显分界，病变中央部分常因缺血发生坏死。

2. 深部的蜂窝织炎　局部红肿多不明显，全身症状明显，有高热、寒战、头痛、全身无力等。

3. 周围器官的症状　病变严重时可发生喉水肿，压迫气管及食管，可引起呼吸困难和吞咽困难，炎症向下扩散可引起纵隔炎或纵隔脓肿。

【治疗】

1. 局部治疗　热敷、中药外敷或理疗。

2. 全身治疗　注意休息，加强营养，抗感染治疗，药物有头孢菌素、红霉素、磺胺药等。

3. 手术治疗　已形成脓肿者应及时切开排脓，以促进脓液引流。

第三节　颈部血管性疾病

病例 20-3-1

患者，男性，36岁。该患者3年前发现右侧颈部有一肿块，无疼痛，无活动受限。3年来肿块生长缓慢。查体：右侧颈动脉三角区有一肿块，大小约2.2cm×2.0cm，触诊质地软，有弹性及搏动感，听诊有血管杂音，压迫颈动脉近端肿块明显缩小，搏动减弱。

问题：

1. 该患者最可能的诊断是什么？需与何种疾病相鉴别？

2. 该病的临床表现是什么？

参考答案和提示：

1. 最可能的诊断　颈动脉瘤，需与颈动脉体瘤相鉴别。颈动脉瘤为膨胀性搏动，常伴杂音，压迫颈动脉近心端，肿块明显缩小，搏动及杂音减弱或消失。颈动脉体瘤为传导性搏动，DSA显示颈动脉分叉增宽，并可见肿块将颈动脉分叉推向前。

2. 颈动脉瘤的临床表现

(1) 颈部发现肿块，有明显的搏动及杂音，听诊有血管杂音，压迫颈动脉近端肿块明显缩小，搏动减弱或消失。

(2) 脑缺血症状：可出现头痛、头昏、失语、耳鸣、记忆力下降、半身不遂、视力模糊等。

(3) 压迫症状:瘤体增大压迫神经、喉、气管、食管,可出现脑神经瘫痪、颈交感神经麻痹综合征(Horner 综合征)、吞咽困难、呼吸困难等。

临床思维:颈动脉瘤

【病因】

(1) 动脉硬化,多发生在双侧颈动脉分叉处。

(2) 创伤,多位于颈内动脉,颈外动脉较少见。

(3) 细菌感染。

(4) 梅毒。

(5) 先天性动脉囊性中层坏死。

在上述病因的作用下动脉壁损害变薄,在血流压力作用下逐渐膨大扩张,形成动脉瘤。

【病理】

1. 真性动脉瘤 多由动脉硬化引起,动脉的某段呈弥漫性扩张膨大,多呈梭形,病变多累及动脉壁全层,长度不一,瘤壁厚薄不均匀,常为双侧性,多发生于总动脉分叉处,可发生自行性破裂引起大出血。

2. 假性动脉瘤 多由创伤引起,瘤壁为动脉内膜或周围纤维组织构成,瘤内容物为血凝块及机化物,瘤体呈囊状,与动脉相通,颈部较狭窄。

3. 夹层动脉瘤 多由先天性动脉囊性中层坏死所致,动脉壁中层发生坏死病变,当内膜破裂时,在动脉压的作用下,血流在中层形成血肿,并向远端延伸形成夹层动脉瘤。

【临床表现】

1. 颈部发现肿块 有明显搏动及杂音,少数肿块因瘤腔内被分层的血栓堵塞,搏动减弱或消失。

2. 脑缺血症状 发生在颈总动脉、颈内动脉的动脉瘤可影响脑部供血,瘤体内血栓脱落可引起脑梗死,可出现头痛、头昏、失语、耳鸣、记忆力下降、半身不遂、运动失调、视力模糊等。

3. 压迫症状 瘤体增大压迫神经、喉、气管、食管,可出现脑神经瘫痪、颈交感神经麻痹综合征(Horner 综合征)、吞咽困难、呼吸困难等。

【诊断依据】

(1) 肿块位于颈侧部,有明显搏动及收缩期杂音,压迫肿块近心端动脉时,搏动减弱或消失,即可做出诊断。

(2) DSA 检查对确定诊断有重要意义。由于动脉瘤形成的原因不同,DSA 显影也略有不同。先天性动脉瘤,瘤体一般较小,自绿豆到黄豆大小,呈囊状,有蒂与动脉干连接;动脉硬化形成的动脉瘤可见到瘤动脉纤细弯曲,动脉腔变窄或粗细不均,瘤体呈梭形;外伤性动脉瘤为囊性或多房性结构。

【治疗】 颈动脉瘤除瘤体堵塞血管,或血栓脱落引起脑梗死,影响脑供血外,更为严重的并发症是瘤体增大破裂,引起致死性大出血,因此颈动脉瘤一旦确诊,应尽快手术。对高龄、严重心血管疾病无法耐受手术者,可行介入治疗。

病例 20-3-2

患者,男性,45 岁,发现颈部单发肿块 4 年。该患者 4 年前发现左颈部有一无痛性肿块,4 年来肿块生长缓慢,颈部无活动受限。查体:左侧颈动脉三角区有一直径 4cm 肿块,质地较硬，边界清楚，左右可活动，上下活动受限，可扪及血管搏动。有时可听到血管杂音。压迫颈动脉近端肿块不缩小。

问题：

1. 该患者最可能的诊断是什么？

2. 诊断依据是什么？

参考答案及提示：

1. 最可能的诊断　颈动脉体瘤。

2. 诊断依据

(1) 发现颈部单发肿块 4 年，病程较长。

(2) 左侧颈动脉三角区有一直径 4cm 大小肿块，质地较硬，边界清楚，左右可活动，上下活动受限，可扪及血管搏动。有时可听到血管杂音。压迫颈动脉近端肿块不缩小。

临床思维：颈动脉体瘤

【解剖及病理生理】

1. 颈动脉体解剖　位于颈总动脉分叉处后方，借结缔组织连于动脉壁上大小不一，平均直径约 3.5cm，扁椭圆形或不规则形粉红色组织。

2. 颈动脉体功能　感受血液中二氧化碳浓度的变化，当二氧化碳浓度升高时，反射性引起呼吸加快、加深。

3. 病理改变　颈动脉体发生瘤变后，肿瘤为棕红色，呈圆形或椭圆形，有完整包膜。显微镜下可见成群的肿瘤细胞排列及血管丰富的基质成分，肿瘤细胞呈多边形，核较小。

【临床表现】

(1) 颈部发现无痛性肿块，位于颈动脉三角区，生长缓慢，病史长达数年或数十年。

(2) 瘤体发生恶变时，短期内肿块迅速生长。

(3) 肿块较小时，一般无症状，或仅有轻微局部压迫感。

(4) 肿块增大可压迫邻近器官和神经，出现声嘶、吞咽困难、舌肌萎缩、伸舌偏斜、呼吸困难及 Horner 综合征等。

【诊断依据】

(1) 肿块位于颈动脉三角区，呈圆形，生长缓慢，质地较硬，边界清楚，可左右活动，上下活动受限，肿块浅表可扪及血管搏动，有时可听到血管杂音。

(2) B 超检查：见颈动脉分叉处肿块将颈内、外动脉分开，其间距增宽。

(3) DSA 检查：肿瘤位于颈动脉后方将颈总动脉分叉推向前，颈动脉分叉增宽，肿瘤富含血管。

【治疗】

(1) 采取动脉外膜下肿瘤切除术。因肿瘤起源于与颈动脉外膜相连的颈动脉体，具有极其丰富的血供，而且与颈动脉、静脉及神经紧密相邻，手术难度较大。

(2) 较大肿瘤，与颈动脉粘连，或包绕颈动脉者，需将肿块连同部分颈动脉一并切除，然后做动脉端-端吻合。

临床思维：颈动-静脉瘘

【病因病理】

1. 先天性　为胚胎发育过程中，动脉与静脉间保留不正常的通道，较少见。

2. 后天性 多由钝器、刺伤、高速子弹射伤或医源性因素(如肌内或静脉注射、血管造影、手术创伤)等引起。

(1) 直接瘘:上述创伤若引起相邻的动、静脉在同一平面受损后,由于动、静脉之间压力差较大,彼此吸附在一起形成直接瘘。

(2) 若动、静脉创口不能直接对合,而在两者之间形成血肿,血肿机化后形成贯通动、静脉之间的瘘,称间接瘘。

【临床表现】

1. 先天性 常伴有胎痣。

(1) 婴儿期:无任何症状,多表现为局限性隆起或扩散性病变。

(2) 青春期:病变发展,表现为局部隆起,可触到震颤,有时可听到血管杂音,局部皮肤温度增高。

2. 后天性 搏动性耳鸣,嗡嗡声、嗞嗞声或高音调嘈杂声常影响睡眠,压迫颈总动脉可使耳鸣减轻或消失。

3. 其他症状 头痛、头晕、错觉、瞻妄、视觉及听觉障碍、反复的口腔及鼻腔出血等。

4. 心血管系统的症状 视动-静脉瘘的大小及距离心脏远近而定。远离心脏的小动-静脉瘘一般无明显心血管症状,靠近心脏的大动-静脉瘘可引起动、静脉及心脏明显改变,即动脉收缩压无明显变化,舒张压下降,脉压差增大,动脉供血减少,心率增快,心输出量及血容量增加,瘘口远近两端静脉压升高,皮肤温度增高,久之引起心脏扩大,最后导致心衰。

5. 局部体征 杂音及震颤。肿块可听到粗糙的咆哮音,收缩期明显,舒张期逐渐减弱,杂音沿受累血管传导,瘘愈大,杂音愈明显。触诊可触及连续粗糙震颤。用手压之,杂音及震颤均消失。

【诊断依据】

(1) 出生后或外伤后颈部出现肿块,有明显的杂音及震颤,即应考虑动-静脉瘘。

(2) 静脉压及静脉血氧测定表现浅静脉压升高,静脉血含氧增高。

(3) DSA 检查可了解瘘口的部位及大小。

【治疗】

(1) 手术切除为主。原则是切除瘘,然后分别修复动脉和静脉。

(2) 放射治疗。

(3) 硬化剂注射。

第四节　颈部创伤

病例 20-4-1

患者,男性,36 岁,颈部刀刺伤咳嗽、呼吸困难半小时。该患者半小时前被他人用刀刺伤颈部,伤后出现刺激性咳嗽,局部出血、疼痛,进而出现呼吸困难。伤后未经任何治疗,速来笔者所在医院就诊。查体:T 36.7℃,P 84 次/分,R 24 次/分,BP 124/76mmHg。颈前正中有一斜行创口,长约 3.0cm,边缘尚整齐,第 2、3 气管环斜行断裂,自创口处有气体逸出,创口周围皮下轻度肿胀,触之有捻发感,胸部 X 线检查未见纵隔气肿及气胸。

问题:

1. 该患者最可能的诊断是什么?

2. 对该患者应怎样治疗?

参考答案和提示：

1. 最可能的诊断 开放性气管损伤。

2. 治疗原则 解除呼吸困难，控制出血，修复损伤。

(1) 解除呼吸困难：立即从气管破口处插入气管导管或麻醉插管，抽出气管内分泌物及血凝块，待情况稳定后，再行气管切开。

(2) 止血。

(3) 修复创伤：病情稳定后，应及早行清创缝合术。

临床思维：颈部闭合性创伤

（一）气管闭合性创伤

【病因】

(1) 当钝力直接从正面撞击颈部时，气管被挤压在坚硬的脊柱上，可引起气管软骨环破碎及后部软组织撕裂，甚至气管与环状软骨分离，损伤较严重。

(2) 当钝力从侧面撞击颈部时，气管可向对侧移位，损伤较轻，常无骨折及脱位，仅引起气管黏膜损伤。

(3) 气管内压力升高、气管插管麻醉、气囊压力过高等均可引起气管破损。

【临床表现】

(1) 气管损伤处疼痛，吞咽或头部转动时疼痛加剧，可放射至同侧耳部。

(2) 咳嗽及咯血，气管壁损伤后血液流入气管，引起阵发性刺激性咳嗽，咳出带泡沫的血痰，若损伤血管，可引起大出血。

(3) 呼吸困难，气管黏膜损伤肿胀，软骨损伤，或并发纵隔气肿、气胸等，均可引起呼吸困难，多呈进行性加重。若放射气管环状软骨脱位，可引起严重呼吸困难甚至窒息死亡。

(4) 气肿，气体通过破裂的气管壁进入皮下组织，产生气肿，气肿可以是局限性的，也可以是进行性，即在短时期迅速向上下扩张，甚至累及全身，严重者常伴有纵隔气肿和气胸。

(5) 声嘶，伴有喉挫伤或喉返神经损害者，可出现声嘶，重者失声。

【诊断依据】

(1) 颈部钝器伤后，颈前气管处皮肤肿胀、淤血、压痛明显，咳嗽及咯血，有皮下气肿，伴有或不伴有呼吸困难，应警惕有气管创伤。

(2) 颈部正侧位 X 线或 CT 扫描。

(3) 胸部透视或 X 线检查。

(4) 纤维支气管镜或硬质支气管镜检查。

【治疗】 原则：保持呼吸道通畅，修复气管损伤，防止气管狭窄。

1. 保守治疗 轻度损伤无呼吸困难者，密切观察呼吸情况，并给予抗生素及激素治疗。

2. 气管切开术 气管损伤早期一般无呼吸困难，数小时后可出现呼吸困难，一旦出现，应尽早行低位气管切开。

3. 修复损伤 根据损伤的程度、部位、采取不同的手术方式。较小的气管黏膜损伤，不需缝合；较长的黏膜撕裂，予以缝合。气管软骨骨折及移位者应予以复位，缝合软骨膜。如气管软骨为粉碎性损伤或气管完全断离，气管向上下退缩，可游离损伤的上下两端气管行气管对端吻合术：胸段气管损伤，需在解除呼吸困难的前提下，进行开胸修复气管。

（二）咽及食管闭合性创伤

【病因】

(1) 钝性外力将咽、食管挤压于脊柱引起损伤。

(2) 咽、食管尖锐性异物，如鱼刺、鸡骨头刺破咽、食管黏膜，尤其是误吞异物后，患者强行吞咽，更易造成损伤。

【临床表现】

(1) 疼痛：局部有明显压痛，吞咽时疼痛加剧，患者因疼痛不能进食。

(2) 吐血或呕血。

(3) 气肿或气胸：空气、唾液及食物可经咽、食管破裂处进入皮下及颈深筋膜隙，引起皮下气肿、纵隔气肿、气胸、颈深部及纵隔感染，患者可出现不同程度的呼吸困难。

【诊断依据】

(1) 颈部外伤后出现局部疼痛，吞咽时疼痛加剧，且有皮下气肿存在，考虑有咽、食管损伤。

(2) 胸部X线片了解有无纵隔增宽及空气阴影。

(3) 食管X线造影可显示食管破裂的部位及大小。

(4) 纤维食管镜或硬质食管镜检查。

【治疗】 原则：积极预防感染，早期修复创伤。

(1) 预防感染保持口腔及咽部清洁，吐出口腔分泌物，绝对禁食，静脉维持营养或鼻饲流汁，应用有效抗生素。

(2) 修复创面：有较大损伤者，应早期行一期缝合术。若伤口已有感染，积极抗炎。有脓肿形成者，及时切开引流，行二期缝合术。

（三）颈动脉创伤性栓塞

【病因及发病机制】 颈动脉被外力牵拉或直接挫伤后，富有弹性的外膜往往保持完整，而内膜和中层最易受损，内膜撕裂损伤后，其创面形成血栓，血栓逐渐加大，可引起颈动脉完全闭塞。若动脉内膜和中层因挫伤而撕裂或中断，在较高的动脉压作用下，可引起内膜广泛性剥离，形成剥离性动脉瘤，在原有动脉粥样硬化的基础上更易发生。

【临床表现】

1. 颈部血肿 颈部挫伤后常在颈动脉三角区形成血肿。

2. 神经受压症状 血肿增大压迫颈交感、迷走神经、舌下神经、舌咽神经，可出现Horner综合征、声嘶、伸舌偏斜、咽反射消失等。

3. 脑缺血 颈挫伤后血管痉挛、血栓形成阻塞动脉管腔、动脉粥样硬化等均可引起脑缺血，表现为单瘫或偏瘫，但神志尚清楚。

【诊断依据】

(1) 颈部挫伤后，颈动脉三角区形成血肿，伴或不伴有神经受压及脑缺血症状，应警惕颈动脉栓塞可能。

(2) DSA检查是最可靠的诊断方法，典型表现为血管呈带捆形或圆锥形变窄。

(3) CT、MRI、脑血流图检查。

【治疗】 原则：解除血管痉挛防止和阻止血栓形成及扩展，保证脑供血。

1. 保守治疗 患者绝对卧床休息，严格限制头颈部活动，应用血管解痉药物，如妥拉唑啉及利多卡因，也可行颈交感链封闭或切断术。适当应用抗凝剂以防止血栓形成，脑出血者禁用。

2. 手术治疗 保守治疗无效，血栓继续增大，阻塞颈动脉引起脑缺血等严重并发症者，可手术取出血栓,但手术危险性大,死亡率及致残率高。

病例 20-4-2

患者,男性,23 岁,车祸后颈部出血、呼吸困难 10 分钟。该患者 10 分钟前被卡车撞伤,伤后颈部出血、呼吸困难,出血量较多,约 500ml,呼吸困难逐渐加重,速来笔者所在医院就诊。查体:患者意识不清。T 36.4℃,P 108 次/分,R 24 次/分,BP 74/46mmHg。颈前正中有一斜行创口,长约 6.0cm,边缘不整齐,创口处有一凝血块,周围有活动性出血。

问题:

1. 该患者最可能的诊断是什么?

2. 对该患应该怎样治疗?

参考答案和提示:

1. 最可能的诊断　开放性血管损伤。

2. 治疗原则　止血、纠正休克、保持呼吸道通畅和预防感染。

(1) 止血、纠正休克:立即压迫止血,迅速输血输液,补充血容量,纠正酸中毒,密切注意血压、脉搏、呼吸等全身情况,观察有无活动性内出血。

(2) 保持呼吸道通畅:立即行气管插管,抽吸气管内分泌物,以保持呼吸通畅。

(3) 抗感染:应用大剂量抗生素控制感染,并注射破伤风抗毒素。

(4) 修复:应在补充血容量,纠正休克,解除呼吸困难后,立即行手术探查,并根据损伤的程度采取不同的修复方法。

临床思维:颈部开放性创伤

(一) 开放性血管损伤

【分型】

(1) 损伤性动脉痉挛。

(2) 血管壁损伤:主要是内膜活中层损伤,外膜尚完整。

(3) 血管部分或完全破裂。

【临床表现】

1. 出血　受损处可有大出血或血肿形成,严重者可引起失血性休克。外面伤口小的大血管损伤者,可引起大量内出血,而外出血很少,这种情况容易被忽视,应密切观察患者的血压、脉搏情况,注意有无内出血。

2. 神经受损　症状常伴有迷走、舌下、舌咽、面神经损伤,出现声嘶、伸舌偏斜、呛咳、面瘫等。

3. 脑缺血　颈动脉损伤后可引起受伤侧脑缺血,表现为昏迷、偏瘫、失语等。

4. 呼吸困难　颈动脉损伤多伴有喉、气管的创伤,引起呼吸困难,此外颈动脉损伤后形成的血肿也可压迫喉、气管,加重呼吸困难。

5. 空气栓塞　颈内静脉损伤后,吸气时由于胸腔负压作用,空气通过破损的静脉进入静脉内,引起空气栓塞,造成脑、肝、肾等重要器官的损害。

6. 颈部其他器官的损伤　较常见的是喉、器官、食管及甲状腺等。

7. 血肿形成　动脉损伤引起的动脉血肿多在伤后第 2 天出现,特点是搏动明显,并可听到收缩期杂音,杂音常沿动脉传播,常伴病侧头痛及放射性耳痛。颈内动脉血肿有病侧视乳头水肿、充血、静脉扩张和视力下降。动、静脉血肿症状出现比较早,常在伤后数小时可听到血肿杂音,且杂音较明显,不仅沿血管,而且远离创伤部位也可听到杂音,并在局部触到持续性震颤。

【诊断依据】

(1) 颈部有开放性外伤史,局部有出血或血肿形成,血肿搏动明显,并可听到收缩期杂音,伴有脑缺血,神经受压及全身失血症状,应考虑颈部血管神经损伤。

(2) DSA、B超检查。

(3) 必要时颈部伤口探查,以了解损伤部位和程度。必须在充分备血的前提下进行。

【治疗】 原则:止血、纠正休克、保持呼吸道通畅和预防感染。

1. 止血、纠正休克 有活动性出血者立即压迫止血,迅速输血输液,补充血容量,纠正酸中毒,密切注意血压、脉搏、呼吸等全身情况,观察有无活动性内出血。

2. 保持呼吸道通畅 有呼吸困难者立即行气管插管或气管切开,抽吸气管内分泌物,以保持呼吸通畅。

3. 抗感染 应用大剂量抗生素控制感染,并注射破伤风抗毒素。

4. 修复 受损的血管及神经对损伤严重,出血量较多,且有活动性出血趋势,估计有较大血管损伤者,应在补充血容量,纠正休克,解除呼吸困难后,立即行手术探查,并根据损伤的程度采取不同的修复方法:①血管壁缝合术;②对端缝合术;③颈内、外动脉吻合术;④移植物修补术;⑤神经修复(可采用神经直接吻合或神经移植术)。

(二) 开放性气管损伤

【临床表现】

1. 空气逸出 呼吸时气体自气管破口逸出。若皮肤缺损较小,逸出的气体不能顺利排出,进入颈部皮下组织,形成皮下气肿或扩展形成纵隔气肿。

2. 刺激性咳嗽 血流、呕吐物、唾液等吸入气管内引起刺激性咳嗽。

3. 呼吸困难 气管损伤后局部肿胀、血凝块、分泌物、异物阻塞气管等均可引起呼吸困难。

4. 其他临近器官损伤 气管损伤常伴有喉损伤,出现声嘶,甚至失声。甲状腺损伤可引起大量出血。胸膜损伤引起气胸,加重呼吸困难。

【诊断】

(1) 颈前正中开放性外伤,损伤处有气体逸出,有皮下气肿发生,即诊断有气管损伤。

(2) 胸部X线检查,观察有无纵隔气肿或气胸。

(3) 纤维支气管镜或硬质支气管镜检查可明确损伤的部位。

【治疗】 原则:解除呼吸困难,控制出血,修复损伤。

1. 解除呼吸困难 立即从气管破口处插入气管导管或麻醉插管,抽出气管内分泌物及血凝块,待情况稳定后,再行气管切开。

2. 止血 颈部大血管或甲状腺损伤均可引起大量出血,应立即止血。

3. 修复创伤 病情稳定后,应及早行清创缝合术,较小缺损只需缝合软骨外膜;较大缺损者,将软骨复位后。缝合软骨膜:软骨已完全破碎或断离,将气管上下端游离后对端吻合。估计术后有可能发生气管狭窄者,复位后应放置扩张管。胸段气管损伤应行开胸术。

(三) 开放性咽及食管损伤

【临床表现】

(1) 吞咽痛,吞咽时有唾液、食物及空气自破口处溢出。

(2) 伴有吐血、呕血。

(3) 伴皮下气肿或纵隔气肿。

【诊断依据】

(1) 较大的破口,容易发现。

(2) 较小的破口,有时难以发现,嘱患者吞气,可见颈部伤口处有气体逸出,或嘱患者吞甲紫或亚甲蓝,可发现咽、食管破口处感染。

【治疗】

(1) 一旦确诊,及时治疗。

(2) 嘱患者禁食,鼻饲流汁。

(3) 大剂量抗生素治疗,预防颈深部感染及纵隔感染。

(4) 及时行清创缝合术。

第五节 颈部肿块及颈清扫术

病例 20-5-1

患者,女性,24 岁,发现颈部肿块 2 天来就诊。该患者 2 天前发现颈部有一肿块,无疼痛,吞咽时无疼痛。体格检查:颈前区气管左侧可扪及一结节,质硬,随吞咽上下移动,同侧胸锁乳突肌前缘可扪及一肿大淋巴结。

问题:

1. 该患者首先考虑的诊断是什么?

2. 此种疾病可发生何处淋巴结转移?

参考答案和提示:

1. 最可能的诊断 甲状腺癌。

2. 淋巴结转移 甲状腺癌常转移至喉、气管前及颈内静脉周围淋巴结,晚期转移下颌下及锁骨上淋巴结。

病例 20-5-2

患者,男性,40 岁,发现右颈部包块 2 个月,偶有涕中带血。该患者 2 个月无意中发现右侧颈部有一包块,约蚕豆大小,无痛,未予治疗。该肿块逐渐增大,至今为鸡蛋大,而来就诊。查体:右上颈部肿物,大小约 5.0cm×3.5cm,质硬,不活动,无压痛。纤维鼻咽镜下见右侧咽隐窝处略膨隆,表面黏膜较光滑。

问题:

1. 该患者高度怀疑什么疾病?

2. 还需要做哪些检查以确定诊断?

3. 如何治疗?

参考答案和提示:

1. 最可能的诊断 鼻咽癌。

2. 检查 还需要行右侧咽隐窝活检,如仍不能确诊,可多次活检,或行右侧颈部淋巴结活检以确定诊断。

3. 治疗方案 首选放射治疗。必要时可考虑手术及化学治疗。

临床思维：颈部肿块

（一）颈部良性肿块

神经鞘膜瘤

【概述】 起源于神经鞘膜的施万细胞，可发生于迷走、舌咽、副、膈、颈交感、颈丛、臂丛等神经，较多发生于迷走、颈交感及舌咽神经。

【临床表现】

(1) 多数为孤立性肿块，生长缓慢，有完整包膜，很少发生恶变。

(2) 多位于颈动脉三角区。

(3) 肿块较小时，常无症状，有时患者无意中摸到肿块。

(4) 肿块较大时压迫神经，出现相应的神经受压症状，如压迫迷走神经出现声嘶，压迫舌下神经出现伸舌偏斜，压迫颈丛出现 Horner 综合征，压迫膈神经出现病侧膈肌升高。

(5) 肿块位于咽侧间隙者可向咽侧壁突出引起吞咽不畅及讲话含糊不清。

【检查】

(1) 根据肿块起源的神经不同，肿块位于不同部位。

1) 起源于迷走神经者，多位于颈动脉三角区。

2) 起源于舌下神经者，多位于下颌下深处。

3) 起源于颈丛者，多位于胸锁乳突肌后缘中部。

4) 起源于臂丛者，多位于锁骨上颈后三角区。

(2) 肿块呈圆形或椭圆形，边界清楚，与周围组织无粘连，左右活动好，上下活动范围较小，质地中等，少数有囊性变者，可触及波动感。

【鉴别诊断】 位于颈动脉三角区的神经鞘膜瘤需于颈动脉体瘤向鉴别。

1. 神经鞘膜瘤 多位于颈总及颈内动脉的外后方，常将颈动脉向前方推移，在肿块表面可触及动脉搏动，推开动脉，可在其下摸到肿块。

2. 颈动脉体瘤 位于颈总动脉分叉处，肿块浅表可触及颈动脉传递性搏动，压迫颈总动脉近端，肿块可略缩小。DSA 对鉴别两种肿瘤具有重要意义。

【治疗】 手术切除。

1. 经颈外进路 术野暴露好，便于完整切除肿块，并能保护神经、血管等重要结构免受损伤。

2. 经口内进路 适于肿块向咽侧突出，体积较小，活动较好的肿块。

神经纤维瘤

起源于鞘内神经膜细胞，可发生于感觉神经、运动神经或交感神经，为一种生长缓慢的孤立性肿块，无明显包膜。镜下瘤组织由施万细胞及神经纤维细胞组成，细胞呈梭形，瘤细胞间充满大量胶原纤维及黏液或黏液样物质，有时在瘤内可见轴突，是区别神经鞘膜瘤的要点之一。临床表现同神经鞘膜瘤相似。

（二）颈部恶性肿瘤

颈部转移性恶性肿瘤

【分类与特点】

1. 来自头颈部的转移性恶性肿瘤

(1) 鼻咽癌：发生颈部淋巴结转移率最高，占 60%～80%。鼻咽淋巴先汇入咽后或咽旁淋巴结,然后再汇入颈深上淋巴结。鼻咽癌患者早期可出现同侧颈深上淋巴结肿大,单个或多个,质硬,不活动,无压痛,晚期还可转移至同侧颈深下淋巴结或对侧颈深上淋巴结,肿块逐渐增大可压迫第Ⅸ、Ⅹ、Ⅺ、Ⅻ对脑神经,而出现相应脑神经受压症状。临床约40%鼻咽癌患者以颈部肿块为首发症状而就诊。

(2) 扁桃体恶性肿瘤:常转移至下颌下及颈深上淋巴结。扁桃体肉瘤及淋巴源性恶性肿瘤最易出现早期淋巴结转移,与鼻咽癌相似,常以颈部肿块为首发症状就诊。肿块质硬,固定不活动,生长迅速,除非继发感染,一般无压痛。

(3) 喉咽癌:多为分化程度较差的肿瘤,喉咽部淋巴组织丰富,较易发生淋巴结转移,早期常转移至同侧颈动脉三角区颈深部淋巴结,少数转移至气管旁及锁骨上淋巴结。

(4) 喉癌:声带癌很少发生颈淋巴结转移。声门上及声门下癌易发生颈淋巴结转移,常转移至舌骨下、喉前、气管前及颈动脉三角区淋巴结。早期为一侧,晚期可出现双侧颈淋巴结转移。

(5) 甲状腺癌:髓样癌及乳头癌易发生颈淋巴结转移(50%~70%),滤泡状癌较少发生转移,约10%,甲状腺癌常转移至喉、气管前及颈内静脉周围淋巴结,晚期转移下颌下及锁骨上淋巴结。

(6) 鼻腔、鼻窦恶性肿瘤:早期较少出现颈淋巴结转移,晚期常转移至下颌下及颈深上淋巴结。

(7) 颌面及口腔恶性肿瘤:舌癌、口底癌、软腭癌易出现颈淋巴结转移,常转移至下颌下、颏下及颈深上淋巴结,唇癌、颊癌、腮腺恶性肿瘤发生颈淋巴结转移较晚。

2. 来自胸腹腔恶性肿瘤的转移性恶性肿瘤 胸腹腔恶性肿瘤细胞可经胸导管由颈干逆行转移至锁骨上淋巴结。左半胸腔、腹腔及盆腔器官的恶性肿瘤等转移至左侧锁骨上淋巴结,右半胸腔器官的恶性肿瘤转移至右侧锁骨上淋巴结。

3. 原发灶不明的转移性恶性肿瘤 极少数患者以颈部无痛性肿块作为唯一症状就诊,反复检查找不到原发灶,而肿块活检证实为转移性恶性肿瘤。对于这类患者可采取先放疗或手术治疗转移灶,同时继续寻找原发灶,1/5~1/3的患者最终找到原发灶,其余患者找不到原发灶,其原因可能是原发灶很小而且极其隐蔽,难以查出,或者是在肿瘤生长过程中,原发灶自发性消退,而颈部转移灶继续存在和发展。

【诊断依据】

1. 确定肿块的性质 如肿块进行性增大,触之质硬,无压痛,与周围组织粘连,不活动,应考虑为恶性肿瘤。

2. 寻找原发灶

(1) 仔细询问病史:包括肿块发生的时间、发展速度、全身症状及与原发灶有关的病史,如考虑为鼻咽癌者,询问有无头痛、血涕、耳鸣、听力下降等;喉癌者有无声嘶、咯血、呼吸困难;喉咽癌者有无咽痛、吞咽困难等。

(2) 肿瘤的位置:与原发灶淋巴结引流的区域有关,肿块位于颈上2/3处,原发灶可能来自鼻腔、鼻窦、鼻咽、口咽、喉咽、喉、舌等部位,应对这些部位仔细检查,发现可疑病变,进行活检。若肿块位于颈下1/3处,原发灶可能来自甲状腺、胸、腹腔等器官。

(3) 一般检查:应用纤维喉镜对鼻腔、鼻咽、口咽、喉咽及喉部进行仔细检查。还应检查肝、脾和全身淋巴结。

(4) 内镜检查:包括鼻内镜、纤维喉镜、纤维支气管镜、纤维食管镜、纤维胃镜、纤维结肠镜、电子喉镜等,对相应部位进行仔细检查,以发现隐匿的微小病灶。

(5) 超声检查:对颈部肿块、甲状腺、肝、脾等进行B超检查。

(6) 影像学检查:鼻窦、鼻咽部、喉部、胸部、腹部处的病变可行X线、CT或MRI检查。

(7) 放射性核素扫描：主要用于甲状腺病变的诊断。

(8) 正电子发射断层扫描(PET)：有助于寻找原发灶。

(9) 血清学检查：VCR-IgA 和 EA-IgA 用于鼻咽癌的辅助诊断。HIV 抗体检测用于诊断艾滋病。

(10) 病理检查：原则上找到原发灶，在原发灶部位取活组织，只有在反复找不到原发灶的情况下，才考虑行颈部肿块穿刺抽吸或切开取活组织送病理。

【治疗】 原则：治疗原发灶，颈部转移灶根据原发灶不同，采取不同的治疗措施。

1. 鼻咽癌转移 放射治疗或综合治疗。

2. 喉癌、鼻腔、鼻窦、喉咽、甲状腺癌转移 手术或综合治疗。

3. 肿瘤晚期 手术难以切除或者一般情况差不能耐受手术者，采用放疗或化疗。

颈部原发性恶性肿瘤

1. 恶性淋巴瘤

(1) 发病年龄：好发于青中年男性。

(2) 发病部位：可发生于全身各组织器官的淋巴组织，多发生在颈部、腋窝、腹股沟、纵隔及腹部淋巴结。

(3) 临床表现：浅表淋巴结肿大。

(4) 病理分型：霍奇金淋巴瘤和非霍奇金淋巴瘤。

2. 神经源性恶性肿瘤

(1) 分类

1) 神经纤维肉瘤：常与丛状神经纤维瘤或神经纤维瘤同时发生。

2) 神经纤维瘤恶变：多由丛状神经纤维瘤或神经纤维瘤病发生。

(2) 临床特点：肿块迅速生长，常向周围组织侵犯，可出现局部组织疼痛，触之肿块质硬，不活动或活动受限，可有压痛，并可出现远处转移。

【治疗】 广泛性手术切除，术后放疗或化疗，有远处转移者行化疗。本病预后较差。

临床思维：颈淋巴结清扫术

【颈淋巴结的分区】 颈淋巴结包括颏下淋巴结、下颌下淋巴结、颈前淋巴结、颈浅淋巴结及颈深淋巴结，根据颈淋巴结的转移规律和颈清扫术的需要，1991 年美国耳鼻咽喉头颈外科基金学会将颈部淋巴结分为 6 个区：

第Ⅰ区：包括颏下及下颌下淋巴结。

第Ⅱ区：颈内静脉淋巴结上组，起自颅底至舌骨水平，前界为胸骨舌骨肌侧缘，后界为胸锁乳突肌后缘。

第Ⅲ区：颈内静脉淋巴结中组，自舌骨水平面至肩胛舌骨肌与颈内静脉交叉处，前后界同Ⅱ区。

第Ⅳ区：颈内静脉淋巴结下组，自肩胛舌骨肌与颈内静脉交叉处至锁骨上，前后界同Ⅱ区。

第Ⅴ区：颈后三角淋巴结，包括锁骨上淋巴结，前界为胸锁乳突肌后缘，后界为斜方肌，下界为锁骨。

第Ⅵ区：颈前隙淋巴结，亦称内脏周围淋巴结，包括咽后淋巴结、甲状腺周围淋巴结、环甲膜淋巴结及气管周围淋巴结。两侧界为颈总动脉，上界为舌骨，下界为胸骨上窝。

【颈清扫术的分类】

1. 根治性颈清扫术 切除包括胸锁乳突肌、肩胛舌骨肌、颈内静脉和副神经、颈外静脉等在内的颈部Ⅰ～Ⅴ区的所有淋巴结及结缔组织。

2. 改良根治性颈清扫术 是在清除颈部Ⅰ～Ⅴ区的所有淋巴结的基础上，保留胸锁乳突肌、颈内静脉、副神经三个结构中一个或多个结构，并根据被保留的结构而进行命名，如保留颈内静脉，则命名为“保留颈内静脉的改良性颈清扫术”。

3. 择区性颈清扫术或分区性颈清扫术 根据原发癌淋巴结转移部位进行分区性颈清扫术。所有分区性颈清扫均常规保留胸锁乳突肌，颈内静脉和副神经。此术式适合于N_0患者。

4. 扩大颈清扫术 切除范围超出了根治性颈清扫术范围，包括切除根治性手术不清扫的淋巴结(如咽旁及上纵隔气管旁淋巴结)及颈部结构组织(如颈内动脉、迷走神经等)。

【根治性颈清扫术】

1. 适应证

(1) 已发现原发癌的颈淋巴结转移，在行原发癌切除的同时行根治性颈清扫术。

(2) 尚未发现原发灶的颈淋巴结转移癌。

(3) 经放疗或手术治疗后原发癌已控制的颈淋巴结转移癌。

(4) 颈部虽未发现转移淋巴结，但原发癌极易发生淋巴结转移，如喉声门上型癌、喉咽癌等在行原发癌切除的同时行择区性颈清扫术。

(5) 鼻咽癌颈部淋巴结转移行足量放疗后3个月，颈部肿块仍不消退者。

2. 禁忌证

(1) 晚期肿瘤患者，原发灶不能控制，或已发生全身转移者。

(2) 颈部皮肤放射性损伤，组织血供差，估计伤口难以愈合者。

(3) 颈部淋巴结固定，与颈部血管、神经、颈椎等重要组织器官粘连，估计不能切除者。

(4) 患者全身情况差，有严重心血管等内脏器质性病变，不能耐受手术者。

【改良性颈清扫术】

改良性颈清扫术即在根治性颈清扫术的基础上保留了胸锁乳突肌、颈内静脉及副神经，保存了患者的功能。

1. 适应证

(1) 单侧N_1颈部淋巴结转移者。

(2) 双侧N_2或N_3颈部淋巴结转移，需行双侧颈清扫术，病变较轻侧行改良性颈清扫术，病变较重侧行根治性颈清扫术。

2. 禁忌证

(1) N_3颈淋巴结转移，淋巴结固定不活动，且与血管、肌肉等组织粘连。

(2) 放疗后颈淋巴结复发或残留者。

(3) 恶性程度极高的颈淋巴结转移，如恶性黑色素瘤等。

复 习 题

一、名词解释

1. 颈部蜂窝织炎 2. 颈动脉体瘤 3. 颈动-静脉瘘 4. 根治性颈淋巴结清扫术
5. 改良性颈清扫术

二、简答题

1. 简述如何鉴别诊断甲状舌管囊肿与颌下淋巴结炎。
2. 简述颈部淋巴结结核局部淋巴结的临床症状。
3. 简述颈部蜂窝织炎的病理特点。
4. 简述颈部急、慢性淋巴结炎的诊断及鉴别诊断。
5. 颈动脉瘤以及体瘤的临床表现有哪些？

6. 怎样对颈动脉瘤和颈动脉体瘤进行鉴别诊断？
7. 简述开放性气管损伤的治疗原则。
8. 简述颈部闭合性创伤的临床表现。
9. 简述神经鞘膜瘤的临床表现。
10. 简述根治性颈清扫的适应证。
11. 简述颈淋巴结的分区及各区的范围。

三、问答题

1. 患者，男性，54 岁，因车祸伤及颈部 20 分钟急诊入院。查体：BP 66/43mmHg，P 180 次/分。患者处于失血休克状态，呼吸不畅，颈部有不规则伤口，总长约 14cm，喉软骨破裂，有血及气体溢出。该患最可能的诊断是什么？这种损伤的主要危险是什么？对这种患者应做何紧急处理？对这种患者的处理应遵循什么原则？
2. 患者，男性，25 岁，因喉部被钝器击伤致进行性呼吸困难、进行性皮下气肿 1 天来诊。患者于 1 天前颈部被钝器所伤，当时有疼痛、声音嘶哑、咯血，后出现呼吸不畅、颈部增粗，并且逐渐加重。查体：BP 142/87mmHg，P 103 次/分，R 22 次/分，神清语利，心肺腹部检查未见异常。专科检查：呼吸困难二度，颈部皮肤无裂伤，皮下组织肿胀、局部压痛，颈部及上胸部可触及捻发感，喉体无明显畸形，咳痰中带少量血丝，喉痛、声嘶，耳鼻未见异常。电子喉镜检查：见声门肿胀、狭窄，黏膜淤血。CT 检查：颈部皮下及组织间隙气肿，声门下软组织肿胀，气管旁气肿，甲状软骨、环状软骨骨折错位。该患最可能的诊断是什么？对该患应行什么紧急措施？对该患在急救处理时应注意什么？
3. 患者，男性，17 岁，因吸入水蒸气 2 小时入院。患者于 2 小时前用火烘烤冰冻的自来水管时，用嘴吸吮水龙头，被突然喷出的水蒸气损伤呼吸道，出现呼吸困难、咽痛、口渴。体格检查：T 37℃，P 134 次/分，R 36 次/分，BP 100/60mmHg，呼吸困难一度，双肺呼吸音粗糙。专科检查：口腔及咽部黏膜苍白水肿、充血和破溃，喉部未查，耳鼻部未见异常。查血：PaO_2 7.5kPa，$PaCO_2$ 7.2kPa。该病最可能的诊断是什么？该病治疗的关键是什么？该病常见的并发症有哪些？
4. 患者，男性，5 岁，因右颈部肿块 4 年，生长加快 2 个月入院。患儿于 1 岁时发现右颈部长有一鸡蛋大小肿块，生长缓慢，近 2 个月来肿块迅速增大，波及整个右颈部。体格检查：发育营养中等，头向健侧歪斜，右颈部 12cm×10cm×8cm 肿块，无搏动感，质地柔软，边界清晰。肿块以胸锁乳突肌为界，呈两个隆起的包块突出，上界达耳后及乳突下方，前界达颈前正中线，后界为颈斜方肌前缘，下界为右锁骨上窝 1cm，气管向左偏移。体位移动及压缩试验阴性。耳鼻咽喉检查未见异常。肿块穿刺抽出淡黄色液体，液体不凝固。B 超示包块内液体无流动，无动脉化表现。血常规及生化检查正常。该病最可能诊断是什么？该病主要诊断依据是什么？对于该病的治疗应预防哪些并发症发生？
5. 患者，男性，25 岁，因发现左颈部肿块 1 年余，增大 1 个月入院。查体：左颈部上至耳唇下、下至锁骨上、前至胸锁乳突肌前缘、后至斜方肌前缘可扪及约 8cm×7cm 大小的肿瘤，质较软，无压痛，周围边界欠清晰，肿瘤波动感明显，局部穿刺抽出淡黄色液体约 10ml 后肿瘤有所缩小。透光试验阴性。局部 B 超检查：囊性肿瘤。MRI 检查：左颈部肿瘤内呈多囊性，与颈内静脉粘连明显，未侵犯喉咽部、腋部及胸腔、纵隔。该病初步诊断是什么？该病的病理特点是什么？

参考答案

一、名词解释

1. 颈部蜂窝织炎：是颈部疏松结缔组织的一种急性弥漫性化脓性炎症，多由溶血性链球菌或金黄色葡萄球菌引起，表现为颈部局部皮肤明显红肿热痛，并迅速扩大，与周围正常组织无明显边界。
2. 颈动脉体瘤：发生在颈总动脉分叉处的一种化学感受器肿瘤，属良性肿瘤，生长缓慢，少数可发生恶变。

3. 颈动-静脉瘘：颈部动脉与静脉间不正常的通道。

4. 根治性颈淋巴结清扫术：(简称根治性颈清扫)是由 Crile 提出来的，手术切除范围包括副神经、颈内静脉和胸锁乳突肌在内的颈部Ⅰ～Ⅳ区的所有淋巴结。

5. 改良性颈清扫术：是由 Suarez 提出来的，主张在彻底切除颈淋巴结的前提下，保存胸锁乳突肌、颈内静脉及副神经，以尽量减少对患者的功能损害。

二、简答题　略。

三、问答题　略。

（姜胤辉）

第四篇　耳鼻咽喉-头颈外科学诊疗常规

第二十一章　鼻部疾病诊疗常规

第一节　鼻前庭炎

鼻前庭炎(vestibulits of nose)是鼻前庭皮肤的弥漫性炎症。分急性和慢性。常与急慢性鼻炎、鼻窦炎等分泌物的刺激,有害粉尘刺激及挖鼻等因素有关。

【诊断】

1. 急性者　鼻前庭皮肤红肿、疼痛,严重者可扩及上唇交界处,有压痛,表皮糜烂并覆痂皮。

2. 慢性者　鼻前庭部发痒,灼热和结痂,鼻毛脱落,皮肤增厚,皲裂或盖有鳞屑样痂皮。

本病应与鼻前庭湿疹鉴别,鼻前庭湿疹常是全身湿疹的局部表现,瘙痒较剧烈,多见于小儿,病因常与过敏性因素有关。

【治疗】　消炎消肿,洁净痂皮,去除病因,改正挖鼻习惯。局部用抗生素软膏,每日3～4次,若有皲裂可先用10％～20％硝酸银溶液烧灼。对急性病例可局部加用热敷或红外线理疗,重症可全身用抗生素。

第二节　鼻　　疖

鼻疖是指鼻前庭毛囊、皮脂腺或汗腺的局限性化脓性炎症,多为单侧性。有时也可发生于鼻尖和鼻翼处。常可因挤压,感染发生扩散,严重者可危及生命 。多数因挖鼻,拔鼻毛使鼻前庭皮肤损伤,金黄色葡萄球菌乘机而入,以致发生化脓性感染;慢性鼻前庭炎易继发鼻疖;糖尿病病人及一般抵抗力低下者也易患此病。

【诊断依据】

1. 临床表现　局部有胀痛、灼痛、红肿等一般炎症性表现,还可伴有低热和全身不适。

2. 专科检查　可见一侧鼻前庭内有丘状隆起,周围浸润发硬,发红,疖肿形成期有明显跳痛,成熟后,顶部出现黄色脓点,溃破则流出脓液,有时排出黄绿色脓栓。病变多在1周内自行破溃而愈。严重病例可引起上唇及颊部蜂窝织炎,表现为同侧上唇、面部、下睑等处肿胀疼痛,可有全身症状,如畏寒、发热、头痛、全身不适等。鼻疖如经挤压,感染扩散,可引起严重的颅内并发症——海绵窦血栓性静脉炎,发生寒战、高热、剧烈头痛、病侧眼睑及结膜水肿、眼球突出不能转动,甚至失明等症状。眼底可见静脉扩张,视乳头水肿。严重者可危及生命。

【治疗】

(1) 控制感染,预防颅内并发症发生。严禁挤压疖肿,疖未成熟时忌做切开引流。

(2) 疖肿未成熟者,局部热敷、超短波、透热疗法,促进疖法,促进疖肿成熟穿破。

(3) 疖肿已成熟者,待疖肿自行穿破或用探针蘸少许纯石炭酸腐蚀脓头,促使其破溃排脓,亦可用尖刀将脓头表面薄层皮肤轻轻挑破,取出脓栓排出脓液。

(4) 脓肿穿破后,清除脓痂,以利引流。

(5) 足量应用抗生素。

(6) 合并有海绵窦血栓性静脉炎者,需请神经外科及眼科协助治疗。

第三节 酒 糟 鼻

酒糟鼻又名玫瑰痤疮,英文名 Rosacea,是一种发生于面部中央的慢性皮肤炎症。早期表现为在颜面中部发生弥漫性暗红色斑片,伴发丘疹、脓疱和毛细血管扩张,晚期出现鼻赘。本病常并发脂溢性皮炎。认为与胃肠功能障碍、内分泌功能失调、嗜酒、辛辣食物、冷热刺激有关。局部常能查到毛囊虫,提示毛囊虫可能促发本病。

【诊断依据】 本病多见于中年男女。损害在鼻部及面部中央,表现为弥漫性皮肤潮红,伴发丘疹、脓疱及毛细血管扩张等损害,多于中年时期发病。慢性病程,无明显自觉症状。

【治疗】

(1) 去除病因。

(2) 药物治疗:丘疹、脓疱损害明显者应选用抗生素类药物;从毛囊内查到毛囊虫者用甲硝唑治疗,同时可配合使用维生素 B 族药物。

(3) 局部治疗:目的为消炎、杀菌、抑制皮脂溢出。

(4) 物理治疗:电解,适用于小面积的毛细血管扩张;冷冻,适用鼻赘期。

(5) 手术治疗:对毛细血管扩张明显者可采用切割方法。

第四节 急 性 鼻 炎

急性鼻炎是鼻黏膜的急性炎症,是上呼吸道感染的一部分,俗称"伤风"或"感冒"。本病常发生于气候变化不定的季节,为病毒经飞沫传播所致。病毒侵入机体还可以使原来存在于鼻部和鼻咽部的细菌活跃、繁殖而引起细菌继发感染。

【诊断依据】

1. 临床表现

(1) 初期(前驱期):1~2 天,多表现为一般性全身酸困,鼻及鼻咽部发干灼热,鼻黏膜充血、干燥。

(2) 急性期(湿期):2~7 天,渐有鼻塞,鼻分泌物增多,打喷嚏和鼻腔发痒,说话呈闭塞性鼻音,嗅觉减退。鼻黏膜明显充血肿胀,鼻腔内充满黏液性或黏脓性分泌物,可转为脓样。全身有不同程度的发热、头胀、头痛等。

(3) 末期(恢复期):鼻塞逐渐减轻,脓涕也减少,若不发生并发症,则数日后可自愈。

2. 鉴别诊断 急性鼻炎应与某些传染病的前躯症状,如流感、麻疹、猩红热、流行性出血热等鉴别,因这些病的开始,常先有急性鼻炎的症状出现,有"急性传染性鼻炎"之称,应予以注意。在急性鼻炎时,切忌用力擤鼻,以免炎症扩展引起中耳炎或鼻窦炎。炎症亦可向下蔓延,发生咽喉、气管和肺的炎症。

【治疗】 以支持和对症治疗为主,并注意防止并发症。鼻腔通气引流,以促进恢复。

1. 全身治疗 卧床休息,宜多喝水,患者应予以隔离以免传染他人。发热者可内服解热发汗药，中药以疏风解表祛邪为主，如桑菊感冒片和银翘解毒片等。合并细菌感染或有并发症时，可使用抗生素类药物。

2. 局部治疗

(1) 1%麻黄碱液或呋喃西林麻黄碱液滴鼻，每日 3 次，以利通气引流。

(2) 针刺迎香、鼻通穴，或做穴位按摩。

第五节　慢性单纯性鼻炎

慢性单纯性鼻炎是鼻黏膜由于局部性、全身性或环境性因素所致的可逆性炎症。主要病理改变为鼻黏膜植物神经功能紊乱，黏膜血管扩张，通透性增高；血管和腺体周围有以淋巴细胞和浆细胞为主的细胞浸润；黏液腺功能活跃，分泌物增多。主要症状表现为鼻塞流涕。

【诊断依据】

(1) 有急性鼻炎反复发作史，邻近病源感染，全身慢性疾病或长期化学、物理性刺激史。

(2) 表现有间歇性交替性鼻塞，少许黏液性或黏液脓性鼻涕，头痛，嗅觉减退。

(3) 鼻腔黏膜充血，双下甲肿大、表面光滑湿润、多呈暗红色，触之柔软而有弹性。

(4) 肿胀的鼻黏膜对血管收缩剂反应敏感。

【治疗】 治疗原则为恢复鼻腔通气功能，排除分泌物，根除病因。

(1) 1%麻黄碱或呋喃西林麻黄碱液滴鼻，每日 3 次。

(2) 0.25%～0.5%普鲁卡因溶液做鼻丘封闭或下鼻甲黏膜下封闭，每次 1～1.5ml，隔日 1 次，或每周 2 次，5 次为一疗程。

(3) 超短波或红外线理疗，可改善局部血循环以减轻症状。

(4) 经上述疗法无效时，可选用激光、微波、射频及低温等离子治疗。

(5) 找出与疾病有关的病因并及时治疗。锻炼身体增强机体抵抗力。

第六节　慢性肥厚性鼻炎

慢性肥厚性鼻炎(chronic hypertrophic rhinitis)为鼻黏膜、黏膜下层及鼻甲骨的增生肥厚性改变，一般由慢性单纯性鼻炎发展而来。

【诊断依据】

1. 临床表现

(1) 鼻塞较重，多为持续性、常张口呼吸，嗅觉多减退。

(2) 鼻涕稠厚，多呈黏液性或黏脓性。由于鼻涕后流，刺激咽喉致有咳嗽、多痰。

(3) 当肥大的中鼻甲压迫鼻中隔时，可引起三叉神经眼支所分出的筛前神经受压或炎症，出现不定期发作性额部疼痛，并向鼻梁和眼眶放射，称筛前神经痛，又称筛前神经综合征。

2. 局部检查

(1) 下鼻甲明显肥大，或下鼻甲与中鼻甲均肥大，常致鼻腔堵塞。鼻腔底部或下鼻道有黏液性或黏脓性分泌物。

(2) 黏膜肿胀，呈粉红色或紫红色，表面不平，或呈结节状或桑葚状，尤以下鼻甲前端及其游离缘为明显。探针轻压凹陷不明显，触之有硬实感。

(3) 局部用血管收缩剂后黏膜收缩不明显。

【治疗】

(1) 血管收缩剂滴鼻液的应用,限于轻型病例。

(2) 下鼻甲黏膜下硬化剂注射。

(3) 激光、微波、射频及低温等离子治疗。

(4) 手术疗法,一般治疗无效,或黏膜显著肥厚,或肥厚部分位于下鼻甲后端或下缘,可行下鼻甲部分切除术或中鼻甲部分切除术。

(5) 对全身慢性疾病或邻近病灶如鼻中隔偏曲或鼻窦炎等,亦给予适当治疗。

第七节 变应性鼻炎

变态反应性鼻炎简称变应性鼻炎,一般又称过敏性鼻炎,是发生在鼻黏膜的变态反应,也是呼吸道变态反应常见的表现形式,有时和支气管哮喘同时存在。发病年龄以青壮年为主,但现在发现儿童患者也较常见。临床上一般分为常年性(perennial)和季节性(seasonal)两型。

【诊断依据】 对典型病例较易,但常因询问病史不详细或症状不典型,而误诊为急性或慢性鼻炎,应予以注意,故要获得正确的诊断,必须进行多方面的检查。

(1) 详细询问病史,对过去病史及家族史方面,特别是变应性疾病,找寻有关病因。

(2) 主要症状有鼻痒、连续打喷嚏、大量清水样鼻涕等。

(3) 前鼻镜检查:可见鼻黏膜苍白水肿,大量清水样分泌物,若因持久性水肿可发生鼻息肉或息肉样变性。

(4) 鼻腔分泌物涂片检查:在变态反应发作期间,鼻分泌物中可见嗜酸粒细胞增多,也可查见较多嗜酸粒细胞或肥大细胞。

(5) 变应性激发试验:一般用皮肤试验(划痕、皮内及接触法等),原理是有多种假定的变应物质,使与机体接触后,视有无反应出现,可协助诊断。变应原诊断明确后还可应用这种变应原进行脱敏治疗。

【治疗】 尽可能避免诱因和消除过敏因素,达到脱敏、消肿、通气的目的。

1. 脱敏疗法

(1) 避免疗法:找出致病的变应原后,设法避免接触是最有效的防治方法。

(2) 特异性脱敏疗法:用已找出的变应原作脱敏剂。这种脱敏方法,开始均采用小剂量作皮下注射,并逐渐增加剂量,到最大忍受量时改为维持量,直到症状消失为止。

2. 药物疗法

(1) 抗组胺药物:这类药物包括扑尔敏、赛庚啶和非那根等,为组胺 H_1 受体拮抗剂。使用方便,见效快,但易发生不同程度的注意力不集中、嗜睡等副作用。

(2) 色甘酸钠:为肥大细胞稳定剂。以粉末喷入鼻腔,每日 4 次,每日约 20mg。

(3) 类固醇激素:局部可用重者可用二丙酸倍氯米松气雾剂、布地奈德鼻喷剂等;口服泼尼松、地塞米松等,但久用可产生肾上腺皮质功能紊乱,故多以局部应用为主。

3. 局部治疗

(1) 鼻用减充血剂:1%麻黄碱液滴鼻、1%苯海拉明麻黄碱液。

(2) 下鼻甲黏膜电灼、冷冻、激光等治疗皆可降低神经末梢的敏感性。

4. 中医中药 本病为肺气虚弱,卫表不固,易受风邪所致,宜温肺固表,祛风散寒。

5. 手术疗法 为降低副交感神经的兴奋性,可施行翼管神经切断术或岩大浅神经切断术,有一定的治疗效果。

第八节　鼻　息　肉

鼻息肉是鼻部常见疾病，也与某些全身疾病有关。它是由于鼻黏膜长期炎性反应引起组织水肿的结果。鼻息肉多来源于中鼻道窦口、鼻道复合体和筛窦，高度水肿的鼻黏膜由中鼻道、窦口向鼻腔膨出下垂而形成息肉。由于病因的多元性和明显的术后复发倾向，故在鼻科疾病中占有重要地位。

【诊断依据】

1. 临床表现　以进行性鼻塞为主，随息肉缓慢长大，逐渐成为持续性鼻塞。常伴有鼻窦炎，使鼻涕增多。可有嗅觉障碍及头痛等症状。可单发或多发，单侧或双侧，多数为多发性及双侧性。息肉生长过大时，外鼻可发生畸形，鼻梁变宽而膨大形成“蛙鼻”。悬垂于后鼻孔的单发性息肉，称后鼻孔息肉(choanal polyp)。

2. 局部检查　前鼻镜检查可见鼻腔内有一个或多个表面光滑呈灰白色或淡红色、半透明新生物，如新鲜荔枝状或去皮葡萄状或呈储水橡皮袋状。触诊柔软，可移动，不易出血，不痛。

3. 辅助检查　鼻内镜检查及X线鼻窦摄片，鼻窦CT可明确病变的部位和范围。

【治疗】　主要为手术切除，并给予病因治疗。

1. 微波激光手术　不能治疗彻底，只能缓解症状。

2. 鼻内镜手术　是目前治疗鼻炎、鼻窦炎及鼻息肉公认的理想方法，被誉为“鼻窦外科革命性的进步”。鼻内镜手术不仅可以达到较深的和隐蔽的部位，完全摘除鼻内息肉，而且还可以通过符合人体生理功能的手术操作，降低鼻息肉的复发率。

第九节　鼻中隔偏曲

凡鼻中隔偏离中线向一侧或两则弯曲或局部形成突起，引起鼻功能障碍或产生症状者，均称鼻中隔偏曲(deviation of nasal septum)。鼻中隔局部呈尖锐突起者称棘突或矩状突(spur)，呈长条状隆起者嵴突(ridge)。如中隔软骨前缘突入鼻前庭，则称鼻中隔软骨前脱位。事实上鼻中隔正直者甚少，如无功能障碍，可不做诊断和处理。

【诊断依据】

1. 临床表现　症状轻重与偏曲的程度及类型有关。

(1) 鼻塞：交替性或持续性。

(2) 头痛：偏曲部分压迫鼻甲，可引起同侧反射性头痛。

(3) 鼻出血：偏曲的凸面或嵴与距状突处黏膜变薄，而且常受到气流或尘埃的刺激，故常发生干燥糜烂，导致鼻出血。

2. 局部检查　鼻中隔软骨部偏曲诊断较易，高位或后段偏曲易被忽视。本病须与鼻中隔黏膜肥厚相鉴别，以探针触之，后者柔软，且易压成小凹。检查时可见鼻中隔偏曲的各种类型，按偏曲形态分类，有“C”形、“S”形、嵴和距状突等。按偏曲部位分类，有高位、低位、前段、后段等。

【治疗】　鼻中隔偏曲的唯一治疗方法是手术矫正。若同时有鼻息肉或鼻甲肿大，应先行鼻息肉和鼻甲手术。若通气改善，鼻部症状消失，则不需处理。

第十节　鼻　出　血

鼻出血(epistaxis)又称鼻衄,是临床常见症状之一,多因鼻腔病变引起,也可由全身疾病所引起,偶有因鼻腔邻近病变出血经鼻腔流出者。鼻出血多为单侧,亦可为双侧;可间歇反复出血,亦可持续出血;出血量多少不一,轻者仅鼻涕中带血,重者可引起失血性休克;反复出血则可导致贫血。多数出血可自止。

【诊断依据】

1. 病史　有鼻出血病史。

2. 局部检查　出血可发生在鼻腔的任何部位,但以鼻中隔前下区最为多见,有时可见喷射性或搏动性小动脉出血。鼻腔后部出血常迅速流入咽部,从口吐出。

一般说来,局部疾患引起的鼻出血,多限于一侧鼻腔,而全身疾病引起者,可能两侧鼻腔内交替或同时出血。鼻出血多发生于单侧,如发现两鼻孔皆有血液,常为一侧鼻腔的血液向后流,由后鼻孔反流到对侧。

【治疗】

1. 一般原则

(1) 医生遇出血患者时应沉着冷静,对患者应多方安慰。

(2) 严重鼻出血可使大脑皮层供血不足,患者出现烦躁不安,可注射镇定剂,一般用巴比妥类药物,对老年人用安定或异丙嗪为宜。对心力衰竭及肺源性心脏病患者鼻出血时,忌用吗啡以免抑制呼吸。对高血压所致严重大出血患者,用降压药物应慎重,因高龄高血压患者和有严重动脉硬化高血压患者,在心脏供血不足时,不应将血压降得过低,否则易致动脉血栓形成。

(3) 已出现休克症状者,应注意呼吸道情况,对合并有呼吸道阻塞者,应首先予以解除,同时进行有效地抗休克治疗。

2. 局部止血方法　按病因和病情不同区别对待。

(1) 指压法:此法作为临时急救措施,用手指压紧出血侧和鼻翼 10～15 分钟,再进一步处理。

(2) 收敛法:用浸以 1%～2%麻黄碱溶液或 0.1%肾上腺素溶液的棉片填入鼻腔内止血,然后寻找出血点。

(3) 烧灼法:适用于反复少量出血并有明确出血点者。在出血处进行表面麻醉后,用30%～50%硝酸银溶液或三氯醋酸烧灼出血点至出现腐蚀性白膜为止。电灼、电火花法或 YAG 激光凝固法与药物烧灼相似。烧灼后可用油剂滴鼻以防局部干燥。

(4) 冷冻止血法:对鼻腔前部出血较为适宜。

(5) 翼腭管注射法(腭大孔注射法):对鼻腔后部出血有效。

(6) 填塞法:此法是利用填塞物填塞鼻腔,压迫出血部位,使破裂的血管形成血栓而达到止血目的。

1) 鼻腔填塞法(nasal packing):常用凡士林纱条经前鼻孔填塞鼻腔。也可用明胶海绵、止血纱布等填塞或医用生物胶黏合。

2) 后鼻孔填塞法(postnasal packing):适用于鼻腔后端或鼻咽部出血。鼻腔填塞物应于24～48 小时取出或更换,以防引起鼻窦及中耳感染等并发症。

(7) 鼻内镜下鼻腔电凝止血术:适用于老年患者及高血压鼻出血患者。此类患者出血部位一般在鼻腔中后部或位置比较深,常规前鼻镜检查无法找到出血部位。另外,此类患者因各种因素鼻出血易反复发作，部分患者即使行填塞止血缓解，但取出填塞物后仍易反复。此方法适用于复发性鼻出血及难治性鼻出血。

3. 全身治疗

(1) 半坐位休息。注意营养，给予高热量易消化饮食。对老年或出血较多者，注意有无失血性贫血、休克、心脏损害等情况，并及时处理。失血严重者，需予输血、输液。

(2) 寻找出血病因，进行病因治疗。

(3) 给予足够的维生素 C、维生素 K、维生素 P 等，并给予适量的镇静剂。

(4) 适当应用止血剂，如抗血纤溶芳酸、6-氨基已酸、止血敏或云南白药等。

(5) 反复鼻腔填塞时间较长者，应加用抗生素预防感染。

4. 手术疗法 手术治疗可酌情采用。如对鼻中隔前下方反复出血，可考虑鼻中隔黏膜下剥离术或划痕术。

第十一节 鼻骨骨折

鼻骨骨折多为外鼻外伤所致。鼻骨突出于面部中央，其形态上部厚而窄，下部薄而宽，故遭受撞击或跌撞时鼻骨骨折多累及鼻骨下部。严重的鼻骨骨折常伴有鼻黏膜撕裂而发鼻出血，亦可伴鼻中隔骨折、软骨脱位。

【诊断依据】

(1) 外伤病史。

(2) 临床表现：最常见局部疼痛，鼻出血，鼻梁上段塌陷或偏斜。鼻腔骨膜破损可导致空气进入眼睑或颊部皮下组织内而出现皮下气肿，触之有捻发感，畸形则被掩盖，触痛明显。鼻中隔软骨脱位、血肿。如继发感染，则引起鼻中隔脓肿，软骨坏死可致鞍鼻畸形。

(3) 辅助检查：鼻骨侧位片或鼻骨 CT 可确诊。

【治疗】

(1) 首先确定有无骨折，可以做 X 线检查。并排除脑外科情况，尤其是脑脊液鼻漏。

(2) 单纯鼻骨骨折无移位者，鼻腔给予止血可不做其他处理。

(3) 鼻部有畸形者应在肿胀发生前或消肿后进行鼻骨复位(受伤后 1 周内进行，超过 2 周者，因骨痂形成使复位困难。由于未及时整复后遗畸形者，需行成形术矫正)。

(4) 闭合性鼻骨骨折的复位可在门诊进行：开放性鼻骨骨折多需住院手术治疗。

(5) 适当给予抗生素，以防感染。

第十二节 急性鼻窦炎

急性化脓性鼻窦炎是指鼻窦黏膜的急性化脓性炎症，重者可累及骨质，为一常见多发病。急性鼻炎是急性鼻窦炎最常见的原因之一。急性化脓性鼻窦炎的致病菌以肺炎双球菌、葡萄球菌、链球菌、流杆嗜血杆菌等最为多见，齿源性鼻窦炎多为厌氧菌或大肠杆菌感染。上颌因窦腔较大，窦底较低，而窦口较高，易于积脓，且居于各鼻窦之下方，易被他处炎症所感染，故上颌窦炎的发病率最高，筛窦炎次之，额窦炎又次之，蝶窦炎最少。

【诊断依据】

1. 临床表现

(1) 全身症状：常在急性鼻炎病程中患侧症状加重，出现畏寒、发热、精神不振、食欲减退等，以急性牙源性上颌窦炎的全身症状较剧。儿童发热较高，可发生抽搐、呕吐和腹泻等症状。

(2) 局部症状

1) 鼻阻塞:因鼻黏膜充血肿胀和分泌物积存,可出现患侧持续性鼻阻塞及暂时性嗅觉障碍。

2) 脓涕多:初起时涕中可能带少许血液,牙源性上颌窦者脓涕有臭味。

3) 局部疼痛和头痛:急性鼻窦炎除发炎鼻部疼痛外常有较剧烈的头痛前组鼻窦接近头颅表面,其头痛多在额部及患侧局部,后组鼻窦在头颅深处,其头痛多在头顶部、颞部或后枕部。

2. 专科检查

(1) 局部红肿及压痛。

(2) 鼻腔检查:鼻腔黏膜充血肿胀,尤以中鼻甲、中鼻道及嗅沟等处为明显。前组鼻窦炎可见中鼻道积脓,后组鼻窦炎可见嗅沟积脓。

3. 辅助检查 X线鼻窦摄片、鼻窦CT:急性鼻窦炎时可显示鼻窦黏膜肿胀,窦腔混浊、透光度减弱,有时可见液平面。

【治疗】 治疗原则为控制感染;改善鼻腔的通气引流;根治病因,防止转为慢性。

(1) 全身治疗:采用足量抗生素控制感染以青霉素为首选药物。若头痛或局部疼痛剧烈,可适当用镇静剂或镇痛剂。中医中药:散风清热、芳香通窍为主,以解毒去瘀为辅。

(2) 改善鼻窦引流:常用1%麻黄碱液或呋喃西林麻黄碱液、氯霉素麻黄碱液滴鼻。

(3) 物理疗法:局部热敷法或红外线照射、超短波理疗等。

(4) 上颌窦穿刺冲洗术:急性上颌窦炎宜在全身症状消退、局部急性炎症基本控制后施行。冲洗后可注入抗菌溶液,每周1～2次,直至痊愈。

(5) 鼻窦置换疗法:适用于各鼻窦炎及急性炎症基本得到控制,而仍有多量脓涕及鼻阻塞者,以利鼻窦引流。

(6) 如为牙源性上颌窦炎应同时治疗牙病。

第十三节 慢性鼻窦炎

慢性化脓性鼻窦炎(chronic purulent sinusitis)是鼻窦黏膜慢性化脓性炎症。较急性者多见,其中以慢性上颌窦炎最多,常与慢性筛窦炎合并存在,如一侧或两侧各鼻窦均有病变者,称多组鼻窦炎(polysinusitis)或全组鼻窦炎(pansinusits),单独的慢性筛窦炎或蝶窦炎只占少数病例。

【诊断依据】

1. 局部症状

(1) 脓涕多:鼻涕多为脓性或黏脓性单侧有臭味者,多见于牙源性上颌窦炎。

(2) 鼻塞:轻重不等,多因鼻黏膜充血肿胀分泌物增多所致,鼻塞常可致暂时性嗅觉障碍。

(3) 头痛:局部疼痛或头痛。如有头痛,常表现为钝痛或头部沉重感,白天重,夜间轻。

(4) 其他:由于脓涕流入咽部和长期用口呼吸,常伴有慢性咽炎症状,如痰多、异物感或咽干痛等。若影响咽鼓管,也可有耳鸣、耳聋等症状。

2. 鼻腔检查 病变以鼻腔上部变化为主,可见中鼻甲水肿或肥大、息肉样变。有的有多发性息肉。前组鼻窦炎可见中鼻道及下鼻甲表面有黏脓性分泌物附着,后组鼻窦炎可见嗅沟及中鼻道后部存有黏脓液。

3. X线鼻窦摄片、鼻窦CT 对诊断不明确或怀疑有其他病变者,可协助诊断。

【治疗】 治疗原则为通畅鼻窦引流,去除病因。

1. 药物治疗

(1) 抗感染治疗:选用敏感抗生素。

(2) 抗免疫反应治疗:局部及全身应用类固醇激素。

(3) 改善黏液纤毛功能:吉诺通、沐舒坦。

(4) 滴鼻药:血管收缩剂能收缩鼻腔肿胀的黏膜,以利引流。常用1%麻黄碱溶液或呋喃西林麻黄碱液、氯霉素麻黄碱液滴鼻。

2. 上颌窦穿刺冲洗术 适用于慢性化脓性上颌窦炎,每周1~2次,若连续多次穿刺冲洗无效,或冲出恶臭、多量溶水性脓,可考虑手术治疗。

3. 鼻窦置换法

4. 理疗 一般用超短波透热疗法,以辅助治疗。

5. 中医中药 以芳香通窍、清热解毒、祛湿排脓为治则,常用苍耳子散加味。

6. 手术治疗

(1) 清除病因的手术:矫治妨碍鼻窦引流的疾病,治疗邻近病灶。若有高位鼻中隔偏曲者,可行鼻中隔矫正术;对肥大或息肉样变的中鼻甲,可行中鼻甲部分切除术,若有鼻息肉则行鼻息肉摘除术。

(2) 功能性内镜鼻窦手术(FESS):手术以切除窦口鼻道复合体病变、特别是前组筛窦的病变、恢复窦口的通气和引流为关键,无需行广泛的鼻窦黏膜切除。即通过小范围或局限性手术解除广泛的鼻窦病变。是国内外鼻窦炎外科治疗的主要手术方式。

第十四节 真菌性鼻-鼻窦炎

真菌性鼻-鼻窦炎是鼻科临床常见的一种特异性感染性疾病。多在机体长期使用抗生素、糖皮质激素、免疫抑制剂或接受放射治疗等情况下发生,也可在一些慢性消耗性疾病如糖尿病、烧伤致机体抵抗力下降时发生。从病理学角度分为两大类型:非侵袭型真菌性鼻-鼻窦炎(noninvasive fungal rhino-sinusitis,NIFRS)和侵袭型真菌性鼻-鼻窦炎(invasive fungal rhino-sinusitis,IFRS)。非侵袭型者又依据其不同病理改变分为真菌球和变应性真菌性鼻-鼻窦炎。侵袭型者则分为急性侵袭性真菌性鼻-鼻窦炎和慢性侵袭性真菌性鼻-鼻窦炎。

【诊断依据】

1. 真菌球 多见于老人,女性多于男性。病人通常免疫功能正常。单侧鼻窦发病,以上颌窦发病率最高,其次为蝶窦、筛窦,额窦罕见。临床表现似慢性鼻窦炎,如单侧鼻塞、流脓涕或有恶臭等。亦可不表现任何症状,仅在鼻窦影像学检查时发现。真菌球发展较大者,可有面部隆起和疼痛,少有脓血涕和周围结构如眼眶受累症状,一般无全身症状。鼻窦CT显示单窦不均匀密度增高,70%可见高密度钙化斑或点,可有窦壁膨隆或吸收,无骨质破坏。鼻窦CT检查是术前重要诊断参考,最终诊断依据病理。

2. 变应性真菌性鼻-鼻窦炎 多发生在有特应性体质的成人和青年人,常伴鼻息肉、支气管哮喘。本病发病隐袭,进展缓慢,多累及一侧多窦。病变在鼻窦内扩展性发展,致鼻窦扩张性增大和鼻窦骨壁压迫性吸收。临床表现为眶侧或颌面部缓慢进展的隆起,隆起无痛、固定、质硬,呈不规则形,隆起不断增大压迫眼眶引起眼球突出、移位,进而眼球活动受限、复视、上睑下垂等。鼻窦CT显示病变中央高密度变应性黏蛋白影(较均匀的毛玻璃状或极不规则的线状,有星状分布的钙化点)。Gomori染色见病变组织中有真菌菌丝,但鼻窦黏膜和骨质中无真菌侵犯。

3. 急性侵袭性真菌性鼻-鼻窦炎 多发生于免疫功能低下或缺陷者。常见于糖尿病酮症酸中毒、器官移植、长期应用糖皮质激素或抗肿瘤药物或广谱抗生素、放疗及HIV病人。致病菌主要为曲霉菌和毛霉菌。本型起病急骤,病变进展迅速,病情凶险,死亡率甚高,临床表现为发热、鼻腔结构破坏、坏死、大量脓性结痂、眶周及面颊部肿胀、疼痛(侵犯眶下神经),或眼球突出、结膜充血、眼肌麻痹、视力减退及眶后疼痛等,或腭部缺损,或剧烈头痛、颅内高压、癫痫、意识模糊或偏瘫等,或眶尖综合征、海绵窦血栓性静脉炎等,若不及时诊治,可在数日内死亡。鼻窦CT显示累及鼻腔和多个鼻窦,广泛的骨壁破坏,侵犯面部、眼眶、颅底或翼腭窝。

4. 慢性侵袭性真菌性鼻-鼻窦炎 本病特点是具有缓慢进行性的组织侵犯。常见致病菌为曲霉菌、毛霉菌、链格子菌属和念珠菌属等。患者有血性涕或较严重头痛,鼻窦CT表现多窦受累或骨质破坏和术中观察窦内病变为泥石样物并伴多量稠脓,窦黏膜表现为剧度肿胀、暗红色、质脆易出血和表面颗粒样改变或黏膜呈黑色、坏死样改变。早期诊断和合理的治疗多数可获得治愈。后期者治疗较困难,易复发,愈后较差。

【治疗】 真菌性鼻-鼻窦炎的治疗原则:

1. 早期的手术治疗 侵袭型者一经确诊应尽早手术,清除鼻腔和鼻窦内真菌病原和坏死及不可逆的病变组织,恢复鼻窦的通畅引流手术治疗,手术方式和范围应根据病变范围和患者的具体情况而定。

2. 药物治疗

(1) 急性侵袭性真菌性鼻-鼻窦炎术后必须用抗真菌药物,伊曲康唑(itraconazole)和两性霉素B(amphotericin B)为常用的抗真菌药物。

(2) 变应性真菌性鼻-鼻窦炎手术后应用糖皮质激素是非常重要的辅助治疗。

3. 对症支持治疗 增强抵抗力,恢复免疫功能,治疗原发病,停用抗生素及免疫抑制剂。必要时输全血或血浆。

第十五节 鼻前庭囊肿

鼻前庭囊肿发生于鼻前庭底部皮下,梨状孔之前外方,上颌骨牙槽突浅面软组织内。

【诊断依据】 一般患者表现为一侧鼻塞、局部发胀,合并感染则囊肿迅速增大,局部疼痛明显。检查一侧鼻翼附着处隆起,触及弹性而柔软的肿块。辅助检查:X线平片或CT检查显示梨状孔底部低密度圆形或椭圆形影,边缘清楚光滑,无上列牙病变。

【治疗】 手术切除。

第十六节 鼻窦黏膜囊肿

黏膜囊肿可发生于任何鼻窦内,但多发生于上颌窦内,多发生于上颌窦底部和内侧。

【诊断依据】 囊肿一般不大,病人多无明显症状。偶尔表现为间歇性鼻腔流黄色液体。多在上颌窦穿刺或上颌窦线拍片时偶然发现,上颌窦穿刺时,拔出针芯滴出黄色液体。X线或CT扫描示窦内有局限性边缘清楚的半月形阴影等均可拟诊为黏膜囊肿。

【治疗】 对于小囊肿,无症状者可暂观察。囊肿常在长大到一定程度后自行破裂,其内液体流出,囊肿消失,症状随之减轻,但可复发。因囊肿常不破坏窦壁,亦无严重危害性,故一般确诊后,无明显症状者可不做处理。较重症状者,可行上颌窦根治术或鼻内镜术给予切除。

第十七节 鼻腔及鼻窦乳头状瘤

内翻性乳头状瘤是鼻腔、鼻窦最常见良性肿瘤之一。尽管鼻内翻性乳头状瘤属良性肿瘤,但其特殊的生物学特性使其具有与一般良性肿瘤不同的鲜明特点。首先，鼻内翻性乳头状瘤表现为局部侵袭性生长。其次，鼻内翻性乳头状瘤有5%～15%恶变率。另外，手术切除后易发。

【诊断依据】

1. 临床表现 鼻塞及鼻内肿块，可伴流涕，有时带血，可伴有头面部疼痛和嗅觉异常。

2. 局部检查 肿瘤外观呈息肉状，表面不平，质偏硬，触之易出血。

3. 影像学检查 X线鼻窦拍片或CT扫描对本病无特异性诊断价值，但有助于确定病变范围，了解病变范围和骨质破坏情况，以利于手术方案的选择。

【治疗】 鼻内翻性乳头状瘤虽属良性肿瘤，但具有破坏性生长方式，发展快，手术后容易复发，复发率高达25%～75%，恶变率为2%。因此，临床上常以恶性肿瘤对待，确诊后应当彻底切除肿瘤。

第十八节　鼻腔及鼻窦恶性肿瘤

一、上颌窦癌

上颌窦癌（carcinoma of the maxillary sinus）是耳鼻咽喉科常见的恶性肿瘤之一，占耳鼻咽喉各部恶性肿瘤总数的20%。以鳞状细胞最多见，其次是移行细胞癌、基底细胞癌、腺癌等，肉瘤则较少见。多发生于40岁以上的男性。

【诊断依据】 早期涕中带血或成年人发生颌下颈淋巴结和远处转移等症状，均需详细进行检查。如鼻腔未见肿瘤组织，仅见鼻道血迹，应想到上颌窦癌的可能。X线鼻窦拍片可了解癌肿侵犯范围及骨质破坏情况，此外，鼻腔分层照片、CT检查及上颌穿刺冲洗，沉淀物做细胞学检查，对诊断均有帮助。如见鼻腔有新生物或息肉样组织，应做活检。对确诊困难而临床疑似者，可行上颌窦探查术，如黏膜极易出血，骨质粗糙不平，均应做组织检查以明确诊断，及时治疗。

【治疗】 目前一般以手术加放射治疗为主，并结合中医中药治疗。晚期癌肿多侵及筛窦、蝶窦、手术不易彻底，宜以放疗、化疗。此外近年来发展的免疫治疗亦颇有前景。

二、鼻恶性肉芽肿

恶性肉芽肿多始于鼻部，之后渐延及面部中线，是一种以进行性坏死性溃疡为临床特征的少见肉芽肿。本病病因未明，病理检查多为慢性非特异性肉芽组织和坏死，其中有多种成分的炎症细胞浸润。

【诊断依据】 本病根据临床表现、组织病理和实验室检查，诊断并非困难。诊断要点：①凡发生于鼻部和面中部的进行性肉芽性溃疡坏死，均应首先考虑本病；②病理检查，呈慢性非特异性肉芽肿性病变，同时看到异型网织细胞或核分裂相，即可诊断本病；③局部损害严重，但全身表现尚佳；④局部淋巴结一般不肿大；⑤实验室检查，白细胞计数偏低，红细胞沉降率加快；⑥晚期病人常有持续性弛张热和进行性消瘦及全身衰竭。早期诊断治疗，预后较佳。临床应注意与鼻部结核、萎缩性鼻炎、恶性肿瘤等相鉴别，唯一的方法是反复多次活检。

【治疗】 目前主要采用综合疗法。

1. 支持疗法 患者全身消耗较大，加强营养、输血输液、纠正全身衰竭状态，对进一步治疗十分必要。

2. 类固醇激素与抗生素疗法 对活动期患者，鼻面部溃烂，全身衰竭，持续高热，纳食不佳者，宜采用大剂量皮质类固醇激素突击治疗，至鼻面部和全身症状好转后，再改为小剂量维持至临床治愈。同时应给予抗生素控制感染。此期，目前可常规应用环己恶硝脲(CCNU)治疗，其作用类似烷化剂，在体内可抑制核酸及蛋白质合成，奏效快，尤以退热效果最佳。成人每次口服120mg，3～5周1次，共5～6次，总剂量为600～840mg。

3. 抗癌药物疗法　临床有用抗癌药物治愈本病的经验报道。如用6-硫基嘌呤加皮质类固醇激素、甲氨蝶呤作颈外动脉灌注及口服，继改为氟尿嘧啶，也有用博来霉素配合放疗者，疗效甚佳。

4. 放疗　恶性肉芽肿对放射线敏感，故放疗是目前治疗本病的主要方法。

5. 局部处置　对鼻面部溃烂、结痂、脓肿等，应每天予以清洁，如合并脓肿，可切开引流。

（王　鑫）

第二十二章　咽部疾病诊疗常规

第一节　咽　炎

一、急性咽炎

急性咽炎是咽黏膜、黏膜下组织及淋巴组织的急性炎症，多累及咽部淋巴组织。此病可单独发生，亦常继发于急性鼻炎或急性扁桃体炎。本病常见于秋冬及冬春之交。病原可以是病毒，此时急性咽炎常表现为某些急性传染病，如流感、麻疹、猩红热等的前驱症状，也可以是细菌，如链球菌、葡萄球菌和肺炎双球菌等。急性咽炎常在全身抵抗力下降时，如受凉、过度劳累、体弱及烟酒过度时发病。

【诊断依据】

1. 症状　起病急骤，初起时咽部干燥、灼热，继之疼痛，吞咽时加重，并可放射至耳部。全身症状一般较轻。

2. 体征　检查口咽及鼻咽部黏膜呈弥漫性充血、肿胀。咽后壁淋巴滤泡隆起，表面可见黄白色点状渗出物。腭垂及软腭水肿。下颌角淋巴结肿大并有压痛。喉咽部也可呈急性充血，严重者可见会厌水肿。体温可升高至38℃以上。

3. 鉴别诊断　应与麻疹、猩红热、流感和百日咳等急性传染病的前驱症状相鉴别。与急性扁桃体炎鉴别，急性扁桃体炎时咽部亦充血、肿胀，但扁桃体病变重，全身症状也明显。

【治疗】

(1) 无全身症状或症状较轻者，可局部用药，如复方硼砂溶液含漱；各种含片，如碘喉片、薄荷喉片、草珊瑚含片等，可酌情选用；中成药可选用六神丸或喉痛消炎丸等；针对病因可应用抗病毒药，如吗啉胍、金刚烷胺等。

(2) 全身症状较重伴有高热者，应卧床休息，多饮水及进食流质；抗病毒药可经静脉途径给药，同时应用抗生素或磺胺类药。

二、慢性咽炎

慢性咽炎为咽部黏膜、黏膜下淋巴组织的弥漫性炎症，常为上呼吸道慢性炎症的一部分，多见于成年人。

【诊断依据】

1. 症状　咽部可有各种不适感觉，如异物感、发痒、灼热、干燥、微痛、干咳、痰多不易咳净，讲话易疲劳，或于刷牙漱口、讲话多时易恶心作呕。

2. 体征

(1) 慢性单纯性咽炎：咽部黏膜弥漫性充血，小血管扩张，色暗红，附有少量黏稠分泌物。

(2) 慢性肥厚性咽炎：黏膜增厚，弥漫性充血，色暗红。咽后壁淋巴滤泡增生充血肿胀，呈点状分布或融合成块。两侧咽侧索亦充血肥厚。

(3) 萎缩性或干燥性咽炎：黏膜干燥，萎缩变薄，色苍白发亮如蜡纸，并有脓痂附着。咽部感觉及反射减退，鼻咽部也有黏稠分泌物或脓痂附着，有时可在咽后壁见到颈椎椎体轮廓。若早期萎缩改变不明显，仅表现干燥者，称干燥性咽炎。

【治疗】

1. 病因治疗

(1) 消除致病因素,增强体质。如戒除烟酒;避免粉尘及有害气体的气体的刺激;勿吃刺激性大或过碱、过咸、过腻的食物等;治疗周围器官的疾病,如鼻窦炎、龋齿等。

(2) 戒除吭嗓子及干咳等习惯,使咽部得以休息、利于恢复。

2. 局部治疗

(1) 单纯性咽炎:常用复方硼砂溶液、呋喃西林溶液含漱。亦可含服碘喉片及中成药含片。

(2) 肥厚性咽炎:除上述治疗外,可用激光治疗。亦可用药物(硝酸银)、冷动或电凝固法治疗,但治疗范围不宜过广。

(3) 萎缩性咽炎与干燥性咽炎:用2%碘甘油涂抹咽部,也改善局部血液循环,促进腺体分泌。服用维生素A、维生素B_1、维生素C、维生素E,可促进黏膜上皮生长。

三、咽 囊 炎

咽囊炎,又名咽黏液囊炎、鼻咽部正中瘘或鼻咽囊肿。咽囊感染或化脓即形成咽囊炎。咽囊脓肿自行破裂可形成脓性瘘管。

【诊断依据】

1. 症状　主要症状为鼻腔后部有脓性分泌物下流入口咽部。患者自觉呼吸时有臭味,用力吸咳时可咳出脓性物或脓痂。常有头痛,部位为枕后下方。当炎症或脓性物阻塞咽鼓管咽口,可出现耳鸣、耳闷、听力下降等症状,同时可有颈部淋巴结肿大。

2. 体征　后鼻镜或纤维鼻咽镜等检查可见鼻咽正中有深红色或暗灰色囊肿,直径1～2cm,类似息肉样肿物,如果囊口封堵,囊肿则有张力或波动,有时有脓痂覆盖,去掉脓痂可见囊肿中央有裂缝状小孔。用探针深入囊中可挤出干酪样物或脓液。

【治疗】　咽囊较小者可先穿刺抽脓,再用10%～20%硝酸银或50%三氯乙酸溶液烧灼破坏咽囊黏膜,以防感染复发。咽囊大者应手术刮除咽囊黏膜,扩大敞开咽囊开口以防复发。

【注意事项】　咽囊位置特殊、隐蔽,易造成体征上的遗漏,因此,经X线检查以除外鼻窦炎,又经咽扁桃体切除术后症状无好转者,应怀疑咽囊炎。

第二节　扁 桃 体 炎

一、急性扁桃体炎

急性扁桃体炎俗称"乳蛾"、"喉蛾",是腭扁桃体的急性非特异性炎症。往往伴有一定程度的咽黏膜及其他咽淋巴组织的炎症,是一种常见的咽部疾病,多发于儿童及青年,在春秋两季气温变化时最易发病。

【诊断依据】　临床表现虽因其病理改变不同分为卡他性、隐窝性及滤泡性扁桃体炎等三型,但就诊断而言,可分为急性充血性扁桃体炎和急性化脓性扁桃体炎两种。

1. 症状

(1) 全身症状:起病急,恶寒、高热可达39～40℃,尤其是幼儿可因高热而出现抽搐、呕吐或昏睡、食欲不振、便秘及全身酸痛等。

(2) 局部症状:咽部疼痛明显,吞咽时尤甚,剧烈者可放射至耳部,幼儿常因不能吞咽而哭闹不安。儿童若因扁桃体肥大影响呼吸时可妨碍其睡眠,夜间常惊醒不安。

2. 体征　患者呈急性病容,面颊赤红,口有臭味,舌被厚苔,颈部淋巴结,特别是下颌角处的淋巴结往往肿大，并且有触痛。血细胞检查白细胞明显增多。根据局部检查可见到不同类型扁桃体炎有不同表现。

(1) 急性充血性扁桃体炎亦称卡他性扁桃体炎，主要表现为扁桃体充血、肿胀、表面无脓性分泌物。

(2) 急性化脓性扁桃体炎包括急性隐窝性扁桃体炎和急性滤泡性扁桃体炎，表现为扁桃体及腭弓明显充血，扁桃体肿大，隐窝口有黄白色脓点，有时渗出物可融合成膜状，不超出扁桃体范围，易于拭去而不遗留出血创面。

(3) 急性扁桃体炎可引起各种并发症，主要有颈淋巴结炎、中耳炎、鼻窦炎、气管支气管炎、肺炎、颈深部感染及风湿热、心脏病、肾炎和关节炎等。

3. 鉴别诊断 扁桃体表面无渗出物时应与猩红热、上感、流感等鉴别。扁桃体表面有渗出物时应与咽白喉、溃疡性咽炎、扁桃体角化症等相鉴别。

【治疗】

1. 一般疗法 本病具有传染性，故患者要适当隔离。卧床休息，进流质饮食及多饮水，加强营养及疏通大便，咽痛较剧或高热时，可口服解热镇痛药。

2. 抗生素 为主要治疗方法。首选青霉素，根据病情轻重，决定给药途径。若治疗 2～3 日后病情无好转、高热不退，需分析其原因，改用其他种类抗生素，或酌情使用糖皮质激素。

3. 局部治疗 常用复方硼砂溶液、口泰(复方氯己定含漱液)或 1∶5000 呋喃西林液漱口。

4. 手术治疗 本病反复发作，特别是已有并发症者，应在急性炎症消退后行扁桃体切除。

二、慢性扁桃体炎

慢性扁桃体炎多由急性扁桃体炎反复发作或因隐窝引流不畅，而致扁桃体隐窝及其实质发生慢性炎症病变。

【诊断依据】

1. 症状

(1) 常有急性扁桃体炎、扁桃体周脓肿史或伴有扁桃体源性全身性疾病症状。

(2) 咽部不适，咽干燥感、微痛感、刺痒或异物感，常引起干咳或各种感觉异常。

(3) 扁桃体肥大，多见于儿童，可有不同程度呼吸困难和吞咽困难，鼻通气不畅，睡眠时有鼾声。

(4) 有口臭，因为扁桃体内有干酪样物或脓汁积存，内有厌氧菌生长。

(5) 隐窝内脓栓及细菌常被吞入胃中，刺激消化道，引起食欲不振、消化不良、营养障碍、消瘦和贫血。隐窝内细菌毒素被吸收后可引起低热、头痛、肌肉关节痛，出现颈淋巴结炎、心肌炎、肾炎等并发症。

2. 体征

(1) 检查可见扁桃体慢性充血，扁桃体表面不平，有瘢痕，与周围组织有粘连，有时可见隐窝口封闭，呈黄白色小点，其上盖有菲薄黏膜或粘连物。隐窝开口处可有脓性分泌物或干酪样分泌物，挤压时分泌物外溢。舌腭弓及咽腭弓充血。下颌淋巴结肿大。

(2) 扁桃体的外形大小分为Ⅲ度：扁桃体超出舌腭弓，但未遮盖咽腭弓者为Ⅰ度；已遮盖咽腭弓者为Ⅱ度；超出咽腭弓突向中线者为Ⅲ度。

【治疗】 扁桃体切除术。

(1) 手术方法有两种即剥离法和挤切法。

(2) 术后处理：①患者采用侧卧位；②术后 3 小时候可进流食；③避免剧烈活动，预防术区出血。

第三节 咽部脓肿

一、扁桃体周围脓肿

扁桃体周围脓肿是扁桃体周围间隙内的化脓性炎症。早期为蜂窝织炎,称扁桃体周围炎,继之形成脓肿,称扁桃体周围脓肿。

【诊断依据】

1. 症状 在扁桃体急性发炎3～4日后,发热仍持续不退或又加重,体温上升达39℃以上,咽痛加剧,吞咽时尤甚。常限于患侧,可放射至耳及颈部,其主要特点为吞咽疼痛、吞咽困难、唾液外流、张口困难、语言不清、音调改变、体质衰弱。病情严重时患者头偏向患侧,不易转动。语言时似口含物,口不能张大,口内有多量黏稠唾液沿口角外流。

2. 体征 可见咽黏膜充血,患侧软腭充血肿胀显著,脓肿常见于扁桃体上极与舌腭弓之间。该处明显隆起,软腭及腭垂被推向对侧。患侧颈及下颌淋巴结肿大。

3. 诊断要点 根据症状及体征诊断不难。通常根据发病已4～5日,咽痛剧烈和局部隆起明显,在最隆起处试验性穿刺抽脓可明确诊断。

【治疗】

(1) 在脓肿尚未形成时,其治疗与急性扁桃体炎相同。全身应用抗生素,颈部理疗,漱口等。

(2) 脓肿已形成则应穿刺抽脓或切开引流。

(3) 本病好复发,为防止复发,应行扁桃体切除术。可在急性炎症消退后2周行扁桃体切除术。也可在抗生素控制下,在穿刺抽脓后即时行扁桃体切除术,其优点为排脓通畅,恢复快。

二、咽后脓肿

咽后脓肿为咽后间隙淋巴结的化脓性病变。多见于3岁以下儿童,其中半数以上发生在周岁以内。

【诊断依据】

1. 症状 急性型者起病较急,畏寒、高热、咳嗽、咽痛、吞咽困难,允乳时啼哭、呛咳或拒食,讲话或哭声含糊不清,睡时打鼾,呼吸不畅,头常偏向患侧。结核性冷脓肿发病较慢,常有午后低热、盗汗、咳嗽、虚弱等结核病症状,无咽痛,渐觉咽部梗阻感及吞咽不便。

2. 体征 患儿头常前俯并偏向患侧,唾液外溢,患者侧颈淋巴结肿大、有压痛。对疑有咽后脓肿患儿检查咽部时要小心,防止脓肿突然破裂使大量脓液流入呼吸道而发生窒息死亡,故检查时应采用头低平卧位。但颈椎结核者不宜头后仰过度,并准备吸引器以防万一。检查可见咽后壁一侧隆起、黏膜充血、脓肿较大时将患侧咽腭弓及结核引起的冷脓肿可位于中央部,局部黏膜无明显充血,颈椎X线检查显示椎前有隆起软组织阴影,有时可见液平面及颈椎骨质破坏征象,血沉增快。

【治疗】

(1) 急性脓肿应及时切开排脓。术前应充分准备好器械、照明及吸痰器。

(2) 术前及术后应给予大量抗生素静脉滴注,以控制感染,并行支持疗法。

(3) 结核性冷脓肿,如无颈椎病变,宜颈外切开排脓,刮除病灶,固定头颈,行抗结核治疗。

三、咽旁脓肿

咽旁脓肿系咽旁间隙化脓性炎症所形成的脓肿。先为蜂窝织炎,继而形成脓肿。致病菌与急性扁桃体炎、咽部脓肿等相似,以溶血性或非溶血性链球菌为多见,其次为金黄色葡萄球菌、肺炎双球菌、大肠杆菌和梭状杆菌等。可因邻近部位化脓性炎症的扩展、经淋巴系感染、经血行感染及外伤等引起。

【诊断依据】

1. 症状 患者呈急性或重症病容，全身症状较重，有发热、寒战、体温呈弛张热型、出汗、头痛、食欲不振，甚至虚脱。咽旁和颈侧剧烈疼痛，吞咽困难，发音不清，有时张口困难。全身症状可迅速加重，如畏寒、头痛、高热，可因吞咽困难影响进食发生营养障碍，身体迅速衰竭。

2. 体征 患者颈部下区及下颌角后肿胀，触之坚硬、压痛，严重者上达腮腺、下达胸锁乳突肌及锁骨上窝皆有肿胀。由于感染位于颈深部，故表面皮肤无充血，也触不到波动感。咽侧壁隆起并稍充血，扁桃体本身有或无病变并可被推向内侧。血细胞检查，白细胞明显升高。颈侧位X线片部分病例可见气管向前移位。

3. 并发症 常见患者为颈动脉鞘感染使颈内动脉壁糜烂，向咽部穿破发生致命性出血，或未穿破形成假性动脉瘤，故做咽内切开排脓时务必谨慎。如颈内静脉感染，可发生血栓性静脉炎或脓毒血症。感染向下扩散可发生纵隔炎。

【治疗】 积极抗感染，适当补血补液和加强支持疗法。脓肿形成即时切开排脓。

第四节 腺样体疾病

一、急性腺样体炎

急性腺样体炎又叫急性咽扁桃体炎，多与上呼吸道感染、急性咽炎、急性扁桃体炎同时发生。与急性扁桃体炎相同，分急性卡他性和急性化脓性两种，是儿童时期多发病，尤其多见于3～10岁小儿。

【诊断依据】

1. 症状

(1) 发病急，婴幼儿症状较重，如畏寒、发热，体温可达39～40℃，甚至伴有抽搐、呕吐、腹泻等。

(2) 鼻流清涕及黏脓样鼻涕，鼻堵严重，患儿张口呼吸，呼吸声粗，睡眠时有鼾声，呼吸困难，哺乳进食困难，甚至拒食，严重者可脱水。

(3) 较大小儿可说出咽痛，鼻咽部干痛及烧灼感，鼻堵、头痛、全身不适。炎症累及咽鼓管口出现耳内胀感、闷感、耳痛、听力下降，严重时可引起急性化脓性中耳炎。

2. 体征 检查可见患者张口呼吸，呼吸声粗，鼻腔内较多黏脓性鼻涕，鼻腔黏膜充血、水肿，咽部充血，咽后壁淋巴滤泡肿胀，并可见自鼻咽部留下的黏脓样鼻涕。患者恶心时可见从咽后壁上部挤出成团状黏脓性分泌物。颈淋巴结肿大，后鼻镜或纤维镜检查可见鼻咽部黏膜和腺样体红肿，甚至有白色小脓点或黏脓性分泌物附着。

【治疗】

1. 一般疗法 卧床休息，进流质饮食及多饮水，加强营养及疏通大便，咽痛较剧或高热时，可口服解热镇痛药。

2. 抗生素治疗 根据病情轻重，决定给药途径。若治疗2～3日后病情无好转、高热不退，需分析其原因或行细菌培养，酌情使用糖皮质激素。

3. 手术治疗 本病反复发作者，应在急性炎症消退后施行腺样体切除术。

二、腺样体肥大

腺样体肥大系咽扁桃体增生。儿童腺样体肥大常属生理性，婴儿出生时鼻咽部即有淋巴组织，并随年龄而增生，6 岁左右达最大程度，以后逐渐退化，若其影响全身健康或邻近器官而出现相应症状者，才称腺样体肥大。

【诊断依据】

1. 症状

(1) 局部症状

1) 耳部症状：腺样体肥大使咽鼓管堵塞，因而引起分泌性中耳炎。表现有传导性耳聋、耳鸣等症状，严重者可引起化脓性中耳炎，有些患者耳部症状是腺样体肥大的首发症状。

2) 鼻部症状：腺样体肥大可堵住后鼻孔，出现鼻堵、流涕、张口呼吸、闭塞性鼻音及睡眠时打鼾等症状。

3) 咽喉及呼吸道感染等症状：由于咽部分泌物下流，刺激咽喉及气管、支气管，引起相应的炎症。出现咽部不适、声音嘶哑、咳嗽吐痰、气喘等症状。

4) 腺样体面容：由于长期张口呼吸，影响面骨发育而致上颌骨狭长，硬腭高拱变窄、牙齿外翻、排列不整、咬合不良、下颌下垂、唇厚、上唇上翘、下唇悬挂、外眦下拉，鼻唇沟变浅、变平。面部表情呆板、愚钝、精神不振，这一系列表现为腺样体面容。

(2) 慢性中毒和反射性神经症状：表现为营养发育差，因为鼻咽部分泌物常被咽入胃中，引起胃肠活动障碍，导致厌食、呕吐、消化不良、贫血、消瘦、疲乏无力、头痛、注意力不能集中、烦闷、性情暴躁、睡觉时磨牙、遗尿等。因呼吸不畅，肺扩张不全，胸廓畸形。

(3) 成人的症状：成人患者极少，主要表现为鼻部干燥感，鼻通气差，异物感，频频做倒吸鼻涕的动作，企图吸出鼻咽部分泌物，全身症状不明显。

2. 体征 视诊有典型的"腺样体面容"，张口时可见咽后壁有脓性分泌物自鼻咽部向下流，可伴腭扁桃体肿大。间接鼻咽镜和纤维鼻咽镜检查可见鼻咽顶后壁有分叶状淋巴组织，表面不平，有 5～6 条纵行沟，沟中有脓性分泌物。腺样体可堵塞后鼻孔，甚至堵住全部后鼻孔，部分合作的小儿也可用手指自口中伸入触摸腺样体，可触之鼻咽顶后壁有软组织团块。鼻咽 X 线侧位相及 CT 扫描能显示腺样体大小、位置，也可与肿瘤区别。

3. 诊断要点 小儿的腺样体肥大引起的打鼾常被家长忽视，多和扁桃体肿大一起构成打鼾的病因，应特别注意询问有无呼吸暂停史并检查腺样体。儿童的腺样体检查可以间接鼻咽镜下检查，更先进的纤维喉镜或者电子喉镜及鼻内镜都能很方便的对腺样体进行检查。

【治疗】

(1) 腺样体切除术或刮除术适应证。

1) 腺样体肥大致鼻或咽鼓管阻塞者。

2) 腺样体慢性感染引起复发性中耳炎或上呼吸道感染者。

(2) 症状较轻者，可对症治疗。

【注意事项】 及早诊治、及早治疗。小儿如果有腺样体肥大就应该对因治疗。如果症状不是十分严重，可以先观察一段时间，预防呼吸道感染，腺样体也有可能逐渐萎缩。对于腺样体肥大，当前最好的治疗办法是手术切除，术后效果良好，一般是 4 岁以上即可手术。但如果等孩子出现"腺样体面容"，就很难再恢复了。

第五节 咽部特异性感染

一、咽 白 喉

白喉是由白喉杆菌引起的急性上呼吸道传染性疾病。咽部多发，鼻、喉、气管均可受侵，局部形成灰白色假膜，当人体吸收了病菌产生的外毒素，可引起全身中毒症状，甚至并发心肌炎和神经麻痹。传染源为患者及带菌者，通过飞沫、污染的手、日常用具传播，多见于 2～5 岁的儿童。秋末至春初为高发期。临床上按病变部位和症状轻重分为无假膜型、局限型、播散型及中毒型。

【诊断依据】

1. 症状

(1) 无假膜型：此型较轻，仅有咽部疼痛及上呼吸道症状，全身中毒症状很轻，扁桃体肿大，但炎症很轻，仅有少量渗出，无假膜，很像隐窝性扁桃体炎，因而很易被误诊。

(2) 局限型：假膜限于扁桃体或腭弓，起病缓慢，中毒症状不重，表现仅有低热，轻度咽痛，全身疲乏无力，偶有恶心、呕吐，流口水，颌下淋巴结肿大，年长者、小儿多见。部分患者可不治自愈，但多数如不及时治疗，假膜扩散可引起严重并发症。

(3) 播散型：假膜扩散到腭垂、软腭、咽后壁、鼻咽部及喉部，幼儿多见。颈淋巴结肿大、水肿，中毒症状较重，高热，体温高达 40℃，衰弱无力，面色苍白。中毒症状更重时体温反而降低，血压下降，脉快而弱，循环衰竭。

(4) 中毒型：多由局限型和播散型发展而来，也有原发者。起病急，假膜迅速扩散，常合并其他细菌感染，特别是链球菌感染，颌下淋巴结肿大、周围组织水肿，如"牛颈"。患者面色苍白，烦躁不安，呼吸急促，唇发绀，血压下降，心率不齐，可发生循环衰竭、中毒性休克。此外末梢神经受损害以软腭麻痹多见，表现发音不清，进流食呛入鼻腔。眼球运动障碍，也可波及到面神经使之麻痹，累及到膈膜引起呼吸困难。咽白喉向下发展侵犯到喉，引起声音嘶哑，喉堵塞性呼吸困难，如不及时处理可引起死亡。假膜脱落落入气管致气管异物，可致呼吸困难，甚至窒息死亡。

2. 体征　咽部检查见扁桃体肿大，表面覆有灰白色假膜，范围超出扁桃体之外，假膜多较厚，不易剥离，若强行剥离，遗留出血创面。严重者假膜迅速扩大，常波及腭垂、软腭、咽后壁、颊黏膜、舌、唇或整个口腔，并可蔓延到鼻、喉、气管、中耳及眼等处。

3. 实验室检查

(1) 咽拭子取咽部分泌物培养，可见白喉杆菌生长，或直接涂片找到白喉杆菌，即可确诊。

(2) 血白细胞及中性粒细胞增高，有中毒颗粒。重者红细胞、血红蛋白、血小板可减少，可出现蛋白尿、血尿、管型尿等。

4. 并发症

(1) 中毒性心肌炎：最常见，发生率约 10%，心电图异常者可达 25%左右。多发生在病程的第 2～3 周。心电图检查有心肌损害，传导阻滞等改变。

(2) 周围神经麻痹：多见于病程第 3～4 周，主要侵犯脑神经，以舌咽神经受损引起的腭咽肌瘫痪最为常见。此外，可见眼肌、面肌、四肢远端肌、肋间肌、膈肌等瘫痪。白喉引起的神经麻痹，一般可在 2～3 个月恢复，不留后遗症。

【治疗】

1. 一般治疗　患者应卧床休息和减少活动，一般不少于 3 周，假膜广泛者延长至 4～6 周。要注意口腔和鼻部卫生。

2. 抗生素治疗　抗生素能抑制白喉杆菌生长从而阻止毒素的产生。常选用青霉素，需 7～10 日，用至症状消失和白喉杆菌培养转阴为止。对青霉素过敏者或应用青霉素 1 周后培养仍是阳性者，可改用红霉素。阿莫西林、利福平等也可能有效。抗生素在病程初 3 日应用者效果较好，以后疗效即显著降低，故应尽量早用。

3. 抗毒素治疗　抗毒素可以中和血中游离毒素，但对已与组织结合的毒素则无效，故应争取早期一次足量注射。剂量决定于假膜的范围、部位及治疗的早晚。发病 3 日后方治疗者剂量加倍。

4. 心肌炎的治疗 患者应卧床休息,烦躁者给以镇静剂。可用泼尼松每日 20～40mg,分 4 次口服,症状好转后逐渐减量。严重患者可用三磷腺苷 20mg,辅酶 A 50U,溶于 5%～10%葡萄糖溶液 50～100ml 中静脉滴注。

5. 神经麻痹的治疗 给予维生素 B、银杏叶提取物等营养神经治疗。吞咽困难者用鼻饲,以维持营养,并避免吸入性肺炎。呼吸困难严重时应用人工呼吸机。

6. 喉梗阻的治疗 对轻度喉梗阻者需密切观察病情的发展,随时准备做气管切开。呼吸困难较重,出现三凹症时,应即进行气管切开,并在切开处钳取假膜,或滴入胰蛋白酶或糜蛋白酶以溶解假膜。

7. 白喉带菌者的处理 先做白喉杆菌毒力试验,阳性者隔离,并用青霉素或红霉素治疗,剂量同前,不必用抗毒素。培养连续 3 次阴性后解除隔离,对顽固带菌者可考虑扁桃体摘除,白喉恢复期带菌者如需做扁桃体摘除,必须在痊愈后 3 个月,心脏完全正常时进行。

二、溃疡膜性咽峡炎

溃疡膜性咽峡炎为一特种感染,局部组织坏死,形成溃疡,覆有假膜,常发生于扁桃体或牙龈,并可侵犯口腔其他部位。涂片检查可发现大量梭形杆菌和螺旋体。

【诊断依据】 据临床表现可分为急性、亚急性、慢性三型。

1. 急性型 潜伏期 6～7 天,起病后全身不适、畏寒、发热,咽部疼痛,常一侧较重。溃疡和假膜可局限于扁桃体或牙龈,也可迅速侵及全口黏膜。

2. 亚急性型 病变较局限,全身症状轻。

3. 慢性型 较少见,全身和局部症状不明显,可有局限性溃疡,但持续时间较长。患处做涂片检查发现梭状杆菌及螺旋体,即可确诊。

【治疗】

1. 全身治疗 休息,隔离,进富于营养和易消化得软食或半流质饮食。

2. 清洁口腔 复方硼砂溶液含漱。

3. 药物 青霉素对本病原菌有效。

三、咽 结 核

咽结核可分为原发性与继发性两种。原发性者多因结核杆菌由外部侵入咽部。继发者为身体其他部位有结核病灶,继发而来。

【诊断依据】

1. 症状 咽痛,有时疼痛放射至耳部,并有干咳、低热等症状。

2. 体征 检查慢性患者多于咽腭弓及咽后壁,初为浸润性病变,呈散在性灰色或红色浸润区,黏膜水肿,周围炎症轻微,表面微隆起不平;逐渐溃破,形成溃疡,其上覆有肉芽或脓苔,边缘呈潜行性鼠咬状,有时可出血。在脓液或溃疡处涂片或培养检查结核杆菌,或做活体组织检查,可以确定诊断。

【治疗】

(1) 以全身抗结核治疗为主。

(2) 局部治疗以减轻咽部疼痛为主。

四、咽念珠菌病

咽念珠菌病又名鹅口疮,病原体为白色念珠菌,此菌广泛存在于自然界,也可从正常人的口腔、咽喉、皮肤、肠胃及阴道内分离出来，故此种感染属内源性感染。当机体抵抗力减弱，有利于念珠菌发展时，即可引起发病。

【诊断依据】

1. 症状　部分患者有口干，呼气带甜香气味，咽部不适及轻度吞咽困难等症状。

2. 体征　咽部检查可见，黏膜上出现多发性散在的白色或乳白色圆形或是椭圆形斑点，状似牛奶凝块，稍隆起，其周围组织充血。可发生于咽部与口腔黏膜各部。

3. 实验室检查　可取部分白膜碎片在显微镜下检查或培养中寻找念珠菌，结合典型症状者，易于确定诊断。

【治疗】

(1) 局部治疗：可用制霉菌素甘油混悬液涂布患处。

(2) 全身应用抗真菌药物治疗。

第六节　咽角化症

咽角化症是咽部淋巴组织上皮细胞过度角化所致，多发生于腭扁桃体和舌扁桃体，以及咽后壁与咽侧索淋巴组织。发生原因尚不清楚。

【诊断依据】

1. 症状　可以完全没有症状，常无意中发现咽部白点，也可有咽部不适、异物感、疼痛、声音嘶哑和口臭等。

2. 体征　检查可见扁桃体及其他淋巴组织表面有散在白色或黄白色尖突出物，较硬不易除去。偶有自行消失者。

3. 诊断要点　根据症状及体征，容易诊断。患者常感咽部不适，如干燥、刺痒、微痛及异物感等。局部可见黄白色角化物突出于表面，呈沙粒样或棘状，质坚硬，基底紧密粘连，不能擦掉。

【治疗】　如无症状可不必治疗，多做解释，以消除患者的顾虑。注意口腔卫生，局部涂 3%碘甘油、10%碘化钾内服、电凝或激光治疗。症状较重且限于腭扁桃体者可手术切除。

第七节　茎突综合征

茎突综合征是因茎突过长，或其方位、形态异常，致与邻近血管、神经相抵触，所引起的咽部异物感、咽痛及反射性耳痛、头颈部痛和涎液增多等症状的总称。

【诊断依据】

1. 症状　茎突综合征分为以咽痛及咽部异物感为主的典型茎突过长症与以头痛、颈痛为主的颈动脉压痛症两大类。亦有将其分为感觉异常、神经痛、颈痛三型。其最常见症状是单侧咽痛、咽喉部异物感、下颌角或颈部疼痛、耳痛、头痛。其次是耳鸣、腭痛、舌痛、舌发硬、味觉改变、牙龈痛、流涎等。少见症状有漂浮感或轻度眩晕，肩部及锁骨区疼痛等，个别患者兼有声嘶或下颌角牵扯感。这些症状可先为单侧，而后是双侧，也可出现在扁桃体切除之前或之后。

2. 诊断要点

(1) 病史：凡年龄在 20 岁以上的患者，无论有无切除扁桃体病史，如果有单侧咽部疼痛、异物感，兼有颈部、耳部、头部疼痛的病史，应更详细询问有关茎突综合征的病史，并进行检查。

(2) 扪诊：过长而方位异常的茎突一般能通过扁桃体窝的前、后、上、下扪到条索状或刺状硬突起，压之能激发或加重症状。

(3) X 线检查不仅能确定茎突的长度、方位、相态，也可两侧对比，并能显示它与扁桃体窝或颈部的关系。

(4) 手术探查。

【治疗】 以手术治疗为主。

第八节 咽异感症

咽异感常泛指除疼痛以外的各种咽部异常感觉。中医称之为“梅核气”。病因与下列因素有关:

1. 咽部疾病 各种类型的炎症、扁桃体及会厌病变等。

2. 咽邻近的器官的疾病 茎突过长、甲状软骨上角过长、咽侧间隙和颈部肿块、喉部疾病(如慢性咽炎、喉部良、恶性肿瘤)、口腔疾病等。

3. 远处器官的疾病 消化道疾病、心血管系统疾病、肺部疾病、膈疝等。

4. 全身因素 严重的缺铁性贫血、自主神经功能失调、长期慢性刺激(如烟、酒、粉尘和化学药物)、更年期内分泌失调等。

5. 精神因素和功能性疾病 咽喉、气管、食管无器质性疾病,主要由大脑功能失调所引起的咽部功能障碍。

【诊断依据】

1. 症状 本症临床常见,30～40 岁女性较多。患者感到咽部或颈部中线有异物阻塞、烧灼感、痒感、紧迫感、黏着感等。位置常在咽中线上或偏于一侧,多在环状软骨或甲状软骨水平,其次在胸骨上区,较少在舌骨水平,吞咽饮食无碍。病程较长的患者,常常伴有焦虑、急躁和紧张等精神症状,其中以恐癌症较多见。

2. 体征

(1) 排除器质性病变:对咽异感患者,首先应考虑器质性因素,以免误诊。

(2) 仔细检查咽部:观察有无黏膜充血、肿胀、萎缩、淋巴组织增生、瘢痕或肿瘤等。还应注意咽黏膜皱褶之间的微小黏膜糜烂、鼻咽顶部的咽囊开口、咽隐窝内的粘连、黏膜下型鼻咽癌、扁桃体实质内的病变等。除视诊外,触诊很重要。可采用下列方法进行:①咽部触诊;②颈部触诊;③咽-颈部联合触诊。

3. 邻近器官或全身检查 应对鼻、眼、耳及颈部等处进行检查。必要时,还应进行纤维喉镜、纤维食管镜或胃镜、胸部 X 线、颈椎照片、X 线食管吞钡、颈部及甲状腺 B 超检查等。

【治疗】

1. 病因治疗 针对各种病因进行治疗。

2. 心理治疗 排除器质性病变后,针对患者的精神因素如“恐癌症”等,耐心解释,消除其心理负担。

3. 对症疗法

(1) 避免烟、酒、粉尘等,服用镇静剂。

(2) 颈部穴位封闭法,可取廉泉、双侧人迎,或加取阿是穴进行封闭。

(3) 中医中药:可用以下两法,舒肝理肺、开郁化痰法,选三花汤加减;行气开郁、降逆化痰法,选半夏厚朴汤加减。

4. 针刺疗法 可取廉泉、天突、人迎、阿是等穴。或在颈前中线或沿两侧甲状软骨后缘找出敏感点,进行针刺。

第九节 咽部肿瘤

一、鼻咽部纤维血管瘤

鼻咽部纤维血管瘤病理组织学检查结果兼有纤维及血管成分，血管无收缩能力，易发生大出血，病理组织学检查虽为良性，不发生转移，但具有强大的向邻近组织生长扩张能力。

【诊断依据】

1. 症状 多发于青年男性，临床表现为渐进性鼻塞，反复鼻出血，甚至自口鼻大量出血导致严重贫血。

2. 体征 鼻腔及鼻咽部可见灰红色结节状表面光滑的肿块，肿物表面可见明显血管，肿物为实质性。CT 断层扫描可明确肿物的部位及侵犯范围及有无颅内侵犯征象。

3. 鉴别诊断 肿瘤生长迅速伴有头痛时应除外鼻咽癌存在的可能。必要时，活检应自前鼻孔采取，以便于充填和压迫。

【治疗】

(1) 控制性低血压麻醉或采用数字减影血管造影及栓塞技术，进行经硬腭、经鼻侧切开或经鼻入路行脓瘤根治性切除。

(2) 肿瘤较小或患者一般情况较差时，可采用肿瘤局部血管硬化剂注射，可使肿瘤缩小，再予以手术切除。

二、鼻咽癌

鼻咽癌是我国高发恶性肿瘤之一。从流行病学调查资料显示，我国广东、广西壮族自治区、湖南、福建、江西为世界鼻咽癌高发区；男性发病率为女性的 2～3 倍，40～50 岁为高发年龄组。目前认为鼻咽癌发生与遗传、病毒及环境因素等有关。

1. 遗传因素 鼻咽癌患者具有种族及家族聚集现象。

2. EB 病毒 鼻咽癌患者体内不仅存在高滴度抗 EB 病毒抗体，且抗体水平随病情变化而波动。

3. 环境因素 鼻咽癌高发区的大米和水中微量元素镍含量较低发区高，鼻咽癌患者头发中镍含量亦高。维生素缺乏和性激素失调也可以改变黏膜对致癌物的敏感性。

【诊断依据】

1. 症状 鼻咽癌多发生于鼻咽部咽隐窝及顶前壁，病灶可呈结节型、溃疡型和黏膜下浸润型多种形态。鼻咽癌 98%属低分化鳞状细胞癌。由于鼻咽部解剖位置隐蔽，鼻咽癌早期症状不典型，临床上容易延误诊断，应特别提高警惕。其常见症状为：

(1) 鼻部症状：早起可出现回缩涕中带血，时有时无，多不引起患者重视，瘤体增大可阻塞后鼻孔，引起鼻塞，始为单侧，继而双侧。

(2) 耳部症状：肿瘤发生于咽隐窝者，早起可压迫或阻塞咽鼓管咽口，引起该侧耳鸣、耳闭塞感及听力下降，临床易误诊为分泌性中耳炎。

(3) 颈部淋巴结肿大：颈淋巴结肿大为首发症状者约占 60%，转移常出现在颈深部上群淋巴结，始为单侧，继之发展为双侧。

(4) 脑神经症状：发生于咽隐窝的肿瘤，易破坏颅底骨质或通过破裂孔和境内动脉管侵犯岩骨尖引起第Ⅴ、Ⅵ对脑神经损害，继而累及第Ⅳ、Ⅲ、Ⅱ对脑神经而出现偏头痛，面部麻木，复视，上睑下垂、视力下降等症状。瘤体可直接侵犯咽旁间隙或因转移淋巴结压迫引起第Ⅸ、Ⅹ、Ⅻ对脑神经受损而出现软腭瘫痪、反呛、声嘶、伸舌偏斜等症状。

(5) 远处转移:晚期鼻咽癌可出现远处转移,常见转移部位有骨、肺、肝。

2. 体征

(1) 后鼻镜检查:鼻咽癌常好发于咽隐窝及鼻咽顶前壁,常呈小结节状或肉芽肿样隆起,表面粗糙不平,易出血,有时表现为黏膜下隆起,表面光滑。早期病变不典型,仅表现为黏膜充血、血管怒张或一侧咽隐窝较饱满,对这些病变要特别重视,以免漏诊。

(2) 颈部触诊:颈上深部可触及质硬、活动度差或不活动、无痛性肿大淋巴结。

(3) 纤维鼻咽镜或鼻内镜检查:有利于发现早期微小病变。

(4) EB病毒血清学检查:可以作为鼻咽癌诊断的辅助指标。

(5) 影像学检查:CT和MRI检查有利于了解肿瘤侵犯的范围及颅底骨质破坏的程度。

3. 诊断要点　本病临床表现复杂多变,极易漏诊、误诊或长期延误诊断。详细询问病史非常重要。若患者出现不明原因的回缩涕中带血、单侧鼻塞、耳鸣、耳闭塞感、听力下降、头痛、复视或颈上深部淋巴结肿大等症状,应尽早进行间接鼻咽镜或电子内镜检查,并行鼻咽部活检,同时还可进行EB病毒血清学、影像学等必要的检查,以明确诊断。必须注意,鼻咽原发癌灶可能在不影响鼻咽黏膜外观的情况下,向颅内侵犯。鼻咽部首次活检阴性或鼻咽黏膜外观正常并不能排除鼻咽癌。对鼻咽癌可疑患者,应注意密切随访,必要时应反复多次进行鼻咽部活检。鼻咽癌早期可出现颈淋巴结转移,因而常易误诊为淋巴结核、霍奇金病等。

【治疗】　鼻咽癌大部分为低分化鳞癌(98%),首选放射治疗。常采用^{60}钴或直线加速器高能放疗。在放疗期间可配合化疗、中医中药及免疫治疗,以防止远处转移,提高放疗敏感性和减轻放疗并发症。

三、扁桃体恶性肿瘤

扁桃体恶性肿瘤为口咽部常见恶性肿瘤,病因尚不清楚,可能与吸烟饮酒等因素有关。患者男多于女,以40～60岁者多见。病理组织学检查结果,肉瘤与癌比例约1∶1,以淋巴肉瘤及鳞癌多见。

【诊断依据】

1. 临床表现　早期多无自觉症状,可有咽部异物感或不适感,一侧咽痛,吞咽时较明显,多未引起重视。晚期咽痛加剧,引起同侧反射性耳痛、吞咽困难、讲话含糊不清、呼吸困难等。

2. 体征　一侧扁桃体肿大,肿物表面可有溃疡,不光滑或结节状隆起,触之较硬,易出血,扁桃体周围可有浸润,与周围组织粘连。同侧下颌角下方可触及肿大淋巴结,质硬不活动,无压痛。

【注意事项】　一侧急性扁桃体炎、扁桃体周围炎抗炎治疗效果不明显者,病程较长时,应考虑肿瘤的可能性。如为扁桃体恶性肿瘤时,触诊较硬,若为扁桃体炎症,则有触痛且较软。必要时可取活检确诊。

【治疗】

(1) 肿瘤限于扁桃体时,可行扁桃体切除或扩大切除手术,也可在加用术后放射治疗。

(2) 肉瘤及肿瘤已侵及邻近组织或有淋巴结转移者,应考虑诱导化疗加放疗的综合治疗。

四、咽旁肿瘤

发生于咽旁或侵犯咽旁间隙的肿瘤,以良性肿瘤多见。病理组织学分类包括涎腺混合瘤、神经鞘膜瘤、神经纤维瘤及神经节瘤、副神经节瘤。来自小涎腺的混合瘤及神经来源的肿瘤虽多属良性,生长缓慢,但可有恶变。恶变后则生长迅速,上达颅底,向下可向颈部间隙蔓延,应予重视。

【诊断依据】

1. 症状 患者有咽部异物感、阻塞感、发声不清或带鼻音，以及有咽下困难等症状。根据肿物侵犯部位可出现不同症状及体征，如肿物侵及鼻咽，发生耳鸣、听力减退或鼻塞、阻塞咽部，压迫喉部，可出现呼吸困难。当肿瘤侵入翼腭窝或位于下颌骨升支与颈椎间，即有张口困难，神经受累症状则出现较晚，如颈交感神经受累出现 Horner 征，迷走神经受累出现同侧声带麻痹、声音嘶哑；舌下神经受累侧伸舌偏向患侧。

2. 体征 检查可发现咽侧壁、下颌角附近部位膨隆，并可见颌下三角或腮腺部位隆起，该处黏膜及皮肤光滑无炎症表现。双手扪诊，肿块呈团块状移动。行神经系统检查，可有颈交感神经或脑神经受累之阳性体征。X 线检查，特别是 CT 扫描，得以清楚显示肿瘤部位，并可了解颅底骨质有无破坏和侵犯该部大血管与肿物的关系。通过病理检查可确定肿瘤的性质。但术前以穿刺抽吸涂片检查为妥，而术前切开采取活检的方法，因需切开肿瘤包膜，易导致粘连、术后穿孔，若临床诊断为良性肿瘤，可不必行术前病理活检，待手术完整切除肿瘤后再送活检。

【治疗】

(1) 颈旁间隙良性肿瘤，可经口腔和颈侧入路摘除肿物，颈外咽侧入路虽遗留瘢痕，但直视下可不伤及血管，避免大出血，更为安全可靠。

(2) 术前穿刺活检证实有恶变，或为肉瘤类肿物，可酌情采用放疗、化疗及手术的联合治疗。

(3) 对术后病理检查有恶变的肿瘤患者，可辅以术后放疗。

五、喉咽恶性肿瘤

原发于喉咽（下咽）的恶性肿瘤较少见，以鳞状上皮细胞癌多见。根据发生部位，可分为梨状窝癌、环状软骨后区癌（环后癌）及喉咽后壁癌，梨状窝癌较为多见。环后癌多发为女性，而梨状窝及喉咽后壁癌多见于男性，其原因不明，可能与过量烟酒及营养因素有关。

【诊断依据】

1. 症状 早期症状为咽喉异物感、不适感、吞咽不尽感，肿瘤增大表面发生溃烂时可引起吞咽疼痛。梨状窝侵犯的典型症状为吞咽痛向患侧耳部放射。进行性吞咽障碍及声音嘶哑、颈部肿块属中晚期症状，呼吸困难则为晚期表现。

2. 体征及实验室检查 间接喉镜可在梨状窝、环后、下咽后壁发现菜花样肿物，表面可有溃疡及坏死膜，喉部亦可侵犯，并可有声带固定。食管钡餐透视造影见梨状窝有钡剂充盈缺损，食管蠕动差。但因钡餐在食管入口难以停留，该处病变难以显示，需应用食管镜方能查明食管入口附近的病变。上消化道造影可有助于除外食管镜方能查明食管入口附近的病变。上消化道造影可有助于除外食管及为第二个原发癌的存在，以确定治疗方案。CT 可有助于了解喉支架有无破坏，协助确定肿瘤侵犯部位，范围及颈部淋巴结有无增大。

【治疗】

(1) T_1 病变可行手术切除，并可选择适当病例保留喉功能。

(2) 中晚期患者均应行计划性放疗合并手术治疗。

第十节　阻塞性睡眠呼吸暂停综合征

阻塞性睡眠呼吸暂停综合征一般是指成人于 7 小时的夜间睡眠时间内，至少有 30 次呼吸暂停，每次发作时，口、鼻气流停止流通至少 10 秒以上，或呼吸暂停指数大于 5。

【诊断依据】

1. 症状

(1) 阻塞性睡眠呼吸暂停综合征主要症状是睡眠打鼾并有呼吸暂停，在呼吸暂停时患者可突然被憋醒，突然坐起或有身体翻动、四肢乱动等现象，呼吸暂停后引起缺氧，严重者出现口唇发绀、脉搏不齐。

(2) 由于睡眠结构不合理，因而睡眠质量差。患者有晨起头痛、白天嗜睡、困倦乏力、记忆力减退、注意力不集中、睡眠遗尿和阳痿等症状。

(3) 长期持续发作的患者可并发高血压、心律失常、心肺功能衰竭。通过睡眠多导仪检测能够确诊。

2. 体征

(1) 患者有睡眠时打鼾、呼吸暂停及白天嗜睡三大症状。

(2) 耳鼻咽喉科检查发现阻塞部位及原因，其中包括必要的纤维鼻咽镜和喉镜以及 X 线检查。

(3) 7 小时睡眠中，10 秒以上的呼吸暂停达 30 次以上。

(4) 睡眠多导仪检查科做出准确的诊断。

【治疗】　在查明病因，明确诊断的基础上，选择针对性较强的治疗方法。一般分为保守治疗和手术治疗两种方法。

1. 保守治疗

(1) 一般治疗：体重超重 20%以上的患者应该减肥，避免饮酒、服用脑镇静剂等，以防加重上呼吸道阻塞的因素，睡眠姿势调整，尽量采用侧卧，以减少舌根后缀，减轻呼吸暂停症状。

(2) 鼻面罩正压持续通气治疗：睡眠时通过密闭的面罩将正压空气送入气道，空气流速调至 100L/min，压力维持在 4～20cmH_2O。

2. 手术治疗　根据阻塞部位及病因做手术治疗。

(1) 鼻部疾病：做鼻息肉摘除、鼻甲部分切除、鼻中隔矫正等。

(2) 咽部疾病：做增殖体切除、扁桃体摘除，若为腭咽狭窄做腭咽成形术。

(3) 采用激光、低温等离子治疗。

（王　云）

第二十三章　喉部疾病诊疗常规

第一节　喉先天性畸形

一、先天性喉蹼

【概述】　先天性喉蹼为胚胎发育时期喉腔发育不全而产生在喉腔内的膜状物。可分为声门上喉蹼、声门喉蹼及声门下喉蹼，多数为声门喉蹼，少数发生于声门下，发生于声门上者罕见。大多数将声门的前 1/3～2/3 封闭。喉蹼为一纤维组织膜，上下均覆盖上皮，其厚薄亦因人而异。

【临床表现】

(1) 小喉蹼可无任何症状。

(2) 中等大喉蹼可引起声音嘶哑、喉喘鸣、呼吸困难及三凹征。

(3) 大喉蹼可引起新生儿窒息，甚至死亡。

(4) 成人和儿童喉蹼一般皆无明显症状，偶有声嘶或发声易疲劳，剧烈活动时感到呼吸不畅。

【诊断依据】

(1) 临床表现。

(2) 喉镜检查：儿童或成人喉蹼可用间接喉镜或纤维喉镜检查诊断，新生儿和婴幼儿必须用直接喉镜检查诊断。喉腔前部有膜状蹼，呈白色或淡红色，吸气时拉平，哭或发声时蹼向下隐藏或向上突起如声门肿物。

【治疗方案及原则】

(1) 新生儿先天性喉蹼引起窒息者，立即做直接喉镜检查，确诊后插入支气管镜，达到急救和扩张的作用。扩张后多不再复发，可获得满意的呼吸和发声功能。

(2) 婴幼儿喉蹼尚未完全纤维化，治疗后可不再复发，故一经确诊，不论是否有呼吸困难，均应尽早行直接喉镜下喉扩张术。

(3) 较大儿童及成人喉蹼已纤维化，组织较厚，需做手术治疗。主要有激光切除术、直接喉镜下切开扩张术、喉蹼切除术、喉裂开切除喉蹼、喉模扩张术等。

二、先天性喉鸣

【概述】　先天性喉鸣又称喉软化症或喉软骨软化症，多为会厌卷曲和喉部组织软弱所致。吸气时内部负压使喉组织塌陷，喉入口呈一狭长裂缝，两侧杓会厌皱襞互相接近和颤动而发生喉鸣。可能与妊娠期营养不良，致使胎儿钙及其他电解质缺少或不平衡所致。此外，会厌大而软且过度后倾以及吸气时杓状软骨脱垂，均可引起先天性喉鸣。

【临床表现】

(1) 吸气时喉喘鸣，声音不一，呈震颤声、咝咝声或喔喔声。

(2) 呼吸困难，吸气时三凹征。

(3) 症状多在生后出现，持续性或间歇性。

(4) 安静或睡眠时症状轻，活动或哭闹时症状加重。

(5) 患儿一般情况良好,哭声及咳嗽声正常,无嘶哑现象。

【治疗方案及原则】

1. 全身支持疗法 适用于症状轻者。2 岁以前喉鸣多可自行消失。

2. 手术治疗

(1) 气管切开术。

(2) 会厌部分切除术:适用于会厌过大、过软的病例。

(3) 过度后倾的会厌:舌根及会厌舌面下 2/3 黏膜剥离术。

(4) 激光声门上成型术。

第二节 喉 损 伤

一、开放性喉外伤

【概述】 开放性喉外伤包括喉切伤、刺伤、裂伤等。常见于各种武器伤、爆破现场及工作车间的工伤、交通事故伤或殴斗、自刎的锐器伤等。

【临床表现】

(1) 出血多来自喉动脉、面动脉舌下支、甲状腺动脉或甲状腺组织,出血常较严重,易发生休克。穿通喉腔者,若颈动脉、颈静脉被切断破裂,可立即死亡。

(2) 皮下气肿。

(3) 呼吸困难软骨骨折、黏膜出血肿胀、血液流入下呼吸道、纵隔气肿、气胸等引起。

(4) 声嘶损伤声带或喉返神经引起。

(5) 吞咽困难若穿通咽部、梨状窝或食管上端,发生唾液外漏,则吞咽更为困难。

【治疗方案及原则】

(1) 急救措施控制出血,解除呼吸困难,预防和抢救休克。

(2) 清创修复术中应注意咽部及食管瘘孔的缝合、软骨骨折复位。软骨支架明显损伤者,应在喉腔内放置喉模扩张。

(3) 术后处理应用抗生素和激素、破伤风抗毒素,鼻饲饮食,保持气道通畅。

二、闭合性喉外伤

【概述】 闭合性喉外伤系指挫伤、挤压伤和扼伤,通常称为“喉挫伤”。闭合性喉损伤的预后视损伤的轻重、部位和就诊时间而定。就诊早、治疗及时、方法得当,预后好;仅有软骨骨折而无错位者,预后较好;有骨折和错位,特别是环状软骨受累者,预后差。

【临床表现】

(1) 喉部疼痛,咀嚼及吞咽时加重。

(2) 颈部皮肤出现红肿、瘀斑,喉部肿胀,压痛明显,有时可出现皮下气肿。

(3) 声音嘶哑。

(4) 咯血。

(5) 吸入性呼吸困难。

(6) 重者喉黏膜、软骨膜可有撕裂,喉软骨移位、骨折,关节脱位等。软骨挫伤以甲状软骨居多。

(7) 严重挫伤若得不到及时和恰当的治疗,可导致窒息死亡或喉瘢痕狭窄。

【治疗方案及原则】

1. 保守疗法 卧床休息、头高位；噤声、噤食及鼻饲、雾化吸入、药物治疗。

2. 手术治疗

(1) 气管切开术：出现呼吸困难者，应及时做气管切开。

(2) 喉部探查：软骨复位术等。

三、喉化学伤和烧伤

【概述】 喉化学伤和烧伤常见原因：火灾时吸入烟雾及火焰；直接吸入或喷入热液、蒸汽与化学气体；误吞或吸入化学腐蚀剂（酸、碱、酚等）；化学武器，如芥子气、氯气等。

【临床表现】

(1) 轻度声门、声门以上损伤者。表现咽干、喉痛、口鼻渗出液多，吞咽困难和声音嘶哑等。鼻、口、咽喉部黏膜充血、水肿、苍白、水泡、出血、糜烂、伪膜与溃疡等。

(2) 中度损伤在气管隆突水平以上。有刺激性咳嗽、气促。肺部听诊呼吸音粗，有干啰音和哮鸣音。伤后数小时～2 天内可出现喉水肿，吸气性呼吸困难，甚至窒息。

(3) 重度损伤在支气管，甚至达肺泡。伤后立即或数小时内出现严重的吸气性呼吸困难，缺氧、烦躁、昏迷。早期即可出现肺水肿和呼吸衰竭。后期气道坏死黏膜脱落，引起肺不张和并发肺炎，脱落黏膜较大时可导致突然窒息。可遗留喉狭窄、气管支气管狭窄。

【治疗方案及原则】 吸入性损伤的治疗难度较大，应慎重处理，严密监护，随时做好抢救工作。

(1) 急救处理

1) 早期处理：热烫伤时，可冷开水漱口、口含冰块、颈部冷敷。强酸、强碱烧伤可选用相应的中和液漱口。

2) 全身治疗：伴有大面积烧伤者，需要补液抗休克治疗，同时要注意肺水肿的防治。

(2) 保持呼吸道通畅

1) 气管切开术。

2) 出现支气管痉挛时可给予解痉药。

3) 保持气道湿润：雾化吸入或给予化痰药水滴入。

(3) 控制感染抗生素、破伤风抗毒素。

(4) 支持治疗保证营养、水分、电解质和维生素的补充。

(5) 后遗症治疗。

四、气管插管喉损伤

【概述】 随着喉气管插管术在全身麻醉，以及 ICU、CCU、RCU 等重症病房抢救中的广泛应用，由此造成的喉插管损伤时有发生。其原因有：

(1) 直接损伤：插管技术不熟练、反复插管、操作粗暴等。

(2) 插管本身因素：插管直径、长短、弯曲度、质地及气囊压力等。

(3) 插管过多活动：摩擦损伤喉腔内黏膜。

(4) 插管时间过久。

(5) 合并喉部病变、胃食管反流综合征等。

【临床表现】

(1) 急性损伤后声带后部黏膜水肿、淤血、撕裂、浅表溃疡形成。

(2) 声带突溃疡槽、环状软骨溃疡。

(3) 环杓关节脱位。

(4) 穿破气管形成皮下气肿和颈部脓肿。

(5) 声音嘶哑、喉痛、咳嗽和痰中带血。

(6) 慢性期出现声带纤维性结节、杓状软骨间粘连、环杓关节固定、声带麻痹、后声门狭窄等。

【治疗方案及原则】

(1) 有溃疡与伪膜形成者,需用抗生素和类固醇激素治疗。少讲话,不要做屏气用力的动作。

(2) 喉镜下摘除肉芽肿者。

(3) 环杓关节脱位时,可行环杓关节拨动复位术。

(4) 熟练掌握插管技术。

(5) 选择不变形、表面光滑、无毒、口径长短合适的插管。

第三节 喉的感染性疾病

一、急性喉炎

【概述】 单纯急性喉炎为病毒与细菌感染所致。常是急性上呼吸道感染的一部分。冬春季节好发。常因受凉、疲劳、烟酒过度而发病,也与高声叫喊、用嗓过度或化学气体及粉尘吸入等职业因素有关。

【临床表现】

(1) 咽喉痒、痛、异物感。

(2) 干咳、声嘶,自觉讲话费力,可完全失声,很少有呼吸困难。

(3) 可伴急性上呼吸道感染症状。

(4) 喉黏膜急性充血、肿胀,声带呈粉红或深红色,有时可见有点状或条状淤血,表面有黏稠分泌物,运动多正常。

【诊断依据】

(1) 病史和临床表现。

(2) 应与急性声门下喉炎鉴别。该病多见于5岁以下儿童,犬吠样咳嗽,可有呼吸困难。过敏性喉水肿起病急,声嘶及呼吸困难明显,喉黏膜较苍白,水肿明显。

【治疗方案及原则】

(1) 严格噤声,使声带得到休息。

(2) 抗炎治疗可口服或注射抗生素。

(3) 激素用于症状重、声带肿胀明显的病例,一般口服即可。

(4) 药物雾化吸入。

(5) 中药治疗。

(6) 物理治疗。

二、慢性喉炎

【概述】 慢性喉炎与反复或持续对喉部的刺激有关,如用声过多或过度,鼻腔或鼻窦疾病引起喉部的长期受刺激,烟酒过度,长期吸入有害气体及粉尘以及反复的上呼吸道感染,急性喉炎未治愈等。

【临床表现】

(1) 声音嘶哑,发声疲劳,咽喉不适、疼痛、干咳,经常清咽。

(2) 喉黏膜弥漫性充血,声带表面小血管扩张,有黏稠分泌物附着。严重的病例黏膜明显肿胀、增生,声带呈圆柱状或息肉样变。

【诊断依据】

(1) 病史和临床表现。

(2) 喉镜检查。

【治疗方案及原则】

(1) 除去或减少刺激因素:噤声、限声、戒烟酒,使用正确的发声方法等。

(2) 超声雾化吸入。

(3) 喷喉剂、漱口液及口含片。

(4) 物理治疗。

三、急性会厌炎

【概述】 急性会厌炎是由细菌引起的会厌黏膜急性感染,主要致病菌为流感嗜血杆菌、葡萄球菌、链球菌和肺炎双球菌等,也可由于变态反应或物理、化学物质的刺激引起。由于会厌舌面黏膜松弛,炎症常局限于此。

【临床表现】

(1) 上呼吸道感染症状。

(2) 起病急骤,进展快。

(3) 突发严重咽痛,咽喉堵塞感。影响吞咽,流涎,典型鸭鸣音。

(4) 吸气性喉鸣,重者可有呼吸困难,甚至窒息、死亡。

(5) 会厌舌面充血、肿胀,或苍白、水肿,严重者呈半球状。

(6) 炎症可沿杓会厌皱襞波及杓状软骨及室带,甚至侵及咽侧壁。

【治疗方案及原则】

(1) 应用足量、有效的抗生素和激素。

(2) 超声雾化吸入。

(3) 关键在于密切观察病情。会厌水肿呈半球形者,即使就诊无呼吸困难,也可突然窒息死亡。因此,这类患者保守治疗数小时后,病情不见好转,也可考虑气管切开术。有呼吸困难者应及早手术。

(4) 当会厌脓肿形成时可在局麻下做切开排脓。

四、小儿急性喉炎

【概述】 小儿喉部有其解剖和生理特点:喉腔狭小;喉黏膜尤其是声门下黏膜下结缔组织松弛、淋巴丰富;喉软骨软弱;会厌后倾;喉部神经敏感;咳嗽功能不强;抵抗力和免疫力低下等。故当急性发炎时,常表现为声门下区显著水肿,容易发生呼吸困难和喉梗阻。6个月~3岁的婴幼儿容易得病,男孩比女孩多见,冬春季易发病。小儿急性喉炎大多由病毒引起,可以是急性传染病的合并症,在病毒感染的基础上,继发细菌感染。由于病情急、发展快,若不及时诊治,可危及生命。

【临床表现】

(1) 上呼吸道感染或急性传染病,如流感、麻疹、猩红热等病史。也可突然发病。

(2) 轻者仅在哭闹时出现喉鸣、吸气性呼吸困难及三凹征。

(3) 重者安静时即有呼吸困难并伴有缺氧表现,烦躁不安、口唇、四肢发绀等,若不及时治疗,最后产生呼吸循环衰竭死亡。

【诊断依据】

(1) 病史及典型症状。

(2) 直接喉镜或纤维喉镜检查:喉黏膜弥漫性充血肿胀,声门下黏膜肿胀向中间突出,声门下成一狭窄裂缝。

(3) 注意患儿呼吸困难和缺氧程度以及全身情况,及时行气管切开术。

(4) 鉴别诊断:急性喉气管支气管炎,急性会厌炎,喉、气管异物等。

(5) 影像学检查。

【治疗方案及原则】

(1) 抗生素及激素。

(2) 吸氧。

(3) 适当使用镇静剂。

(4) 保持呼吸道通畅。

(5) 直接喉镜或纤维喉镜下吸痰。

(6) 气管切开术。

五、急性喉气管支气管炎

【概述】 急性喉气管支气管炎是一种喉、气管、支气管黏膜的急性感染性疾病,多见于 5 岁以下的男性儿童,以 2 岁左右婴幼儿发病率最高,常在病毒感染的基础上发生细菌继发感染,好发于冬季,在呼吸道传染病流行期,其发病率更高。

【临床表现】

(1) 多在夜间急性发作。

(2) 先有上呼吸道感染症状,而后出现犬吠样干咳、声嘶、喉鸣及呼吸困难。

(3) 病情进行性恶化,呼吸困难进行性加重,吸气性三凹征、缺氧、发绀,最终病人衰竭、死亡。

【诊断依据】

(1) 详细了解病史和症状。

(2) 喉镜及支气管镜检查:声门下极度肿胀、狭窄,气管及支气管黏膜充血肿胀,管腔内有胶状黏稠分泌物,甚至有伪膜形成。

(3) 肺部听诊:肺呼吸音减低,有干啰音。

(4) 胸部 X 线检查:支气管纹理变粗,有点片状阴影。

(5) 鉴别诊断:急性会厌炎、急性喉炎、支气管异物、支气管哮喘等。

【治疗方案及原则】

(1) 保持呼吸道畅通,尽量吸出咽喉部分泌物,吸氧,并保持屋内的温度和湿度。

(2) 气管插管术:紧急情况下,做气管插管或气管镜插入,吸出黏稠分泌物或取出伪膜。

(3) 气管切开术。

(4) 抗生素及激素治疗。

(5) 支持疗法:补充营养、水分和各种电解质以及维生素,防止脱水、酸中毒等。

(6) 中药治疗:消炎、祛痰。

六、喉 结 核

【概述】 近年来,肺结核及其他部位的结核发病率有明显增加趋势。发病年龄段由青年移向中老年。咽喉部结核临床特点也有所改变。由以前的喉后部、虫蚀样溃疡为特征,转变为以局限性或弥漫性黏膜水肿为主要改变。误诊率高。上述改变与滥用抗生素细菌耐药、空气污染、人口流动等有关。

【临床表现】

(1) 早期咽喉不适、灼热、发干,可有刺激性咳嗽。

(2) 声嘶,表现为音调低沉或完全失声。

(3) 咽喉疼痛,吞咽时加剧,进食困难。

(4) 少数病人可有呼吸困难或窒息。

(5) 活动性结核的全身症状:发热、咳嗽、胸痛、咳痰带血、消瘦等。

(6) 喉结核可发生局部浸润、溃疡形成、结核性肉芽肿或称结核瘤,也可以产生喉软骨膜炎、喉水肿。

(7) 喉结核好发部位有所改变。

【诊断依据】

(1) 病史。

(2) 临床表现:声嘶及吞咽痛多见。

(3) 间接喉镜或纤维喉镜检查。

(4) 肺部检查。

(5) 病理检查:常规检查、PCR 等。

(6) 结核菌素皮肤试验。

(7) 鉴别诊断:结核瘤要注意与喉癌鉴别,有时可同时存在两种疾病。喉结核还应与息肉、Wegener 肉芽肿、硬结病、结节病、真菌病和喉梅毒等做鉴别。

【治疗方案及原则】

1. 喉结核确诊后 若合并肺结核,通常建议患者去结核专科医院治疗,喉科医师协同检查、治疗和随访。

2. 全身治疗 积极治疗结核病及增强机体抵抗力,有利于喉结核的痊愈。

(1) 抗结核药的应用:异烟肼、对氨水杨酸钠、利福平、链霉素、乙胺丁醇、吡嗪酰胺。

(2) 支持疗法:禁烟酒、改善营养、注意休息。

3. 局部治疗

(1) 严格噤声,使喉部充分休息。

(2) 药物蒸气或雾化吸入。

(3) 局部止痛。

(4) 中药治疗。

4. 手术治疗

(1) 气管切开术:适用于有明显呼吸困难者。

(2) 其他手术:如瘢痕切除、放置 T 形管、全喉切除等。

第四节 喉良性肿物

一、会厌囊肿

【概述】 黏液腺管阻塞导致黏液潴留所形成的喉黏液囊肿。为先天腺管畸形或后天炎症刺激引起。

【临床表现】

(1) 囊肿小时常无自觉症状,少数有异物感。

(2) 囊肿大时,可有声嘶、咳嗽、喉阻塞感。囊肿过大时,引起呼吸困难。

(3) 有继发感染时,可出现疼痛,形成脓囊肿。

(4) 囊肿多位于会厌舌面。

【诊断依据】

(1) 病史采集。

(2) 间接喉镜和纤维喉镜检查可发现病变。囊肿多位于舌面,呈淡红色或淡黄色,表面光滑、半透明。穿刺可吸出乳白色或棕褐色液体。

(3) 病理检查。

【治疗方案及原则】

(1) 小囊肿无症状时,可定期观察。

(2) 囊肿较大时,支撑喉镜或直达喉镜下咬除或激光切除囊肿。

二、喉乳头状瘤

【概述】 喉乳头状瘤是喉部常见的良性肿瘤。可发生于任何年龄。10岁以下儿童更为常见,较成人生长快且易复发。但随着年龄的增长有自限性。成人乳突状瘤可发生恶变。喉乳头状瘤的病因尚不清楚。与人类乳突状瘤病毒感染关系密切。与内分泌改变也有一定关系。喉乳头状瘤为来自上皮组织的肿瘤,由多层鳞状上皮及其下的结缔组织向表面作乳头状生长。

【临床表现】

(1) 发展缓慢,常见症状为声嘶。

(2) 肿瘤大者,可引起咳嗽、喘鸣及呼吸困难。

(3) 喉镜检查:肿瘤呈苍白、淡红或暗红色。表面呈桑葚状或粗糙不平如绒毛。单发者多见于成人,好发于一侧声带边缘或声带前联合,也有两侧均受累者。多发者多见于儿童,可生长于声带、室带、喉室等处。可扩展至声门下、气管、支气管中。

(4) 治疗后极易复发。

【诊断依据】

(1) 病史采集。

(2) 喉镜检查。

(3) 病理确诊。

【治疗方案及原则】

(1) 手术治疗:支撑喉镜下手术切除或激光切除肿瘤,保持呼吸道通畅。对于范围广,多次复发,侵犯黏膜下层的多发肿瘤,可行喉裂开术。已有恶性病变者按喉癌治疗原则处理。

(2) 尽可能不行气管切开术,避免瘤细胞种植于气管造口周围。

(3) 免疫疗法可试行干扰素治疗。

三、声带小结

【概述】 引起慢性喉炎的各种病因均可引起本病，尤其是长期用声过度或用声不当者易发生此病，如歌唱者、教师、售货员等。

【临床表现】

1. 声音嘶哑 早期发声易疲劳和间歇性声嘶。

2. 喉镜检查 声带游离缘前、中 1/3 交界处白色隆起，可呈局限性小隆起，也可呈广基梭形增厚。

【诊断依据】

(1) 病史和临床表现。

(2) 病理检查。

【治疗方案及原则】

(1) 声带休息：早期小结经声休后可消失或变小。

(2) 药物治疗：雾化吸入及中药治疗。

(3) 手术切除：较大的小结或经声休及药物治疗无效者可行手术切除或激光切除。

(4) 发声训练。

四、声带息肉

【临床表现】

(1) 声嘶为主要症状。

(2) 喉镜检查：声带边缘前中 1/3 交界处有表面光滑、半透明、带蒂的或基底较宽的新生物，可发生于一侧或两侧，色灰白或淡红，偶有紫红色，大小不一。

【诊断依据】 据病史和喉镜检查可做出临床诊断，确诊需病理检查。

【治疗方案及原则】 在间接、直接、纤维喉镜或支撑喉镜下切除，或激光切除息肉。切除物送病理检查。

第五节 喉癌前病变

【概述】 喉癌前病变是指一类比正常黏膜更易发生癌变的喉黏膜疾病，包括喉角化病、喉黏膜白斑病、喉厚皮病、成人喉乳头状瘤等。

【临床表现】

(1) 声音嘶哑。

(2) 喉镜检查

1) 喉黏膜白斑：声带表面可见平整的白色斑片状隆起。

2) 喉角化病：声带表面可见多数小点状白色角状突起。

3) 喉厚皮病：双侧声带后端及杓状软骨间黏膜增生、质硬而无溃疡。

(3) 容易癌变。

【治疗方案及原则】

(1) 喉镜下切除病变。

(2) 定期随诊、观察。必要时多次活检。

第六节 喉部恶性肿瘤

【概述】 喉部恶性肿瘤以鳞状细胞癌最为多见，约占90%，其次为腺癌、基底细胞癌、低分化癌、淋巴肉瘤、纤维肉瘤、恶性淋巴瘤等。40～60岁男性多见。与吸烟、饮酒、空气污染、病毒感染等有关。据肿瘤部位分声门型喉癌、声门上型喉癌、声门下型喉癌、跨声门型喉癌。

【临床表现】

(1) 声门型喉癌声嘶为主要症状，多为持续渐进性，严重可出现呼吸困难。

(2) 声门上型喉癌：早期症状不明显，可有咽异物感、咽痛等。晚期可有声嘶、痰中带血和呼吸困难。该型喉癌易发生颈淋巴结转移。

(3) 声门下型喉癌：早期无症状，随肿瘤发展可出现刺激性咳嗽、呼吸困难、声嘶。

(4) 跨声门癌可能为原发于喉室的恶性肿瘤。早期无症状，易漏诊。随后可出现声嘶、呼吸困难、颈淋巴结转移。

【诊断依据】

(1) 病史、烟酒嗜好。

(2) 喉镜检查。

(3) 颈部触诊：详细检查记录颈部淋巴结大小、活动度、与周围的关系。

(4) 影像学检查：喉侧位X线片、喉体层片，颈部CT、MRI检查，胸正、侧位片。

(5) 病理检查。

(6) 喉癌的分区、分型和分级：根据肿瘤的生长范围和扩散程度，按国际抗癌协会TNM分类标准进行。

(7) 鉴别诊断：注意与喉结核、喉乳头状瘤、喉淀粉样变及喉癌前病变等相鉴别。

【治疗方案及原则】

(1) 手术治疗根据肿瘤TNM分期的不同，选择不同的喉部手术术式和颈淋巴切除术式。包括：喉显微手术及激光手术、声带切除术、垂直部分喉切除术、额侧部分喉切除术、水平部分喉切除术、垂直部分喉切除术、近全喉切除术、全喉切除术；区域性颈淋巴清扫术、改良颈淋巴清扫术、根治性颈淋巴清扫术等。

(2) 放射治疗：根据肿瘤不同的原发部位、范围及手术情况可选择单纯放疗，术前、术后放疗。

(3) 其他：姑息性化疗；免疫学治疗。

第七节 喉梗阻

【概述】 因喉部或其邻近组织的病变，使喉部通道发生狭窄或阻塞，引起呼吸困难者，称喉梗阻，它不是一种独立的疾病，而是一个症状。如不速治可引起窒息死亡。

【临床表现】

(1) 吸气性呼吸困难。

(2) 吸气性喘鸣。喘鸣声的大小与阻塞程度有关，阻塞越重，喘鸣声越响。

(3) 吸气性软组织凹陷。表现在胸骨上窝，锁骨上、下窝，胸骨剑突下，肋间隙的吸气性凹陷，为四凹征。

(4) 声嘶：为一常见而非必有的症状。

(5) 缺氧症状：烦躁坐卧不安、面色苍白，出冷汗。

(6) 心肺功能衰竭,甚至死亡。

【诊断依据】

(1) 典型病史、症状及体征。

(2) 判明呼吸程度:按呼吸困难分为四度。

Ⅰ度:安静时无呼吸困难。活动或哭闹时有轻度呼吸困难。

Ⅱ度:活动时有轻度吸气性呼吸困难。

Ⅲ度:吸气性呼吸困难明显,喘鸣声较响,三凹征、四凹征显著。出现烦躁不安,不易入睡,不愿进食等现象。

Ⅳ度:呼吸极度困难。坐卧不安,手足乱动,出冷汗,面色苍白或发绀等明显缺氧征象。最后昏迷,大小便失禁,窒息以致呼吸心跳停止。

(3) 病因诊断:轻者可行喉镜等检查喉部声门情况,重者则应先急救解除喉梗阻后再行检查,明确病因。

(4) 鉴别诊断:应与支气管哮喘、支气管肿瘤、气管支气管炎等引起的呼气性、混合性呼吸困难相鉴别。

【治疗方案及原则】

(1) 呼吸困难的程度是选择治疗的主要依据,同时结合病因和患者的一般情况,耐受缺氧的能力等全面考虑。

(2) 气管切开术:Ⅰ度和Ⅱ度呼吸困难需先明确病因,针对病因积极治疗。一般不急于做气管切开术。但若为恶性疾病,或良性疾病治疗效果不好,呼吸困难加重则应行本手术。Ⅲ度和Ⅳ度呼吸困难者,应尽快手术。

第八节 喉的运动及感觉障碍

一、喉 麻 痹

【概述】 喉麻痹是指支配喉的运动神经损害所引起的声带运动障碍。喉返神经支配除环甲肌以外的喉内肌。当其损害时,随病程进展依次出现外展肌麻痹、声带张肌麻痹、内收肌麻痹。喉上神经支配环甲肌,很少单独出现麻痹。可由中枢性或周围性病变引起。周围性病变引起者多见,因迷走神经和喉返神经在左侧行径长,易发生左侧喉麻痹。多由外伤、肿瘤、炎症等因素使神经损害,发生喉麻痹。

【临床表现】

1. 喉返神经麻痹 最常见。以左侧麻痹居多。

(1) 单侧不完全麻痹:症状不明显,可有短暂声嘶。因外展肌麻痹,病侧声带居旁正中位不能外展。但发声时仍能内收,声门闭合。

(2) 单侧完全性麻痹:声音嘶哑,发音短促、漏气。因外展肌和内收肌均麻痹,患侧声带固定于旁正中位,发声时不能内收。无呼吸困难。后期健侧声带出现代偿,内收时超越中线,靠拢患侧,发音好转。

(3) 双侧不完全麻痹:双侧声带均不能外展引起喉阻塞呼吸困难,声嘶不明显。双声带均于旁正中位,其间有小裂隙。发声时仍可闭合。

(4) 双侧完全麻痹:双侧声带居旁正中位,边缘松弛,不能闭合和外展。发声嘶哑无力,不能持久。

2. 喉上神经麻痹 环甲肌麻痹致声带张力丧失,声带松弛。发音低沉,粗而弱。前连合偏向健侧。后连合偏向患侧。声带边缘呈波浪形,外展、内收正常。双侧麻痹时喉感觉丧失引起误吸。

3. 混合型麻痹 喉返神经和喉上神经完全麻痹时,声嘶明显,患侧声带居中间位。不完全麻痹时,声带居旁正中位。

【诊断依据】

(1) 根据病史、体征及喉镜检查即可诊断。

(2) 病因诊断:积极查找病因,加以相应的治疗。

【治疗方案及原则】

1. 单侧麻痹 发声训练、维生素B族、激素等药物保守治疗;声带代偿不良者可予自体脂肪等声带黏膜下注射,甲状腺成型术。

2. 双侧麻痹 出现呼吸困难需手术治疗,如气管切开术、声带外展固定术、杓状软骨切除术等。

3. 喉运动神经重建 如神经吻合术、神经肌带移植术等。

二、喉 痉 挛

(一) 成人喉痉挛

【临床表现】

(1) 发作性呼吸困难,吸气粗长伴喘鸣,呼气呈断续的犬吠声,持续时间短,常在深吸气后发作,终止呼吸如常。

(2) 痉挛性咳嗽:一种短促、哮吼性或炸裂性咳嗽,无痰及声嘶。喉部检查无阳性发现。

(3) 痉挛性失声:发生于刚欲说话或正在说话时,突然失声。停止说话,痉挛即止。喉镜检查声带紧张呈内收位,发声时声门紧闭或不规则运动。

(4) 喉晕厥:发作时先咳嗽,继而出现喉痉挛。病人因缺氧而晕倒,片刻清醒。

【诊断依据】

(1) 临床表现。

(2) 病因诊断:发病间歇进行,查明病因予以治疗。

【治疗方案及原则】

1. 保守治疗 对精神因素引起者,讲明情况,对症治疗,治疗病因。

2. 手术治疗 器质性疾病除病因治疗外可考虑气管切开,以防窒息。

(二) 小儿喉痉挛

【临床表现】

(1) 夜间突发呼吸困难,吸气时有喉鸣音,面色发绀,惊恐不安。持续时间短,在呼吸最困难时,做一次深呼吸即可缓解。患儿入睡,呼吸如常。

(2) 无声音嘶哑。

(3) 喉镜检查无异常发现。

【诊断依据】

(1) 病史和临床表现。

(2) 与呼吸道异物、咽白喉等相鉴别。

【治疗方案及原则】

(1) 发作时松解衣服,击拍臀部等可使痉挛消退。

(2) 改善病儿健康及营养状况。

第九节 喉 水 肿

【概述】 喉水肿为喉部松弛部位如会厌、杓状会厌襞等处的黏膜下组织液浸润。分感染性疾病和非感染性疾病。感染性喉水肿的渗出液因有细菌作用，为浆液脓性；非感染性喉水肿之渗出液为浆液性。喉水肿发病迅速，特别是变态反应性、血管神经性者发展更快，可很快出现呼吸困难，甚至窒息死亡。

一、变态反应性喉水肿

【临床表现】

(1) 发病急骤，多无先兆。初起喉痒、刺激性咳嗽、无痰、堵塞感。

(2) 迅即出现胸闷、声嘶、喉鸣鸭鸣音、吸气性呼吸困难，甚至窒息死亡。

(3) 喉镜检查见喉黏膜苍白、水肿，表面有浆液性渗出物。严重时声带运动障碍，出现三凹征。

【治疗方案及原则】

(1) 全身和局部应用糖皮质激素和副肾上腺素，减轻水肿。

(2) 吸氧，做好气管切开准备。

(3) 阻塞严重即行气管切开。

二、遗传性血管神经性喉水肿

【概述】 遗传性血管性喉水肿为一种遗传性补体缺陷病，又称遗传性C抑制物缺乏症。为常染色体显性遗传，可连续几代发病。轻微外伤、感冒、劳累，咽喉、口腔检查和手术等诱因作用下反复发作喉水肿。死亡率很高。

【临床表现】

(1) 发病急骤，多无先兆。

(2) 迅即出现胸闷、咳嗽、声嘶、喉鸣、吸气性呼吸困难等。

(3) 反复发作患者常有多次喉水肿病史。水肿持续2～3天后可自行消退。

(4) 不痛不痒。抗组胺药物和皮质激素治疗无效。

(5) 喉镜检查见喉黏膜苍白、水肿，表面有浆液性渗出物可累及舌体、腭垂及软腭。严重时声带运动障碍，出现三凹征。

(6) 其他部位症状：四肢或躯干频发非可凹性水肿常是喉水肿先兆。可伴肠黏膜水肿引起腹痛、腹泻等胃肠道症状。

【诊断依据】

(1) 根据家族史、病史、临床表现及喉镜检查诊断可得出。

(2) 查出喉水肿之病因，进行针对性治疗。

【治疗方案及原则】

(1) 吸氧，做好气管切开准备。

(2) 激素和抗组胺药无效。

(3) 丹那唑(danajol)治疗有效。开始用突击量600mg/d，2～4周。然后根据具体情况调整。

(4) 有发作史患者，拔牙以及其他咽喉部检查和手术前2周应用丹那唑200mg，每日3次。

第十节　慢性误吸

【概述】 慢性误吸是由于喉保护功能障碍引起。唾液、流质或固体食物及胃内容物等进入声带水平以下气道。引起一系列严重并发症,甚至死亡。最常见的原因是脑卒中昏迷等中枢神经系统疾病。

【临床表现】

(1) 气管痉挛、气管梗阻、呼吸困难、气管支气管炎、肺炎、肺脓肿等。

(2) 原发病表现。

【治疗方案及原则】

1. 保守治疗　适用于轻症患者。包括改变头位、控制呼吸、吞咽后咳嗽等吞咽训练。还可改变食物的性质和形状。

2. 辅助性手术治疗　鼻饲或胃造瘘术、气管切开术、关闭声门手术、环咽肌切开术等。

3. 彻底手术治疗　小范围喉切除术、软骨膜下环状软骨切除术、部分环状软骨切除术、喉内置模术、气管食管转向吻合术和喉气管分隔术。

(温海涛)

第二十四章　气管食管疾病诊疗常规

第一节　气管支气管异物

【概述】 气管、支气管异物多发生于5岁以下儿童，偶见于成人。植物性异物最常见，如花生米、各种瓜子、豆类等；另外，有铁钉、大头针等金属类，塑料笔帽等化学制品类以及鱼刺、鸡骨等生物类异物。近年来不断出现因误吸果冻异物，引起死亡者。

异物停留部位与异物的性质、形状及气管、支气管解剖特点有关。光滑圆润异物常在气管内随呼吸上下活动；较细小或有棱角异物易嵌顿于支气管内，一般右侧发病率多于左侧。

【临床表现】

(1) 异物侵入后立即引起剧烈呛咳，出现憋气和呼吸困难。严重者因气道阻塞或喉痉挛而窒息死亡。

(2) 小异物黏附于气管、支气管壁长期滞留，反复发作肺部感染。

(3) 因肺炎、肺不张、肺气肿、气胸、纵隔气肿等并发症引起呼吸困难和肺部感染。

【诊断依据】

(1) 多具有典型的异物吸入史。

(2) 少数顽固性咳嗽、发热，伴肺内固定炎性表现，尤其是儿童患者，即使缺乏明确的异物吸入史也应该想到异物的可能。

(3) 活动的气管异物可闻及拍击音。

(4) 肺部可闻及干、湿性啰音。

(5) 异物完全阻塞支气管时，出现肺不张。呼吸音减弱。

(6) 异物不完全阻塞支气管时，出现肺气肿。叩诊鼓音。

(7) X线检查可发现纵隔摆动、阻塞性肺气肿和肺不张。可直接看到不透光异物影像。

【治疗方案及原则】

(1) 极少数患者自行咳出异物。

(2) 除少数全身情况欠佳或并发症严重暂不能手术者外，应尽早取出异物。

(3) 直接喉镜下"守株待兔"法仅适用于部分活动的气管异物。

(4) 硬质支气管镜下异物取出术，是主要的治疗手段。

(5) 纤维支气管镜异物取出术，适用于部分支气管深部的细小异物。

(6) 气管切开异物取出术，适宜巨大或特殊形状的嵌顿性异物，不能用上述方法取出者。

(7) 多次经支气管镜未能取出异物，或取出异物有可能造成致命性损伤者，应开胸取出异物。

第二节　呼吸功能失常与下呼吸道分泌物潴留

【概述】 呼吸运动是在呼吸中枢及大脑皮质的支配下完成的，又受胸廓及肺扩张刺激产生的传入冲动和化学感受器的调节。维持正常的呼吸功能主要依靠有节律的呼吸运动、呼吸道通畅、肺血循环和肺泡气体交换功能的完整。任何环节发生障碍，都可引起呼吸功能失常。

【临床表现】

1. 呼吸困难　无喉鸣及四凹症，表现为呼吸频率和深度的改变。呼吸、循环系统疾病引起的为呼吸频率加快，中枢神经系统疾病颅内压增高时，呼吸变慢，多发性神经根炎时，呼吸变浅。

2. 缺氧及二氧化碳蓄积的症状　心率加快，心搏出量增多，肺循环阻力增加，可致右心衰竭。

3. 动脉血血气分析　血氧分压降低，二氧化碳分压升高，或血 pH 降低。

【诊断依据】　根据典型临床表现及实验室检查即可诊断。

【治疗】

1. 一般治疗

(1) 吸氧。

(2) 抗生素控制感染。

(3) 纠正酸碱失衡及电解质紊乱。

2. 保持呼吸道通畅

(1) 雾化吸入，给予化痰及改善呼吸道黏膜黏液纤毛运载系统功能的药物，以促进下呼吸道分泌物的排出。

(2) 用纤维支气管镜吸除下呼吸道分泌物。病情严重且分泌物较多的患者，最好采用气管切开术。

(3) 气管切开术：便于吸除下呼吸道分泌物，有利于气体交换；减少呼吸道无效腔，增加有效气体交换量；便于施行人工呼吸和给氧；降低呼吸道阻力减轻患者呼吸时体力消耗和耗氧量。

第三节　食管异物

【概述】　食管异物的发生与年龄、性别、饮食习惯、精神状态及食管是否存在疾病等诸多因素有关。儿童多因口含玩物误吞下引起；成人一般进食匆忙，注意力不集中所致；老人由于牙齿脱落或使用义齿、口腔黏膜感觉迟钝造成异物误咽。另外也可见于全麻、酗酒、昏迷、精神病患者以及一些自杀者。

异物种类繁多，较常见的有动物性的鱼刺、鸡骨，植物性的枣核，金属类的硬币和化学合成类的义齿等。异物多嵌顿在食管生理性狭窄部位，发生率从上到下依次减少。最常见于食管入口，其次为食管第二狭窄部位，发生于下段者较少见。

【临床表现】

1. 吞咽疼痛　因异物性质、部位、时间的不同而表现为不同的程度，也与患者的反应性有关。

2. 吞咽困难　上段异物更明显，严重者可滴水不进，并有流涎症状。

3. 呼吸道症状　较大异物压迫气管后壁出现呼吸困难，多发生于小儿，严重者有窒息之虞。

4. 并发症　食管穿孔、颈部皮下气肿及纵隔气肿、颈部脓肿、食管周围脓肿及纵隔脓肿、大血管破溃、气管食管瘘等。

【诊断依据】

(1) 详细了解异物进入的过程，包括异物的性质、形状、大小、停留时间。

(2) 间接喉镜检查：上段异物可见梨状窝积液。

(3) 食管 X 线检查：X 线显影者可直接发现异物征象，不显影者行棉絮钡剂检查。

(4) 食管镜检查：既是治疗手段又是检查方法。

【治疗方案及原则】

1. 食管镜下异物取出术　选择性应用硬质食管镜或纤维食管镜。成人一般局麻下进行，儿童或成人难取出的异物可在全麻下进行，也有儿童采用无麻。

2. 颈侧切开异物取出术　适用于嵌顿于食管入口处的尖锐异物，食管镜取出失败者。

3. 开胸手术 经多次食管镜检查未能取出，或取出异物有困难造成严重损伤的，位于中、下段的异物。

4. 术后 禁食24～48小时，并用抗生素治疗。

第四节 食管腐蚀伤

【概述】 误吞或有意吞服腐蚀剂引起的食管损害称为食管腐蚀伤。常见腐蚀剂有酸性和碱性两大类。强酸类如硫酸、盐酸、硝酸等；碱性类如氢氧化钠、氢氧化钾、碳酸氢钠等。碱性物质腐蚀程度较酸性物质严重。食管腐蚀伤按其损伤程度分为3度：

Ⅰ度：病变局限于黏膜层。黏膜表层充血肿胀，坏死脱落。创面愈合后，不留瘢痕狭窄。

Ⅱ度：病变深达肌层。局部溃疡形成，以后常形成瘢痕而致食管狭窄。

Ⅲ度：食管壁全层受损，并累及食管周围组织，可发生食管穿孔及纵隔炎等。

【临床表现】

1. 急性期 1～2周。腐蚀剂吞入后，立即出现口、咽、胸骨后或背部疼痛、吞咽困难。常伴有唾液外溢、恶心等。若腐蚀累及喉部，出现黏膜水肿，可出现声嘶和喉阻塞症状。病情严重者可出现发热、脱水、昏睡或休克等症状。

2. 缓解期 受伤1～2周后，全身一般情况开始好转，创面逐渐愈合，疼痛及吞咽困难缓解，饮食逐渐恢复正常，轻伤者2～3周可愈合。

3. 狭窄期 3～4周以后，再度出现吞咽困难，逐渐加重，轻者可进流食，重者滴水不进，出现脱水及营养不良等全身症状。

【诊断依据】

(1) 详细询问病史：包括腐蚀剂的性质、浓度、剂量及吞服时间。

(2) 口腔及咽喉部检查。

(3) 影像学检查：消化道造影。严重的腐蚀伤可引起胃甚至十二指肠瘢痕后挛缩。

(4) 食管镜及纤维食管镜检查：应在急性期后进行，避免食管穿孔。

【治疗方案及原则】

1. 急性期

(1) 伤后立即服用中和剂。常用的弱酸性液如食醋、橘汁、柠檬汁等。弱碱性液如氢氧化铝凝胶、氧化镁乳剂等。然后服用牛奶、蛋清、植物油等。

(2) 应用抗生素。

(3) 急性期应用糖皮质激素。

(4) 喉阻塞症状明显时，应行气管切开术。

2. 缓解期

(1) 根据病情决定是否维持以上治疗。

(2) 有食管狭窄可能者插入鼻饲管。

3. 瘢痕期

(1) 狭窄较轻、范围较局限，可在电子纤维食管镜或硬质食管镜下定期行食管扩张术。

(2) 狭窄较重、范围广，尤其是儿童患者，可在胃造瘘后行食管逆行扩张术。

(3) 完全狭窄者：①胃造瘘术；②行狭窄段食管切除端端吻合术、胃代食管术、结肠代食管术、游离空肠代食管术等；③镍钛记忆合金支架扩张术，远期效果有待观察。

（姜胤辉）

第二十五章　耳部疾病诊疗常规

第一节　先天性耳畸形

一、先天性耳前瘘管

【诊断依据】

1. 临床表现　平时无症状，继发感染时出现局部红肿疼痛或化脓。

2. 检查　瘘管可单侧或双侧。耳前瘘管瘘口多位于耳轮脚前，另一端为盲管。挤压时有少量白色黏稠性或干酪样分泌物从管口溢出。反复感染可形成囊肿或脓肿，破溃后则形成脓瘘或瘢痕。

【治疗】　无感染者，不做处理。急性感染应用抗生素，形成脓肿，切开引流，感染控制后行手术切除。

二、先天性外耳及中耳畸形

【诊断依据】　一般按畸形发生的部位和程度为分3级。

第1级：耳廓小而畸形，各部尚可分辨；外耳道狭窄或部分闭锁，鼓膜存在，听力基本正常。

第2级：耳廓呈条索状突起。外耳道闭锁，鼓膜及锤骨柄未发育。锤、砧骨融合者占半数，镫骨存在或未发育，呈传导性聋。

第3级：耳廓残缺，仅有零星而不规则的突起；外耳道闭锁，听骨链畸形，伴有内耳功能障碍，表现为混合性聋或先天性外耳及中耳畸形常同时发生，临床上习惯统称为“先天性小耳畸形”。

第2、3级畸形伴有颌面发育不全，表现为眼、颧、上颌、下颌、口、鼻等畸形，伴小耳、外耳道闭锁及听骨畸形，称下颌面骨发育不全。

根据出生后即有的耳畸形可做出初步诊断。要确定畸形程度应做听力检查，了解耳聋性质。颞骨薄层CT扫描或螺旋CT扫描可了解乳突气化、中耳腔隙、听骨畸形及外耳道闭锁等情况，为畸形分级及手术治疗提供依据。

【治疗】　伴有传导性耳聋者属手术适应证：第1级畸形者如无听力障碍则不需治疗，有传导性聋者可从耳内切口做外耳道、鼓室成形术。对第2级畸形者，通常从鼓窦入路，行外耳道、鼓膜及听骨链成形术，以提高听力。第3级畸形由于内耳功能受损，无法恢复听力。

三、先天性内耳畸形

【诊断依据】

1. 临床表现

(1) 大前庭水管综合征：在2岁左右开始发病。听力波动性下降、突发性耳聋、发作性眩晕，伴波动性听力下降。重者可致全聋。

(2) 先天性耳蜗畸形：出生即无听力或1～2岁时才出现听力减退，部分患者可长期保留部分残余听力，耳聋性质主要为感音神经性聋。

2. 检查

(1) 大前庭水管综合征：主要依据颞骨高分辨 CT 确诊。在颞骨轴位 CT 上测量前庭水管中段最大前后直径超过 1.5cm、前庭水管外口宽度＞2.5cm 时应考虑本病，结合临床表现可做出诊断。

(2) 先天性耳蜗畸形：主要根据听力学表现和影像学检查。高分辨 CT 可以看到骨迷路畸形。内耳的 MRI 可显示膜迷路内水充盈图像，清晰地显示扁平耳蜗、耳蜗第 2 圈与顶圈间隔缺损，以及半规管、前庭的畸形。

【治疗】

1. 大前庭水管综合征 尚无有效的治疗方法。听力下降的早期可试用 20%甘露醇溶液静脉快速滴注，高压氧治疗暂时有效。有残余听力的患者可佩戴助听器，极重度聋者可行人工耳蜗植入术。

2. 先天性耳蜗畸形 目前尚无有效的治疗方法。如有残余听力，可佩戴助听器后进行语言康复。无残余听力或极重度聋的一部分患者可经详细评估后进行人工耳蜗植入术。

第二节　耳　外　伤

一、耳廓外伤

【诊断依据】

1. 耳廓挫伤 多因钝器撞击所致。轻者耳廓皮肤红肿、增厚、触痛；重者耳廓出现血肿，局部疼痛加重。血肿机化使耳廓增厚变形。感染使软骨坏死，机化后导致耳廓挛缩畸形。

2. 撕裂伤 有外伤史，轻者受伤耳廓仅为裂口，重者有组织缺损，暴露软骨；甚至耳廓部分或完全撕脱或者断离。

【治疗】

1. 耳廓挫伤

(1) 耳廓小血肿：在无菌情况下用较粗针头抽除积血，加压包扎 48 小时。

(2) 耳廓大血肿：在无菌操作下手术切开，清除血块，碘仿纱条填塞或缝合切口后加压包扎，一般放置 2～3 天。抗生素预防感染。感染后，按化脓性软骨膜炎治疗。

2. 撕裂伤

(1) 尽早清创缝合，如皮肤及软骨同时小面积缺损，可做边缘楔形切除再对位缝合。如皮肤大块缺损，软骨尚完整，可用耳后带蒂皮瓣或游离皮瓣修复。

(2) 全身应用抗生素，预防和控制感染。

二、耳廓化脓性软骨膜炎

【诊断依据】

1. 临床表现 先有耳廓肿痛感，红肿热痛逐渐加重，范围增大，患者疼痛不安，重者有发热、食欲减退、烦躁不安、夜不能寐。

2. 检查 耳廓红肿，灼热感及肿痛感，红肿加重时，可波及整个耳廓。耳廓软骨坏死、液化、脓液形成后，触摸有波动感。耳前、耳后淋巴结肿大，疼痛明显。

【治疗】

1. 未形成脓肿 全身应用抗生素控制感染。局部理疗，促进炎症消退。

2. 形成脓肿 暴露脓腔，清除脓液，刮除肉芽组织，切除坏死软骨，抗生素溶液冲洗术腔。将皮肤贴回创面，放置橡皮片引流，不予缝合。纱布加压包扎，隔日或每日换药。后遗严重畸形有碍外貌时，可做整形修复术。

三、鼓膜外伤

【诊断依据】

1. 临床表现 突感耳痛、听力立即减退伴耳鸣，外耳道少量出血和内耳闷塞感。偶伴眩晕、恶心及混合性听力损害。

2. 检查 鼓膜多呈不规则状或裂隙状穿孔，外耳道可有血迹或血痂，穿孔边缘可见少量血迹。若出血量多或有水样液流出，示有颞骨骨折或颅底骨折所致脑脊液耳漏。听力检查为传导性或混合性听力损害。

【治疗】

(1) 除外耳道内存留的异物，外耳道口可用消毒棉球堵塞。

(2) 避免感冒，切勿用力擤鼻涕。

(3) 禁用外耳道冲洗或滴药。绝大多数的外伤性穿孔可于3～4周自愈。较大而不能自愈的穿孔可行鼓膜修补术。

四、颞骨骨折

【诊断依据】

1. 纵行骨折 多由颞部和顶部受到撞击所致。骨折线与岩部长轴平行，极少伤及内耳，常伴有中耳结构受损。表现为耳出血、传导性聋或混合性聋。如有面瘫，多可逐渐恢复。脑膜破裂，则有脑脊液。

2. 横行骨折 较少见。主要由枕部受到暴力所致。骨折线与岩骨长轴垂直，常有耳蜗、前庭及面神经受损症状。如感音性聋、眩晕、自发性眼震、面瘫和血鼓室等。面瘫发生率约占50%，且不易恢复。

3. 混合型骨折 更少见。常由于颅骨多发性骨折，可同时发生颞骨纵行与横行骨折线，引起鼓室、迷路骨折，出现中耳与内耳症状。

4. 岩尖骨折 很少见，可损伤第Ⅱ～Ⅵ对脑神经，相应眼部症状以及三叉神经痛或面部感觉障碍。岩尖骨折可损伤颈内动脉，导致致命性大出血。

颞骨骨折可伴发脑脊液漏。脑脊液漏初期呈浅红色，以后逐渐变为清亮液体，化验检查为含糖液体(可用查糖尿的试纸)。

【治疗】

(1) 保持呼吸道通畅，必要时应行气管切开术。

(2) 控制出血，及时补液或输血，以防止失血性休克，维持循环系统的正常功能。

(3) 及时应用抗生素，预防颅内或耳部感染，注意耳部消毒。采取头高位或半卧位，多数脑脊液漏可自行停止。如超过2～3周仍未停止者，可经耳部经路修补硬脑膜缺损，以控制脑脊液漏。

(4) 颞骨横行骨折引起的周围性面瘫，尽早手术减压。对后遗鼓膜穿孔、听骨断离、传导性聋或面神经麻痹等病症，可于后期行鼓室成形术或面神经手术。

第三节 外耳疾病

一、耵聍栓塞

【诊断依据】

1. 临床表现 听力减退、耳鸣、耳痛，甚至眩晕。偶有反射性咳嗽。

2. 检查 可见棕黑色或黄褐色块状物堵塞外耳道内。耵聍团块质地不等，有松软如泥，有坚硬如石。

【治疗】

(1) 对可活动的耵聍可用枪状镊或耵聍钩取出耵聍团块。

(2) 首次就诊难以取出者，先滴入5%碳酸氢钠溶液或1%～3%酚甘油，每日滴4～6次，软化后取出或吸出，或行外耳道冲洗法清除。有感染者，应控制炎症，再取耵聍。

二、外耳道异物

【诊断依据】

(1) 小而无刺激性的非生物性异物可不引起症状。

(2) 一般异物愈大、愈接近鼓膜，症状愈明显。

(3) 动物性异物爬行骚动，引起剧烈耳痛、噪声，使患者惊恐不安，甚至损伤鼓膜。

(4) 植物性异物遇水膨胀，阻塞外耳道，可引起耳闷胀感、耳痛及听力减退，并可继发外耳道炎。

(5) 锐利坚硬的异物可损伤鼓膜；异物刺激外耳道、鼓膜偶可引起反射性咳嗽或眩晕。

【治疗】

(1) 异物位置未越过外耳道峡部、未嵌顿于外耳道者，可用耵聍钩直接钩出。

(2) 动物性异物，先用油类、乙醇等滴入耳内，将昆虫杀死后用镊子取出或冲洗排出。

(3) 被水泡胀的豆类异物，先用95%乙醇溶液滴耳，使其脱水收缩后，再行取出。

(4) 异物较大，且于外耳道深部嵌顿较紧，需于局麻或全身麻醉下取出异物，必要时行耳内切口，甚至需凿除部分骨性外耳道后壁，以利异物取出。

(5) 外耳道继发感染者，应先行抗炎治疗，待炎症消退后再取异物；或取出异物后积极治疗外耳道炎。

三、外耳道炎及疖

【诊断依据】

1. 临床表现

(1) 外耳道疖：耳痛剧烈，张口、咀嚼时加重，并可放射至同侧头部。多感全身不适，体温或可微升，伴耳鸣及耳闷。疖肿破溃有稠脓流出耳前或耳后淋巴结肿胀疼痛。

(2) 弥漫性外耳道炎：急性者耳痛、灼热，可流出少量分泌物。慢性者外耳道发痒，少量渗出物。外耳道皮肤增厚、皲裂、外耳道狭窄。

(3) 坏死性外耳道炎：起病急，持续性耳痛，逐渐加重。耳流脓，外耳道有肉芽生长。

2. 检查

(1) 外耳道疖：耳屏压痛和耳廓牵引痛。皮肤局限性红肿隆起，中央有白色脓栓。触之有波动感，脓肿破溃后，有脓血流出，此时耳痛减轻。外耳道后壁疖肿耳后沟及乳突区红肿。

(2) 弥漫性外耳道炎：有耳廓牵拉痛及耳屏压痛，外耳道皮肤弥漫性红肿，外耳道壁上可积聚分泌物，外耳道腔变窄，耳周淋巴结肿痛。

(3) 坏死性外耳道炎：分泌物可呈脓血性；可有耳周软组织肿胀。CT检查可见外耳道骨部和颅骨有骨质破坏。

【治疗】

(1) 外耳道疖早期：用鱼石脂甘油纱条外敷，每日更换纱条2次。局部热敷或做超短波透热等理疗。

(2) 疖肿成熟后：及时挑破脓头或切开引流，用3%过氧化氢溶液清洁外耳道脓液及分泌物。

(3) 疑为坏死性外耳道炎者：分泌物可做细菌培养和药物敏感试验，尽早选择敏感的抗生素，纠正全身不良状况。

(4) 慢性者可用抗生素与糖皮质激素类(如泼尼松龙、地塞米松等)合剂、糊剂或霜剂局部涂敷，不宜涂太厚。

(5) 积极治疗感染病灶，诊治全身性疾病。

四、外耳湿疹

【诊断依据】

1. 临床表现 急性湿疹极痒，伴有烧灼感，多见于婴幼儿。慢性湿疹除瘙痒外，外耳皮肤增厚，表皮脱屑、皲裂、结痂，局部颜色加深、表面粗糙不平，可致外耳道狭窄。鼓膜表面受累者，可有轻度传导性聋及耳鸣。

2. 检查 皮肤呈红斑或粟粒状小丘疹或小水疱。溃破后可流出黄水样分泌物，表皮糜烂，有时为黄色痂皮覆盖。搔抓而继发感染，病损扩大，渗液增多，还可出现小浅溃疡。

【治疗】

(1) 祛除病因，避免致敏因素。

(2) 局部忌用肥皂或热水清洗或涂抹有刺激性药物，严禁抓痒、挖耳等。

(3) 渗液较多者，可用3%硼酸溶液或15%氧化锌溶液湿敷。渗液较少者，可涂用1%～2%亚甲兰、泼尼松类冷霜或软膏、氧化锌油或糊剂等。

(4) 慢性湿疹有皮肤增厚或皲裂者，可用10%～15%硝酸银涂擦；发作间歇期，可用70%乙醇溶液清洁外耳道，保持其干燥。

(5) 全身治疗可服用抗过敏药物如氯苯那敏(扑尔敏)、氯雷他定片(开瑞坦)等，静脉注射5%溴化钙或10%葡萄糖酸钙溶液；口服大量维生素C；口服泼尼松片或注射地塞米松等。

五、外耳道真菌病

【诊断依据】

1. 临床表现 轻者可无症状，仅检查时发现。一般有耳内发痒及闷胀感，有时奇痒，以夜间为甚。合并感染时可引起外耳道肿胀、疼痛和流脓。

2. 检查 外耳道和鼓膜覆盖有黄黑色或白色粉末状或绒毛状真菌。有薄膜或呈筒状痂皮，除去后见患处略充血潮湿。合并细菌感染时，可有耳痛、流脓。将痂皮做涂片，加1～2滴10%氢氧化钠(钾)液，显微镜下可查见菌丝和孢子。

【治疗】 清除外耳道内的所有真菌痂皮和分泌物，用1%～3%柳酸乙醇溶液或1%～2%麝香草酚乙醇溶液涂耳。也可用制霉菌素喷于外耳道或涂用达克宁霜剂。尽量保持外耳道干燥。

六、耳廓假性囊肿

【诊断依据】

1. 临床表现 耳廓前面上方囊性、局限性隆起,不侵及耳廓后面。小者无症状,大者胀感、波动感、灼热感或痒感。

2. 检查 肿胀范围清楚,皮肤色泽正常。透照时透光度良好。穿刺抽吸时,可抽出淡黄清液,培养无细菌生长。

【治疗】

1. 理疗 早期紫外线照射或超短波等物理治疗。也可用激光将囊壁打穿,放出液体,加压包扎。

2. 穿刺抽液、局部压迫法 无菌条件下将囊液抽出,石膏固定或用两片圆形(直径约1.5cm)的磁铁置于囊肿部位的耳廓前后。

3. 囊腔内注射药物 用平阳霉素、15%高渗盐水、50%葡萄糖溶液或2%碘酊于抽液后注入囊腔,加压包扎。

4. 手术 经久不愈者可考虑手术切除部分囊肿前壁,搔刮囊肿内肉芽及增厚组织,做无菌加压包扎。

七、外耳道胆脂瘤

【诊断依据】

1. 临床表现 多发生于成年人。无感染者无症状。胆脂瘤大者,耳内堵塞感,耳鸣。继发感染有耳痛、头痛、外耳道有具有臭味分泌物。

2. 检查 外耳道深部为白色或黄色胆脂瘤堵塞,其表面被多层鳞片状物质包裹。较大者清除后见外耳道骨质遭破坏、吸收、外耳道骨部明显扩大。鼓膜完整,可充血、内陷。巨大的外耳道胆脂瘤侵犯乳突,广泛破坏乳突骨质,并发胆脂瘤型中耳乳突炎,引起周围性面瘫。

3. 确诊 取胆脂瘤送病检可确诊。

【治疗】

(1) 无合并感染时,胆脂瘤较易取出,清除方法同耵聍取出术。

(2) 合并感染时,应注意控制感染。全部或部分清除胆脂瘤。

(3) 感染严重、取出困难者可在全麻及手术显微镜下进行,全身应用抗生素控制感染。术后应随诊观察,清除残余的或再生的胆脂瘤。

(4) 外耳道胆脂瘤侵入乳突者应按乳突根治术或改良乳突根治术手术治疗。

第四节 中耳炎性疾病

一、大疱性鼓膜炎

【诊断依据】

1. 临床表现 突发耳深部剧烈疼痛,可为胀痛或刺痛,大疱破裂后耳疼可减轻。伴耳闷胀感,可有轻度听力障碍。

2. 检查 鼓膜充血,后上方出现一个或多个淡黄色或紫色大疱;有时几个疱疹可融合成一个大疱。大疱破裂流出少许血性渗出液,形成薄痂而渐愈。轻者疱疹内液体可被完全吸收。无鼓膜穿孔。

【治疗】 治疗原则为抗病毒，缓解耳痛，防止继发感染。

(1) 耳痛剧烈难忍时，可服用止痛与镇静剂。

(2) 耳部应用透热疗法可促进液体吸收，加速疱疹消退，或在无菌操作下，将大疱刺破。

(3) 局部应用抗生素滴耳液，全身使用抗生素治疗，以防继发细菌感染。

二、分泌性中耳炎

【诊断依据】

1. 临床表现

(1) 听力减退：听力下降、自听增强。有变位性听力改善。积液黏稠时，听力可不因头位变动而改变。

(2) 耳痛：急性者可有隐隐耳痛，或持续性，或抽痛。

(3) 耳鸣：为低调间歇性，如噼啪声、嗡嗡声及流水声等。当头部运动或打呵欠、擤鼻鼓气时，耳内可出现气过水声。

(4) 耳闷：患耳周围皮肤可有阻塞感，耳内闭塞或闷胀感，按压耳屏后可暂时减轻。

2. 检查

(1) 鼓膜：急性者松弛部或全鼓膜充血，内陷，表现为光锥缩短、变形或消失，锤骨柄向后上移位，锤骨短突明显外突。鼓室积液时鼓膜呈淡黄、橙红油亮或琥珀色。慢性者可呈灰蓝或乳白色。有发状线，头位变动时，其与地面平行的关系不变。透过鼓膜有时尚可见到气泡。咽鼓管吹张后气泡可增多。

(2) 鼓气耳镜检查鼓膜活动受限。

(3) 听力检查：音叉试验及纯音听阈测试示传导性聋。重者听力损失可达40dBHL左右，听力损失以低频为主，积液排出后听力即改善。声导抗图平坦型(B型)。负压型(C型)示咽鼓管功能不良，部分有鼓室积液。严重者ABR检查可大于100dBHL，不能据此诊断神经性耳聋。

(4) 颞骨CT扫描：中耳系统气腔有不同程度密度增高，CT值大多为40Hu以下。

3. 确诊　诊断性鼓膜穿刺术可以确诊。

【治疗】 首选非手术治疗3个月，严格掌握手术指征。病因治疗，改善中耳通气引流及清除中耳积液为本病的治疗原则。

1. 非手术治疗

(1) 抗生素：急性期可根据病变严重程度选用合适的抗生素。

(2) 保持鼻腔及咽鼓管通畅：可用1%麻黄碱溶液和含有激素的抗生素滴鼻液交替滴鼻，每日3～4次。

(3) 促纤毛运动及排泄功能：稀化黏素类药物有利于纤毛的排泄功能，降低咽鼓管黏膜的表面张力和咽鼓管开放的压力。

(4) 糖皮质激素类药物地塞米松或泼尼松等口服，做辅助治疗。

2. 手术治疗

(1) 咽鼓管吹张：慢性期可采用捏鼻鼓气法、波氏球法或导管法。

(2) 鼓膜穿刺抽液：成人用局麻。小儿用全麻。

(3) 鼓膜切开术：积液黏稠，穿刺不能吸净者。用鼓膜切开刀在鼓膜前下象限做放射状或弧形切口，注意勿伤及鼓室内壁黏膜，鼓膜切开后应将鼓室内液体吸除。

(4) 鼓室置管术：病情迁延不愈或反复发作者，中耳积液过于黏稠不易排出者，头部放疗后咽鼓管功能短期内难以恢复正常者，均可考虑做鼓室置管术。

(5) 长期反复不愈，怀疑中耳乳突腔有肉芽组织等不可逆病变形成，或发现有听小骨破坏时，尽早行单纯乳突凿开术，上鼓室开放术，或后鼓室切开等手术清理病灶。

(6) 积极治疗鼻咽或鼻腔疾病。

三、急性化脓性中耳炎

【诊断依据】

1. 临床表现

(1) 耳痛：鼓膜穿孔前疼痛剧烈，搏动性跳痛或刺痛，可向同侧头部或牙齿放射，鼓膜穿孔流脓后耳痛减轻。

(2) 听力减退及耳鸣：初期有明显耳闷、低调耳鸣和听力减退。鼓膜穿孔排脓后耳聋反而减轻。耳痛剧烈者，听觉障碍常被忽略。有伴眩晕者。

(3) 流脓：鼓膜穿孔后耳内有液体流出，初为脓血样，以后变为脓性分泌物。

(4) 全身症状：轻重不一。有畏寒、发热、倦怠、纳差或消化道中毒症状。一旦鼓膜穿孔，体温很快恢复正常，全身症状明显减轻。

2. 检查

(1) 耳镜检查：早期，鼓膜松弛部充血，锤骨柄及紧张部周边可见放射状扩张的血管。继之鼓膜弥漫性充血、肿胀、向外膨出，正常标志难以辨识，局部可见小黄点。即而发展为鼓膊穿孔。穿孔开始甚小，不易看清，彻底清洁外耳道后，见穿孔处有搏动亮点。坏死型者鼓膜迅速融溃，形成大穿孔。

(2) 耳部触诊：乳突部可有轻微压痛，鼓窦区较明显。

3. 听力检查 多为传导性聋，少数患者可因耳蜗受累而出现混合性聋或感音神经性聋。

4. 血常规 白细胞总数增多，中性粒细胞增加。

【治疗】 控制感染，通畅引流，祛除病因为其治疗原则。

1. 全身治疗 及早应用足量抗生素控制感染，务求彻底治愈。注意休息，疏通大便。全身症状重者给以补液等支持疗法。

2. 局部治疗

(1) 鼓膜穿孔前：可用 1% 酚甘油滴耳，消炎止痛，1% 麻黄碱溶液和含有激素的抗生素滴鼻液交替滴鼻（仰卧悬头位），可改善咽鼓管通畅度，减轻局部炎症。并发急性乳突炎者，行乳突切开引流手术。

(2) 鼓膜穿孔后

1) 先以 3% 过氧化氢溶液尽量彻底清洗并拭净外耳道脓液或用吸引器将脓液吸净。

2) 局部用抗生素水溶液滴耳，禁止使用粉剂，以免影响引流。

3) 脓液减少、炎症逐渐消退时，可用甘油或乙醇制剂滴耳孔。

4) 感染控制、炎症消退后，部分患者的鼓膜穿孔可自行愈合。

3. 病因治疗 积极治疗鼻腔、鼻窦、咽部与鼻咽部慢性疾病，有助于防止中耳炎复发。

四、急性乳突炎

【诊断依据】

1. 临床表现 急性化脓性中耳炎鼓膜穿孔后耳痛不减轻，或减轻后又逐日加重；耳流脓增多，引流受阻时流脓突然减少及伴同侧颞区头痛等，应考虑有本病之可能。全身症状亦明显加重，如体温正常后又有发热，重者可达 40℃ 以上。

2. 检查 乳突部皮肤轻度肿胀，耳后沟红肿压痛，耳廓耸向前外方。鼓窦外侧壁及乳突尖有明显压痛。骨性外耳道内段后上壁红肿、塌陷(塌陷征)。鼓膜充血、松弛部膨出。一般鼓膜穿孔较小,穿孔处有脓液搏动,脓量较多。

3. 血常规　白细胞增多,中性粒细胞增加。

乳突X线:早期表现为乳突气房模糊,脓腔形成后房隔不清,融合为一透亮区。CT扫描中耳乳突腔密度增高,均匀一致。

【治疗】　应及早应用足量抗生素类药物,改善局部引流,炎症可能得到控制而逐渐痊愈。若引流不畅,或出现可疑并发症时,应立即行乳突切开术。

五、儿童急性化脓性中耳炎及乳突炎

【诊断依据】

(1) 全身症状较重,急性病容,倦怠,发热,体温达40℃以上,可发生惊厥。常伴消化道中毒症状,严重者可引起颅内并发症。

(2) 婴幼儿不具陈诉病痛的能力,常表现为不明原因的搔耳、摇头、哭闹不安。

(3) 婴幼儿鼓膜较厚,富有弹性,不易穿孔;即使鼓室与乳突气房有较多积脓,鼓膜可能无显著充血或膨隆。

【治疗】

1. 全身治疗　早期应用足量非耳毒性敏感抗生素,控制感染。炎症彻底消退后仍应继续给药数日。病情严重患儿,必要时给予支持疗法,有呕吐、腹泻者,应注意适当补液,纠正电解质紊乱。

2. 鼓膜切开术　通畅引流,以缩短病程,防止并发症。

3. 单纯乳突切开术　乳突气房已融溃蓄脓时,仍应及时行乳突切开术。

六、慢性化脓性中耳炎

反复耳流脓、鼓膜穿孔及听力下降为主要临床特点。本病分为三型,即单纯型、肉芽骨疡型和胆脂瘤型。

【诊断依据】

1. 临床表现

(1) 单纯型:病变主要局限于中耳鼓室黏膜,一般无肉芽或息肉形成。间歇性耳流脓,量多少不等。上呼吸道感染时,流脓发作或脓量增多;脓液呈黏液性或黏脓性,一般不臭。

(2) 骨疡型:耳持续性流黏稠脓,常有臭味,脓内混有血丝或耳内出血。

(3) 胆脂瘤型:长期耳流脓,脓量多少不等,有时带血丝,有特殊恶臭;但后天性原发性胆脂瘤的早期可无耳流脓史。

2. 检查

(1) 单纯型:鼓膜穿孔位于紧张部,多呈中央性穿孔,大小不一。听觉减退一般为轻度传导性聋。CT无肉芽及胆脂瘤。

(2) 骨疡型:鼓膜边缘性穿孔、紧张部大穿孔或完全缺失。通过穿孔可见鼓室内有肉芽或息肉。患者多有较重的传导性聋。乳突X线检查:有边缘模糊不清的透光区。颞骨CT扫描:上鼓室、鼓窦及乳突内有软组织阴影,可伴部分骨质破坏。

(3) 胆脂瘤型:鼓膜松弛部穿孔或紧张部后上方有边缘性穿孔,有时从穿孔处可见鼓室内有灰白色鳞屑状或豆渣样物,恶臭。听力检查一般均有不同程度的传导性聋。晚期病变波及耳蜗,可引起混合性耳聋或感音神经性聋。

乳突X线检查或颞骨CT扫描示上鼓室、鼓窦或乳突有骨质破坏区，边缘多硬化浓密、整齐。

【治疗】 治疗原则为消除病因，控制感染，切除病灶，通畅引流，以及尽可能恢复听觉。

1. 病因治疗 及时治愈急性化脓性中耳炎，并促使鼓膜愈合。积极治疗上呼吸道疾病。

2. 局部治疗 包括药物治疗和手术治疗。

(1) 单纯型：以局部用药为主。通常用3%过氧化氢溶液洗耳，棉签拭干或用吸引器吸净，再滴入抗生素药水。

(2) 骨疡型

1) 引流通畅者，以局部用药为主，注意定期复查。

2) 选用适当方式处理中鼓室肉芽。

3) 引流不畅或疑有并发症者，需施行改良乳突根治术，尽可能重建中耳传音结构，以求保留或改善听力或行乳突根治手术。

(3) 胆脂瘤型：尽早行乳突根治术，清除病灶，预防并发症。

第五节 耳源性颅内、外并发症

一、颅内并发症

(一) 硬脑膜外脓肿

【诊断依据】 小脓肿多无特殊的症状和体征；脓肿较大和发展较快，可有病侧剧烈头痛，颅内压增高和脑膜刺激征；若脓肿位于岩尖，可有岩尖综合征（三叉神经和展神经受累）和轻度面瘫。

【治疗】 一经确诊，应立即行乳突探查术，清除中耳乳突病变组织，清除肉芽，排尽脓液，通畅引流。

(二) 耳源性脑膜炎

【诊断依据】

(1) 全身中毒症状：高热、头痛、喷射状呕吐为主要症状，起病时可有寒战、高热，晚期体温可达41℃。脉搏频速，与体温一致。白细胞、多形核白细胞增加。

(2) 颅压增高征：剧烈头痛，部位不定，呕吐呈喷射状，与饮食无关。小儿可有腹泻、惊厥，易激动，烦躁不安，抽搐；重者嗜睡、谵妄、昏迷。晚期可出现潮式呼吸，大小便失禁。可因脑疝导致呼吸循环衰竭而死亡。

(3) 脑膜刺激征：颈有抵抗或颈项强直，甚者角弓反张。抬腿试验(Kernig sign)及划跖试验(Brudzinskin sign)阳性。

(4) 脑脊液压力增高，混浊，细胞数增多，蛋白含量增高，糖含量降低，氯化物减少。脑脊液细菌培养可为阳性，致病菌种类与耳内脓液细菌培养相同。

【治疗】

(1) 抗感染足量广谱抗生素控制感染，酌情应用糖皮质激素。

(2) 全身情况允许时，急诊行乳突切开术，清除病灶，通畅引流。

(3) 支持疗法保持水和电解质平衡，颅压高时应降颅压，控制液体输入量，必要时用高渗脱水药。

（三）耳源性脑脓肿

【诊断依据】

1. 临床表现

（1）初期有轻度脑膜刺激征。脑脊液中细胞数及蛋白量增加。血象中性粒细胞增多，左移。

（2）潜伏期可有轻度不规则的头痛、乏力、反应迟钝、食欲不振、不规则低热、精神抑郁、少语、嗜睡或易兴奋等。

（3）显症期颅内压随之增高

1）一般症状：常以表情淡漠、反应迟钝、精神萎靡，甚至嗜睡为首发临床症状。可有午后低热或高热，部分患者有食欲不振或亢进，便秘。

2）颅内高压症状：持续性剧烈头痛，喷射状呕吐，与饮食无关；不同程度意识障碍；脉搏迟缓，与体温不一致；出现视乳头水肿。

3）局灶性症状：出现可早可晚，亦可不明显。

大脑颞叶脓肿：脓肿侵及左侧大脑颞叶后部，出现命名性失语症；侵及脑皮质运动区可引起对侧下 2/3 面部和上、下肢体瘫痪。累及视辐射时可出现同侧偏盲。

小脑脓肿：同侧肌张力减弱，共济失调，站立不稳，行走时步态蹒跚易向病侧倾倒。轮替试验失常，快速指鼻试验不能准确进行，眩晕与眼球震颤两者强弱不协调，有颅内压增高征及视乳头水肿等。

（4）终末期症状：患者常突然或逐渐陷入深度昏迷、血压升高、脉搏减弱、对侧肢体偏瘫、瞳孔散大。

2. 检查

（1）颅脑 CT 或 MRI 检查，可显示脓肿的大小，位置、数目、脑室受压等情况。

（2）眼底检查视乳头可出现水肿。

3. 鉴别诊断 需与脑积水、脑肿瘤鉴别。

【治疗】

（1）早期应用足量广谱抗生素，采用抗革兰阴性菌及厌氧菌的药物联合静脉滴注。

（2）手术治疗

1）乳突探查术及脓肿穿刺术。

2）脓肿处理：穿刺抽脓、切开引流或脓肿摘除。

（3）支持疗法及水、电解质平衡。

（4）处理颅内压增高：可用脱水疗法以降低颅内压；糖皮质激素可减轻脑水肿。

（5）处理脑疝：初期使用脱水剂，气管插管，给氧，人工呼吸，并紧急做脑脓肿穿刺术，抽出脓液，必要时可先行侧脑室引流，再做脓肿穿刺抽脓。

（四）乙状窦血栓性静脉炎

【诊断依据】

1. 临床表现

（1）全身症状：寒战后高热、剧烈头痛、恶心和全身不适，2～3 小时后大汗淋漓，体温骤退，形似疟疾，有颅内高压征。

（2）局部症状：出现病侧耳痛与剧烈头痛、枕后及颈部疼痛。

2. 检查 乳突后方轻度水肿，同侧颈部可触及条索状物，压痛明显。

3. 实验室检查 白细胞明显增加，多形核白细胞增加，红细胞及血红蛋白减少。寒战及高热时抽血,可培养出致病菌。脑脊液常规检查多正常。血管造影术有助于鉴别诊断。

4. Tobey-Ayer 试验、Tobey-Ayer 试验阳性

5. 眼底检查 可出现病侧视乳头水肿,视网膜静脉扩张。Growe 试验了解颈内静脉有否闭塞性血栓。

6. 血液涂片 通过血液涂片查疟原虫或肥达(widal)反应等实验室检查,可与疟疾、伤寒鉴别。

【治疗】 以手术治疗为主,辅以足量抗生素及支持疗法。

(1) 怀疑本病时应尽早行乳突切开术,探查乙状窦。

(2) 必要时行病侧颈内静脉结扎术,以防感染继续播散。

(3) 对贫血患者,予以输血等支持疗法。

二、颅外并发症

(一) 耳后骨膜下脓肿

【诊断依据】

1. 临床表现 患者除中耳炎表现外,有耳痛、高热和全身不适等症状,儿童尤为明显。

2. 检查 耳后红肿,明显隆起,触之有波动,肿胀多位于耳廓后上方。耳廓向前下方耸起,耳后沟消失。脓肿诊断性穿刺,可抽出脓液。脓肿穿破骨膜和皮肤,可形成窦道或瘘管。

【治疗】 全身抗感染治疗;并发于急性乳突炎者,行单纯乳突切开术;并发于慢性化脓性中耳乳突炎者,行乳突根治术或改良乳突根治术及鼓室成型手术。

(二) 颈部贝佐尔德脓肿

【诊断依据】 同侧颈部疼痛,运动受限;颈部相当于乳突尖至下颌角水平处肿胀,压痛明显,波动感不明显。穿刺抽出脓液,即可确诊。感染向下蔓延,可引起纵隔炎或纵隔脓肿。

【治疗】

(1) 乳突探查术中注意彻底清除乳突尖部残余气房及病变组织。

(2) 尽早经胸锁乳突肌前缘切口,行脓肿切开引流术。

(三) 迷路炎

局限性迷路炎

【诊断依据】

1. 眩晕 阵发性或继发性眩晕偶伴恶心、呕吐。自发性眼震快相朝向病侧。眩晕持续数分钟至数小时不等。当耳道受到压力时诱发短暂的眩晕。

2. 听力减退 初期为传导性耳聋,病程长及瘘管位于鼓岬者可呈混台性聋。

3. 瘘管试验阳性 若瘘管为肉芽或其他病变所阻塞,瘘管试验则呈阴性。化脓性耳炎,如果前庭窗区病变严重,瘘管试验易呈阳性,但假阳性又称"没有瘘管的瘘管征"。

4. 前庭功能 用冷热空气刺激仪做变温试验,病变侧前庭功能亢进或减弱。

【治疗】

1. 药物治疗 发作期给予抗生素加适量地塞米松静脉滴注,可予以适当的镇静剂,注意休息等。

2. 手术治疗 手术治疗应在没有急性感染时在手术显微镜下进行,仔细检查外半规管隆凸及鼓室内侧壁有无瘘管。清除病变时,不宜扰动瘘管内的纤维结缔组织,病变清除后可用颞筋膜覆盖瘘口。

浆液性迷路炎

【诊断依据】

1. 眩晕、眼震、恶心、呕吐 眼震为水平、旋转性。发作初期眼震方向朝病侧。逐渐眼震朝向对侧，提示病变侧前庭功能减退。瘘管试验可为阳性。

2. 耳鸣及听力下降较重的 可有感音神经性聋，但未全聋。听力下降不严重的病例，可有重振、复听等耳蜗病变的表现。

【治疗】

(1) 并发于慢性化脓性中耳乳突炎者，抗生素控制下行乳突手术。急性化脓性中耳乳突炎所致者，全身抗感染治疗为主，必要时行单纯乳突切开术。

(2) 眩晕时使用镇静剂和脱水剂，并用适量糖皮质激素类药物。

化脓性迷路炎

【诊断依据】

1. 眩晕 严重持续性眩晕，伴阵发性剧烈恶心、呕吐，持续1～4周。初期因患侧前庭受刺激而眼震向同侧，但不久转为快相向健侧。躯干向患侧倾倒。急性期过后，眩晕逐渐减轻，平衡功能逐渐恢复。

2. 耳聋 听力迅速下降并丧失，常伴有持续性高频耳鸣。

3. 体温 一般不高。若有发热、头痛。

4. 瘘管试验 瘘管试验阴性。前庭功能检查可无反应。

【治疗】

(1) 在大量抗生素控制下，及早行乳突手术。疑有颅内并发症时，应切开迷路，以利引流。

(2) 补液，注意水和电解质平衡。

（四）耳源性面瘫

【诊断依据】 患侧面部表情运动丧失，额纹消失，不能皱眉与闭目，鼻唇沟变浅，口角下垂并向健侧歪斜，讲话、哭笑或露齿动作时更加明显，鼓腮漏气发爆破音（如“波、“坡”）困难。进食可有口角漏液现象。双侧完全瘫痪者面部呆板无表情。

【治疗】

(1) 中耳炎急性期抗生素控制感染，激素减轻面神经水肿。

(2) 手术治疗：①清除中耳炎症及胆脂瘤；②面神经减压，开放面神经骨管，切开面神经外膜，缓解面神经肿胀。

(3) 术后处理：神经营养药、面部按摩防止面肌萎缩。

第六节 耳硬化症

耳硬化症又称耳硬化，是骨迷路发生反复的局灶性吸收并被富含血管和细胞的海绵状新骨所替代，继而血管减少，骨质沉着，形成骨质硬化病灶而产生的疾病。

【诊断依据】

1. 临床表现

(1) 听力减退：无诱因双耳进行性听力减退。听力减退缓慢，逐渐加重。过度疲劳、烟酒过度等可致听力减退显著加剧。影响患者社交活动。

(2) 耳鸣：间歇性或持续性低音调耳鸣。多数与耳聋同时出现。

(3) 威利斯听觉倒错:患者在喧闹环境中反较在安静环境下的听觉为好,此现象称为威利斯听觉倒错或威利斯误听。

(4) 眩晕:少数患者在头部活动后出现轻度短暂眩晕。

2. 检查

(1) 专科检查:外耳道多较宽大,鼓膜正常,活动良好。有时可在鼓膜后上象限透见鼓岬鼓膜显著充血而变红的区域,此现象称 Schwartze 征,为临床耳硬化特征之一。

(2) 听力学检查

1) 音叉测试:RT,256Hz 阴性,512Hz 阳性提示早期听力损坏;256Hz、512Hz 均为阴性提示听力损坏加重。WT→患健或耳聋较重侧,ST,骨导延长。Gelle 试验阴性提示镫骨底板硬化固定。

2) 纯音测听:骨导听力曲线在 1000Hz 或 2000Hz 区域呈 V 形下降称卡哈切迹。提示镫骨底板硬化固定。

3) 声导抗测试:鼓室曲线呈 A 型、As 型或呈双相曲线,镫骨肌反射阈提高或消失。

4) 听性脑干反应测听:Ⅰ波、Ⅴ波潜伏期延长或阈值提高。

(3)影像学检查:颞骨 X 线平片无中耳乳突病变,颞骨高分辨率螺旋 CT 扫描可发现镫骨底板增厚,前庭窗、蜗窗、骨迷路和内听道的硬化灶。

【治疗】

1. 手术疗法 根据病情选择镫骨手术和内耳开窗术。

2. 药物防治 氟化钠疗法和硫酸软骨素疗法。

3. 不适于或不愿接受手术者 可以选配助听器,双耳极重度耳聋者行人工耳蜗植入。

第七节 梅尼埃病

梅尼埃病(Meniere's disease)是以膜迷路积水为基本病理基础,反复发作性眩晕、听觉障碍、耳鸣和耳胀满感为典型特征的特发性内耳疾病。以波动性感音神经性聋和耳鸣为主要症状者称耳蜗梅尼埃病(cochlear Meniere's disease),以发作性眩晕和耳胀满感为主要症状者称前庭梅尼埃病(vestibular Meniere's disease)。

【诊断依据】

1. 临床表现

(1) 反复发作的旋转性眩晕,持续 20 分钟至数小时,至少发作 2 次以上;常伴恶心、呕吐、平衡障碍,无意识丧失;可伴水平或水平旋转型眼震。

(2) 至少 1 次纯音测听为感音神经性聋。

(3) 间歇性或持续性耳鸣,耳胀满感。

(4) 排除其他可引起眩晕的疾病。

2. 检查

(1) 专科检查:鼓膜正常。发作期可见自发性水平型或水平旋转型眼震,快相向患侧或健侧。间歇期,眼震消失。

(2) 听力评价:音叉测试 RT 阳性,WT 居中或偏向健侧,ST 骨导正常或缩短。初发听力正常或有轻度感音神经性聋,低频听力损失为主;多次发作,变为轻度至重度感音神经性聋,低频、高频听力均可累及。

(3) 前庭功能检查:多次发作者可出现前庭功能减退或丧失,或有向健侧的优势偏向。

(4) 甘油试验:甘油试验阳性,提示耳聋系膜迷路积水引起。

(5) 影像学检查:内耳道及桥小脑角 CT 或 MRI 检查有助于本病的鉴别诊断。

【治疗】

1. 药物治疗　尚无特效疗法。发作期按急诊常规处理,尽快缓解眩晕、恶心、呕吐,选用脱水剂、抗组胺药、镇静剂或自主神经调整药物。

2. 手术治疗　适用于发作频繁、症状较重、病程较长,并对工作、生活有明显影响者。

第八节　耳聋及其防治

耳聋是听觉传导通路发生器质性或功能性病变导致不同程度听力损害时的总称,程度较轻的有时也称重听,显著影响正常社交能力的听力减退称为聋。

【诊断依据】

(1) 系统收集患者病史、个人史、家族史,并进行临床全面体检。

(2) 通过听力学检查(音叉试验、纯音测听、声导抗测试、耳声发射测试、听觉诱发电位等)。确定耳聋的性质、程度及病变部位。

(3) 通过必要的影像学、血液学、免疫学、遗传学等方面的实验室检测,可为确诊耳聋的病因及类型提供科学依据。

一、传导性聋

经空气径路传导的声波,受到外耳道、中耳病变的阻碍,到达内耳的声能减弱,致使不同程度听力减退者称为传导性聋。

【预防及治疗】

1. 预防　积极防治上呼吸道感染和呼吸道传染病;普及有关正确擤鼻及哺乳的卫生知识:对急性中耳炎力求彻底治愈。

2. 治疗　可根据病因进行相应治疗,鼓膜修补术与各型鼓室成形术仍是目前治疗传导性聋的主要方法。选配适宜的助听器对于增强传导性聋患者的社交能力亦有帮助。

二、感音神经性聋

内耳、听神经或听觉中枢器质性病变均可阻碍声音的感受与分析或影响声音信息传递,由此引起的听力减退或听力丧失称为感音神经性聋。

【预防及治疗】

1. 预防　感音神经性聋的预防比治疗更为重要,也更为有效。

(1) 加强孕期、产期的妇幼保健,对胎儿、婴幼儿测听筛选,力求对听力障碍进行早期预警与防治。

(2) 加强老龄人口听力保健研究,探求预防老年性聋的发生或延缓其发生发展的新途径。

(3) 积极防治营养缺乏疾病,增加机体对致聋因素的抵抗能力。

(4) 加强与听力保健相关的职业病与劳动卫生学研究,降低环境噪声,规范防护措施。

(5) 尽量避免使用可能损害听力的药物,定期听力监测,出现听力受损征兆立即停药并积极治疗。

2. 治疗　治疗原则是早期发现、早期诊断、早期治疗,适时进行听觉言语训练,适当应用人工听觉。

(1) 药物疗法:发病初期及时正确用药是治疗成功的关键。应根据耳聋病困与类型选择适当药物。

(2) 高压氧疗法：与药物疗法联合应用，有助于提高疗效。但注意，该治疗的前提必须是咽鼓管通畅，否则易引起急性分泌性中耳炎。

(3) 手术疗法：着眼于改善局部血液循环，使内耳可逆损害部分恢复功能，目前较少使用。

(4) 根据病情选配助听器或人工耳蜗植入。

(5) 听觉言语训练：对治疗无效的双侧中重度、重度或极重度聋学龄前儿童，应及早应用人工听觉进行听觉言语训练，使患儿能听懂(或唇读)他人口头语言，建立接受性与表达性语音能力。

三、混合性聋

中耳、内耳病变同时存在，影响声波传导与感受所造成的听力障碍称混合性聋。病变同时或先后累及耳传音与感音系统，使耳聋兼有传导性聋和感音神经性聋的特点。

治疗混合性聋，应分别处理中耳、内耳病变。

第九节 面神经疾病

一、周围性面瘫

面瘫可分为中枢性和周围性两大类。病损位于面神经核以上者称为中枢性面瘫；受损部位在面神经核或面神经核以下者称为周围性面瘫。

【诊断依据】

1. 临床表现 患侧面部表情运动丧失，额纹消失，不能皱眉与闭目，鼻唇淘变浅，口角下垂并向健侧歪斜，讲话、哭笑或露齿动作时更加明显，鼓腮漏气发爆破音(如“波”、“坡”)困难。进食可有口角漏液现象。双侧完全瘫痪者面部呆板无表情。

2. 检查

(1) 角膜反射试验：当棉棒触及角膜时，受试者有感觉，但只在对侧眼出现瞬目反射，说明面神经受损引起运动障碍。当棉棒触及角膜时，受试者感觉下降且无瞬目反射，提示三叉神经受损。

(2) 流泪试验：病变一侧泪液渗透将减少或无渗湿。泪液分泌减少提示病变位于或靠近膝状神经节。

(3) 镫骨肌反射：当镫骨肌反射可引出时，说明病变位于镫骨肌突起远端。面瘫程度为不完全性，神经尚未发生完全变性，预后较好。

(4) 唾液腺分泌试验：面瘫发生的第1天当唾液分泌减少25%以上时，预示恢复不完全。

(5) 电味觉试验：可早于临床检查发现某些病变。面瘫患者的味觉功能恢复较面肌运动恢复要早数周。

(6) 睑反射试验：阳性反应说明面神经仍然保持解剖上的完整性。

3. 应注意与中枢性面瘫鉴别 其特点是病侧皱眉正常，额纹不消失，多伴有偏瘫症状。

【治疗】

(1) 有明确病因者，应首先治疗病因，或在病因治疗的同时兼顾面瘫治疗。

(2) 药物治疗：常用糖皮质激素、血管扩张剂、B族维生素及抗病毒药物等治疗，并可辅以理疗、针灸、按摩等。

(3) 手术治疗：面神经修复手术；面神经交换技术。

二、半面痉挛

半面痉挛又称面肌痉挛，常表现为一侧面部肌肉反复性阵发性不自主抽搐。

【诊断依据】

1. 临床表现

(1) 一侧面部肌肉反复性阵发性不自主抽搐。

(2) 每次发作持续数秒至数分钟。发作间期可一切如常。睡眠中很少发作。

(3) 病程晚期可使面肌肌力显著减弱，甚至出现永久性面瘫。

2. 检查　常规进行脑电图、肌电图检查。必要时行中耳乳突X线或CT、头CT或桥小脑角MRI检查。以确诊是否为听神经瘤、面神经鞘膜瘤等引起的继发性半面痉挛。

【治疗】　应针对病因治疗。对特发性半面痉挛，目前采用的主要治疗方法包括。

1. 药物治疗　酌情选用镇静剂、安定剂及抗癫痫药物。应用A型肉毒毒素局部注射治疗，痉挛完全缓解率80%以上，疗效保持22周左右，可重复注射。

2. 电刺激疗法

3. 手术疗法　面神经梳理术、面神经切断术、面神经减压术以及颅内责任血管减压术等。

第十节　耳部肿瘤

一、外耳道肿瘤

(一) 外耳道外生骨疣

【诊断依据】

1. 临床症状　早期多无症状，较大者可致外耳道狭窄或闭锁，压迫外耳道皮肤引起耳痛、耳鸣、耳闷及听力减退等。

2. 检查　外耳道可见局限性半圆形隆起，肿瘤表面皮肤菲薄，探针触诊感质地坚硬。颞骨CT检查有助诊断及了解病变范围。

【治疗】　无症状者不需处理，有症状者应及时手术切除。

(二) 外耳道乳头状瘤

【诊断依据】

1. 临床症状　耳痒、耳胀、耳内阻塞感、听力障碍及挖耳出血。继发感染则有耳痛、耳流脓等。

2. 检查　外耳道内棕黄色乳头状新生物，多无蒂，基底较广，触之较硬。伴发感染时，肿瘤可为暗红色且质软。

3. 确诊　本病有恶变倾向，确定诊断需常规进行病理检查。

【治疗】　治疗原则：尽早手术切除。

可在局麻下用激光切除或用刮匙刮除瘤组织，为防复发，术后可对肿瘤基底部行电凝器烧灼、硝酸银或干扰素创面涂布。累及中耳乳突者应行乳突根治术。

(三) 外耳道耵聍腺肿瘤

【诊断依据】

1. 临床症状　早期症状多不明显，随肿瘤增大，可引起耳痛、耳痒、耳阻塞感和听力障碍。

继发感染，肿瘤可能破溃、流脓、流血，耳痛加重并放射至患侧颞区和耳后区。

2. 检查 耵聍腺瘤和多形性腺瘤外观多呈灰白色息肉样，或表面光滑被以正常皮肤，质地硬韧。

(1) 外耳道肉芽经一般治疗不消退。

(2) 外耳道壁变窄、凸起并有血性分泌物。

(3) 外耳道肿物伴局部疼痛或其他耳部症状。

3. 确诊 应根据病理组织学检查结果。

【治疗】 外耳道耵聍腺肿瘤对放射治疗不敏感，故以手术根治性切除为主。耵聍腺瘤和多形性腺瘤病理组织学上为良性，但复发及恶变率极高，临床按其有恶性倾向瘤或潜在恶性肿瘤的手术原则处理。

二、中 耳 癌

【诊断依据】

1. 临床表现 耳深部跳痛或刺痛、耳流脓或脓血性分泌物、耳闷、耳鸣、听力减退、眩晕和面瘫等，晚期可出现其他脑神经受累、颅内与远处转移症状。

2. 检查

(1) 外耳道深部或鼓室内有肉芽或息肉样新生物，切除后迅速复发或触之易出血。

(2) 慢性化脓性中耳炎耳流脓转变为流脓血性或血性分泌物。

(3) 耳深部持续疼痛与慢性化脓性中耳炎耳部体征检查不相称。

(4) 乳突根治术腔长期不愈并有顽固性肉芽生长。

(5) 慢性化脓性中耳炎症状突然加重或发生面瘫。

【治疗】 经病理检查确诊者，应争取尽早彻底手术切除并辅以放疗。病变局限于中耳者，可行扩大乳突根治术，如肿瘤较广泛或侵犯邻近组织时。应行颞骨部分切除或全切术。手术前后可行放疗、化疗或中医药治疗。

三、听 神 经 瘤

【诊断依据】

1. 临床表现

(1) 早期：肿瘤直径<2.5cm 时，表现为缓慢发生的耳鸣、听力减退、眩晕以及行走不稳感等耳蜗与前庭功能障碍的症状，偶有耳内痒感或刺痛、外耳道后壁麻木、患侧泪液减少等。

(2) 中、晚期症状：伴随肿瘤的不断增大，症状逐渐加重。先后出现小脑源性运动失调、邻近的脑神经受累、颅内压、增高、脑干受压、小脑危象等。

2. 检查

(1) 听力学检查

1) 纯音测听：常提示病侧不同程度感音神经性聋，听力曲线“高频下降型居多，其次为平坦型。

2) 脑干听觉诱发电位：患侧 V 波峰幅度变小、潜伏期显著延长或消失，如 I 波存在而 V 波消失，提示听神经瘤可能。

3) 耳声发射：小听神经瘤的畸变产物耳声发射(DPOAE)基本正常，但此时纯音听力损失多在 30～55dB HL，这种纯音听力损失与 DPOAE 振幅不平行现象对于听神经瘤的影像学检查前的筛选及其早期诊断有重要价值。

4）声导抗测试：镫骨肌声反射阈升高或消失，潜伏期延长，可见病理性衰减。

（2）前庭功能检查：眼震电图若记录到向健侧的自发性眼震，多提示肿瘤已开始压迫脑干和小脑，眼震最初以水平型居多，以后可能转变为垂直或斜形，若出现视动性麻痹，提示脑干视动传导径路受累。

变温试验可显示患侧水平半规管部分或完全性麻痹，并可有向患侧的优势偏向。

3. 神经系统检查　出现角膜反射迟钝或消失等三叉神经体征时，提示肿瘤直径＞2.5cm，出现小脑体征时，说明肿瘤直径已达 5cm 以上。较大的肿瘤可能刺激面神经引起面肌痉挛，并可能导致对侧中枢性面瘫。

4. 影像学检查　MRI 增强扫描为目前公认的早期确诊小听神经瘤的敏感而可靠的方法，并有助于与桥小脑角其他肿瘤的鉴别诊断。

【治疗】

（1）尽早手术，完全切除肿瘤为本病治疗的一般原则。

（2）对于肿瘤直径＜2.5cm 的 65 岁以上老年患者，可门诊随访，必要时手术切除或行立体定向放射治疗。

（3）经迷路进路切除听神经瘤为听神经瘤切除的主要方法。

该术式的优点：一是微创，可直接暴露桥小脑角而不必牵拉小脑；二是在内耳道底能准确定位面神经；三是适用范围较广，直径＜2cm 的小肿瘤或直径＞4cm 的大肿瘤均可经此径路切除。保存面神经功能、完全切除肿瘤、术后无严重并发症已成为核术式的突出特点。

缺点：是必须牺牲听觉与前庭功能。

其他常用的术式还有颅中窝进路、迷路后进路、乙状窦后进路和迷路枕下联合进路等。

（张　艳）

第二十六章　颈科学诊疗常规

第一节　颈部先天性疾病

一、甲状舌管囊肿及瘘管

【诊断依据】

1. 甲状舌管囊肿　囊肿大小不一，一般无症状。囊肿呈圆形，表面光滑，边界清楚，与周围组织及皮肤无粘连，无压痛，质软，有囊性感，可随吞咽上下运动，有些囊肿上部可摸到一条索样物。并发感染时，囊肿迅速增大，且伴有局部疼痛及压痛。

2. 甲状舌管瘘管　外瘘口位于颈前正中或略偏一侧，瘘口较小，常有分泌物溢出，继发感染时瘘口周围红肿，有脓液溢出。

【治疗】　手术切除，将囊肿连同瘘管彻底切除，以免术后复发。

二、鳃裂囊肿及瘘管

【诊断依据】

1. 临床表现

(1) 鳃裂囊肿：一般无症状，颈侧有一圆形或椭圆形无痛性肿块，大小不一，可活动，呈囊性感，与周围组织无粘连。继发感染时则肿块迅速增大，局部压痛。囊肿向咽侧壁突出，可有咽痛、吞咽困难等。

(2) 鳃裂瘘管：颈侧部有一瘘管口，间歇性有分泌物溢出。继发感染时，瘘管口周围红肿疼痛，有脓性分泌物溢出，且感染反复发作。

2. 辅助检查　透光试验阳性。

【治疗】　彻底切除囊肿及瘘管。如继发感染，先控制感染，然后手术。

第二节　颈部炎性疾病

一、颈部急、慢性淋巴结炎

【诊断依据】

1. 临床表现

(1) 全身症状：急性淋巴结炎有畏寒、发热、头痛、乏力、全身不适及食欲减退等。

(2) 原发感染病灶症状：咽痛、吞咽疼痛、喉痛、咳嗽、牙痛等。

(3) 局部症状：一侧或双侧颈部淋巴结肿大，可有压痛，质中，表面光滑，可活动。肿大淋巴结的数目及大小不一，急性者局部常有红肿、发热、疼痛。慢性者无疼痛，但仍可摸到。

2. 辅助检查

(1) 血细胞分析：白细胞计数中性粒细胞增高。

(2) 颈部超检查：可确定淋巴结的部位、大小数目及与周围组的关系。

【治疗】　治疗原发感染病灶：抗感染及对症治疗。

二、颈部淋巴结结核

【诊断依据】

1. 临床表现

(1) 典型症状:一侧或双侧颈部出现多个肿大淋巴结,呈串珠状,与皮肤和周围组织粘连,或溃破皮肤形成迁延不愈的瘘管。

(2) 结核中毒症状:乏力、低热、盗汗、食欲不振、消瘦等。

(3) 邻近器官的症状:肺结核及喉结核的症状,如声嘶、咯血、喉痛等。

2. 辅助检查

(1) 肺部X线或CT扫描。

(2) 间接喉镜及后鼻镜检查。

(3) 实验室检查:结核菌素试验、结核抗体、血沉检查。

【治疗】

1. 一般治疗　加强营养,增强体质。

2. 抗结核治疗　常用药物有链霉素、异烟肼、比嗪酰胺、甲哌利福毒素等。

3. 局部治疗　已形成脓肿或瘘管者,可局部抽脓、冲洗,再注入抗结核药物。

4. 免疫疗法　可用转移因子、左旋咪唑、免疫核糖核酸、死卡介苗皮肤划痕、卡介苗多糖核酸肌内注射。

5. 手术切除　适用于较大的孤立性淋巴结保守治疗无效时。

三、颈部蜂窝织炎

【诊断依据】　根据典型的临床表现可做出基本判断:

1. 浅表的蜂窝织炎　局部有明显的红肿热痛,病变迅速扩大,与周围正常组织无明显分界,病变中央部分常因缺血发生坏死。

2. 深部的蜂窝织炎　局部红肿多不明显,全身症状明显,有高热、寒战、头痛、全身无力等。

3. 周围器官的症状　病变严重时可发生喉水肿,压迫气管及食管,可引起呼吸困难和吞咽困难,炎症向下扩散可引起纵隔炎或纵隔脓肿。

【治疗】

1. 局部治疗　热敷、中药外敷或理疗。

2. 全身治疗　注意休息,加强营养,抗感染治疗,药物有头孢菌素、红霉素、磺胺药、甲硝唑等。

3. 手术治疗　已形成脓肿者应及时切开排脓,以促进脓液引流。

第三节　颈部血管性疾病

一、颈动脉瘤

【诊断依据】

1. 临床表现

(1) 颈部发现肿块,有明显的搏动及杂音,少数肿块因瘤腔内被分层的血栓堵塞,搏动减弱或消失。

(2) 脑缺血症状:发生在颈总动脉、颈内动脉的动脉瘤可影响脑部供血,瘤体内血栓脱落可引起脑梗死,可出现头痛、头昏、失语、耳鸣、记忆力下降、半身不遂、运动失调、视力模糊等。

(3) 压迫症状：瘤体增大压迫神经、喉、气管、食管，可出现脑神经瘫痪、颈交感神经麻痹综合征(Horner 综合征)、吞咽困难、呼吸困难等。

2. 辅助检查

(1) DSA 检查对确定诊断有重要意义。由于动脉瘤形成的原因不同，DSA 显影也略有不同。先天性动脉瘤，瘤体一般较小，自绿豆到黄豆大小，呈囊状，有蒂与动脉干连接；动脉硬化形成的动脉瘤可见到瘤动脉纤细弯曲，动脉腔变窄或粗细不均，瘤体呈梭形；外伤性动脉瘤为囊性或多房性结构。

(2) MRA 诊断动脉瘤较 DSA 更具优势。

【治疗】

1. 较小囊性动脉瘤 游离瘤体，并予以切除，缝合。

2. 梭形动脉瘤 可切除动脉瘤及病变动脉后，做动脉端-端吻合，必要时用人工血管或同种动脉替换切除的动脉。

3. 夹层动脉瘤 切除病变动脉，用人造血管重建血流通道。

4. 对高龄、严重心血管疾病无法耐受手术者 可行介入治疗。

二、颈动脉体瘤

【诊断依据】

1. 临床表现

(1) 肿块位于颈动脉三角区，呈圆形，生长缓慢，质地较硬，边界清楚，可左右活动，上下活动受限，肿块浅表可扪及血管搏动，有时可听到血管杂音。

(2) 瘤体发生恶变时，短期内肿块迅速生长。

(3) 肿块较小时，一般无症状，或仅有轻微局部压迫感。

(4) 肿块增大可压迫邻近器官和神经，出现声嘶、吞咽困难、舌肌萎缩、伸舌偏斜、呼吸困难及 Horner 综合征等。

2. 辅助检查

(1) B 超检查：见颈动脉分叉处肿块将颈内、外动脉分开，其间距增宽。

(2) DSA 检查：肿瘤位于颈动脉后方将颈总动脉分叉推向前，颈动脉分叉增宽，肿瘤富含血管。

【治疗】

(1) 采取动脉外膜下肿瘤切除术。因肿瘤起源于与颈动脉外膜相连的颈动脉体，具有极其丰富的血供，而且与颈动脉、静脉及神经紧密相邻，手术难度较大。

(2) 较大肿瘤，与颈动脉粘连，或包绕颈动脉者，需将肿块连同部分颈动脉一并切除，然后做动脉端-端吻合。

三、颈动-静脉瘘

【诊断依据】

1. 临床表现

(1) 先天性：常伴有胎痣。婴儿期：无任何症状，多表现为局限性隆起或扩散性病变。青春期：病变发展，表现为局部隆起，可触到震颤，有时还能听到血管杂音，局部皮肤温度增高。

(2) 后天性：搏动性耳鸣，嗡嗡声、嗞嗞声或高音调嘈杂声，常影响睡眠，压迫颈总动脉可使耳鸣减轻或消失。

(3) 其他症状:头痛、头晕、错觉、瞻妄、视觉及听觉障碍、反复的口腔及鼻腔出血等。

(4) 心血管系统的症状:视颈动-静脉瘘的大小及距离心脏远近而定。远离心脏的小动-静脉瘘一般无明显心血管症状,靠近心脏的大动-静脉瘘可引起动、静脉及心脏明显改变,即动脉收缩压无明显变化,舒张压下降,脉压差增大,动脉供血减少,心率增快,心输出量及血容量增加,瘘口远近两端静脉压升高,皮肤温度增高,久之引起心脏扩大,最后导致心衰。

2. 局部体征　杂音及震颤。肿块可听到粗糙的咆哮音,收缩期明显,舒张期逐渐减弱,杂音沿受累血管传导,瘘愈大,杂音愈明显。触诊可触及连续粗糙震颤。用手压之,杂音及震颤均消失。

3. 辅助检查

(1) 静脉压及静脉血氧测定表现浅静脉压升高,静脉血含氧增高。

(2) DSA 检查可了解瘘口的部位及大小。

【治疗】

(1) 手术切除为主。原则是切除瘘,然后分别修复动脉和静脉。

(2) 放射治疗。

(3) 硬化剂注射。

第四节　颈 部 肿 块

一、神经鞘膜瘤

【诊断依据】　颈部出现孤立性无痛性肿块,生长缓慢,呈圆形或椭圆形,边界清楚,左右活动好,上下活动受限,伴或不伴有神经压迫症状,即可做出诊断。

【治疗】　手术切除。

二、颈部恶性肿瘤

(一) 颈部转移性恶性肿瘤

【诊断依据】

1. 确定肿块的性质　如肿块进行性增大,触之质硬,无压痛,与周围组织粘连,不活动,应考虑为恶性肿瘤。

2. 寻找原发灶

【治疗】　原则:治疗原发灶,颈部转移灶根据原发灶不同,采取不同的治疗措施。

(1) 鼻咽癌转移:放射治疗或综合治疗。

(2) 喉癌、鼻腔、鼻窦、喉咽、甲状腺癌转移:手术或综合治疗。

(3) 肿瘤晚期,手术难以切除或者一般情况差不能耐受手术者,采用放疗或化疗。

(二) 颈部原发性恶性肿瘤

【诊断依据】

1. 恶性淋巴瘤　临床表现:浅表淋巴结肿大。

2. 神经源性恶性肿瘤　临床特点:肿块迅速生长,常向周围组织侵犯,可出现局部组织疼痛,触之肿块质硬,不活动或活动受限,可有压痛,并可出现远处转移。

【治疗】　广泛性手术切除,术后放疗或化疗,有远处转移者行化疗。本病预后较差。

(姜胤辉)

第二十七章　耳鼻咽喉科检查常规

第一节　额镜与检查器械

一、额镜的使用方法

（1）戴额镜前，先调节双球状关节的松紧，使镜面既能灵活转动而又可置于任何位置上均不松滑下坠为度。然后调节额带圈至适合检查者头围的大小。额镜戴于头部后，将双球状关节拉直，镜面与额面平行，镜孔正对检查者平视时的左眼或右眼远近适宜。

（2）对光要先调整光源，使光线投射到额镜上，再调整额镜镜面，将光线反射、聚焦到检查的部位。检查者的视线则通过镜孔正好看到反射的焦点光，进行检查。

二、常用检查器械

常用检查器械：耳镜、手持式电耳镜、鼓气耳镜、前鼻镜、后鼻镜（间接鼻咽镜）、间接喉镜、音叉、耵聍钩、膝状镊、枪状镊、角形压舌板、简易喷雾器、卷子棉等。

第二节　鼻部检查法

一、外鼻检查法

观察外鼻有无畸形，皮肤有无肿胀、缺损，色泽是否正常，触诊有无压痛、增厚、变硬，鼻骨有无骨折、移位及骨擦音。

二、鼻腔检查法

1. 鼻前庭检查法　以手指将鼻尖抬起，观察鼻前庭皮肤有无充血、肿胀、皲裂、溃疡、疖肿、隆起及结痂，有无鼻毛脱落等。

2. 前鼻镜检查法　左手持前鼻镜，先将前鼻镜的两叶合拢，与鼻底平行伸入鼻前庭，不可越过鼻阈。右手扶持受检者头部，随检查需要变动头位。缓缓张开镜叶，依次检查鼻腔各部。先使受检者头位稍低（第一位置），由下至上顺序观察鼻底、下鼻道、下鼻甲、鼻中隔前下部，再使受检者头后仰 30°（第二位置），检查中鼻道、中鼻甲及嗅裂和鼻中隔中部，再使受检者头后仰至 60°（第三位置），观察鼻中隔上部、鼻堤、中鼻甲前端等。注意鼻甲有无充血、贫血、肿胀、肥厚、萎缩，中鼻甲有无息肉样变，各鼻道及鼻底有无分泌物及分泌物的性状，鼻中隔有无偏曲、穿孔、出血、血管曲张、溃疡糜烂或黏膜肥厚，鼻腔内有无新生物、异物等。如下鼻甲肥大，可用 1%麻黄碱生理盐水收缩后再进行检查。检查完毕，取出前鼻镜时务将镜叶闭拢，以免钳夹鼻毛。

3. 间接鼻咽镜检查法　受检者正坐，头微前倾，用鼻呼吸。检查者左手持压舌板，压下舌前 2/3，右手持加温而不烫的鼻咽镜（或称后鼻孔镜），镜面向上，由张口之一角送入，置于软腭与咽后壁之间，避免触及咽壁或舌根引起恶心而影响检查。检查时，应转动镜面，以便得到鼻咽的全部图像。

三、鼻窦检查法

观察各鼻窦局部皮肤有无红肿、隆起，中鼻道及嗅裂有无分泌物、息肉或新生物，眼球有无移位或运动障碍，局部有无叩痛、压痛，骨质吸收或有破坏者可有乒乓球感或实质性感觉。另外，可行体位引流或上颌窦穿刺冲洗。

四、鼻内镜检查

鼻内镜分硬管镜和纤维镜。可清晰地观察鼻腔各部，鼻咽及各鼻窦的开口，还可以在直视下取活组织检查及凝固止血等。

五、鼻部影像学检查法

常用方法有鼻窦X线、鼻窦CT、鼻窦MRI。鼻窦CT是鼻内镜手术基本的辅助检查，可采用冠状位及轴位扫描，能清晰显示鼻腔、鼻窦细微的解剖结构，对鼻腔、鼻窦疾病诊断具有重要的临床意义。鼻窦MRI对于软组织具有较高的分辨力，对诊断鼻息肉、鼻窦囊肿、肿瘤具有重要的临床意义。

第三节　咽喉部检查法

一、口咽部检查法

用压舌板轻压患者舌前2/3处，嘱患者发“啊”音，观察软腭运动情况，检查双侧腭舌弓、腭咽弓、咽侧索及咽后壁，注意咽黏膜有无充血、肿胀、溃疡、假膜、脓苔、干燥和隆起等。同时检查两侧腭扁桃体，注意其大小形态、隐窝口有无分泌物、异物或新生物等。同时还应注意牙、舌、软腭、硬腭等有无异常。部分患者咽反射较敏感，可先以1%丁卡因喷雾咽部行表面麻醉后再检查。

二、鼻咽部检查法

通过间接鼻咽镜可观察到软腭背面、后鼻孔区、咽鼓管咽口及咽鼓管圆枕、咽隐窝、鼻咽顶部及腺样体，应注意有无充血、粗糙、出血、浸润、溃疡及新生物等。

三、喉咽及喉部检查法

首先观察喉体大小、位置以及是否对称，然后触诊有无肿胀、触痛、畸形，颈部有无肿大淋巴结或皮下气肿等。将喉体向两侧推移，可扪及喉关节摩擦和移动的感觉，晚期喉癌的病人，喉关节受累，此种感觉可以消失。气管切开前应沿喉体向下触摸找到气管软骨环。间接喉镜检查是检查喉咽及喉腔最常用的方法。首先观察舌根、会厌谷、喉咽后壁、喉咽侧壁、会厌舌面及游离缘、舌会厌侧壁、杓状软骨及两侧梨状窝。然后嘱患者发“衣”音，使会厌向前上抬起，再观察会厌喉面、杓会厌皱襞、杓间区、室带、声带及梨状窝 。检查时应注意喉咽及喉腔黏膜色泽，有无充血、增厚、溃疡、增生或结节、新生物或异物等，同时应观察声带及杓状软骨、杓会厌襞活动情况。

四、纤维鼻咽镜、纤维喉镜检查

适用于间接鼻咽镜或间接喉镜检查困难，不易窥清咽、喉部所有结构者。检查前先以1%麻黄碱棉片收缩鼻腔黏膜，以1%丁卡因表面麻醉鼻腔、咽喉黏膜。经鼻腔插入纤维鼻咽镜或纤维喉镜进行检查，同时可取活检或切除细小病变。具有视野清晰，图像放大等优点；导管纤维束柔软，可弯曲，检查舒适，容易发现较隐蔽部位病变（如声门下肿瘤）；较先进的纤维鼻咽镜、纤维喉镜带有摄像装置，可拍摄图片，便于阅读、存档。

第四节　耳部检查法

一、外耳的检查法

观察耳廓大小、位置是否对称，有无畸形、瘘管、红肿、压痛，耳周淋巴结有无肿大，有无耳廓牵拉痛，按压耳屏有无疼痛。乳突部有无红肿及压痛。

二、中耳检查法

1. 徒手检查法　受检者侧坐，受检耳朝向检查者。将额镜反光焦点对准外耳道口，一手将耳廓向外后上方牵拉（婴幼儿向后下方牵拉），一手食指向前推压耳屏，以使外耳道变直（图13-4-1）。

2. 耳镜检查法（otoscopy）　若有耳毛阻挡看不清楚时，可选用大小适宜的耳镜轻轻旋转置入，并向上、下、左、右各方向转动，以观察外耳道并看清整个鼓膜形态。置入的耳镜不宜超过软骨部，以免受压迫骨部引起疼痛（图13-4-2）。

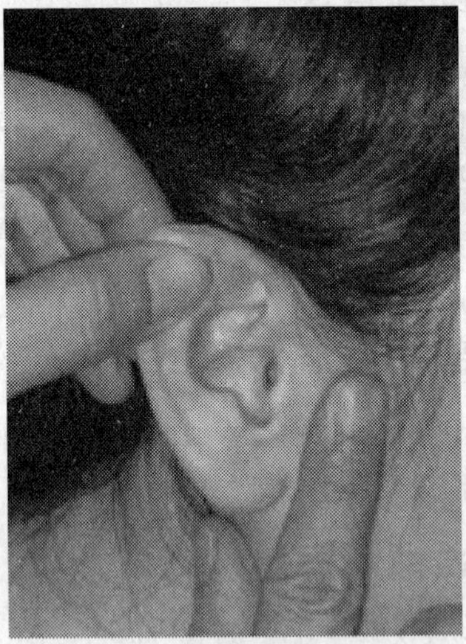
图13-4-1　徒手检查手

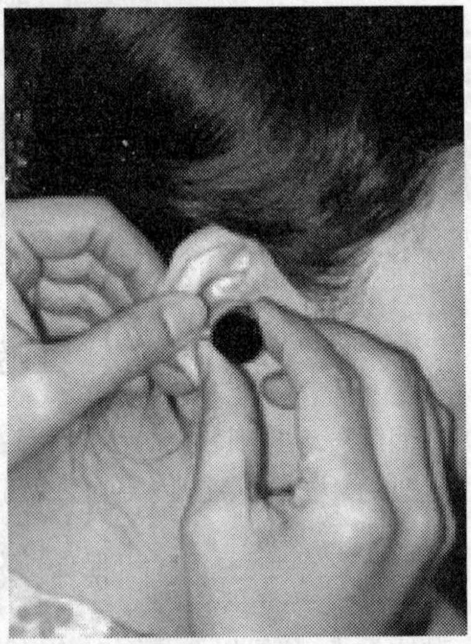
图13-4-2　耳镜检查法

（1）鼓气耳镜：观察鼓膜细微病变，如微小穿孔、粘连、液面等，并可挤压橡皮球向外耳道加压、减压，观察鼓膜活动度，吸出鼓室分泌物或试验有无迷路瘘管。

（2）电子耳镜：是配有电源照明和放大镜的耳镜。

第五节　咽鼓管检查法

咽鼓管功能障碍和许多中耳疾病的发生、发展及预后有关。

一、咽鼓管形态检查

(1) 咽鼓管的基本检查是经口咽部向上用间接鼻咽镜观察咽鼓管咽口和圆枕的结构、状态。

(2) 直接观察咽鼓管管腔的情况,需采用直径小的纤维内镜伸入咽鼓管管腔。

二、咽鼓管功能检查

咽鼓管吹张法:通过主动或被动将气流经咽鼓管压入鼓室,以了解咽鼓管的功能。主要用于鼓膜无穿孔者。上呼吸道急性感染、鼻腔或鼻咽部有脓液、溃疡、新生物者忌用。有如下几种:

1. 主动鼓气 有吞咽试验和瓦尔萨尔法(Vatsalva method)。将听诊管两端的橄榄头分别置于患者和检查者的外耳道口,当受试者做吞咽动作时,检查者可听到轻柔的"嘘嘘"声,并可观察到鼓膜随吞咽动作而运动。咽鼓管功能不良者吞咽时从其耳道听不到声音,鼓膜运动差。瓦尔萨尔法又称捏鼻鼓气法。此法通过咽鼓管达中耳腔的气流多于吞咽试验。

2. 被动鼓气 对咽鼓管功能差的病人可采用,通过器械将气流压入咽鼓管,不但用于诊断而且用于治疗咽鼓管功能不良。

3. 导管吹张法 通过导管直接向咽鼓管内鼓气。临床上此法常用于对咽鼓管功能不良如分泌性中耳炎进行治疗。

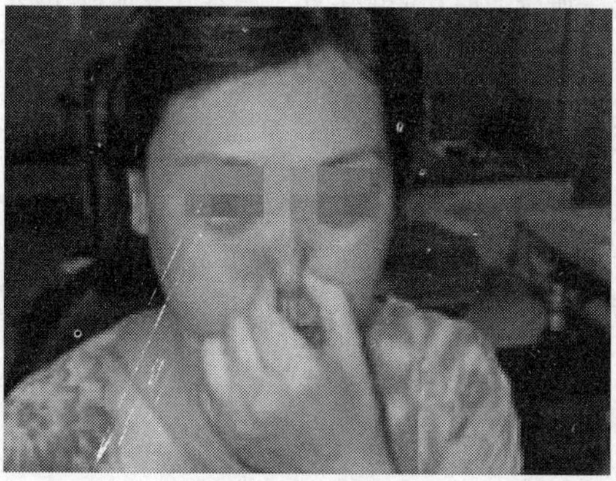

图 13-5-1 捏鼻鼓气法

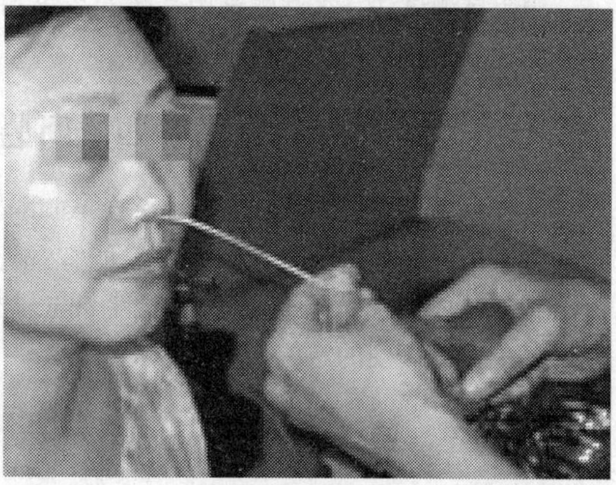

图 13-5-2 导管吹张法

第六节 听力检查

一、音叉试验

音叉试验(tuning fork test)是门诊最常用的基本听力检查法。用于初步判定与鉴别耳聋性质,但不能判断听力损失的程度。音叉检查可验证电测听结果的正确性。常用C调倍频程频率音叉,其振动频率分别为C128Hz、C256Hz、C512Hz、C1024Hz和C2048Hz,其中最常用的为C256Hz和C512Hz。常用的检查方法如下:

1. 林纳试验(Rinne test,RT) 又称气骨导对比试验,是比较同侧气导和骨导的一种检查方法。先测骨导听力,当听不到音叉声时,立即测同侧气导听力,也可反之。

2. 韦伯试验(Weber test,WT) 又称骨导偏向试验,系比较两耳骨导听力的强弱。取C256

或 C512 振动的音叉柄底置于前额或头顶正中，让患者比较哪一侧耳听到的声音较响。

3. 施瓦巴赫试验（Schwabach test，ST） 又称骨导对比试验，为比较正常人与患者骨导的时间。方法：当正常人骨导消失后，立即测受试者同侧骨导听力，再按反向测试。

4. 盖莱试验（Gelle test，GT） 检查镫骨内有无固定的试验法。将振动的 C256 音叉柄底放在鼓窦区，同时以鼓气耳镜向外耳道交替加压和减压，若声音强弱波动，亦即当加压时骨导顿觉减低，减压时恢复，即为阳性（GT"＋"），表明镫骨活动正常。若加压、减压声音无变化时，则为阴性（GT"－"），为镫骨底板固定征象。

二、纯音听力计检查法

纯音听力计检查法为听觉功能检查中测定耳聋性质及程度的比较准确而常用的方法。分别测试受试者各频率的听阈强度，可为耳聋的定性、定量和定位诊断提供依据。

检查法包括气导和骨导测试。气导测试先从 1kHz 开始，患者听到声音后，每 5dB 一档地逐档下降，直至听不到时为止，然后再逐档增加声强（每档升 5dB），如此反复测试，直至测到确切听阈为止。再以同样方法依次测试其他频率的听阈。检查时应注意用间断音，以免发生听觉疲劳。骨导测试的操作方法与气导测试相同。

三、声阻抗测试法

声阻抗测试法是客观测试中耳传音系统和脑干听觉通路功能的方法。检查基本项目：鼓室导抗图、静态声顺值及镫骨肌声反射。

四、听性脑干反应

听性脑干反应（auditory brainstem respinse，ABR）是利用现代电子技术记录因声音刺激而在听觉系统诱发的电位变化的方法。能客观评价听觉系统的功能状态。适用于婴幼儿及不能配合检查的成年人的听阈测定、功能性聋与与器质性聋的鉴别、耳蜗及蜗后病变的鉴别、听神经瘤及某些中枢病变的定位诊断。

（王　云）

第二十八章 耳鼻咽喉-头颈外科常用药物

一、耳鼻咽喉科局部用药原则及注意事项

(1) 一切用药应有利于患者，使用有毒性和严重副作用的药物时，要特别慎重，切勿过量。

(2) 一切局部用药力求符合耳鼻咽喉器官的生理要求。如鼻腔用药应不影响黏膜上皮的纤毛活动，药物的酸碱度(pH)及渗透压应接近正常值。耳部用药应不浸渍外耳道皮肤为准。另外，鼓室内亦忌用有颜色之药物，如红汞、紫药水等，以免造成对鼓室病变的错误认识。

(3) 一切局部用药力求温和，不增加患者痛苦为原则。

二、鼻部常用药物

1. 1%麻黄素滴鼻液(ephedrine sol)

(1) 作用：血管收缩作用比较持久而缓和，对鼻黏膜上皮纤毛活动影响少，可改善鼻通气，促进鼻窦引流，并可减轻局部炎症。

(2) 用途：用于急、慢性鼻炎、鼻窦炎，也可用于鼻出血。

(3) 用法：滴鼻或喷入鼻腔，小儿宜用 0.5%的溶液。每日 3 次，每次 3～4 滴。不宜长期使用。止血用 2%的溶液。

2. 1%麻黄素呋喃西林溶液

(1) 作用：改善鼻腔通气，促进鼻窦引流，并可减轻局部炎症。

(2) 用途：用于急、慢性鼻炎，鼻窦炎，也用于鼻出血。

(3) 用法：滴鼻或喷入鼻腔，小儿宜用 0.5%的溶液，每日 3 次，用药不宜超过 10～15 天，也可用浸有此药的棉片塞入鼻腔。

3. 麻黄素可的松滴鼻液(ephedrine and cortison sol)

(1) 成分：1%盐酸麻黄硷，0.5%醋酸考的松。

(2) 作用：通气、消炎及抗过敏，使鼻黏膜水肿减轻。

(3) 用途：变应性鼻炎。

(4) 用法：滴鼻，每日 3 次。

4. 1%麻黄素苯海拉明滴鼻液(ephedrine and diphendydramine sol)

(1) 成分：1%盐酸麻黄硷，0.25%苯海拉明。

(2) 作用：通气、消炎及抗过敏。

(3) 用途：变应性鼻炎。

(4) 用法：滴鼻，每日 3 次。

5. 复方薄荷滴鼻剂(薄荷樟脑滴鼻剂)(nebula menthol compositum)

(1) 作用：有润滑鼻黏膜作用，能刺激神经末梢，促进鼻黏膜恢复功能。

(2) 用途：萎缩性鼻炎，鼻黏膜干燥。

(3) 用法：滴鼻，每日 3 次。

6. 2%色甘酸二钠滴鼻液(2% dicodium cromoglycate sol)

(1) 作用：抑制变应性物质的释放。

(2) 用途：变应性鼻炎。

(3) 用法：滴鼻，每日3次。

7. 鼻眼净(滴鼻净)(naphazoline hydrochloride)

(1) 浓度：浓1∶1000，淡1∶2000。

(2) 作用：血管收缩作用较麻黄碱强，能持续数小时之久，但可产生后扩张，使鼻塞加重，故一般滴用不宜超过1周，不推荐使用。

(3) 用途：急、慢性鼻炎，急性鼻窦炎。

(4) 用法：滴鼻，每日3次。成人用浓液，儿童用淡液。

8. 鼻通

(1) 成分：1%麻黄硷，1%磺胺噻唑，0.65%樟脑。

(2) 作用：通气，抑菌。

(3) 用途：急、慢性鼻炎，鼻窦炎。

(4) 用法：将油膏挤入鼻腔内，每日3次。

9. 鼻软膏

(1) 成分：硼酸5g，薄荷油2ml，石腊油40ml，无水羊毛脂100g。

(2) 作用：消炎，消肿。

(3) 用途：鼻前庭炎，鼻前庭疖、鼻黏膜干燥。

(4) 用法：局部涂布，每日3次。

10. 辅舒良水溶性鼻喷雾剂(丙酸氟替卡松鼻喷雾剂)

(1) 作用：具有强效的抗炎活性，但是当局部作用于鼻黏膜时，未检测出其全身活性。

(2) 用途：用于预防和治疗成人和儿童(12岁及以上)的季节性过敏性鼻炎和常年性鼻炎。

(3) 用法：仅用于鼻腔吸入。每日1次，每个鼻孔各2喷，维持剂量为每日1次，每个鼻孔1喷。应采用能够使症状得到有效控制的最小剂量。必须规律地用药才能获得最大疗效。

11. 立复汀鼻喷剂(盐酸左卡巴斯汀鼻喷剂)(livostin levocabastine nasal spray)

(1) 作用：为一种选择性组胺 H_1 受体拮抗剂。局部应用于鼻部，消除过敏性鼻炎的典型症状(喷嚏、鼻痒、流涕)，作用可维持数小时。

(2) 用途：季节性过敏性鼻炎和常年性鼻炎。

(3) 用法：立复汀鼻喷剂为微悬浮液，用前必须摇匀，仅用于鼻腔吸入。每日2次，每个鼻孔各2喷。用药前必须清洗鼻道，喷药时将药物吸入。由于盐酸左卡巴斯汀由肾脏排泄，故肾损伤患者使用时应特别注意。

12. 伯克纳(二丙酸倍氯米松)**鼻喷剂**

(1) 作用：本药是一种强效局部用糖皮质激素，具有强效的抗炎活性。

(2) 用途：预防和治疗常年性及季节性的过敏性鼻炎和血管舒缩性鼻炎。

(3) 用法：仅用于鼻腔喷雾。成人及6岁以上儿童：每日2次，每鼻孔2揿，应有规律用药。

三、耳部常用药物

1. 3%双氧水(3% hydrogen peroxide sol)

(1) 作用：其初生态氧与脓液等有机物结成泡沫，具有清洁、消毒作用。

(2) 用途：化脓性中耳炎及外耳道炎，主要用于外耳道灌洗，且灌洗后应立即用消毒棉签拭干。

(3) 用法：洗耳、每日3次。

2. 0.25%氯霉素可的松液(0.25% choromycetin cortison sol)

(1) 作用：消毒、杀菌、消肿、抗过敏。对革兰阳性杆菌效果较好。

(2) 用途：急、慢性化脓性中耳炎。

(3) 用法：滴耳，每日 3 次。

3. 1.25%氯霉素甘油(chloromycetin in glycerine)

(1) 作用：对革兰阴性细菌效果较好。

(2) 用途：急、慢性化脓性中耳炎。

(3) 用法：滴耳，每日 3 次。

4. 1%～3%酚甘油滴耳液(phenol in glycerine)

(1) 作用：杀菌、止痛和消肿。

(2) 用途：急性中耳炎鼓膜未穿孔时及外耳道炎症。

(3) 用法：滴耳，每日 3 次。

5. 4%硼酸乙醇滴耳液(boric acid alcohol sol)

(1) 作用：有消毒，杀菌作用。但在滴耳时可有短时间刺痛感，应向患者说明。

(2) 用途：慢性化脓性中耳炎及乳突根治术后(术腔未干)。

6. 3%～10%碳酸氢钠滴耳液(苏打水)(sodium bicarbonate sol)

(1) 作用：砬性溶液，能溶解软化耵聍。

(2) 用途：外耳道耵聍栓塞。

(3) 用法：滴耳，每日多次，每次数滴，2～3 天使耵聍变软后再取耵聍或用水冲洗。

7. 杀霉菌剂

(1) 成分：麝香草酚 1g，甘油 20ml，水杨酸 5g，薄荷 0.2g，石炭酸 3ml，95%乙醇溶液 100ml。

(2) 作用：消炎、杀菌、止痒。

(3) 用途：外耳道真菌病，只做局部涂布，不做滴耳用。

8. 泰利必妥滴耳液(Tarivid otic solution)

(1) 作用：本药为氟喹诺酮类药物，主要抑制细菌 DNA 的合成，为广谱杀菌型抗菌药物。

(2) 用途：细菌性中耳炎，外耳道炎，鼓膜炎。

(3) 用量和用法：成人 6～10 滴，2 次/天，滴耳，儿童适当减少用药滴数。

四、咽喉部常用药物

1. 复方硼砂溶液(朵贝溶液)(borax compositum sol)

(1) 成分：硼砂 1.5g，碳酸氢钠 1.5g，石炭酸 0.3ml，甘油 3.5ml，蒸馏水加至 100ml。

(2) 作用：为砬性溶液，有防腐、抗菌、消毒、收敛作用。

(3) 用途：急、慢性咽炎，扁桃休炎等，作清洁口腔作用。

(4) 用法：稀释后漱口，每日数次。

2. 复方碘甘油(iodine glycerine compositum)

(1) 成分：碘 1.25g，碘化钾 2.5g，薄荷油 0.42ml，乙醇 0.375ml，蒸馏水 2.5ml，甘油加至 100ml。

(2) 作用：消毒、润滑及对黏膜有温和刺激。

(3) 用途：慢性咽炎及萎缩性咽炎，也可用于萎缩性鼻炎。

(4) 用法：涂于患处，每日 3 次。

3. 含碘喉片(iodine lozenge)

(1) 成分：每片含碘 0.0013g。

(2) 作用：消炎、抗菌，减轻局部炎症反应。

(3) 用途：急、慢性咽喉炎等。

(4) 用法:含化,每日数次,一次1~2片。

4. 溶菌酶含片

(1) 成分:本品系从鲜鸡蛋清中提取的一种能分解黏多糖的多肽酶,含片每片20mg。

(2) 作用:抗菌、抗病毒、止血、消肿及加快组织恢复功能。

(3) 用途:急、慢性咽喉炎。

(4) 用法:口含,每次1片,每日4~6次。

5. 抗菌素(庆大霉素)**+激素液**(醋酸考的松或地塞米松)

(1) 用途:急性咽、喉炎。

(2) 用法:雾化吸入,每日3次。

6. 0.05% α-糜蛋白酶(0.05% α-chymotrypsin)

(1) 作用:稀释分泌物,祛痰,去痂,溶解纤维蛋白,脓液和坏死组织。

(2) 用途:气管切开术后,呼吸道分泌物量多而黏稠。

7. 次碳酸铋粉(bisumuth subcarbonate)

(1) 作用:具有收敛,保护黏膜创面,促进愈合。

(2) 用途:咽,食管黏膜损伤,食管镜检查术后。

(3) 用法:将药物置于舌面,缓慢干吞下,不得用水冲服。每日4~6次。

8. 1%的卡因(1% dicaine sol)

(1) 作用:为常用的黏膜表面麻醉剂,麻醉效力强,为普鲁卡因的10~15倍。但毒性也较大,约为普鲁卡因的10倍,可卡因的2倍。

使用时应注意:

1) 注射用麻醉药和表面麻醉药必须严格分别储备,瓶签分别标志,应在的卡因溶液中加红色(如伊红),以资区别。

2) 以新鲜配制者最好,不宜久置。

3) 使用时宜先试用小剂量,观察是否有药物过敏反应,然后方可用至适量,一次总量(成人)不超过60mg(6ml)。

4) 使用的卡因时,药中应加入少量肾上腺素,使毛细血管收缩,以减少药物吸收速度,防止中毒,并可延长麻醉时间。

5) 嘱患者切勿将药物咽下(食管镜检查除外)。

6) 儿童及孕妇对该药耐受性较低,要慎用或不用。用药期间,医务人员不得离开患者,密切注意患者之面色、表情、脉搏及呼吸等。

中毒症状为头昏或眩晕、眼花、气闷、惊慌恐怖、面色苍白、口干、瞳孔散大或出现兴奋、幻觉、精神错乱、多话、狂笑以及脉搏微弱,血压下降,呼吸浅而不规则等症状。一旦发现中毒,立即停止用药,抽出鼻腔内的卡因棉片,进行抢救。静脉注入地塞米松5mg;对兴奋或抽搐患者,可给予镇静剂(如安定0.1~0.2mg/kg体重,静脉注射)或硫喷妥钠(用于控制抽搐,可用2%~2.5%,静脉缓慢注射,抽搐一经控制则立即停止注射,针头暂不拔出,以备抽搐再发时可继续注射,但用药总量一般不超过5mg/kg体重)。同时使患者平卧,头低,安静入睡,密切观察脉搏、心跳、呼吸、血压、神志,直至中毒反应消失。必要时采取人工呼吸、气管内插管、吸氧等措施。

(2) 用途:耳鼻咽喉手术及气管,食管镜检查时,黏膜表面麻醉用,禁用作浸润麻醉。

(赵治明)

彩 图

第一部分

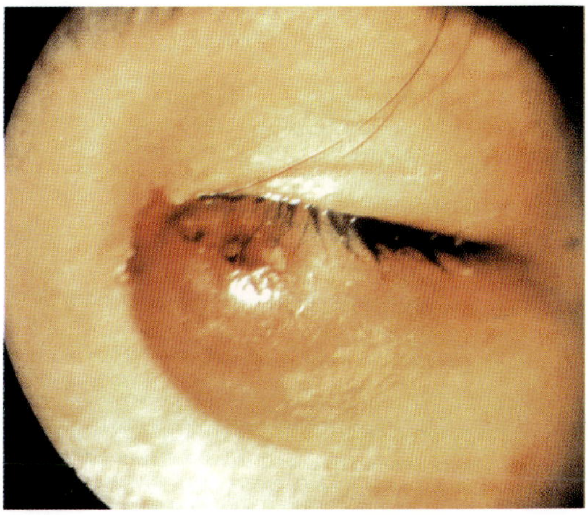

彩图1　左眼下睑红肿

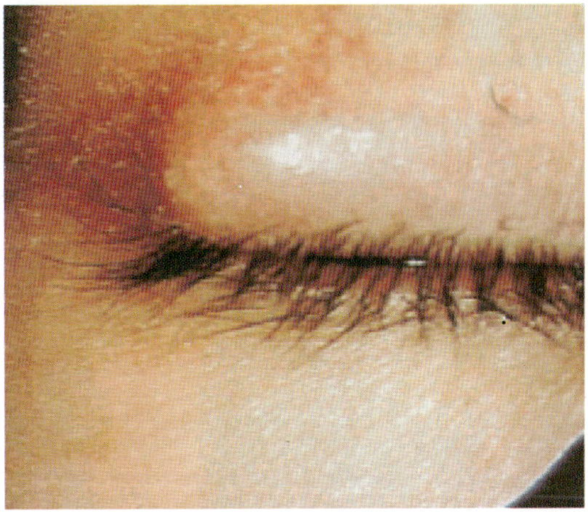

彩图2　左上睑睑板腺囊肿

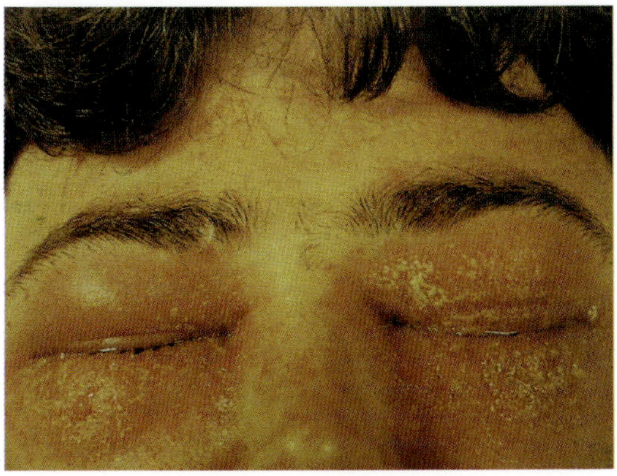

彩图3　双眼睑红肿

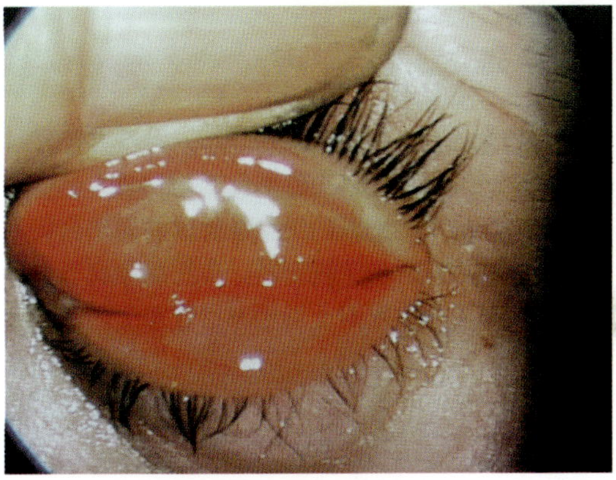

彩图4　细菌性结膜炎

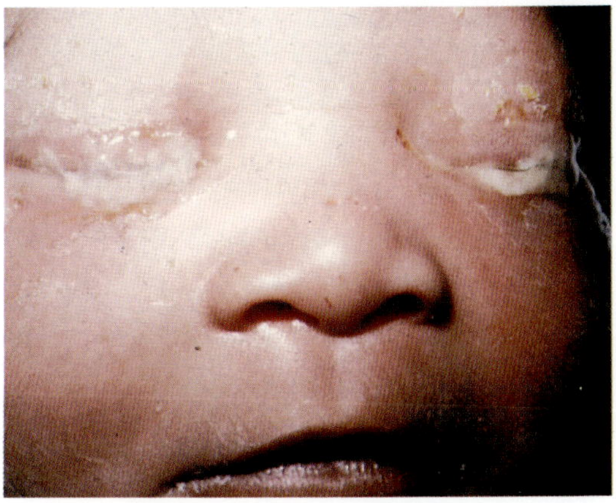

彩图5　双眼淋球菌性结膜炎

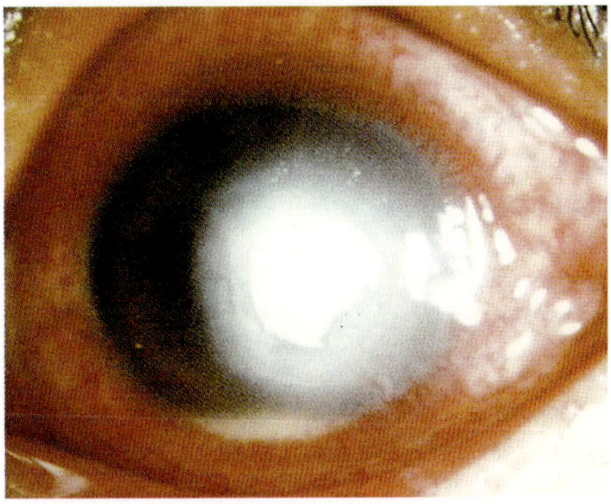

彩图6　真菌性角膜炎

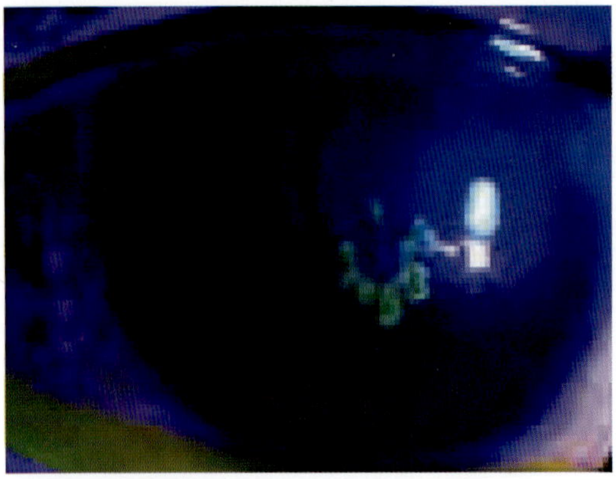

彩图7　单纯疱疹病毒性角膜炎

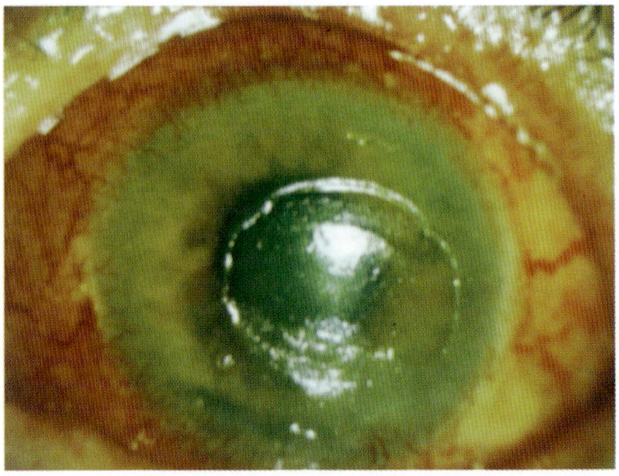

彩图8　暴露性角膜炎

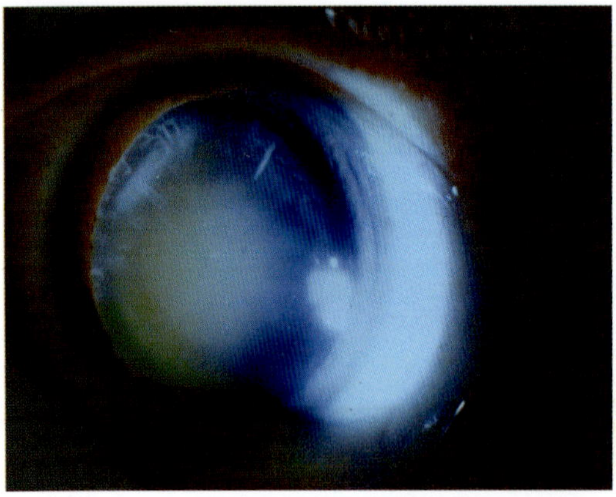

彩图9　核性白内障

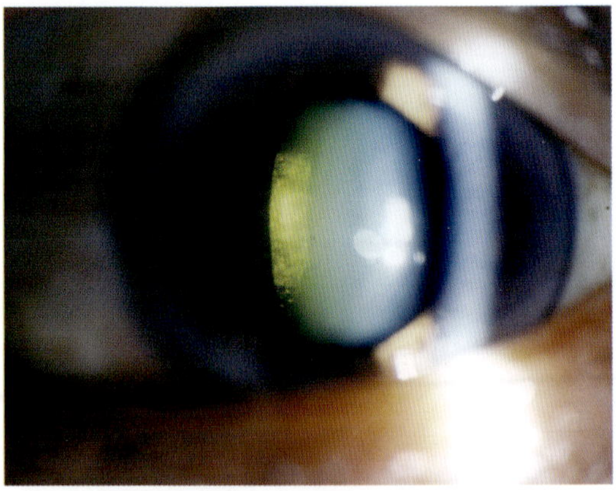

彩图10　后囊下白内障

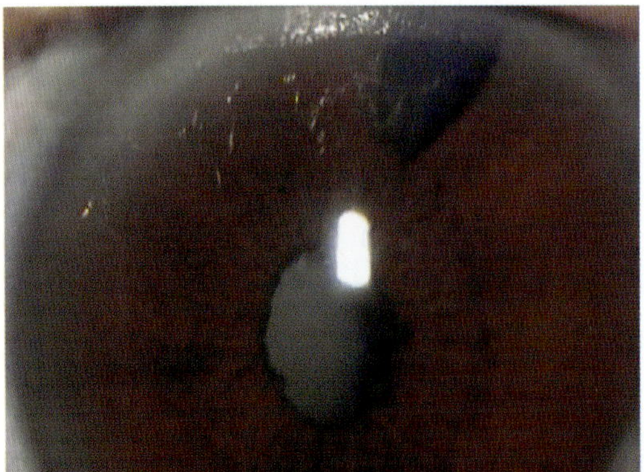

彩图11　青光眼术后并发性白内障

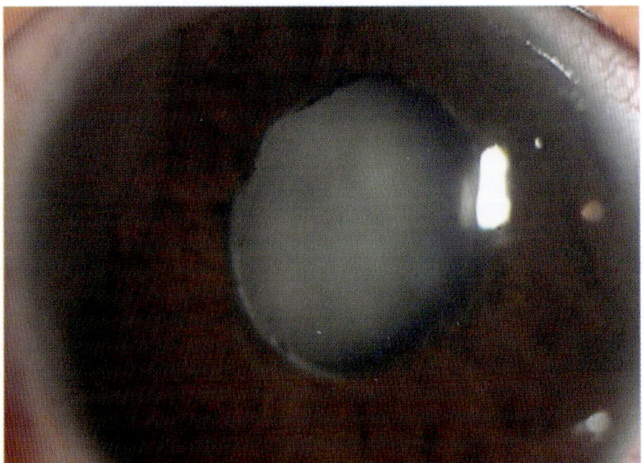

彩图12　葡萄膜炎并发性白内障

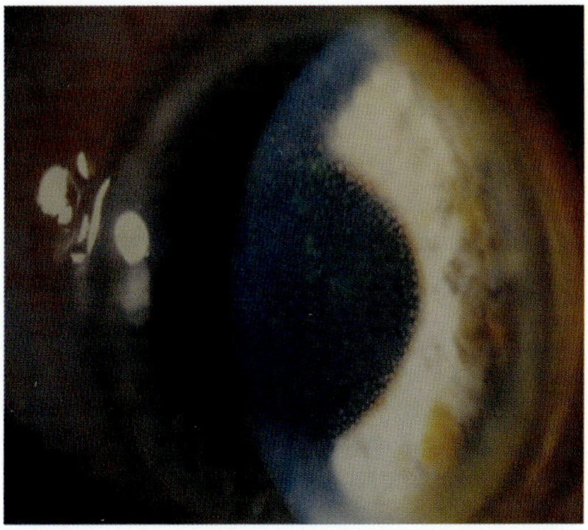
彩图13　尘状KP

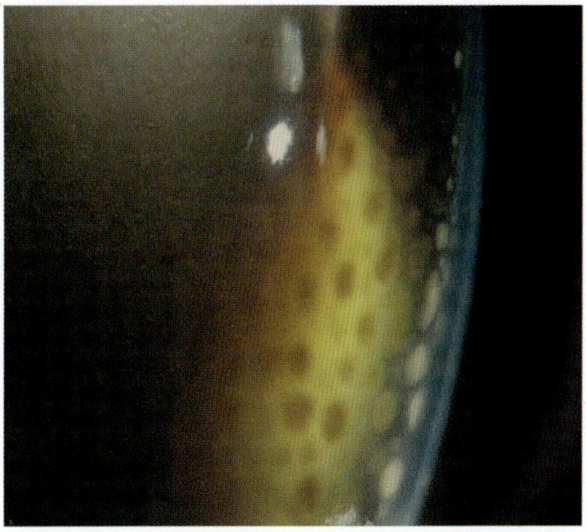
彩图14　羊脂状KP

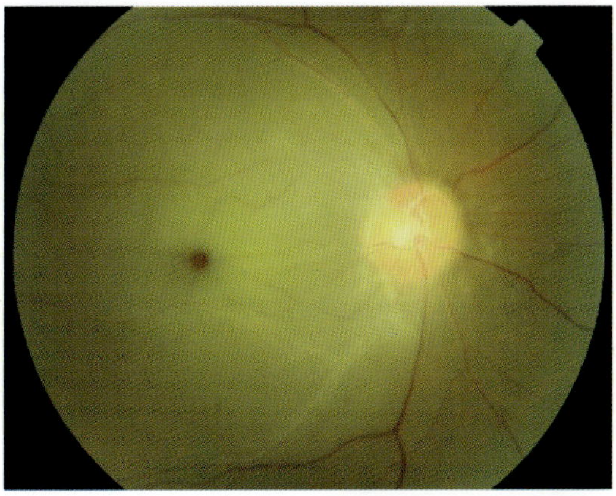
彩图15　右眼底

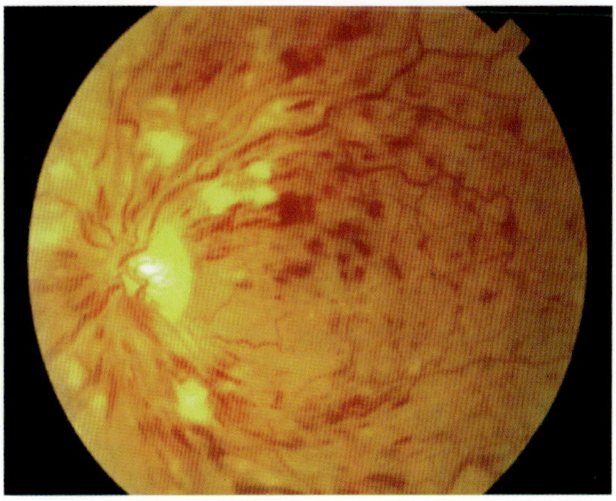
彩图16　视网膜中央动脉阻塞

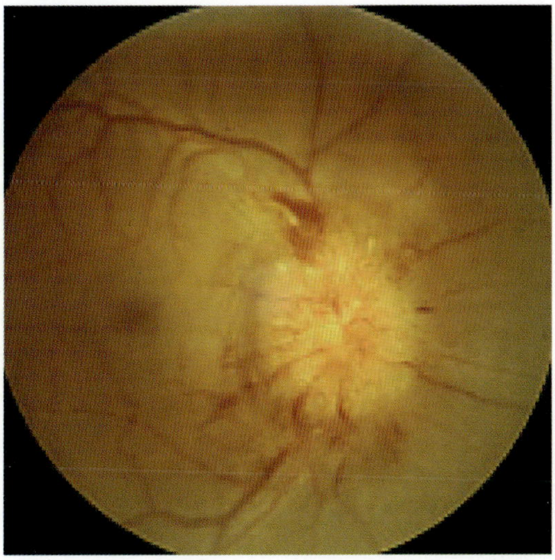
彩图17　视神经乳头炎

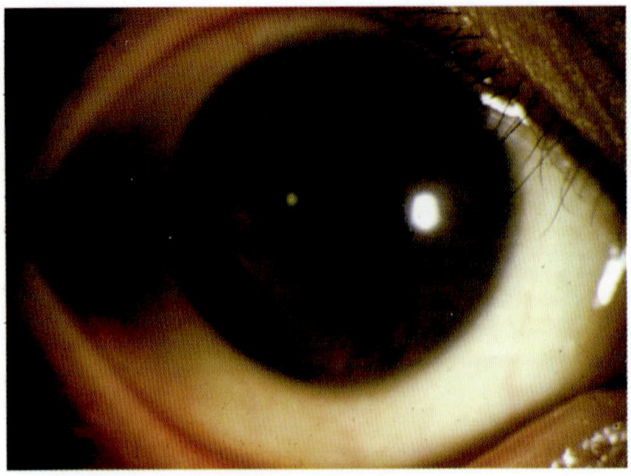

彩图18　前房积血

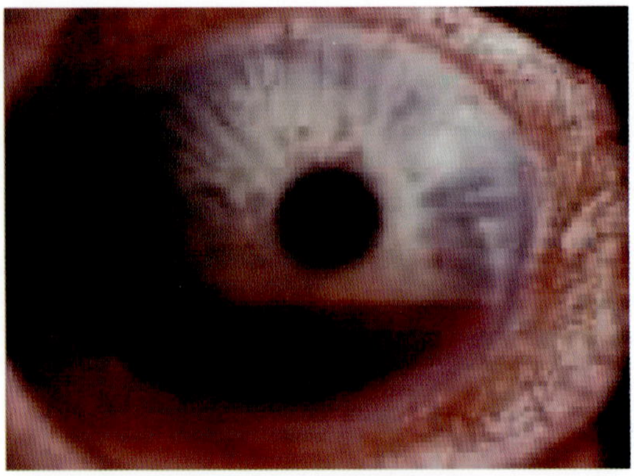

彩图19　虹膜根部离断

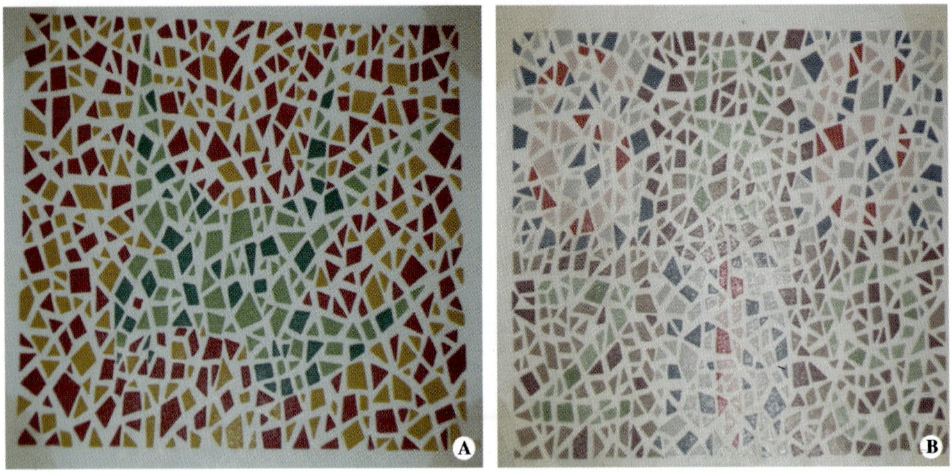

彩图20　俞自萍色盲本

第二部分

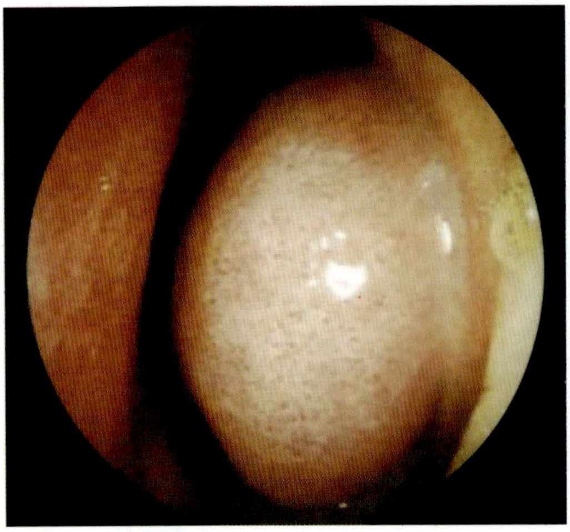

彩图21　慢性肥厚性鼻炎

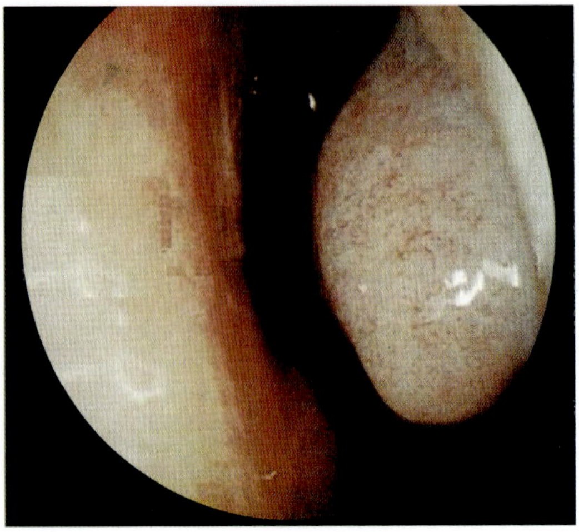

彩图22　变应性鼻炎

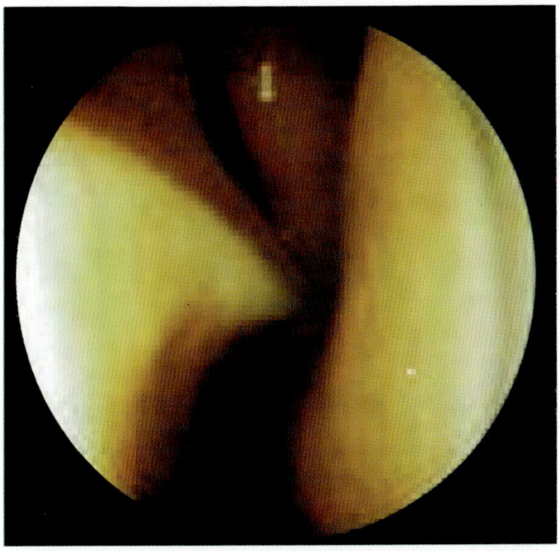

彩图23　鼻中隔偏曲

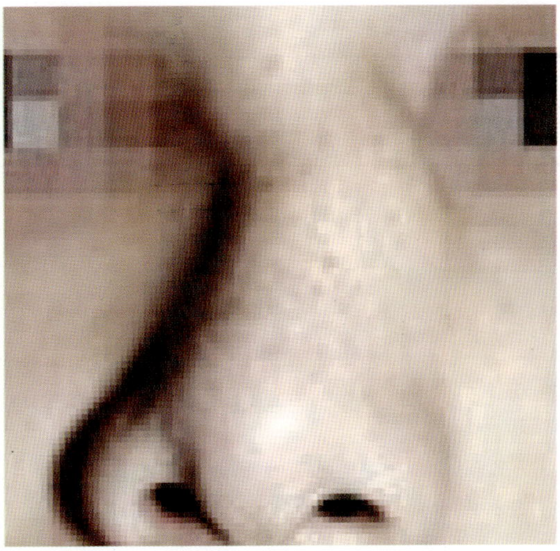

彩图24　鼻外伤

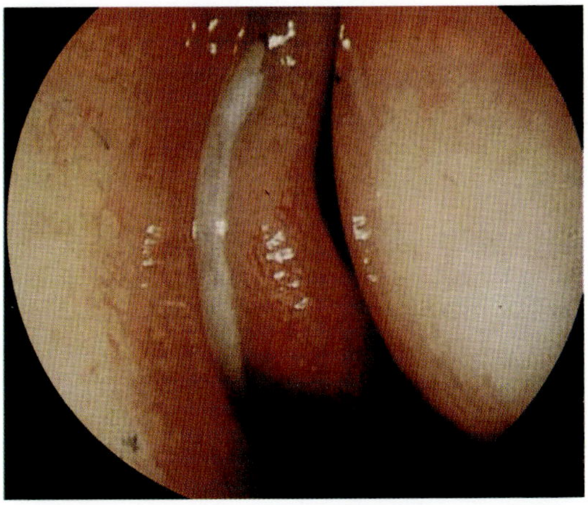

彩图25　急性上颌窦炎

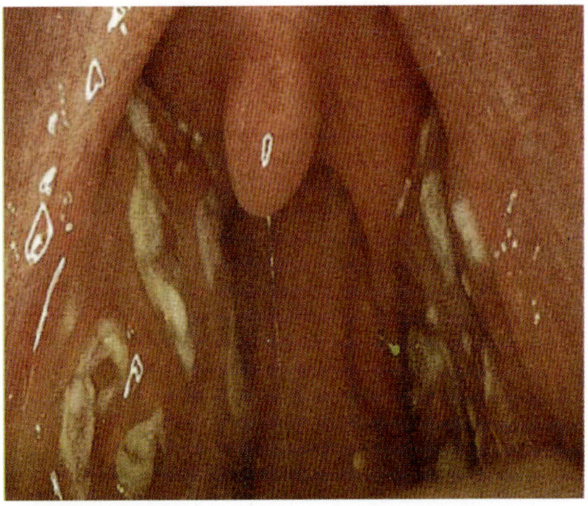

彩图26　急性化脓性扁桃体炎

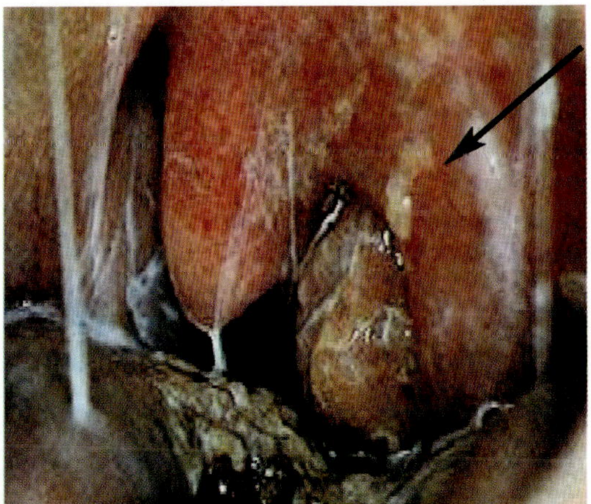

彩图27　扁桃体周围脓肿

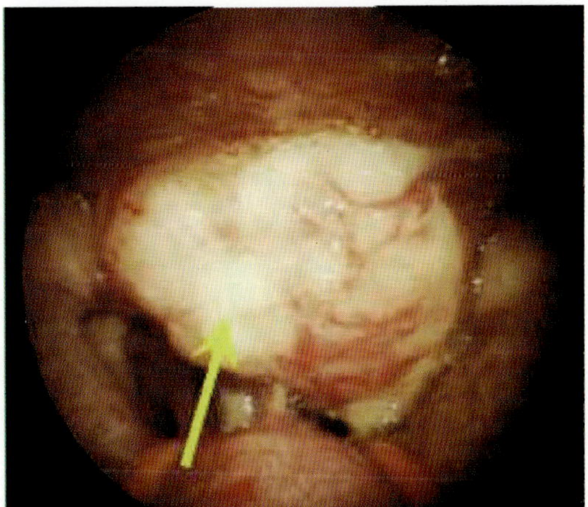

彩图28　鼻咽癌

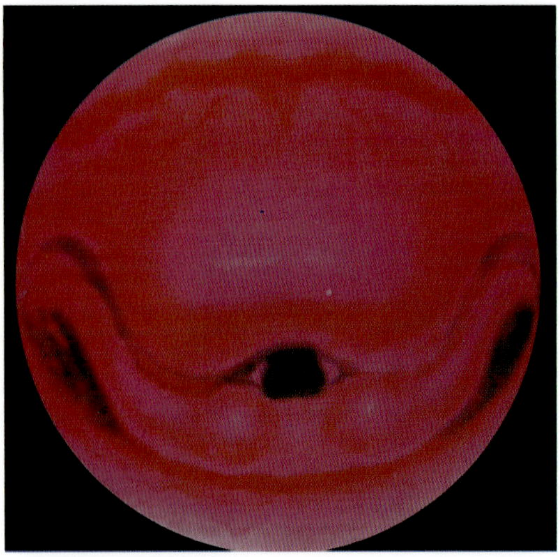

彩图29　急性会厌炎

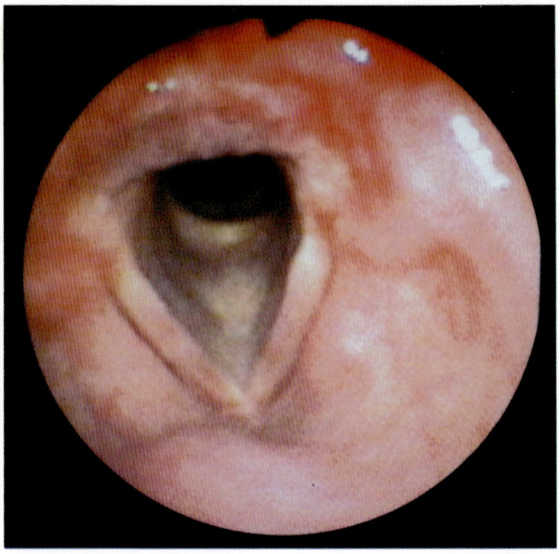

彩图30　慢性喉炎

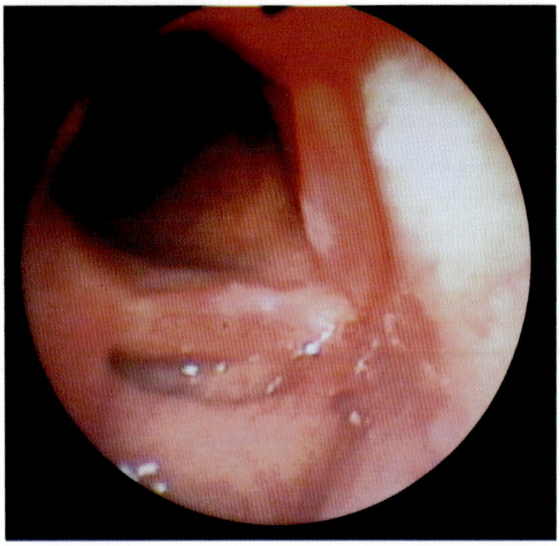

彩图31　声带小结

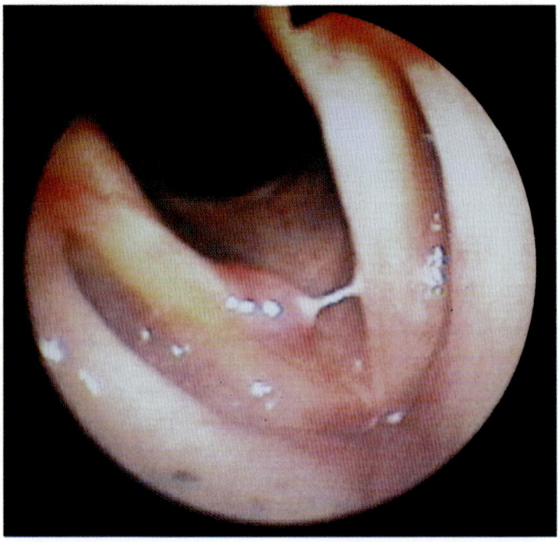

彩图32　声带息肉

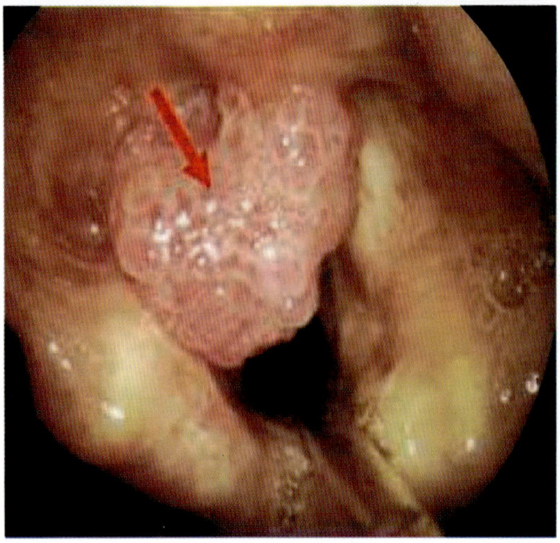

彩图33　喉乳头状瘤

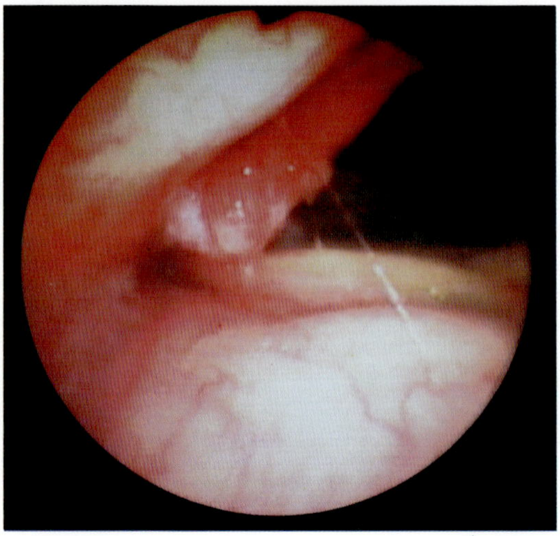

彩图34　喉癌

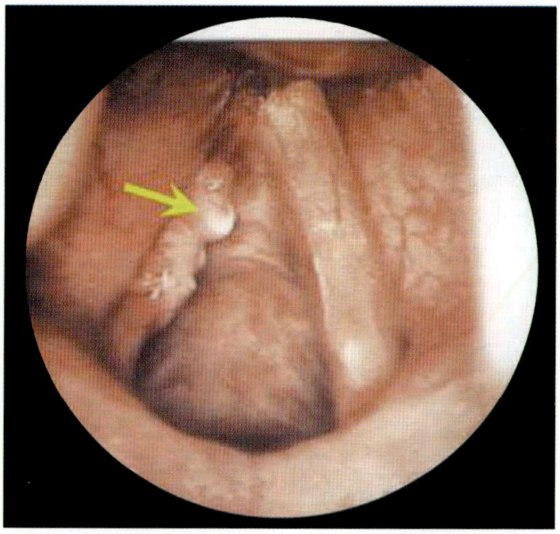

彩图35　喉癌

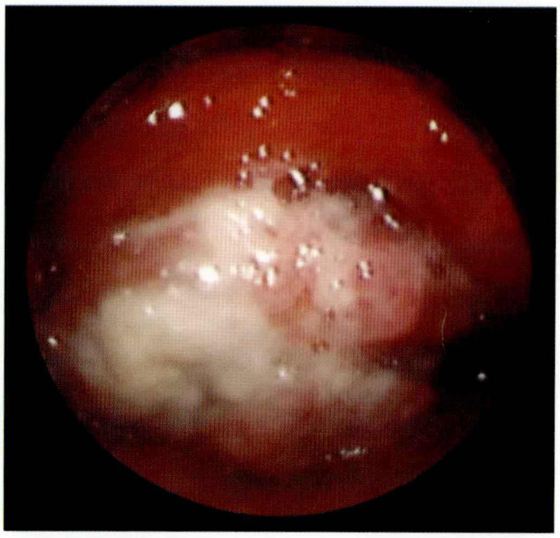

彩图36　喉癌（声门上型）

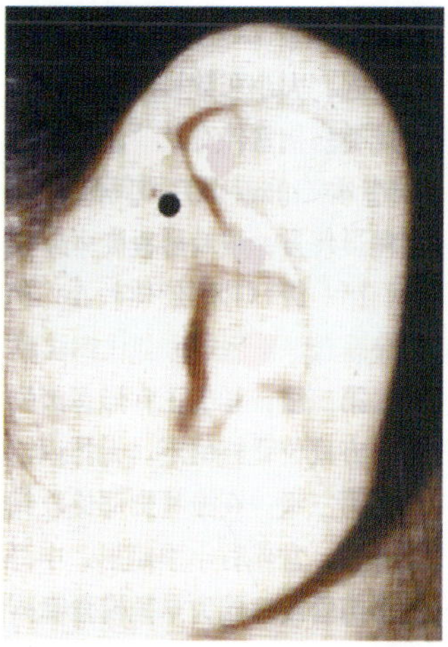

彩图37　耳前瘘管

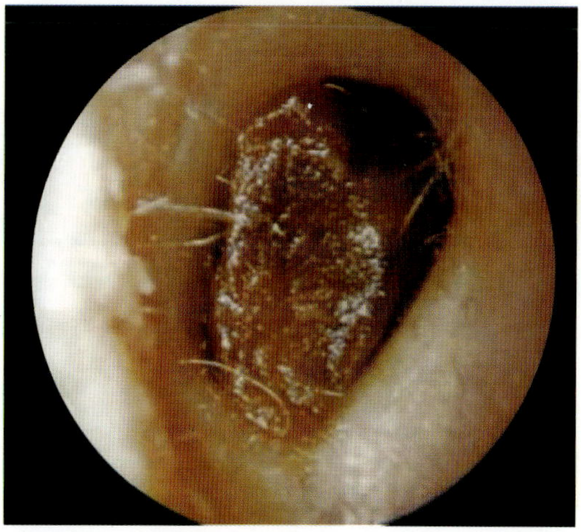

彩图38　外耳道耵聍栓塞

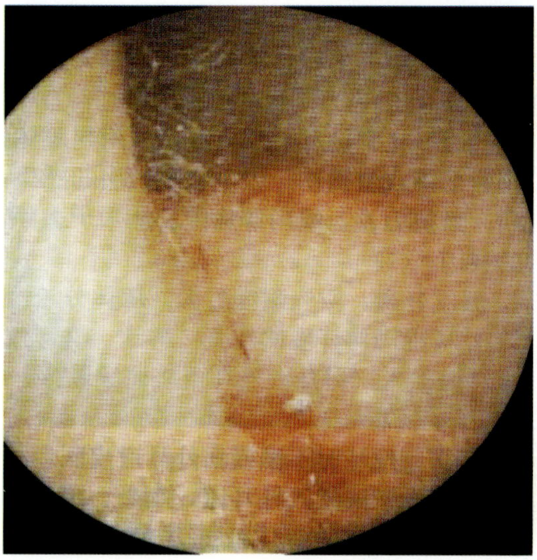

彩图39　外耳道疖（左耳）

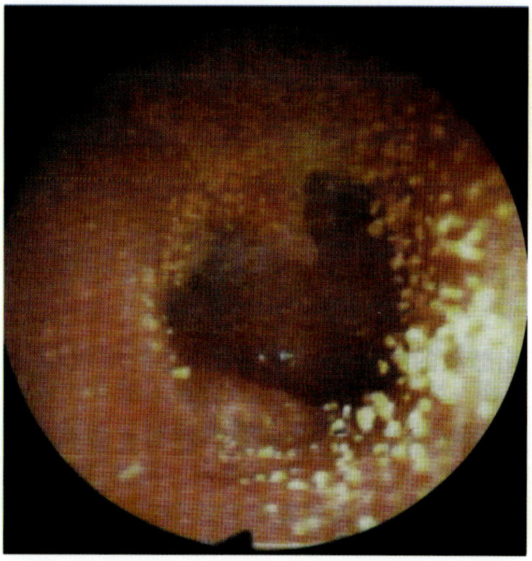

彩图40　外耳道真菌病（左耳）

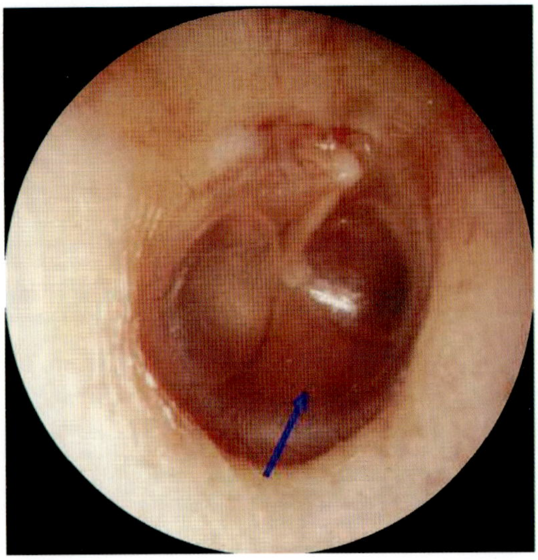

彩图41　分泌性中耳炎

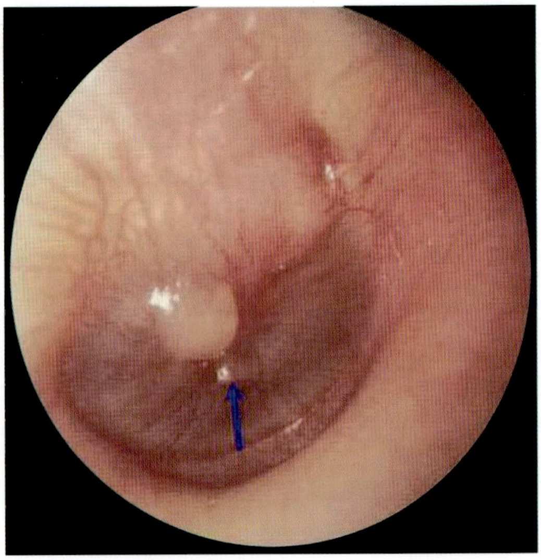

彩图42　急性化脓性中耳炎

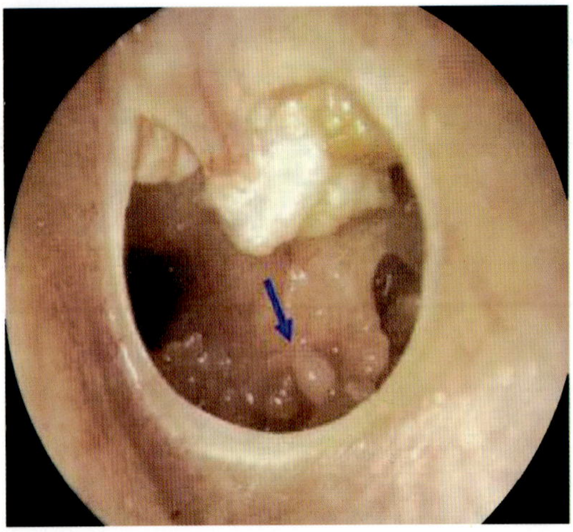

彩图43　慢性化脓性中耳炎（骨疡型）

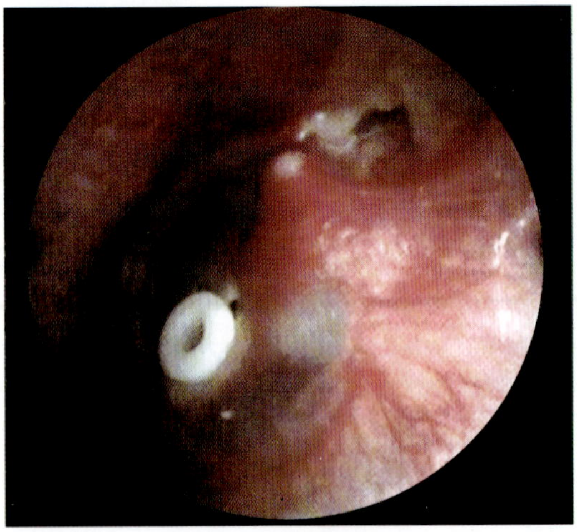

彩图44　鼓膜置管术后